국민건강보험의 발전과 과제

이 규 식

계축문화사

한국은 사회보험방식의 의료보험으로 출발하여 2000년 6월 통합을 하면서 명칭을 건강보험으로 바꾸었다. 따라서 2000년 6월까지는 의료보험, 그 이후는 건강보험이라는 용어가 공식적이지만 설명의 편의를 생각하여 통합 이전에는 주로 사회의료보험으로 통합 이후는 건강보험이라는 용어를 사용하였다.

| 머리말 |

우리나라 의료보장제도는 절대빈곤에서 벗어나 경제가 성장하는 과정에서 도입하여 12년 만에 전국민을 의료보장에 적용하는 성과를 거두었다. 비록 의료보장제도의 도입은 늦었지만 일본에 이어 세계에서 두 번째로 전국민을 의료보장의 우산 속에 들어갈 수 있게 하였다. 특히 1977년 7월에 도입한 의료보험제도는 낮은 보험료와 낮은 수가로 국민들이 큰 부담 없이 쉽게 의료를 이용할 수 있도록 하였으며, 의료기술의 놀라운 발전으로 국제사회의 평가는 매우 좋은 편이었다.

우리나라 의료보장제도는 초기의 좋은 평가를 바탕으로 2000년 7월에는 저소득층을 위한 의료급여제도를 제외하고 사회의료보험을 하나의 틀 속으로 통합시키는 개혁을 단행하였다. 그런데 2000년의 개혁은 재정을 조달하는 보험료 부과체계를 단일구조로 하지 못하여 통합의 주된 목적인 국민연대(social solidarity)를 이루는데 실패하여 갈등을 야기하는 아이러니를 낳게 되었다. 그리고 재정을 통합하면 젊었을 때 보험료 부담을 많이 하고 경제력이 없어지는 노년에는 보험료 부담을 없애 생애재분배를 이룬다고 주장하였으나, 상당수의 노인들을 지역가입자로 만들어, 노후생계를 대비한 아파트나 가옥을 보험료 부과대상으로 함에 따라 젊었을 때보다 보험료가 높아지는 모순도 발생하고 있다.

건강보험통합 이후 비급여서비스를 「국민건강보험법」에 공인하여 건강보험요양기관이 보험급여서비스와 비급여서비스를 같이 제공할 수 있도록 만들었다. 더구나 비급여서비스는 「의료법」을 적용하여 의료기관이 자율적으로 가격을 정할 수 있게 함에 따라 초과이윤을 얻게 하였다. 그러자 많은 의료기관들은 비급여서비스 제공을 통한 초과이윤으로 서서히 영리화의 길로 들어서게 되었다. 의료기관의 영리화는 민간병원에만 한정되는 것이 아니라 공공병원도 예외 없이 민간기관을 따라 하여, 다른 의료보장국가에서 볼 수 없는 건강보험요양기관의 영리화라는 기막힌 일들이 벌어지고 있다.

건강보험제도가 도입되면 의료의 소비자인 환자는 의료가격을 인식하지 않기 때문에 모럴해저드에 의하여 의료이용이 증가하게 된다. 그리고 의료소비자가 가격을 인지 못하는 현실에서 의료의 배분을 환자수요에 맡길 수 없기 때문에 필요도를 토대로 의료를 배급하는 것이 건강보험제도를 운영하는 국가의 일반원칙이다. 필요도는 시장에서 결정하는 것이 아니라 보험자가 전문가의 자문을 토대로 결정하게 된다. 제한적인 보험재정으로 필요 의료를 효율적으로 배급하기 위해서는 필요도의 우선순위에 따라 1차, 2차, 3차 의료를 정하고 공급체계는 우선순위에 부합할 수 있도록 1차, 2차, 3차 의료기관으로 계층화시킨다. 그리하여 환자는 이와 같은 공급자의 계층에 따라 의료를 단계적으로 이용하는 환자의뢰체계(referral pathway)를 따르게 한다. 보험자나 정부는 의료계획(health planning)을 수립하여 필요도와 우선순위 설정, 그리고 계층화된 의료의 공급이 원활하게 이루어질 수 있도록 인력이나 시설 등에 대한 수급계획을 수립하여야 한다.

건강보험제도를 갖는 국가들은 이와 같은 절차로 필요도를 토대로 의료를 배분함에 따라 국민경상의료비를 관리하고 있다. 그렇게 하지 않는다면 가격 인식이 없는 국민들이 의료를 과다 이용하여 경상의료비를 무한 증가시키는 문제에 부닥친다. 우리나라는 처음부터 수요를 토대로 의료보험제도를 운영하였고, 통합을 하는 과정에서 환자의뢰체계가 허물어지게 되었으며, 비급여가 거의 자유롭게 제공되고 있어 과히 자유방임에 가까운 의료체계가 되었다. 지금과 같은 방법으로 건강보험제도를 운영하다가는 2030년대에 이르면 제도가 붕괴될 위험이 있다.

우리나라 의료보장제도가 이렇게 된 원인은 의료보장제도를 도입하면서 이념을 제대로 정립하지 못하고 단순하게 복지제도의 하나로 간주하여 운영한데서 찾아야 하겠다. 의료보장제도는 비스마르크 시대에는 사회연대가 이념이었으나, 제2차 세계대전이 끝난 후 1948년 유엔은 세계인권선언을 통하여 의료를 기본권의 하나로 하였다. 이러한 이념에 따라 의료의 접근성을 사회적인 권리개념으로 보장하여 누구나 쉽게 이용이 가능하도록 의료보장의료를 공공재(혹은 사회재)로 하였다.

우리는 이러한 이념을 도외시하고 의료보장의료를 '공공재가 아닌 공공성이 강한 사적재화'로 다루었다. 모든 의료보장국가가 의료보장의료를 사회적 권리에 의하여 접근성을 보장하기 때문에 공공재로 간주하여 정부가 의료계획을 토대로 관리하는데 반하여 우리는 의료보장의료도 사적재화로 간주하다보니 의료계획도 없고, 건강보험요양기관이 버젓

하게 비급여서비스도 제공할 수 있도록 하고 있다.

금년은 의료보험이 도입된 지 45주년을 맞이하는 해이다. 비록 늦었지만 지금까지 의료보장제도의 발전 과정과 함께 현재 우리나라 의료보장제도가 갖고 있는 문제점도 살펴보도록 하였다. 의료보험 통합을 앞두고 1997년 의료보험연합회가 그 동안의 발전과정을 담은 『의료보험의 발자취』를 발간하였고, 2017년에는 국민건강보험공단과 건강보험심사평가원이 공동으로 『건강보험 40년사』를 발간하였다. 보험자가 발간한 40년사는 성과 위주로 되어 있기 때문에 제도의 발전과정이나 운영과정에서 일어난 문제점 등의 분석은 제외되어 우리나라 의료보장의 발전과정을 별도로 분석할 필요가 있었다.

필자는 2011년에 『의약분업의 역사와 평가』, 2012년에 『건강보험통합평가와 개혁방향』을 발간하면서 우리나라 제도가 문제점이 많음을 지적하였다. 그러나 이 책자들은 분석 초점이 의약분업과 건강보험통합에 한정되어 의료보장제도 전반의 발전과정을 분석하지 못하여 새로운 책을 발간하기로 하였다. 필자는 이 책에서는 의료보장의 이념을 위시하여 건강보험의 통합과정, 의료보장에 부합하는 공급자 조직의 계층화를 다루었고, 의료보장제도를 구성하는 재정관리, 보험급여와 구매, 의료인력 및 시설과 관련한 공급체계, 의료보장의 스튜어드십에 관하여 이론, 발전과정, 문제점 등을 정리하여 보았다.

특히 이 책을 발간하는데 보건사회부 의료보험국장과 (구)의료보험연합회 상임이사를 역임하신 김일천 선생님의 끊임없는 독려가 큰 힘이 되었기에 감사의 말씀을 드립니다.

이 책의 발간을 위하여 코멘트와 수정을 해 준 한국보건의료연구원의 이슬기 박사, 전 국민건강보험공단의 양인석 부장, 그리고 원고 교정을 해 준 이종원 조교와 책의 출판을 맡아준 계축문화사의 주영일 사장님께 감사를 드립니다.

2022년 4월

서초동 건강복지정책연구원에서

이규식

| 차 례 |

제1부 사회의료보험제도의 발전과 이념

제2부 의료보장제도의 구성요소와 제도 발전

제7장 의료보장과 스튜어드십 463

제3부 건강보험발전과 성찰

제8장 발전의 성찰과 향후 정책과제 527

제 1 부

사회의료보험제도의 발전과 이념

제1장

사회의료보험제도의 발전과정[1)]

1. 사회경제발전과 사회의료보험제도 도입 여건

한국은 반만년에 이르는 오래된 역사를 간직한 국가이다. 그러나 제2차 세계대전 종전까지의 긴 역사는 왕에 의하여 통치되는 국가였으며, 유럽이나 일본에 비하여 근대화는 매우 늦게 시작되었다. 한국에서의 마지막 왕국인 조선은 1910년 일본의 침략으로 식민지로 전락하였고, 일본으로부터의 해방은 제2차 세계대전의 종전과 함께 이루어졌다. 전후 처리과정은 제2차 대전의 승전국인 미국, 영국, 소련 그리고 중국의 손에 좌우되어 남과 북이 분단되는 비극을 맞이하게 되었다. 한국은 한반도의 남쪽(990만 ha)을 차지하여 1948년 8월에 독립된 국가로 수립되었다. 일본은 식민지 통치를 위하여 산악이 많은 북쪽 지역(1,250만 ha)에는 전력을 위시한 광공업이 자리를 잡았고, 평야가 많은 남쪽 지역에는 농업에 치중하였다. 그런데 영토가 분단되자 전력의 92%, 석탄 생산의 71%, 금속제품의 83%, 광석 생산의 70%가 북쪽에서 이루어짐에 따라 한국은 당장 전력의 공급부터 중단되어 많은 경제적인 어려움을 겪게 되었다.

한국에서 현대적 개념의 공중보건사업은 일본 식민지시대부터 시작되었다. 일본은 자국에서와 동일하게 식민지 조선에서도 위생업무를 경찰행정의 일환으로 다루었다. 당시는 생활환경과 주거환경이 열악하여 전염병과 풍토병이 수시로 발생했으며, 평균수명이 30~45세에 불과하였고, 영아사망률도 출생아 1,000명당 150~250명으로 높아 전형적인 전근대적 저개발국가의 모습이었다. 이 당시의 공중보건과 관련된 법령들을 보면 전염병 예방수칙 보급과 오물처리 등의 위생 행동을 촉구하는 것들이 대부분으로, 1915년 「청결방법 및 소독방법에 관한 규칙」, 1919년 「학교전염병 예방 및 소독방법에 관한 규

1) 이 부분은 이규식(2008) 및 이규식(2019)에 나오는 내용을 수정하여 작성하였다.

칙」, 1920년 「광견병 예방에 관한 규정」 등이 제정되었다(권이혁, 1969).

현대적 공중보건사업은 일본으로부터 해방이 된 이후 미군정이 시작되면서 보다 활발하게 이루어졌다. 1945년 9월부터 미군정이 실시되자 군정청 「법령 제1호」로 군정청 행정조직에 위생국을 설치하고 미국식 보건행정체제를 구축하였다. 약 2년간(1946.9.8.~48.8.15)의 미군정이 끝난 후 독립된 한국 정부에서 보건행정 조직을 개편하고 보건관련 법령을 정비하게 되었다. 한국은 독립된 국가를 수립한지 2년도 채 안된 1950년 6월 25일 북한이 남침을 하여 신생국이 제대로의 터전을 마련하기도 전에 전란에 휩싸이게 되었다. 1953년 7월 27일 휴전이 이루어질 때까지 6.25 전쟁으로 인하여 한국은 약 200만 명의 인명피해를 비롯하여 산업시설의 43%, 주택의 33%가 파괴되는 엄청난 참상을 겪었다. 전쟁 중에 굶주림과 전염병의 창궐은 어느 전쟁에서와 마찬가지로 국민을 괴롭혔던 것이다. 6·25전쟁 이후 피난살이의 열악한 생활환경과 식량부족, 영양실조 등은 우리 사회를 전염병에 대한 무방비 상태로 만들어 발진티푸스, 홍역, 콜레라, 백일해, 결핵 등의 전염병이 유행하게 되었다.

이러한 상황에서 1950년대 우리나라 보건정책은 자연스럽게 전염병 퇴치에 초점이 맞춰졌으며 정부는 1951년 「국민의료법」을 공포하고 1953년에 보건소를 15개(당시는 시·도 단위로 1개소), 그리고 보건진료소를 500개 설치하여 주민들의 건강을 관리하는 정도였다[2]. 이어 1953년에 「약사법」, 1954년에 「전염병예방법」, 1956년에 「보건소법」을 공포하였지만 실효성 있는 보건정책을 펴지는 못하였다. 6·25전쟁 후, 정부의 공중보건 활동은 빈발했던 수인성(水因性) 전염병 예방을 위한 방역활동과 예방접종이 주를 이루었다. 특히 1950년대에 결핵이 기승을 부리자 「전염병예방법」까지 제정하여 결핵 관리에 나섰다. 그러나 전염병 퇴치 과정에서 큰 역할을 한 것은 미국의 원조 의약품이었다. 1950~60년대 '보릿고개'로 일컬어지던 식량부족 사태는 열악한 주거환경과 더불어 전염병의 전파를 더욱 부채질하였다. 정부는 1952년부터 BCG 접종사업을 시작하였고, 1955년부터 X선 검진사업을 시작하였다. 6·25전쟁 후 등장한 또 다른 문제는 식량 확보 문제였는데 식량문제도 원조의약품처럼 미국의 잉여농산물을 무상원조 형태로 지원받아 힘겹게 대

2) 1950년대 보건진료소가 설치되었다는 기록은 신빙성이 매우 약하다. 보건진료소 기록이 1963년 이후의 통계에는 등장하지 않으며, 이 조직이 다른 조직으로 개편되었다는 흔적이나 기록도 없다. 이때의 여건을 볼 때, 전국에 걸쳐 500개의 보건진료소를 설치할 능력도 의문시 된다. 그리고 당시 보건국에 근무하였던 담당자들의 증언도 오늘의 진료소와는 전혀 다른 모습으로 한지의사를 농촌에 배치한 정도가 아니었겠느냐 하는 식으로 유추할 정도이다.

처할 수 있었다.

그러나 당시는 구빈적인 공중보건정책이 중심이었다고 할 수 있다. 처음으로 발간된 『보건사회통계』에 따르면 당시의 방역이라면 기껏 콜레라와 같은 급성전염병이 유행하면 학교나 큰길 위에서 학생이나 지나가는 통행인에게 강제로 예방주사를 놓거나, 결핵 예방을 위한 BCG 접종을 하는 정도였다. 그럴 수밖에 없었던 것이 한국은 세계 최빈국에 속하여 방역을 위한 인력이나 시설을 갖출 여력도 없었기 때문이다[3]. 전쟁이 끝난 후 한국의 동맹국인 미국이 잉여농산물의 무상 원조와 함께 막대한 경제 원조가 전후 복구에 큰 힘이 되었다. 1976년까지 미국이 한국에 지원한 경제원조액은 무려 126억 달러나 되었다[4].

한국에서 오늘날의 방역체계가 갖추어지기 시작한 것은 1961년 5.16 군사혁명이 일어나고 1962년부터 '경제개발5개년계획'이 실시되면서라 할 수 있겠다. 당시 정부는 높은 출산율을 그대로 유지한 채 경제개발계획의 추진은 성과를 거두기 어렵다고 판단하여 1962년부터 '가족계획사업5개년계획'을 동시에 추진하게 되었다. 가족계획사업은 주민 설득이 중요하기 때문에 주민을 가까이서 접촉할 수 있는 보건소의 설치가 절실하였다. 그런데 당시는 보건소가 시·도 단위로 1개소씩 설치되어 있어서 대민 설득 업무를 하기 어려운 실정이었다. 이에 1962년 정기국회에서 보건소를 시·군·구 단위로 설치하도록 「보건소법」을 전부 개정하였다. 개정된 「보건소법」은 1963년에 시행에 들어가 시·군·구 단위로 보건소를 설치하고 각 보건소에는 가족계획사업, 모자보건사업, 결핵사업을 전담하도록 간호사들을 보건요원으로 선발하여 배치하였다[5]. 그리고 농촌지역의 면지역에 거주하는 주민을 만나려면 보건소에 근무하는 보건요원이 출장을 가야 했는데, 당시의 도로 사정이나 교통편이 당일 출장으로 업무를 수행할 수 없었다. 그래서 불가피하게 보건소에 근무해야 할 가족계획요원, 모자보건요원, 결핵요원 가운데 각각 1인씩 총 3인의 보건요원

3) 이와 같은 상황임에도 특이한 점은 1952년 '전문과목 표방 자격심사제도'가 실시되어 10명이 등록을 함에 따라 전문의제도가 출발할 수 있는 계기가 되었던 점이다(이규식, 1995).

4) 한국에 대한 원조 규모(126억 달러)를 미국이 제2차 대전 이후 유럽의 여러 국가들의 전후 복구를 위하여 지원한 마셜플랜의 총 원조액(120억 달러)과 비교하면 그 규모를 쉽게 이해할 수 있을 것이다.

5) 당시 대부분의 보건요원은 간호보조원 출신이었으며, 간호사 출신은 선임지도원이라 하여 농촌지역에서도 보건소에 근무하도록 배치하였다. 당시 고출산(高出産)의 원인 가운데 하나가 높은 영아사망률이라고 판단하고 모자보건사업도 병행 추진하였다. 1960년대 영아사망률이 하락한 요인 가운데 하나는 전국적으로 전개된 모자보건사업이 기여한 점도 크다. 현재 보건요원은 전부 간호사로 채워져 있다.

[표 1-1] 사회 · 경제 · 보건지표의 변화

주요지표	단위	1950	1977	1989	2010
1인당 GDP	(달러)	62('53)	1,043	5,556	20,759
수출액	(억달러)	1.75('65)	100.5	623.8	4,663.8
농가인구비율	(%)	54.2('67)	33.8	16.0	6.5('11)
상수도 보급률	(%)	72.9('74)	79.0('78)	78.0	93.5('09)
외국인 관광객입국자	(천명)	18('60)	590.3	1,653.7	8,798
연구개발투자	(10억원)	1.4('64)	108.3	2,817.3	37925.5('09)
특허출원	(건)	126	3,139	23,315	163,523('09)
광고비	(10억원)	-	120	1,565	7,256('09)
대학생 수	(천명)	106('65)	251	1,021	2,911('09)
자동차 등록대수	(백만대)	0.05('66)	0.27	2.66	17.9
평균수명	(세)	46.8('48)	65.8	70.7	80.55
합계출산율	(명)	6.0('60)	3.3('75)	1.6	1.22
영아사망률	(천명당)	115('50-55)	30	14	3.18('09)
의사 1인당 인구	(명)	5,651('48)	1,925	1,067	505('09)
병상 1개당 인구	(명)	2,515('65)	1,430	452	98('09)
1인 1일 단백질 섭취량	(g)	53.2('62)	67.2('80)	83.6	67.5('09)
1인 1일 지방 섭취량	(g)	13.1('62)	21.8('80)	27.9	40.5('09)

출처: ① 영아사망률은 UN(1984)에서 1950~55년 통계를 UN(2002)에서 1975~80년 통계를 1989년 이후는 통계청 국가통계포털 수치를 인용
② 평균수명은 통계청 장래인구추계(2006.11.) 및 보건복지가족부 보도자료('08.8.14.)
③ 의사 1인당 인구수, 1일 지방섭취량, 단백질섭취량의 1950년 자료는 통계청(1995), 통계로 본 한국의 발자취에서 나머지 통계는 보건복지가족부 보도자료('08.8.14.)
④ 병상당 인구수는 통계청(1995), 통계로 본 한국의 발자취에서
⑤ 통계청 국가통계포털(KOSIS) 및 e-나라지표

을 읍 · 면사무소에 상주시켜 지역주민과 밀착된 공중보건사업을 추진할 수 있게 하였다[6].

이와 같이 보건소망이 갖추어지고, 보건사업을 전담할 요원을 확보하여 면단위에 까지 전담 보건요원을 배치함에 따라 모자보건사업과 가족계획사업은 큰 성과를 거두어[7] [표

6) 당시는 교통사정이 좋지 않아 면사무소에 1963년 가족계획요원, 1964년 모자보건요원, 1971년 결핵요원을 배치하여 공중보건업무를 추진하였다. 현재는 모든 보건요원들은 보건소에서 근무하고 있다.

7) 결핵의 예방과 퇴치를 위해서는 주민의 생활환경이 위생적이어야 할 뿐만 아니라 영양상태도 좋아야 하는 등의 여러 여건이 갖추어야 하기 때문에 결핵예방사업은 성과를 내기 어려웠다.

1-1]에서 볼 수 있는 바와 같이 출산율과 영아사망률을 크게 떨어뜨릴 수 있었다. 1960~70년대 공중보건에서 크게 주목할 만한 분야는 생활하부구조의 개선과 그에 따른 보건위생수준의 향상이다. 1960년대 초반만 하여도 농촌은 물론이고 도시에서도 상수도 보급률이 낮아, 수인성 전염병이 국민들의 건강에 큰 위협을 주었다. 그런데 빠른 속도로 이루어지는 경제성장은 상수도와 하수처리시설과 같은 생활하부구조의 개선을 촉진시켰다. 1960년에 1%에 그쳤던 하수도 보급률이 1975년 8%로 1986년에는 25%로 높아졌고(환경부, 2010), 상수도 보급률은 1960년 16.8%에서 1970년 32.3%, 1980년에 54.6%, 1990년에 74.8%로 크게 높아졌다[8](통계청, 1995). 이와 같은 사업의 결과 [표 1-2]에서 연대별 사망원인 10순위 질병을 보면 1920년대에는 전염병, 소화기계, 호흡기계, 신경계질환이 앞 순위를 차지하였으나 1950년대 후반에 들어오면 폐렴, 기관지염, 결핵, 위장염, 악성신생물, 뇌혈관질환, 심장질환 등이 사망원인의 중심으로 바뀌게 되었다.

[표 1-2] 한국의 10대 사인의 변화양상 ( ): 인구 10만 명당 사망률

순위	1920[1]	1958-59[2]	1979[3]	1993[4]
1	전염병	폐렴, 기관지염(73.8)	뇌혈관질환(93.7)	악성신생물(112.2)
2	소화기계질환	결핵(37.5)	악성신생물(74.0)	뇌혈관질환(83.8)
3	호흡기계질환	위장염(31.0)	기타순환기계(73.1)	불의의 사고(64.7)
4	신경계질환	악성신생물(25.8)	고혈압(54.5)	심장병(43.3)
5	정신병	뇌혈관질환(19.6)	사고(44.4)	간경변, 만성간질환 (29.0)
6	순환기계질환	심장질환(8.5)	결핵(30.7)	고혈압(27.3)
7	노쇠	사고(8.2)	간경변, 만성간질환 (24.1)	당뇨병(16.6)
8	비뇨기계질환	-	중독 및 독성(20.1)	기관지염, 천식,
9	감기	-	폐렴(19.8)	폐기종(10.1)
10	각기병	-	천식, 기관지염, 폐기종(15.2)	결핵(10.1) 자살(9.9)

출처: 1) 조선총독부, 통계연보, 공세권 외(1983)에서 재인용
2) 김일순 외(1969)
3) 경제기획원 조사통계국(1979)
4) 통계청(1994)

8) 한국의 2013년의 상수도 보급률은 98.5%로 OECD 국가들의 평균에 속한다.

한편 농촌 지역에서는 1970년부터 시작된 새마을운동이 생활하부구조를 개선시켜 공중보건사업의 성과 향상에 크게 기여하였다. 새마을운동은 처음엔 도로와 주거 등 농촌의 생활환경을 개선하고, 농민의 정신 계발(啓發)을 통하여 소득증대로 연결시킨다는 구상으로 시작되었으며, 이후 도시지역에서도 새마을운동이 실시되었다[9].

경제성장은 국민 생활수준을 크게 끌어올렸으나, 다른 한편에서 환경오염(공해)이라는 부작용이 나타나 국민건강을 위협하는 요인으로 등장하였다. 경제개발 초기에는 모든 정책의 초점이 수출 증대에 맞추어져 있었기 때문에 설령 공해산업이라 해도 수출과 경제성장에 기여만 한다면 문제를 삼지 않았다. 그러다 경제가 어느 정도 성장하여 절대빈곤에서 벗어난 시점인 1970년대 중반부터 환경오염에 대한 국민 인식이 일어남에 따라 정부는 1977년 「환경보전법」과 「해양오염방지법」 등을 제정하고, 1980년 보건사회부 산하에 독립적인 환경청을 발족시켰으며 1994년에는 환경부로 독립시켰다(이규식, 2018).

의료측면에서는 옛 왕조시대인 고려(918~1392년) 때는 제위보나 대의감이 있었고, 조선(1392~1910) 때는 전의감, 혜민서, 활민서, 제중원 등의 기관이 있어 주로 가난한 백성들에 대한 구료(救療) 차원의 의료를 제공하였고 전염병이 유행할 때는 예방적 조치들도 취하였다(이규식, 2018). 서양의학은 1885년 의사 선교사인 알렌에 의하여 광혜원을 설립함으로써 이 땅에 소개되었다. 1887년에는 여성인 하워드가 부임함에 따라 보구여관(保救女館)이란 여성을 위한 의료기관이 설립되었다. 이후, 선교사들이 각지에 의료기관과 의학교육 기관을 설립하여 의료서비스를 제공하였다.

한편 대한제국은 1899년 관립으로 내부병원을 설립하였고, 오늘날 서울대학교병원으로 발전하게 되었다. 의료보장제도가 도입되기 이전에는 별도의 의료정책은 없었고, 시장의 자율에 맡기는 자유방임형 의료체계를 유지하고 있었다. 다만 정부는 의학교육에는 관여하여 의과대학, 간호대학, 약학대학의 설립은 인가하는 형태를 취하였다. 1950년대까지 설립된 의과대학은 전국에 8개였으며, 사회의료보험제도가 도입되기 이전까지 14개 의과대학이 설립되었다. 1960년 면허의사 수는 7,765명에 지나지 않아 의사인력이 부족하여 농촌지역에서는 의사를 찾아보기 힘들었다. 이에 정부는 1959년부터 공의(公醫)제도

9) 1970년 4월 22일 박정희 대통령이 국무회의 석상에서 "주민 스스로 의욕을 갖고 농촌 잘살기 운동을 시작해야겠다. 그 이름은 '새마을 가꾸기 운동'이라고 해도 좋겠다."고 제창하였다. 1970년 전국 농어촌 34,665개 마을에 시멘트 300~350포대씩 무료 배급하고, 성과가 좋았던 16,660곳에는 추가로 시멘트 500포대와 철근 1톤을 배분하였으며 그렇지 못한 마을에는 지원을 중단하여 성과 중심으로 사업을 추진하였다.

를 도입하여 농촌지역의 의료문제를 대처하였으나 수적으로 매우 부족하였다. 무의면은 1979년부터 공중보건의(公衆保健醫)제도[10]가 도입되면서 서서히 감소되어 1983년으로 완전히 해소가 되었다.

의약품의 생산은 1897년 동화제약의 전신인 동화약방에서 활명수를 생산하는데서 출발하게 된다. 1945년 이후 1960년까지는 제약업이 국내에서 발전하기 보다는 거의 미국에서 완제품이 원조로 조달되었다. 1960년대 들어와서 겨우 외국제약회사의 원료의약품을 벌크(bulk)로 수입하여 캡슐이나 정제로 소분하는 수준이었고, 1970년대에 이르러 국내에서 제네릭 의약품을 생산하는 단계에 이르렀다(이규식, 1995).

이와 같은 공중보건 및 생활하부구조의 개선은 [표 1-1]에서 본 바와 같이 사망률을 위시한 건강수준은 물론 사회・경제 전반의 변화를 이루게 되었다. 이와 같은 성과로 1953년 1인당 GDP가 62달러로 세계 최빈국이었던 한국이 1977년에는 1인당 GDP가 1,043달러로 성장하였고 영아사망률도 1950년대 115에서 1977년에는 30으로 떨어지는 등으로 여건이 호전되어 사회의료보험제도를 실시할 수 있는 여건이 이루어졌다.

저개발국들도 사회의료보험에 대한 욕구가 없는 것은 아니다. 그러나 저개발국은 의료서비스의 제공보다는 경제개발에 의한 주택, 상하수도, 통신 등의 생활하부구조 개선을 통한 공중보건사업에 의한 전염병 퇴치에 우선순위가 주어진다. 저개발국가에서는 경제개발을 통한 식량 증산과 국민영양개선, 생활하부구조 개선이 전염병을 퇴치하고 주민의 건강수준을 향상시키는데 있어서 의료서비스 제공에 비하여 보다 효과적이다. 그리고 저개발국가들은 보건・의료분야 내에서도 우선순위가 치료적인 개인의료서비스의 제공보다는 집단적인 공중보건서비스의 보급이 보다 강조되며, 이를 위해서 정부는 공중보건활동에 집중하게 된다. 그리고 국민들의 치료적인 수요를 외면하기가 어려워 공중보건기관에서 기본적인 1차 진료서비스를 제공하여 부족한 의료자원에 대응하는 것이 통상적이다. 그리고 2차 진료 이상은 국가가 건립한 공공의료기관을 중심으로 서비스를 제공하게 된다.

저개발국가들도 경제가 성장하게 되면 국민들은 치료적인 개인의료서비스에 대한 욕구가 강하게 일어나게 된다. 개인 차원의 치료적인 서비스에 대한 요구가 높아지면 보건소

10) 공의제도는 공중보건의사와 전혀 다른 제도로 상세한 내용은 제6장에서 설명된다. 공중보건의사는 의과대학을 졸업하고 의사면허를 취득한 후 군 복무 대신에 면지역의 보건지소에서 주민들의 진료를 전담하는 의사를 말한다.

와 같은 공중보건기관만으로는 국민들의 의료욕구를 제대로 충족시키는 것이 불가능하기 때문에 민간의료기관이 등장하게 되고 가계의료비 지출도 점차 높아지게 된다. 가계의료비 지출이 높아져 의료비가 가계경제를 압박하는 단계에 이르게 되면 사회의료보험제도의 도입이 모색된다(Normand and Weber, 1994). 한국은 1962년부터 세 차례에 걸친 '경제개발5개년계획'과 '가족계획사업5개년계획'의 동시 추진으로 괄목할 수준으로 경제가 성장하고, 상·하수도의 확충과 같은 생활하부구조의 개선, 공중보건 활동을 통한 급성전염병의 퇴치가 이루어지자 1977년 사회의료보험의 도입으로 의료보험시대를 열게 되었다.

2. 사회의료보험제도 도입을 위한 준비단계

1) 여명기

한국에서 사회의료보험제도가 도입된 것은 1977년 7월 1일이지만, 사회제도란 것이 어느 날 불쑥 이루어지기 보다는 사전에 다양한 시도나 사회적인 활동을 거쳐 도입되는 것이 통상적이다. 사회의료보험제도의 경우도 1948년 8월 정부 수립 5개월 후 초대 사회부장관 전진한은 『시정월보』 제1호(1949. 1.)에서 "공장, 광산 노동자, 관공서, 은행, 회사, 기타 사무소, 상점 등의 직원 기타 사용인 및 일반 국민을 대상으로 하는 건강보험제도"에 관하여 "조사연구 중에 있다"고 언급하였다. 당시의 여건으로 보아 실제로 조사연구가 이루어졌는지 아니면 전진한 장관의 개인적인 소신을 피력한 것인지 알 수 없지만 신생정부의 초대 장관으로서 의지를 표명한 점에 의미를 둘 필요가 있다(의료보험연합회, 1997).

의료보험에 대한 조직적인 연구가 시작된 것은 1959년 10월 보건사회부 의정국 주관의 '건강보험제도 도입을 위한 연구회'라는 모임을 구성한 이후로 볼 수 있다(의료보험연합회, 1997). 이 연구회는 당시 윤유선 국장을 위시하여 의정국의 과장 등 6명과 2명의 외부 자문위원(양재모, 엄장현)을 합하여 도합 8명으로 구성하였다. 이들은 매주 목요일 오후에 모임을 갖고, 초기에는 무의면(無醫面) 해소대책을 위한 업무를 다루었는데, 무의면 해소대책이 바로 의료보장사업의 기초가 된다고 믿고 주로 토론도 이러한 방향에 역점을 두었다(이규식, 2002b). 이 연구회는 외무부에 의뢰하여 재외공관을 통하거나 외국으로의 연구시찰 등을 통하여 자료를 수집하고 연구결과를 발표하는 등의 활동을 하였다. 연구회에 소속된 엄장현이 1960년 『의료보험제도 도입에 관련된 제 문제에 관한 견해 및 예비권고』를, 1961년 양재모가 『사회보장제도 창시에 관한 건의』를, 같은 해에 손창달이 『사회보장의 최저기준에 관한 국제조약』, 『현대 사회보장적인 제 법규의 고찰』, 『세계 각국의 사회보장 일람』을 발간하여(의료보험연합회, 1997) 한국에서 의료보험제도 도입의 필요성을 인식시키고 사회의료보험제도에 관한 기초 지식을 심어 주었다.

이 가운데 관심을 끄는 것은 엄장현과 양재모의 보고서를 들 수 있다. 엄장현은 『의료보험제도 도입에 관련된 제 문제에 관한 견해 및 예비권고』에서 당시 우리의 국민소득 수준으로는 전국민을 대상으로 의료보험제도를 실시할 경우 기금 갹출 능력이 미흡함을 지적하고 한정된 규모의 의료보험제도의 도입을 모색할 것을 주장하였다(의료보험연합회, 1997).

2) 「의료보험법」 제정과 임의보험시대

(1) 「의료보험법」 제정과 시행 보류

이러한 연구들이 진행되는 가운데 1961년 5월 군사혁명이 일어나면서 사회 전반에 대전환기를 맞게 되었다. 군사정부는 정권의 정통성과 지지기반 확보를 위하여 각종 사회입법을 통하여 사회보장에 대한 관심을 나타냈다. 군사정부는 1961년 12월 「생활보호법」을 제정하면서 무료진료형태의 구료사업(救療事業)을 그 내용의 하나로 포함하였다[11]. 그리고 1962년 3월에는 사회보장제도의 도입을 위하여 '사회보장심의위원회'를 설치하였다[12]. 1962년 7월 '국가재건최고회의' 박정희 의장은 내각에 대한 지시각서를 통하여 사회보장제도를 확립토록 지시함으로써 1963년 「사회보장에 관한 법률」, 「산업재해보상보험법」, 「의료보험법」 등이 최고회의를 통과하였다[13].

1963년 12월 「의료보험법」이 최고회의를 통과하였지만 당시의 경제 여건은 사회의료보험제도를 실시할 계제가 아니었다. 사회보장심의위원회가 의료보험제도의 도입을 위한

11) 「생활보호법」은 1961년에 제정되었지만, 시행령을 1969년 11월에 제정함에 따라 이때부터 실효를 거두었다.

12) '사회보장심의위원회'는 당시 민주당 정부(총리 장면)에 의하여 1961년 3월에 발의되었으나, 설치는 5.16혁명 후 군사정부에 의하여 이루어졌다.

13) '국가재건최고회의'는 1961년 5.16 군사혁명으로 해산된 국회의 기능을 대신하도록 설치된 조직으로 1963년 12월 17일 제3공화국 수립과 함께 문을 닫았다.

연구를 진행하는 과정에서 1962년 10월 사회의료보험제도의 필요성과 국민들의 부담능력을 살펴보기 위하여 서울시에 거주하는 1,000가구를 무작위로 추출하여 1개월간의 상병상태 등을 조사하였다. 조사결과 전체 조사가구의 2/3가 질병을 앓는 가구원이 있었으며, 이 중 2/3가 치료를 받았는데, 치료받은 사람들의 80%가 약국을 이용한 것으로 나타났다(의료보험연합회, 1997). 당시의 1인당 국민소득은 94.4달러(당시 환율은 130 : 1)였고, 국민 1인당 의료비 지출은 0.5달러(66원 70전) 정도로서(김정렴, 1990), 자칫하면 보험제도에 대한 관리비가 의료비보다 많아질 우려가 있어, 사회보험방식의 의료보험제도 도입은 시기상조로 판단하였다.

사회보험방식의 의료보험제도를 도입하는 것이 어려웠기 때문에 희망하는 사람만 사회의료보험에 가입할 수 있게 하는 임의 적용방식으로 방향을 바꾸게 되었다. 당시 한국의 상병구조가 급성전염병 위주였고, 국민소득이 낮아 생활하부구조가 제대로 갖추어져 있지 못했던 점을 감안한다면 이러한 정책 선택은 매우 적절했다고 볼 수 있다. WHO와 ILO가 발간한 보고서에서도 경제수준이 열악하고 전염병이 집단적으로 발생하는 상병구조일 경우 생활하부구조 개선이 의료서비스 보다 건강수준의 향상에 대한 기여도가 높다고 보았다(Normand and Weber, 1994). 따라서 후진국에서는 의료보험을 통한 개인의료의 제공보다는 경제개발에 더 많은 투자를 하여 생활하부구조를 개선하고, 국민건강을 위해서는 공중보건사업에 투자를 하는 것이 타당하다는 것이다. 특히 사회경제적인 하부구조를 갖추지 못했음에도 불구하고 선진국의 제도를 모방하여 의료보장제도를 완비하였지만 사회보장비용의 과다로 경제성장에 지장을 주고 의료보장의 확대도 제대로 이루지 못한 남미 국가들의 사례를 볼 때, 한국이 1960년대 초 의료보장제도의 도입보다 전염병 관리나 가족계획사업과 같은 공중보건사업에 주력한 것은 매우 타당한 정책 선택이었다고 생각할 수 있다(이규식, 2008).

(2) 임의보험시대

임의보험의 시작은 1965년 전주예수병원이 중심이 되어 외국인을 대상으로 의료공제회를 조직하여 '전주대한의료공제회'로 명칭을 정하고 의료보험업무를 시행한데서 찾을 수 있다. 그러나 '전주대한의료공제회'는 보건사회부의 인가를 받지 않고 업무를 하였던 관계로 공제회라는 명칭을 사용하였다. 「의료보험법」에 의거하여 탄생한 제1호 조합은 '중앙의료보험조합'이다. 이 조합은 서울 종로구 계동 147번지에 소재한 현대병원이 주축이 되어 현대병원, 시사문화사, 풍진산업사, 소사신앙촌제사공장, 삼흥실업, 고려와사공업, 대한중석서울제련소의 7개 사업장이 공동으로 1965년 3월 29일 조합 설립을 신청하여 1965년 4월 23일 조합 설립을 인가받았다. 그러나 사용자와 근로자 모두 보험료 납부에 미온적이라 조합 운영이 제대로 되지 못하여 1965년 11월 29일 설립 인가가 취소되었다(의료보험연합회, 1997).

근로자를 대상으로 하여 설립된 임의의료보험조합은 1965년 9월에 정부로부터 인가를 받아 설립된 '한국종합화학(호남비료주식회사) 의료보험조합'을 처음으로 간주해야 할 것이다. 한편 1969년 4월에는 부산에서 자영자를 대상으로 하는 '부산청십자조합'이 설립되었다. 근로자를 대상으로 하는 '한국종합화학'과 지역주민을 대상으로 하는 '부산청십자조합'이 설립된 이후 [표 1-3]에서 볼 수 있는 바와 같이 임의조합은 몇 개가 추가로 설립되어 임의의료보험시대를 열게 된다. 임의보험시대에는 보험급여에 대한 규정이 마련되지 않았다. 따라서 보험조합이 가입자에 대하여 보험급여인 의료서비스를 인근의 의원 및 병원과 진료비를 협의하는 수가협의제로 하여 제공할 수밖에 없었다. 그리고 계약에는 제공할 서비스 종류는 물론 수가도 포함되었다. 당시는 지금과 같은 표준수가표가 없었고, 의원이나 병원이 질병 종류에 따라 포괄적으로 수가를 정하는 관행수가를 사용하고 있었다. 보험가입자에 대해서는 의료보험조합이 계약한 의료기관과 협의를 통하여 관행수가를 할인하여 사용하였다[14]. 할인의 명분은 단체계약이었다. 이와 같은 관행으로 1977년 7월에 사회의료보험이 실시되었지만, 일부 사람들은 의료보험제도를 임의보험시대의 수가 할인 제도로 받아들이기도 하였다.

임의보험은 대상자 전원에 대한 강제가입이 아니었던 까닭에 폭넓은 위험분산 효과를 기대하기가 어려웠고, 질병을 가지고 있거나 그러한 위험이 높은 사람만 가입하는 역선택 현상[15]이 발생하여 보험급여 수준이 낮았음에도 불구하고 조합의 재정상태가 불안정해지는 문제점이 드러났다(이규식 외, 1985). 이에 정부는 1970년 8월「의료보험법」을 개정하여 일반근로자에 대해서는 의료보험조합을 설립하여 관리하도록 하였고, 공무원 및

14) 수가는 예컨대, 수술비는 50%, 입원비는 20% 할인 등의 방식으로 협의를 조합별로 하였는데, 구체적인 설명은 제5장의 의료수가기준에서 다루었다.

15) 건강상태가 나쁠 때 의료보험에 가입하여 병이 나면 보험혜택을 받고 병이 나으면 보험에서 탈퇴하는 현상을 역선택이라 부르며, 역선택이 많이 발생하게 되면 보험회사(혹 조합)는 재정수지 악화로 도산하게 된다. 사회의료보험은 대상자가 전부 법에 의한 강제 가입이기 때문에 역선택이 발생할 수 없다.

직업군인에 대해서는 정부가 설립할 의료보험기구에 당연 가입(강제 가입)하도록 규정하였으나 실행은 "대통령령이 정하는 바에 따라" 하도록 대통령령에 위임하였다. 그리고 자영자 및 지역주민에 대해서는 임의가입 규정을 그대로 두었다. 그러나 개정된 「의료보험법」도 대통령령을 제정하지 않아서 당연가입 규정만 법에 명기한 채 실시는 유보되었다.

[표 1-3] 임의 의료보험조합의 설립 현황

근 로 자 조 합		자 영 자 조 합	
조 합 명	설 립 일	조 합 명	설 립 일
한국종합화학	1965.9.25.*	부산청십자	1969.4.28.
봉명흑연광업소	1966.3.4.*	옥구청십자	1973.3.3.
대한석유공사	1973.7.12.*	춘성의료보험	1973.10.25.
협성의료보험	1974.3.1.	거제청십자	1974.7.24.*
		백령청십자	1974.6.14.
		영동의료보험	1974.9.9.
		증평메리놀의료보험	1975.4.19.
		삼화의료보험	1977.9.17.

주 : *는 인가된 날짜임.
출처 : 의료보험연합회(1997)

(3) 사회의료보험 실시를 위한 사전조치

「의료보험법」이 거의 사문화(死文化)되어 있던 1960년대와 1970년대 중반까지 한국 경제는 고도성장을 하고 있었다. 경제성장으로 실업이 감소하고 공중보건사업을 통하여 전염병이 통제되자 비록 의료공급 측면에서의 여건은 다소 미비하였지만 의료보험을 실시할 여건은 어느 정도 조성이 되었다. 그러나 의료보험 실시에 대한 박정희 대통령의 의사는 미온적 내지는 부정적 단계였다. 1976년 1월 15일 박정희 대통령은 연두기자 회견에서 '제4차 경제개발 5개년계획'의 기본방향으로 사회개발에 중점을 두는 동시에 모든 국민이 적은 비용으로 의료혜택을 받을 수 있게 하는 '국민의료제도'의 확립을 언급하였다.

박대통령의 의지는 의료보험제도보다는 보험료 부담능력이 없는 저소득층, 무능력자, 무의탁자들에 대하여 의료보장을 실시하겠다는 것으로 매우 특기할만한 사실이다[16].

16) 사회의료보험을 500인 이상 상시 고용하는 대기업부터 먼저 적용한 것을 놓고 일부 학자들은 박대통령의 재벌편애라느니, 빈민층 무시라느니 등 형평성에 대하여 비판을 하는 사람이 있으나, 의료보호를 먼저 실시할 것을 강조한 박대통령의 정책의지를 전혀 모르는 사람들의 비판이라 하겠다.

1961년 「생활보호법」이 제정되고 1969년 11월에 동 시행령의 제정으로 무료진료 형태의 구료사업(救療事業)이 시행되고 있었지만 사업의 내실을 기하기 위한 제도적 장치가 필요하였던 것이다. 박대통령의 이와 같은 의지에 따라 「의료보호에 관한 규칙」이 1977년 1월 보건사회부령 제545호로 제정 공포되어 생활보호사업과는 별개로 의료보호사업이 착수되었다(이규식 외, 1985).

1977년 12월에는 「의료보호법」이 제정되어 의료보호사업이 별도의 법적 근거를 갖게 되었다. 의료보호사업에 관한 변천 과정을 요약하면 [표 1-4]와 같다. 의료보험의 당연적용에 앞서 의료보호사업을 정비한 것은 의료보장에 대한 필요도가 강한 계층부터 대상으로 하였다는 측면에서 올바른 정책 판단이었다고 하겠다. 한편 사회의료보험제도를 도입하기 이전에 농어촌주민들의 의료문제 해결을 위하여 1976년 9월부터 저비용 구조의 '마을건강사업'을 시범적으로 실시하였다[17].

[표 1-4] 의료보호사업의 변천 과정

연 도	법 규
1961. 12.	생활보호법 제정
1969. 11.	생활보호법 시행령 제정
1977. 1.	의료보호에 관한 규칙 제정
1977. 12.	의료보호법 제정
1978. 5.	의료보호법 시행령 제정
1978. 9.	의료보호법 시행규칙 제정

3. 사회의료보험제도의 도입

1) 도입과정

(1) 전국민의료보험 달성까지의 과정[18]

사회의료보험제도는 법률만 제정한다고 쉽게 도입할 수 있는 것이 아니다. 1963년 「의

17) 당시에는 많은 후진국들이 주민들에게 저비용으로 기본적인 의료욕구를 충족하기 위하여 마을건강사업과 유사한 사업(중국에서는 맨발의 의사에 의한 농촌합작의료사업)들을 실시하여 영아사망률을 떨어뜨리고 평균수명을 높이는 효과를 거두었다.

18) 이 부분은 의료보험연합회(1997) 및 이규식(2012)을 토대로 작성하였다.

료보험법」 제정 이래 14년이 지났지만 당연적용 방식의 의료보험제도의 도입에 대해서 1975년말 까지만 하여도 보건사회부 고위층의 의사는 시기상조라는 입장이었다. 반면 국회 보건사회위원회의 분위기는 정부와는 대조적으로 매우 긍정적이었다. 1975년 11월 정기국회 제12차 보건사회위원회에서 위원장이 고재필 장관에게 의료보험실시를 권유하였고, 고재필 장관은 선진국들도 실패한 나라가 허다하니 시범사업을 실시하여 성과를 보고 결정하자는 입장을 밝혔다.

그러다 1975년 12월 19일 신현확이 보사부장관으로 부임하게 되자 보사부내 분위기가 달라지기 시작하였다. 그동안 복지연금국이 실무적 차원에서 준비해왔던 의료보험 실시계획을 취임 업무보고에서 접한 장관은 의료보험의 필요성과 실시 가능성을 인지하고 몇 차례 추가 검토 보고를 거친 다음 드디어 사회의료보험 실시에 대한 강한 집념을 표명하게 된다.

1976년 1월 15일 박대통령은 연두 기자회견에서 '제4차 경제개발 5개년계획'의 기본방향으로 사회개발에 중점을 두는 동시에 모든 국민이 적은 비용으로 의료혜택을 받을 수 있는 '국민의료제도'의 확립을 언급하게 된다. 그러나 박대통령은 의료보험에 대해서는 미온적 입장을 취하고 있었다. 그럼에도 불구하고 신현확 장관은 1976년 5월 6일 '제4차 5개년계획'에 포함될 '의료보장 10개년 계획'의 시안을 확정하였다. 계획 내용을 보면 1981년까지 3,122개 사업장 단위로 조합을 설립하여 2,403천명을 의료보험에 적용하는 것을 목표로 하고, 보험료는 봉급의 4~8% 범위 내에서 노사 간 협의로 결정하며, 자영자는 임의의료보험조합을 설립하여 적용한다는 것이었다.

1976년 6월 15일 박대통령은 '제4차 5개년계획'을 보고받는 자리에서 저소득층에 대한 의료혜택을 주는 방안을 지시하게 되었으며, 대통령 보고를 계기로 의료보호 우선 실시라는 조건하에 사회의료보험 실시라는 정책의지가 집약되기 시작하였다. 보사부는 청와대의 이러한 의지에 따라 의료보호와 의료보험을 1977년 1월부터 동시에 실시할 계획이었으나 의료보험은 6개월 후에 실시하기로 변경하고, 1976년 7월초 「의료보험법」 전면 개정안을 공개하였다.

당시 경제기획원(기획재정부 전신)은 연금제도를 먼저 실시해야 한다는 입장을 견지[19] 하고 있었기 때문에 보사부안(1977년 1월 의료보호, 7월 의료보험제도 실시)이 경제장관

19) 경제기획원은 연금제도는 도입 초기에 연금 지급은 하지 않고 적립금을 쌓을 수 있기 때문에 이 자금을 경제개발에 활용할 수 있다는 논리로 연금제도를 먼저 도입해야 한다는 입장을 지녔다.

회의에서 심의가 보류되는 등의 우여곡절을 거치게 된다. 경제장관회의에서 신중한 의견이 제시됨에 따라 법안은 평가교수단과 비서실의 검토를 거쳐야 했다. 그런데 피용자의료보험이 국가 경제에 결코 부담을 주지 않는다는 보사부 측의 확고한 태도에 따라 1976년 9월 13일 '국민보건향상을 위한 의료시혜 확대 방안'을 발표하고, 1976년 9월초 「의료보험법(안)」을 포함한 의료보장계획은 대통령의 최종 재가를 받게 되었다. 정부의 입장이 이렇게 정해짐에 따라 1976년 정기국회에서 「의료보험법」을 전면 개정하여 임의가입을 당연가입으로 바꾸고 1977년 7월부터 의료보험을 실시할 수 있게 되었다.

정부에서 이러한 진통을 거치는 동안 보험재정을 부담할 재계와 의료공급을 담당할 의료계에서도 의견이 분분하였다. 그런데 재정을 부담할 재계를 대표하는 전국경제인연합회(전경련)는 예상 밖으로 적극적 자세로 사회의료보험의 실시를 지지하였다. 1976년 5월 14일 전경련 이사회에서 김립삼(金立三) 상근부회장이 각 기업은 의료보험전담자를 두고 많은 관심을 갖도록 당부하였고, 다른 참석자는 기업의 부담을 고려하여 의료보험 실시는 시기상조라는 입장을 보였다. 1976년 9월 24일 전경련 이사회에서는 「의료보험법」 개정안에 대한 대정부 건의안을 다루면서 개정의 취지에 공감하면서 몇 가지 문제 조항을 보완하는 요구안을 내는 것으로 종결하였다. 이때 전경련의 관심은 「부가가치세법」과 「지방세법」이었으며 의료보험에 대해서는 정부 정책에 적극적인 협조 자세였다. 전경련이 적극적 자세를 갖도록 하는데 결정적 역할을 한 사람이 김립삼 상근부회장이었다. 이러한 경제계의 자세가 의료보험 실시에 큰 역할을 하였다[20].

한편 대한의학협회(현 대한의사협회)를 중심으로 한 의료계도 긍정적이었다[21]. 다만 의료계는 장차 보사부가 정할 보험수가를 둘러싼 보험급여체계와 의료계의 참여가 관심사항이었다. 정부는 경제계와 의료계의 협조가 중요하였기 때문에 의료보험 실시에 역작용을 하지 않는 한 경제계와 의료계의 요구사항을 수용하여 법제정 및 시행과정에 반영하였다.

이러한 과정을 거쳐 1977년 7월 1일부터 500인 이상 고용사업장에서 당연적용 방식의

---

20) 당시 상공부장관이던 장예준이 의료보험에 대한 전경련 측의 적극적인 입장을 대통령에게 보고하였기에 의료보험법의 개정안에 대한 대통령의 재가를 받을 수 있었다는 설이 있다(의료보험연합회, 1997).

21) 구(舊) 동구권 국가들에서는 의사들이 추가적인 의료재정의 확보를 통하여 소득을 증가시키기 위한 목적으로 의료보험제도의 도입을 요구하는 경우도 많았는데(Normand and Weber, 1994), 한국은 보건사회부가 주도한 특징이 있다.

[표 1-5] 의료보험제도의 연혁

날 짜	내 용
1963. 12. 16.	「의료보험법」 제정(법률 제1623호)
1965. 9. 25.	한국종합화학 근로자 임의조합 설립
1969. 4. 28.	부산청십자 자영자 임의조합 설립
1976. 12. 22.	의료보험법 전면 개정(법률 제2942호)
1977. 7. 1.	500인 이상 고용사업장 근로자 당연적용 실시
1979. 1. 1.	공무원 및 사립학교 교직원 의료보험 실시(법률 제3081호 제정)
1979. 7. 1.	300인 이상 고용사업장 근로자 의료보험 실시
1981. 1. 1.	100인 이상 고용사업장 근로자 적용 확대
1981. 7. 1.	3개 군(홍천, 옥구, 군위) 지역의료보험 시범사업 실시
1981. 12. 10.	직종의료보험 실시
1982. 7. 1.	3개 지역(목포, 보은, 강화)에 지역의료보험 시범사업 추가 실시
1983. 1. 1.	16인 이상 사업장 당연 적용 및 5인 이상 고용사업장 임의적용
1984. 5. 1.	목포에서 의약분업 시범사업 실시
1984. 12. 1.	청주시와 청원군에서 한방급여서비스 시범사업 실시
1987. 2. 1.	한방의료서비스 보험급여 실시
1988. 1. 1.	농촌지역 의료보험 확대, 5인 이상 고용사업장 근로자 당연적용
1989. 7. 1.	도시지역 의료보험 확대(직종의료보험을 도시지역에 통합)로 전국민의료보험 달성

의료보험을 실시하게 되었다. 개정된 「의료보험법」은 대상 인구를 직업과 지역에 따라 분리하여 적용토록 하였으며, 이에 따라 보험자인 의료보험조합도 적용대상자에 따라 독립적으로 설립하여 조합 자치주의에 기초하여 운영하였다[22]. 즉, 「의료보험법」의 적용대상자는 생활보호대상자를 제외한 전국민으로 하되 공무원, 군인, 사립학교 교직원은 별도 관리를 위해 「의료보험법」의 적용대상에서 분리하였다. 그리고 「의료보험법」의 적용대상자도 사업장의 일반근로자를 '1종 피보험자(뒷날 직장 피보험자로 개칭)'로 하고 당연 적용하였다. 나머지 인구를 '2종 피보험자(뒷날 지역 피보험자로 개칭)'로 구분하였다. 2종 피보험자는 다시 지역주민을 대상으로 하는 '지역의료보험'과 특수직 자영자를 대상으로 하는 '직종의료보험'으로 구분하여 임의 적용하였다.

강제가입 규정이 적용되는 일반사업장에 있어서도 보험료의 부담능력, 관리운영능력 등을 감안하여 우선 1977년 7월에는 500인 이상 고용사업장을 적용 대상으로 하였으며,

22) 이 원칙은 독일 건강보험제도에 적용된 것으로 독일은 오늘날에 이르기까지 이 원칙을 고수하고 있다(Busse et al., 2017).

[표 1-6] 직종의료보험조합 설립현황 (단위 : 명)

조합명	급여개시일	적용인구('87말 기준)
문화예술인	1981. 12. 10.	45,231
양곡상	1982. 3. 1.	97,528
전국개인택시	1982. 5. 1.	235,361
이미용	1982. 10. 1.	66,555
대한숙박목욕업	1983. 1. 1.	53,694
대구시장상인	1983. 3. 1.	36,296
축산기업	1983. 6. 1.	62,902
한국특종물업	1983. 9. 1.	129,099
생명보험모집인	1984. 1. 1.	230,156
전국해외취업선원	1984. 2. 10.	154,071
의사	1984. 4. 5.	44,879
부산시장상인	1985. 7. 12.	31,229
약사	1986. 5. 1.	32,413
기독교 교역자	1987. 2. 15.	43,910
손해보험모집종사자	1987. 5. 21.	56,646
계(15개)		1,319,970

주 : 해외취업선원조합은 '88. 12. 2부로 직장의료보험조합으로 전환
출처 : 의료보험연합회(1997)

1979년에는 300인 이상 고용사업장으로, 1981년에는 100인 이상 고용사업장으로 확대하는 점진적인 방법을 택하여 1988년에는 5인 이상 고용사업장까지 당연 적용하였다[23].

정부는 「의료보험법」에서 적용을 제외했던 공무원 및 사립학교 교직원에게 의료보험을 적용하기 위해 1977년 12월에 「공무원 및 사립학교교직원 의료보험법」을 별도로 제정하고 이듬해 시행령을 만들어 1979년 1월부터 '공무원 및 사립학교 교직원의료보험(이하 공교의료보험)'을 실시하였다. 공교의료보험은 수혜대상 범위를 꾸준히 확대하여 1980년에는 군인가족, 이듬해에는 공무원 및 사립학교교직원의 퇴직 연금수급자도 적용하였다.

지역주민에 대하여는 후술하는 시범사업을 거쳐 1988년 1월에는 군(郡)지역주민을 당연 적용하였고, 1989년 7월에는 도시지역주민을 당연 적용함으로써 한국은 의료보험제도 도입 만 12년 만에 전국민의료보험을 달성하였다. 직종의료보험은 임의적 설립에 의한

23) 일부 학자들은 한국에서 사회의료보험을 대기업 근로자부터 적용시킨 것을 놓고 형평성 문제를 제기하고 있다. 그러나 이것은 보험관리기술상의 문제 때문에 대부분의 국가에서도 그러하듯 불가피한 방법이다.

당연적용방식을 채택, 기존의 자영자 조직을 기반으로 하여 [표 1-6]에서 볼 수 있는 바와 같이 1981년 12월에 '문화예술인조합'이 설립되었고, 이듬해에는 '양곡상조합', '전국택시조합', '이미용의료보험조합' 등이 설립되어 1988년까지 전국에 12개의 '직종의료보험조합'이 있었다. 직종의료보험조합은 1989년 7월 '도시지역의료보험조합'이 설립되면서 여기에 흡수되어 그 명칭도 사라졌다.

(2) 의료보험제도 도입에 영향을 미친 요인

사회의료보험제도 도입에 영향을 미친 요인은 여러 가지가 있겠지만 중요한 것으로 다음의 다섯 가지를 들 수 있다(이규식, 2000).

첫째, 국내의 전문가 집단의 활동이다. 1959년 보건사회부 의정국장 윤유선에 의하여 주도된 '건강보험제도 도입을 위한 연구회'의 활동을 위시하여 1962년에 구성된 '사회보장심의위원회'의 노력이 영향을 미쳤다고 하겠다. 앞에서 언급한 바와 같이 구(舊) 동구권 국가들에서는 의사들이 추가적인 의료재정의 확보를 통하여 소득을 증가시키기 위한 목적으로 의료보험제도의 도입을 요구하는 경우도 많았는데, 한국의 전문가 집단은 그러한 의미보다는 사회복지의 증진이라는 차원에서 의료보험제도의 도입에 앞장섰다고 하겠다. 의료보험제도의 도입과 관련하여 의료계나 제약업계에서 전혀 의견 표시가 없자[24) 당시 보건사회부장관이었던 신현확은 섭섭함을 표시(병원협회지 1976년 7월호)하였다는 기사를 볼 때 의료전문가 집단이 자신들의 소득 증대를 위하여 의료보험제도의 도입을 추진한 것 같지는 않다.

둘째, 정치지도자에 의한 의사결정이다. 1962년부터 실시된 세 차례에 걸친 경제개발5개년계획이 성과를 얻어 국민생활이 개선됨에 따라 1977년부터 시작되는 제4차 계획부터는 교육이나 의료와 같은 사회분야에 대한 발전계획에도 정책적인 관심을 보여, 1977년부터 사회의료보험제도를 도입하기로 정치지도자가 의사결정을 한 것이 중요한 요소라 하겠다. 특히 당시 보사부장관이었던 신현확의 확고한 의지는 의료보험 도입의 결정적인 요인이었다. 의료보험의 도입을 둘러싸고 경제기획원이 처음에는 국가주도형을, 다음에는 주식회사 방식을, 또 그 다음에는 미국형 방식을 제시하면서 의료보험 도입에 대해 부정적 입장이었던 당시의 정황을 감안할 때, 보사부장관의 확고한 리더십이 없었다면 의

24) 의료계는 의료보험도입에 긍정적이었으나, 보험급여와 관련하여 수가와 같은 문제에 관심이 있었지 제도 도입에 대해서 적극적 의사 표시는 없었던 것 같았다.

료보험제도가 도입되기 어려웠을 것이다(의료보험연합회, 1997). 물론 여기에 대하여는 1972년 10월 유신을 단행한 박정희 정권이 정권의 정통성 문제에 대한 비판을 호도하기 위하여, 그리고 남・북간의 체제경쟁에서 이기기 위하여[25] 국민들에게 복지제도로써의 의료보장제도를 제시하였다는 의견도 있다.

셋째, 사회정책에 대한 국제적인 흐름에의 편승도 한 요소가 되었다. 1970년대 많은 개발도상국가들의 관심은 경제성장에서 건강을 포함하는 사회적 목표로 바뀌었으며(Green, 1992), 한국도 이러한 흐름에 편승하여 의료보장제도를 도입한 측면도 있다.

넷째, 국제기구의 권유도 한 원인이 되었다. 서유럽 선진국들은 국제노동기구(ILO)를 통하여 노동자 권익의 보호라는 명분하에 후진국들에게 사회보험제도의 도입에 대한 권고를 하였으며 한국의 경제성장은 바로 이러한 권고를 실천하는데 좋은 계기가 되었던 것이다. 국제기구의 권고에 대하여 한편에는 노동자의 권익보호라는 긍정적 측면이 있지만 다른 측면에서는 당시 한국 제품이 국제경쟁력을 갖게 된 주 원인이 값싼 인건비에 있었기 때문에 인건비 상승의 유도를 통한 경쟁력 약화를 기도하고자 사회보험제도의 도입을 권유하였다는 부정적 시각도 있다.

다섯째, 1977년에 의료보험제도가 도입될 수 있었던 계기는 역시 경제성장으로 의료보험제도의 도입이 적기가 되었다는 정책 판단이라 하겠다. 1963년 「의료보험법」을 제정하고도 당연적용의 시기를 늦춘 것은 당시의 상병구조, 의료비 수준, 국민적 욕구 등을 감안할 때 의료보장제도의 도입보다는 공중보건사업이나 가족계획사업에의 투자가 국민건강 향상에 더욱 기여할 것이라는 정책 판단이었으나, 1977년의 경제상황이나 상병구조 등은 의료보험제도 도입이 시기적으로 합당하다고 판단한 정책적 결정이 중요하였다.

2) 지역주민대상 의료보험 시범사업

(1) 마을건강사업의 실시와 공중보건의사의 등장

정부는 1977년 근로자에 대한 의료보험제도를 실시하기 이전부터 농촌주민에 대한 의료문제 해결에 고심하고 있었다. 당시의 농촌 실정은 의사가 없는 무의면이 다수였고, 입

---

25) 1972년 10월 유신을 단행하기 직전인 7월에 7・4공동성명을 발표하는 등으로 남・북간의 교류를 시작하면서 체제경쟁이 본격화됨에 따라 북한의 무상의료체제에 대응하기 위하여 사회의료보험제도가 필요하였다는 의견이 있으나, 제도 도입에 대한 초기단계에서 박대통령의 소극적 자세를 보면 북한을 의식한 도입이라는 것은 조작된 의견이라 할 수 있다.

원을 위해서는 도시지역에 위치하고 있는 병원을 찾아야만 하였다. 그리하여 정부는 '미국 국제개발처(USAID)'의 지원으로 농촌의 무의면 지역에 적합한 비용절약형 의료체계 개발을 위한 마을건강시범사업을 실시하게 되었다(한국보건개발연구원, 1980)[26].

이 사업에 대하여는 제3장에서 구체적으로 설명하겠지만 사업의 개요는 1960년대말 중국의 집단농장에서 성과를 거둔 '맨발의 의사(barefoot doctor)[27]'에 의한 '농촌합작의료제도(Rural Cooperative Medical Scheme, RCMS)'를 수정한 '마을건강사업'의 구상이었다. 무의면지역에 의사를 구하기가 어려웠기 때문에 4년제 간호대학을 졸업하여 '간호사' 면허를 취득한 사람을 선발하여 기본적인 1차 의료에 대하여 6개월 동안 교육시킨 후 '보건진료원(community health practitioner, CHP)'이란 명칭을 부여하여 농어촌 오지지역 주민들에게 기본적 의료서비스를 제공하려는 것이었다. 보건진료원에 의한 마을건강사업의 적용 가능성을 알기 위하여 정부는 1976년 9월부터 '강원도 홍천군', '전라북도 옥구군', '경상북도 군위군' 주민들을 대상으로 시범사업을 시작하여 1980년 8월에 종료하였다.

마을건강시범사업이 시작된 약 1년 후 '의료보험제도'가 도입되자 많은 의사가 요구되어 의과대학의 확충이 이루어졌다. 그러다 보니 의과대학을 졸업한 의사 가운데 군의관으로 입대하고 남는 인력이 생기게 되었다. 정부는 1979년부터 군의관을 선발하고 남은 인력을 군 복무 대신에 의사가 없는 무의면 지역에 배치하여 국민들의 의료공백을 메우기 위한 '공중보건의사(공보의)'를 제도화하였다. 그리하여 '마을건강시범사업' 지역에서는 보건진료원→공보의→ 병원이라는 환자의뢰체계가 형성될 수 있었다.

'마을건강시범사업'을 평가한 결과 '보건진료원'에 대한 주민들의 반응이 좋았고, 경제성도 있다고 판단되어 정부는 1981년부터 농어촌 오지지역에 대하여 '보건진료소' 설치와 함께 보건진료원을 배치하여 '마을건강사업'을 전국적으로 확대·실시하였다.

(2) 제1차 지역의료보험 시범사업

1977년 7월에 근로자를 대상으로 의료보험이 실시되자, 정부는 농촌주민에 대한 의료보험 실시에 관심을 갖게 되었다. 이에 정부는 '마을건강시범사업'에서 주민들의 자치적인

---

26) 당시의 한국은 저개발국가로서 앞의 주 17에서 설명한 바와 같이 저비용의 의료체계를 개발하는 것이 현실적이라고 미국 국제개발처는 판단한 것 같았다.

27) 중국의 맨발의사에 관한 설명은 제3장에서 상세히 할 예정이다.

방법으로 의료비를 조달하는 방안을 모색하기 위하여 1979년 9월부터 1980년 8월까지 '마을건강시범사업' 지역의 하나인 '전라북도 옥구군 대야면' 주민들을 대상으로 재정조달을 위한 특별한 사업을 실시하게 된다. 이 사업이 '지역의료보험 시범사업' 설계의 토대가 되었기 때문에 이 책에서는 '재정조달 특별시범사업'이라는 명칭으로 설명하기로 한다.

① '재정조달 특별시범사업'

의료보험을 적용하기 위해서는 가입자들의 소득이 국세청에 제대로 신고되어야 하는데, 당시만 하여도 지역주민은 이러한 측면에서 상당한 취약점이 있어 의료보험 적용이 미루어졌다. 근로자 계층에 대한 의료보험 적용확대는 지역주민들로 하여금 의료보험 적용에 대한 요구를 더욱 충동하는 계기가 되었다. 이에 정부는 지역주민들에 대해서도 당연 적용하도록 1981년 4월 「의료보험법」을 개정하였다. 그러나 당장 지역주민에 대한 확대방안이 없었기 때문에 기존에 있던 자영자 임의적용 의료보험조합을 존속시킨 채 시간만 보내고 있었다.

그런데 '마을건강시범사업'을 주도하던 연구진은 세계인권선언 이후 3세대 의료개혁[28]의 추세 속에서 많은 저개발국가들이 '마을건강사업'과 유사한 지역보건사업을 실시하면서, 주요 내용으로 주민들에 의한 자체적인 재정조달을 다루고 있다는 점에 관심을 두었다[29]. 그리고 한국에서는 1970년부터 전국적으로 시작된 '새마을사업'이 자조(自助) 정신을 강조하고 있었다. 이와 같은 두 가지 흐름에 힘입어 정부는 '마을건강시범사업'에서 지역주민들의 자체적인 재정조달을 위한 '특별시범사업'을 계획하게 되었다[30]. 마침 3개 지역 가운데 옥구군에는 임의조합인 '옥구군 청십자의료보험조합'이 있었다. 이에 정부는 '옥구군 조합'을 해체하고 옥구군 주민 전체를 대상으로 '특별시범사업'을 하는 것이 부담스러워 대야면이라는 1개 면지역 주민들을 대상으로 '마을건강시범사업'의 재정조달을 위한 '특별시범사업'을 1979년 9월부터 실시하게 된다. 옥구군 대야면에서의 '재정조달 특별시범사업' 내용은 [Box 1-1]과 같다. 대상은 대야면 주민

28) 세계인권선언 이후의 3세대 의료개혁에 대해서는 제3장 [Box 3-2]에서 설명하고 있다.

29) 중국의 농촌합작의료제도도 맨발의 의사의 활동에 대한 모든 비용은 집단농장내의 주민들이 자조, 자립하는 형태로 자체적으로 조달하고 있었다.

30) 3개 군 지역에 마을건강시범사업을 하면서 그 가운데 1개 마을에 대하여 재원조달시범사업이라는 시범사업 내의 또 다른 시범사업을 하였기 때문에 '재정조달 특별시범사업'이라는 용어를 사용하였다.

[Box 1-1] 옥구군 대야면 마을건강시범사업의 '재정조달 특별시범사업'

1. 옥구군 대야면 사업의 내용
   • 대상주민 : 10,590명
   • 주민 1인당 보험료 : 월 370원(주민의 1/2은 보험료 반액 정부지원)
   • 의료전달체계(환자의뢰체계)
     1차 : 보건진료분소 6개, 보건진료소 4개, 일반의원 11개
     2차 : 도립군산병원, 씨그레이브기념병원
     3차 : 전북대 부속병원
2. 사업기간(1979. 9.~1980. 8.) 및 평가
   • 1년간 보험급여비: 1,697만원, 보험료 징수액: 1,431만원으로 약 84%의 재정자립 달성
3. 결론
   • 1인당 보험료를 400원으로 책정하고 보험료 징수만 제대로 이루어진다면 지역주민에 대한 보험확대의 가능성이 있는 것으로 판단(당시 직장의료보험의 보험료가 월 1인당 1,536원, 공교가 1,386원임에 비하여 400원은 매우 낮은 보험료 수준이었음)

출처 : 한국보건개발연구원(1980)

10,590명이었고, 시범사업기간은 1년을 하여 '마을건강시범사업'이 종료되기 1개월 전에 '재정조달 특별시범사업'을 끝내고 '마을건강시범사업' 평가보고서에 포함시키기로 하였다. '재정조달 특별시범사업'의 주 내용은 주민 1인당 월 보험료를 370원이라는 인두 정액으로 하고 지역주민의 1/2에 대해서는 정부가 보험료의 1/2을 지원하여 재정자립이 가능한지 여부를 검증하는 것이었다. '재정조달 특별시범사업'은 재정자립을 위하여 '마을건강시범사업'의 핵심요원인 '보건진료원'의 활용에 초점을 두었기 때문에 환자의뢰체계(patient pathway 혹은 referral pathway)의 수립이 강조되었다. 그리하여 1차 진료는 개업의원, 공보의[31] 및 보건진료원으로 하고 특히 '보건진료원' 및 '공보의'를 주로 이용하도록 권장되었다. 2차 진료는 '도립군산병원'과 '씨그레이브 기념병원(군산 개정병원)', 3차 진료는 '전북대 부속병원'으로 하였다. 이와 같은 환자의뢰체계를 잘 적용한다면 재정수지를 거의 맞출 수 있다는 판단으로 '특별시범사업'을 실시하였다.

1년간 '재정조달 특별시범사업'을 평가한 결과 1인당 보험료를 400원으로 인상하고 보험료 징수가 제대로 이루어진다고 가정할 때, 보건진료원과 공보의를 활용하는 환자의뢰체계를 통하여 의료서비스를 저렴한 비용으로 공급할 수 있어 재정자립이 가능하

31) 1979년 처음으로 공중보건의사(의사 300명, 치과의사 304명)가 배출되었다(대한공중보건의사협의회 홈페이지, 2016).

다는 판단을 하게 된다. 옥구군 대야면의 '재정조달 특별시범사업'은 지역의료보험의 도입뿐만 아니라 뒤에 전개되는 의료보험통합 논쟁을 야기하는 계기가 된다.

② 제1차 지역의료보험 시범사업

지역주민에 대한 사회의료보험 도입을 고민하던 정부로서는 대야면의 경험을 따를 경우, 환자의뢰체계만 잘 유지한다면 소득신고가 안 되는 농촌주민에게 보험료를 크게 부담시키지 않고도 의료보험 확대가 가능할 것으로 판단하게 된다.

그리하여 '마을건강시범사업'을 통하여 '보건진료원(CHP)'이 이미 배치된 홍천군, 옥구군, 군위군의 3개 지역주민을 대상으로 [Box 1-2]에서 볼 수 있는 바와 같이 '지역의료보험 시범사업'을 설계하고 1981년 7월부터 제1차 시범사업의 실행에 들어갔다[32]. 특히 1979년부터 배출한 공보의들이 이미 상당수에 이르렀기 때문에 옥구군 대야면에서 '재정조달 특별시범사업'을 할 때보다 더욱 유리한 조건으로 '지역의료보험 시범사업'을 실시할 수 있을 것으로 판단하고 있었다. [Box 1-2]의 지역의료보험 시범사업의 설계는 [Box 1-1]의 대야면의 마을건강시범사업의 '재정조달 특별시범사업'의 내용에서 수치만 바꾸었을 정도로 거의 유사하였다.

1차 '지역의료보험 시범사업'에서 검증해야 할 사항은 보험료 부과체계와 환자의뢰체계의 적용 가능성이라 하겠다. 보험료 부과가 합리적으로 이루어져 재정조달이 순조롭고, 환자의뢰체계의 도입으로 재정을 절약할 수 있다면 시범사업은 본 사업(지역의료보험) 확대로 연결될 수 있기 때문이다. 특히 시범지역에 거주하는 대부분의 지역주민들은 농민이었기 때문에 소득신고를 하지 않아 소득에 비례하는 보험료를 부과할 수 없는 문제가 있었다[33]. 이에 정부는 1차 시범지역 주민들의 보험료 부과를 [표 1-7]에서 볼 수 있는 바와 같이 1인당 정액방식(flat rate system)으로 600원을 기본으로 하되 소득 1등급(하위 10%)의 사람에게는 월 400원, 소득 2등급(80%) 사람에게는 월 600원, 소득 3등급(상위 10%)의 사람에게는 800원으로 차등화 하였다[34]. 그런데 재

---

32) 1980년 3월 한국보건개발연구원(한국보건사회연구원의 전신)은 마을건강시범사업의 결과를 『보건시범사업 종합평가보고』라는 명칭으로 1980년 12월 발간하여, 3개 지역(홍천, 옥구, 군위)에 대하여 지역의료보험을 위한 시범사업을 정부에 건의하게 된다(의료보험연합회, 1997).

33) 흔히 소득 파악이라는 용어를 사용하는데 이것은 잘못된 용어이다. 소득은 건강보험공단이 조사하여 파악할 수 있는 것이 아니며, 국세청도 주민의 소득을 조사할 수 없다. 근로자이든 자영자이든 국민은 누구나 연 1회 소득을 국세청에 신고하고 국세청은 신고소득의 정확도를 심사하여 소득을 확정하게 된다.

[표 1-7] 1차 지역의료보험 시범사업의 정액보험료 부과방법

일시	부과방법
1981.07.01.	3등급 정액(10% 주민 400원, 80% 주민 600원, 10% 주민 800원)
1983	모든 세대에 세대당기본액 1,000원 추가
1985	3등급을 7등급으로 세분화

정적자로 인하여 1983년부터 모든 세대에 대하여 추가로 월 1,000원의 세대기본액을 정액으로 부과하였으며, 1985년부터는 1인당 정액을 7등급으로 세분화하였다[35]. 주민의 소득 등급구분은 리·동(里洞)개발위원회에서 정하였다(이규식 외, 1986). 이 방법은 '지역사회부과방식(community rating)'이라 하여 미국의 블루크로스(Blue Cross), 블루쉴드(Blue Shield), 그리고 스위스의 사회의료보험에서 채택하고 있는 방식이다. 처음에 정액을 3단계로 구분하고, 1983년부터 세대당 기본액을 추가하고, 1985년 7등급으로 세분화하여도 지역사회부과방식에서 벗어난 것은 아니다. 이 방법은 주민의 소득을 정확히 알기 어려울 때 사용하는 것으로 사회연대도 가능할 뿐만 아니라 보험료 부과 행정을 간소화 할 수 있는 이점이 있다.

'지역의료보험 시범사업'에서 등장한 또 다른 한 가지 특징은 직장의료보험이나 공교의료보험에서 사용하지 않는 환자의뢰체계를 도입하였다는 점이다. 즉, [Box 1-2]에서 볼 수 있는 바와 같이 환자의뢰체계를 전달체계라는 명칭으로 3단계로 의료를 이용하도록 하였다. 대야면에서의 '재정조달 특별시범사업'과 달리 정부는 현실에 적용하기 어려운 환자배분율을 설계한 점이다. 외래환자의 40%를 보건진료원이 근무하는 보건진료소에서, 35%는 보건소 및 공보의가 근무하는 보건지소에서 담당하고, 입원환자의 42%를 개업의원에서 담당한다는 것이었다. 정부는 3단계 환자의뢰체계와 함께 환자의 진료를 보건진료원과 공보의를 적극 활용하는 것을 전제로 재정추계를 한 결과 보험료를 대폭 낮게 책정할 수 있었다. 이때 책정된 1인당 600원 수준의 보험료는 당시 직장근로자 보험료의 1/4, 공무원의 1/3 수준으로 매우 적은 금액이었다[36].

34) 홍천군은 소득 등급을 1등급 10%, 2등급 70%, 3등급 20%로 다른 2개 지역과 달리 2등급을 줄이고 3등급을 10% 정도 늘렸다.

35) 옥구군에서는 1인당 정액을 다른 두 지역과 달리 5등급으로 구분하였다.

36) 옥구군 대야면의 보험료가 1인당 370원이었는데 시범지역에서 보험료를 600원을 한 것은 당시 시범사업을 설계하는 정부 당국의 입장에서는 재정적자를 보지 않기 위하여 파격적으로 높여 책정한 보험료라 하겠다.

[Box 1-2] 1차 지역의료보험 시범사업의 설계

1. 시범사업설계를 위한 기초 자료원 : 옥구군 대야면 사업
2. 3개 지역의료보험시범사업의 설계
   - 보험료 : 3등급으로 하여 월 평균 보험료를 1인당 600원으로 책정함
     1등급(10% 주민) : 400원, 2등급(70~80% 주민) : 600원, 3등급(10~20% 주민) : 800원
   - 국고지원 : 관리운영비 전액
   - 전달체계실시 :
     1차 --- 보건기관 및 의원
     2차 --- 시도립병원 및 민간병원
     3차 --- 종합병원
   - 환자배분에 대한 설계
     - 외래환자의 35%를 보건소 및 보건지소에서 그리고 40%를 보건진료소에서 수용
     - 입원환자의 42%를 의원에서 수용
     - 환자배분의 근거는 옥구군 대야면 시범사업의 실적을 토대로 함
3. 시범사업 평가
   - 외래환자의 75%를 보건기관에서 수용한다는 계획이 주민 반발로 차질을 빚게 됨에 따라 재정적자 문제 발생
   - 이 문제를 정부는 지역주민의 보험료 부담능력 결여로 치부하였음

출처 : 보건사회부(1981)

그런데 [Box 1-2]의 시범사업의 설계는 사실상 무모한 것이었다. 보건진료원은 정식 의사도 아니고, 다룰 수 있는 의약품 수도 제한적[37)]이어서 제대로의 1차 의료를 담당할 자격을 갖춘 것도 아니며, 공보의도 의과대학을 갓 졸업하여 임상경험도 전혀 없는데 이들에게 외래의료의 75%를 담당시킨 것은 현실을 무시한 탁상행정에 불과하였다. 입원의료에 있어서도 병상을 제대로 갖추고 있지 않은 개업의원에게 42%를 담당하도록 계획한 것도 역시 비현실적인 탁상계획에 불과하였다. 이와 같은 비현실적인 환자의뢰체계를 토대로 시범지역의 재정을 추계하고 보험료를 책정하였으니 시범사업이 재정적자를 내지 않고 운영될 것이라는 기대는 처음부터 무리였다.

37) 보건진료원은 당시 WHO가 추진하는 1차 보건의료(primary health care, PHC)와 관련을 갖고 추진되었다. WHO는 각국의 1차 보건의료전략을 평가하고 지도하기 위하여 보편적인 진도측정 지표를 발표하였는데, 일곱 번째 지표로 1시간 통근거리 이내에 20개 품목의 필수의약품을 갖춘 의료시설의 여부로 정하였다(WHO, 1981). 한국의 보건진료원들은 간호대학 졸업생임을 감안하여 필수의약품 수를 30개 이내로 다루도록 교육을 받았다. 그러나 이들에게 1차 의료의 40%를 맡긴다는 계획은 무모하였다.

(3) 제2차 지역의료보험 시범사업

정부는 시범사업을 단일모형으로 운영하여서는 합리적인 지역의료보험 모형을 도출하기 어렵다는 판단에서 1982년 7월부터 '경기도 강화군', '충청북도 보은군', '전라남도 목포시'의 3개 지역에서 2차 시범사업을 실시하였다. 2차 시범사업의 내용은 [Box 1-3]에서 볼 수 있는 바와 같이 1차 시범사업모형을 토대로 하되 보험료 부과방법과 환자의뢰체계를 조정하는 방식에서 차이를 보이고 있다.

[Box 1-3] 2차 지역의료보험 시범사업의 설계

1. 2차 시범사업 설계를 위한 기초 자료원 : 1차 시범지역
2. 시범사업의 설계
   - 1인당 월 보험료 : 강화(689원), 보은(688원), 목포(1,265원)
   - 보험료 부과방법 : 수익자부담원칙과 능력비례원칙 혼합(소득 7등급, 자산 7등급)
   - 국고지원 : 관리운영비 전액
   - 전달체계실시 : 1차 시범사업과 동일하게 3단계로 의료이용을 하게 함
   - 환자배분에 대한 설계 : 외래환자의 48.5%를 보건기관에서 51.5%는 병의원에서 수용
3. 시범사업 평가
   - 환자들의 의료이용에 대한 오판으로 보험료를 낮게 책정
   - 시범사업기간 중 계속 적자

출처 : 보건사회부(1982a)

1차 시범사업과 차이가 있는 부분 가운데 먼저 2차 시범사업에서 택한 보험료 부과방식은 '지역사회부과방식'을 유지하되 1차 시범사업에서 사용하였던 부과요소를 [표 1-8]과 같이 세분화하였다. 1차 시범사업에서는 1인당 정액을 약간 변형시킨 3단계 정액방식을 사용하였으나, 2차 시범사업에서는 부과요소에 정액제를 유지하는 '응익할(應益割)'과 경제적 능력을 가미한 '응능할(應能割)'로 나누었다. 이것은 당시 일본 국민건강보험[38]에서 사용하고 있던 4요소 방식을 모방한 것이었다. 응익할은 가입자 세대의 수익자 수에 비례하여 보험료를 부과하는 방식이고, 응능할은 가입자 세대의 경제적 능력을 지역 내의 상대적 수준으로 평가한 보험료 부과방식이다.

38) 일본은 지역의료보험을 국민건강보험(국보, 國保)이라는 명칭을 사용한다.

[표 1-8] 2차 지역의료보험 시범사업의 보험료 부과 4요소 방식 설계

구분	부과 대상	등급
응익할(수익자부담부분)	가입자 균등	1인당 정액
	세대 균등	세대당 정액
응능할(경제능력부분)	소득	7등급
	재산	7등급

주: 객관적인 소득 · 재산자료가 없으나 일정생활수준 이상인 세대에 대하여는 능력비례보험료를 기타 자산을 토대로 이 · 동개발위원회가 심의하여 7등급 이내로 하여 책정
출처: 이규식(2019)

[표 1-8]에서 응익할(應益割)의 구성을 보면 가입세대 당 정액과 구성원 1인당 정액의 두 가지로 하였고, 응능할(應能割)은 소득과 재산 두 가지로 하면서 각각 7등급으로 하였다. 2차 시범사업에서 소득과 재산이라는 경제변수가 응능할로 도입된 배경은 당시의 사회적 분위기 때문이라 볼 수 있다. 당시만 하여도 사회보험이론에 밝은 전문가가 없다보니 1차 시범사업에서 사용한 수익자 수에 비례하는 정액방식은 사회보험의 재분배 원리에 맞지 않는다는 비판이 쏟아지게 되어, 불가피하게 보험료 부과요소에 상대적 경제 능력이 추가된 것이다.

비록 경제적 능력이 추가되었지만 보험료 부과방식의 큰 틀은 여전히 '지역사회부과방식'을 유지하는 가운데 변형을 하였다고 볼 수 있다. 왜냐하면 경제적 능력이 제대로 반영되려면 보험료를 소득에 정률로 부과하여야 되기 때문이다. 그리고 재산은 소득을 발생시키는 것이 아니기 때문에 보험료 부과대상이 될 수가 없다. 그러나 2차 시범사업에서는 응능할이라 하여 가입세대의 소득을 7등급, 재산도 7등급으로 구분하여 보험료를 부과하였다. 이것은 정률부과와는 거리가 먼 제도로 '지역사회부과방식'의 한 가지 방법으로 간주되어야 한다. 즉, 지역주민에 부담시킬 보험료 총액이 결정되면 이를 응익부분과 응능부분으로 분할을 하였다. 그리고 응능부분은 또 다시 소득부분과 재산부분으로 분할하고 소득부분은 소득세와 농지세의 부과자료를 토대로 7개 등급으로 구분하였다. 재산부분은 토지 및 건물에 대한 재산세 자료를 근거하여 7개 등급으로 구분하였다. 이러한 방식은 근로자들은 임금소득에 정률로 부과하는 것과 전혀 다른 방식이다. 목포시에서는 소득을 13등급, 재산은 10등급으로 보다 세분화하였다(이규식 외, 1986). 응능부분을 세분화하여도 이 방식은 '지역사회부과방식'에서 벗어나지 못한다. 세대 균등부분은 해당지역의 모든 세대에 동일한 금액의 정액을 부과하는 방식이었고, 가입자 균등부분도

해당지역 안에 있는 사람이면 모두 동일한 금액의 인두정액의 보험료를 부과하였다. 강화군과 보은군에서는 세대 균등액은 500원이었고, 가입자 균등액은 1인당 250원이었다. 목포시는 세대 균등액은 1,000원, 가입자 균등액은 1인당 500원으로 하였다(이규식 외, 1986).

'지역사회부과방식'이다 보니 시범지역별로 부과금액이 차이가 날 수밖에 없었고, 만약 홍천군에 거주하던 가입자가 강화군으로 이사를 가게 되면 그 지역이 정한 등급에 맞추어서 보험료를 부과하기 때문에 보험료가 변동된다. 그러나 공무원의 경우는 소득에 비례하여 보험료를 부과하기 때문에 홍천군청에 근무하다 강화군청으로 전근을 가도 보험료의 변동이 생기지 않는다. '지역의료보험 시범사업'에서만 주거지를 이동하면 보험료가 바뀌는 것은 시범지역에 주거하는 주민의 소득이 제대로 신고가 되지 않기 때문에 '소득비례보험료 부과방식'을 사용하지 못하고 '지역사회부과방식'에 따른 상대소득을 사용할 수밖에 없기 때문이다.

1차 시범사업에서 사용한 정액제를 2차 시범사업에서는 부과방법을 복잡하게 만들어 소득신고도 안 되는 지역주민을 무리하게 등급으로 나누어 행정을 복잡하게 만들게 되었다. 그런데도 불구하고 경제능력부분에서 7등급은 너무 단계가 적다는 비판이 많아 강화에서는 1983년부터 소득 14등급, 재산 10등급으로 세분화하였고, 목포시에서는 1985년부터 소득 26등급, 재산 23등급까지 등급을 더욱 세분화하였다[39](이규식 외, 1986). 이렇게 한 것은 경제능력부분을 세분화할수록 소득재분배가 잘되는 것으로 착각한 당시의 전문가나 정책담당자의 전문지식의 한계가 빚은 결과였다. 지역사회부과방식에서 보험료를 정액방식(flat system)으로 부과하여도 사회연대를 이루는데[40] 무리가 없다.

2차 시범사업은 제1차 시범사업에 비하여 환자의뢰체계에서 보건지소 및 보건진료소 등 보건기관의 외래환자 분담률을 48.5%로 대폭 낮추고, 입원에서 개업의원의 분담률을 없애 현실에 맞추도록 노력하였다. 1차 시범사업에 비하여 보건기관의 환자 분담률이 낮아졌지만, 가입자들은 이웃에 거주하는 공무원들에게는 환자의뢰체계를 적용하지 않는

39) 시범사업이 끝나고 1988년 농촌지역에 의료보험이 시작될 때는 모든 조합의 부과방식이 통일되어 소득이나 재산에 대해서는 7등급으로 하였고, 1989년 도시지역에서는 15등급으로 하였다. 그러다 점차 등급이 세분화되어 통합 전에는 모든 조합에서 30등급으로 세분화하고 자동차에 대해서도 5등급의 보험료를 부과하였다. 한편 능력비례보험료의 비중은 전체 조합 평균이 1989년에 44.4%였으나 형평이 계속 강조됨에 따라 1995년에는 63.8%로 증가하였다(의료보험연합회, 1997).

40) 정액보험료를 부과할 경우에는 건강한 사람들이 의료를 적게 이용하기 때문에 의료이용이 많은 허약한 사람들을 도울 수 있다는 의미에서 건강기준 사회연대의 달성이라고 볼 수 있다.

것과 비교하여 지역주민은 의료이용 측면에서 불공평하다는 불평이 많았다.

한편 제2차 시범사업지역의 한 곳인 목포시에서 의약분업에 대한 시범사업을 몇 개월 실시[41]하여 도입 가능성을 검증한 특별한 일도 있었다. 의약분업은 1977년 7월 의료보험제도가 도입된 이래 약사회 측의 일관된 요구였다. 보험제도가 없을 때는 약국이 국민들의 가장 손쉬운 치료처가 되었는데 사회의료보험제도로 의료이용에 대한 환자들의 부담이 낮아지면 환자들은 약국을 외면하고 병・의원을 찾게 될 것으로 예상하였다. 그 결과 약국은 경영에 타격을 받게 될 것이라는 전망에서 약사회 측이 꾸준하게 의약분업을 요구하였다. 정부는 제2차 시범지역 가운데 의원과 약국이 어느 정도 있어 의약분업이 가능하다고 판단되는 도시지역인 목포시를 대상지역으로 1984년 5월부터 의약분업 시범사업을 실시하였다. 목포시에서 실시된 의약분업 시범사업은 임의분업, 강제분업 등의 우여곡절을 겪은 후에 그해 12월 시기적으로 의약분업을 하는 것은 너무 이르다는 판단으로 중단하게 되었다.

(4) 지역의료보험 시범사업의 평가

지역의료보험 시범사업이 목표로 해야 할 가장 중요한 것은 보험료 부과방법의 개발과 보험재정의 자립을 통한 제도의 지속가능성을 검증하는 것이었다. 그러나 지역의료보험 시범사업은 두 가지 목표에서 모두 실패했다고 볼 수 있다.

첫째, 보험료 부과방법 개발과정을 살펴보면 시범사업의 목표를 살리지 못하였기 때문에 실패라고 평가할 수밖에 없다. 보험료 부과방법 개발이 실패한 것은 당시 정책당국이나 전문가들이 사회의료보험에 대한 전문지식의 부족으로 '지역사회부과방식'의 원리를 제대로 이해하지 못하였기 때문이다. 즉, 1차 시범지역에서 택한 정액방식의 보험료 부과방식을 '지역사회부과방식'으로 인식하지 못한 전문가들이 소득역진성만 비판하게 되었다. 당시에는 소득기준이 아니면 보험료 부과방법으로 해서는 안 되는 것으로 인식하여 2차 시범사업에서는 일본에서 채택하고 있는 지역보험의 부과방법을 원용하여 능력 기준 보험료를 도입하였다. 그러나 2차 시범사업에서 사용한 보험료 부과방법도 '지역사회부과방식'임에도 불구하고 능력비례보험료가 도입되었다고 이것을 '지역사회부과방식'이 아닌 것으로 인식을 하였다. 일본이 당시 지역보험에 사용한 보험료 부과방법이 '지역사회부과

41) 의약분업 시범사업은 목포시에서 1984년 5월부터 12월까지 8개월간 강제분업 형태로 이루어졌는데 제7장에서 상세한 설명을 할 예정이다.

방식'을 조금 복잡하게 하여 보험료를 수익자 부분과 경제능력 부분으로 나누고, 경제능력 부분은 지역 안에서의 상대적 수준을 기준으로 등급을 구분하여 보험료를 부과하였다. 이 때 등급을 지나치게 세분화하면 '지역사회부과방식'의 작동에 많은 어려움이 따르게 된다. 당시에는 시범사업지역에서 사용한 보험료 부과방식이 '지역사회부과방식'인지를 구분하지 못하였기 때문에 응능할에 재산은 물론 자동차까지 포함시키거나 소득과 재산의 등급을 7단계에서 15단계로 마지막에는 30단계까지 세분화하여 보험업무만 복잡하게 만들었다. 그러다 보니 지역의료보험의 본 사업이 시작될 때 합리적인 보험료 부과체계를 제대로 제시(설계)하지도 못하고, 능력 기준 보험료 부분의 등급만 세분화하게 되었다. 이렇게 한 것은 지역주민의 소득과 재산 등급을 세분화시킬수록 근로자에게 정률로 보험료를 부과하는 것과 같은 효과를 얻을 수 있을 것이라는 착각을 하였기 때문이다.

둘째는 시범사업 설계에서 환자의뢰체계에 대한 집착으로 보건기관(보건진료소, 보건지소, 보건소)에 대하여 과도한 환자분담률을 설정하는 과오로 인하여 재정자립의 검증에 실패하였다. 한국형 의료체계 개발사업인 '마을건강시범사업'은 의료보험 도입 전에 의사가 개업하기 어려운 농어촌 오지지역 주민들의 의료문제에 접근하기 위한 임시방편적인 전략이었는데, 이 사업의 산출물인 '보건진료원'을 의사인양 착각하여 '지역의료보험 시범사업'의 재정설계에 활용함에 따라 '지역의료보험 시범사업'이 현실과 완전히 동떨어지게 되어 6개 지역의 시범사업 모두를 재정적자의 늪에 빠지게 만들었다. 그 결과 1988년 본 사업을 실시할 때 지역의료보험 시범사업 모형은 큰 도움이 되지 못하게 되었다.

당시 정부는 농촌 경제력이 매우 낮은 것으로 판단하여 농촌주민에게 보다 빨리 의료보험제도를 적용하기 위해서는 보험료를 낮게 책정해야 한다는 생각에 빠져 있었다. 그런데 대야면에서 실시되었던 '재정조달 특별시범사업'이 이러한 정부의 욕구를 잘 충족시켜 주었던 것이다. 문제는 대야면이라는 좁은 지역에서 실시된 시범사업이라는 통제된 실험에는 주민들이 잘 호응하여 '보건진료원'이나 '공보의'를 1차 진료처로 활용하는 환자의뢰체계를 따랐던 것이다. 대야면의 경험을 토대로 하는 모형을 3개 군 지역으로 확대하여 일반화시키자 지역주민들이 환자의뢰체계에 저항하는 문제가 생기게 된 것이다. 주위의 공무원이나 근로자들에게는 환자의뢰체계를 적용하지 않고 원하는 병·의원을 마음대로 방문할 수 있게 허용하면서, 지역주민만 환자의뢰체계를 적용하여 1차로 '보건진료원'이나 '공보의'를 이용하라고 통제함에 따라 지역주민들은 차별을 받는다는 생각에서 반발하였던 것이다. 주민의 반발로 환자의뢰체계를 폐지하게 되자 시범지역의 의료이용이 당초 설계보다 훨씬 많아지게 되었다. 그 뿐만 아니라 주민들이 보건진료원이나 공보의를 외면하고 병・의원을 바로 찾게 되자 의료비는 급증하였고, 당초에 낮게 책정한 보험료를 일시에 급격히 올릴 수도 없어 시범사업은 [표 1-9]에서 볼 수 있는 바와 같이 재정적자의 수렁에 빠져 들게 되었던 것이다. 즉, 정부가 1개 면 지역에서의 의료이용 경험을 바탕으로 안일하게 보험료를 낮게 책정하였고, 한 번 낮게 책정한 보험료를 재정적자가 발생했다고 갑자기 인상하기도 어려워 시범사업은 재정적자와 씨름하다 시범사업 목적의 하나였던 재정자립의 가능성은 검증도 제대로 하지 못하게 되었다(이규식 외, 1986).

또한 해당 지역의 주민들은 '지역의료보험 시범사업'을 시범사업으로 받아들이는 것이 아니라 지역의료보험의 확대 조치로 받아들였기 때문에 시범사업을 중단시킬 수도 없었다. 결국 시범사업에서 정부는 막대한 재정적자를 경험함에 따라 지역주민들에 대한 의료보험의 확대는 정부의 재정지원 없이는 불가능하다는 판단을 내리게 되었다. 그 결과 지역주민에 대한 의료보험 도입은 언제 이루어질 지 기약하기 어려웠고, 대신에 지역의료보험 시범사업의 재정적자는 의료보험 통합을 주장하는 '좋은 이유'가 되었다.

[표 1-9] 6개 시범지역의 재정적자 추이 (단위: 천원)

시범사업	지역	1981	1982	1983	1984	1985
1차 사업	홍천군	+52,023	▲288,424	▲254,112	▲342,655	▲280,687
	옥구군	▲8,836	▲268,675	▲265,911	▲227,998	▲166,922
	군위군	+395	▲147,038	▲164,379	▲141,479	+2,419
2차 사업	강화군	–	+67,156	▲354,899	▲428,238	▲289,746
	보은군	–	+10,089	▲147,535	▲227,390	+14,882
	목포시	–	▲197,519	▲848,043	▲1,001,482	▲797,157

주: ▲는 적자를 의미

참고: 1984년 목포시 적자액이 10억 원이 넘고, 군 지역은 2~4억대가 넘는 것을 볼 때 결코 적은 금액이라 보기 어려움

출처: 이규식 외(1986)

3) 의료보험통합론의 등장

(1) 직장의료보험조합의 통폐합과 통합일원화의 등장

1977년 사회의료보험을 시작하면서 500인 이상의 근로자를 상시 고용하는 사업체는 단독으로 조합을 설립할 수 있게 됨에 따라 한 조합이 관리하는 적용자의 수가 적어 위험

분산기능의 제약이나 소규모 단위로 인한 경제단위의 미흡 등의 문제가 제기되고 있었다. 그러다 1979년 7월 1일부로 300인 이상 고용사업장에 의료보험을 확대하면서 소규모 사업장들을 몇 개 합쳐 5,000명 규모의 공동조합을 설립하게 되었다. 이를 본 기존의 단독조합들 가운데 위험분산기능에 제약을 받는 일부 조합들도 적용인구 5,000명을 조합의 적정규모로 간주되기도 하였다. 실제로 강원3지구, 강원4지구, 전북3지구, 경북10지구, 경남5지구의 5개 지구공동조합은 300인 이상 고용사업장을 적용하면서 설립되었는데, 이 때 기존의 500명을 조금 넘을 정도의 적용인구를 갖는 단독조합들이 지구공동조합으로 편입되어 규모가 확대되는 사례도 나타났다(의료보험연합회, 1997). 조합 통폐합을 통한 규모의 확대 필요성에 대한 정책건의는 이미 1978년부터 꾸준히 제기되었다. 1980년 들어와서 보사부는 기존 조합의 여러 여건을 고려하여 3,000명 미만의 조합을 통폐합함으로써 관리운영비의 비중을 15% 수준에서 9% 수준으로 낮출 것으로 기대하였다. 그리하여 경인이외 지역의 97개 조합들이 1980년 7월 12일자로 1차 통폐합을 하게 되었다. 그런데 당시 국정을 장악한 군부에 의하여 만들어진 '국가보위비상대책위원회'는 사회적인 분위기 쇄신을 위하여 정부 산하 단체의 통폐합을 주도하였으며, 8월 18일에는 영세한 의료보험조합의 통폐합 추진을 보사부에 지시함에 따라 의료보험조합의 통폐합은 가속화되었다.

직장조합의 통폐합이 진행되는 가운데 1980년 9월 2일자로 새로 부임한 천명기 보사부 장관이 모든 의료보험의 통합문제를 거론하게 되었다. 보사부 관계자들은 통합에 대하여 반대하는 입장이었으나, 천장관은 10월 15일 대통령 업무보고(보사행정개선 및 장기사업추진계획)에서 의료보험 일원화계획(Box 1-4)을 보고하였다.

[Box 1-4] 천명기 장관의 의료보험 일원화계획(1980.10.)

- 보사부는 직장의료보험조합의 1차 통합을 7월에 완료한 후 2차 통합작업을 추진 중이었으나 천장관은 9월에 2차 통합작업의 유보를 명하고 직장의료보험과 공·교의료보험의 관리체계 일원화 추진위원회를 구성·검토할 것을 명함
- 천장관이 밝힌 정부의 기본방침은 의료보험관리공사(가칭)를 설립하여 의료보험의 관리를 단일화하겠다는 것임
- 이와 같은 통합의 절차는 1단계로 보험관리업무를 통합하고 이어 「의료보험법」을 개정하여 재정통합까지 하는 것이었음
- 천장관은 통합이유로 소득재분배, 위험분산, 농어촌 의료보험실시에 대비한 보험재정의 안정화, 간접비용의 절감, 이용자 및 공급자의 불편해소, 제도 간 급여수준의 평준화, 업무 간소화 등을 열거하였음

출처: 이규식(2012)

천장관의 10월 15일 보고는 정부와 정치권, 심지어는 청와대와 보사부 간 통합에 대하여 의견 대립을 초래하는 역사상 유례가 없는 대논쟁을 유발하게 되었다. 언론에서도 신문 사설을 중심으로 10월 말부터 의료보험에 대한 관리체계 논쟁이 시작되었다. 중앙일간지 가운데 통합을 찬성하는 사설은 경향신문에서만 볼 수 있고, 조선, 중앙, 동아, 한국, 서울, 매일경제, 한국경제, 서울경제는 물론 대전일보, 전남매일, 대구매일, 영남일보, 전북일보 등의 지방 신문에서도 통합에 반대하는 사설을 게재하였다. 그리고 경제단체들도 반대하는 성명을 발표하였다(전국의료보험협의회, 1980).

이와 같은 논쟁 속에서 천장관은 자신의 구상에 대하여 대통령의 결심을 얻어내기 위하여 구체적인 통합일원화계획을 수립하여 11월 17일 대통령 결재를 신청하였다. 이 과정에서 통합일원화는 사회의료보험에 정부 재정지원이 전제되어야 하며, 재정적자가 생기면 그 부담을 놓고 정부와 국민간의 대립이 생길 것이며 이렇게 될 경우 통치권에 부담이 생긴다는 청와대의 견해로 일단 제동이 걸리게 되었다(의료보험연합회, 1997).

그러나 집권 여당인 민주정의당(약칭 민정당)은 1980년 광주민주화운동을 무력으로 진압하고 출발한 제5공화국의 출범 직후 공포분위기가 가시지 않은 상태에서 실시된 1981년 총선거에서 압도적인 다수당이 되었으나 4년 후인 1985년 선거는 안심할 수 없었다. 그래서 1985년 총선을 대비하여 국민들의 민심을 얻을 수 있는 가장 좋은 방법의 하나가 지역의료보험의 전면적 실시를 통한 '전국민의료보험'의 실현이었다. 여당인 민정당으로서는 다른 복지정책은 생각하기 어려웠기 때문에 '의료보험 통합일원화'를 통하여 전국민의료보험을 앞당기는 것이 제5공화국의 국정 지표의 하나인 '복지사회구현'을 위한 유일한 길이라 믿고 통합을 적극 추진하는 방향으로 나아갔다. 더구나 당시는 의료보험이 일부 대규모 기업의 근로자(1981년에는 100인 이상 고용사업장 근로자)만을 대상으로 적용되었기 때문에, 의료보험이 적용되지 않는 국민들의 의료보험에 대한 열망을 집권 여당의 입장에서 외면하기 어려워 통합일원화를 적극 추진하는 방향으로 나아갔다.

보사부는 대통령의 '유보' 지시에도 불구하고 정책 추진의 의지를 꺾지 않고 통합을 추진(1981년 1월 국회 보건사회위원회에서 통합추진을 위한 업무보고)하였다. 1981년 7월에는 보사부장관이 국회에서 심사기구일원화와 전산통합[42]으로 일원화의 효과를 거두겠다고 하면서 단계적인 일원화를 시사하였다. 당시 야당인 민주한국당(약칭 민한당)과 국

42) 당시는 직장의료보험의 진료비 심사와 전산은 의료보험연합회가 담당하였고, 공교의료보험의 심사와 전산은 공교의료보험관리공단에서 담당하여 2원화된 체계였다.

민당은 국민이 의료보험 확대를 갈망하는 것을 알고 있었기 때문에 통합일원화를 반대할 이유가 없었다. 특히 청와대의 입장과 여당의 입장이 다른 것을 아는 야당으로서는 통합일원화를 부채질하는 것이 여권 분열을 야기할 수 있기 때문에 굳이 통합일원화에서 뒷전에 머물 필요가 없었다(이규식, 2012). 1981년 11월 정치권은 국회 보사위원회에서 의료보험일원화를 위한 통합 법안을 1982년 정기국회에 제출할 것을 부대의결 함으로써 통합을 국회 차원에서 압박하였다. 1982년 1월 민정당과 정부는 당정협의를 통하여 '일원화법'을 1982년 정기국회에 제출하기로 하고 준비 작업에 돌입하였다.

이러한 여당과 보사부의 움직임에 대해 청와대가 불편한 심기를 보내자, 1982년 10월 김정례장관은 일원화 방향을 전면 부정하지는 않았지만 많은 선결과제가 있는 만큼 연합

[Box 1-5] 의료보험관리운영제도 개선방안(1982년 대통령 결재)

1. 현황
2. 문제점
   가. 미적용계층의 상존
   나. 2종 의료보험(지역의료보험 시범사업)의 문제
      • 보험료 징수실적 저조 : 1년간 61.9%
      • 보험재정 적자 : 3개군 연간 345백만원
      • 공공의료기관의 기능 미흡
      • 조합의 관리기능 미약
      • 주민의 사회보험에 대한 인식 부족
   다. 관리운영상 문제
      • 관리운영체계의 다기화
      • 관리기능상 낭비요인 상존
   * 의료보험일원화 논의
    • 현행 의료보험제도상의 위와 같은 문제점과 관련하여 의료보험의 일원화 논의 계속됨
    • '81 정기국회에서 의료보험일원화 부대결의
    • 이에 따라 보사부에서 의료보험제도개선 연구계획 수립, 종합적인 제도 개선방안 연구 중
3. 개선방안
   〈제1안〉
   • 진료비심사·지불업무의 통합
     - 진료비심사·지불창구 일원화
     - 공단의 진료비심사·지불업무를 연합회에 위탁
     - 연합회의 심사요원 및 시설 확충
   • 연합회 회장과 공단 이사장의 겸직조치
   〈제2안〉
   • 진료비심사·지불업무의 통합만 제1안과 같이 하고 연합회 회장과 공단 이사장은 현행대로 함

출처: 이규식(2012)

회 중심으로 심사와 전산을 통합하고 현행 조합방식을 유지하는 대안을 제시함으로써 부대결의를 지킬 수 없음을 표명하였고, 국회 보사위원장은 10월 13일 일원화 소위원회를 개최하여 일원화법이 아닌 보사부가 제출한 의료보험관리운영개선방안(Box 1-5)을 다루는 것으로 끝났다.

(2) 지역의료보험 조기 확대[43]를 위한 통합론 제기

① 시범사업과 재정적자

'지역의료보험 시범사업'이 시작 첫해의 6개월은 흑자로 운영이 가능하였으나, 이듬해부터 주민들의 의료이용이 높아져 재정적자가 나타남에 따라 정부는 당황하게 되었다. 당시만 하여도 국민에게 보편적으로 제공할 수 있는 유일한 복지제도가 의료보험이었기 때문에 지역주민에 대한 확대가 관심사가 될 수밖에 없었다. 1977년부터 근로자들에게 적용된 의료보험이 근로자들의 의료수요를 증가시켜 의료의 시장가격이 상승하게 되었다. 그런데 정작 의료수요를 증가시킨 근로자들은 보험의 적용을 받아 시장가격에 구애받지 않고 통제된 가격의 일부만 본인이 부담하는데 반하여, 지역주민들은 높아진 시장 의료수가 전액을 본인이 부담해야 함에 따라 의료보험에 대한 욕구가 강해질 수밖에 없었다. 특히 의료기관들이 직장근로자에게 통제된 보험수가를 적용함에 따라 입게 된 손실을 보전하기 위하여 보험증이 없는 지역주민에게 높은 시장가격(관행수가라 불렀음)을 덮어씌운다는 식으로 주민들이 오해를 하게 되었다. 이에 따라 지역주민들은 의료보험의 조기 실시를 강하게 요구하게 되었다. 그러나 지역의료보험 시범사업이 시작과 함께 적자를 냄에 따라 의료보험의 조기 실시를 기대하였던 정치권으로써는 다른 방도를 찾게 되었다.

② 지역의료보험 조기 확대를 위한 통합일원화 제기

이와 같은 상황에서 1981년 7월에 실시한 지역의료보험 시범사업이 [표 1-9]에서 본 바와 같이 1982년부터 적자가 심각해지자 당시 보사부는 지역의료보험 시범사업에서 발생한 적자 원인이 설계 잘못 때문이 아니라 지역주민의 부담능력 부족 때문이기 때

43) 지역의료보험 확대가 아니라 지역의료보험 본 사업의 실시였으나, 당시 많은 사람들이 시범사업을 지역의료보험의 실시로 간주하고 있었기 때문에 본 사업 실시를 지역의료보험의 확대로 표현하였다.

문에 지역의료보험 확대를 위해서는 다른 재정이 필요하다고 판단하였다[44]. 그 당시 경제는 오일 쇼크 이후의 세계적인 불황, 박정희 대통령 말기의 무리한 중화학공업화 추진, 박대통령 서거 후 1980년 봄의 정치적 혼란과 함께, 5월의 광주에서 발생한 민주화 시위 등으로 인해 최악의 불황이 지속되고 있었다. 1981년에 집권한 전두환 정권 역시 무역적자와 실업 등의 난제에 시달리고 있었다. 그 당시 정부는 이러한 경제 상황에서 정부의 재정지원을 통한 지역의료보험의 확대는 불가능하다고 여겼다.

청와대의 이러한 의견과는 달리 '지역의료보험 시범사업'을 설계하였던 보사부 관료들이 당시 흑자를 내고 있던 직장의료보험의 적립금을 활용하면 정부의 재정지원 없이도 전국민의료보험이 가능하다는 의견을 제시하자 여당인 민정당은 여기에 매료될 수밖에 없었다. 이러한 단순한 생각에서 의료보험의 통합일원화를 주장(보건사회부, 1982b)하게 되었는데, 이것은 1980년 천명기 장관의 의료보험 통합일원화 제안과는 다른 차원의 접근이었다.

그리하여 보건사회부는 여당과 공동으로 10월에 대통령에게 보고한 [Box 1-5]의 내용과 전혀 다른 내용을 담은 [Box 1-6]의 '한국형 국민의료보장 방안'을 작성하고, 11월 2일 여당 원내총무(이종찬 의원)가 대통령에게 보고하게 된다. 통합일원화 보고를 받은 전두환 대통령은 통합 후 1년만 지나면 직장조합의 적립금이 소진될 것이며, 이때 지역주민들에게 제대로 보험료를 부과・징수하지 못한다면 국고 지원을 하거나 직장근로자들의 보험료 인상이 불가피할 것인데 그에 따른 대책을 질문하게 된다. 특히 직장근로자들의 보험료가 인상이 되면 우리나라 수출에 막대한 지장을 초래할 텐데 이에 대한 대책도 같이 질문하게 된다. 의료보험통합에 따른 우려되는 몇 가지 사안에 대한 대통령의 질문에 대하여 보고자가 확실한 대책을 제시하지 못하게 되자[45] 대통령은

44) 당시의 보사부의 의료보험사업 담당자들이 시범사업 설계의 모델을 옥구군 대야면의 마을건강사업을 토대로 하여 보험료를 지나치게 낮게 책정하였기 때문에 적자가 발생하였다고 평가한다는 것은 자신들의 잘못을 인정하는 것이 되기 때문에 주민의 부담능력 결여라는 정치적 판단을 하게 된 것이다. 1982년 국민 1인당 GDP가 겨우 1,913달러 수준에 불과하여 근로자 계층이라고 부담능력이 지역주민에 비하여 특별히 높았던 것이 아니라 임금의 3% 정도를 보험료로 원천징수하였기 때문에 흑자를 낼 수 있었던 것이었다. 따라서 필자는 보사부가 시범사업의 적자를 성급하게 부담능력 결여라고 한 것은 자신들의 설계 잘못을 감추기 위하여 지역의료보험 확대를 정치화한 것으로 생각할 수밖에 없다.

45) 통합일원화 방안에 대한 '대통령 보고'를 실무적으로 작성한 보사부 관료들이 통합이 초래할 부작용을 전혀 검토하지 않았다는 것은 필자가 주 44)에서 관료들이 통합을 정치화하였다는 주장의 논거가 될 수 있다.

[Box 1-6] 한국형 국민의료보장 방안(1982.11.2. 대통령 보고)

- 통합보험의 대전제
  - 정부재정 투입의 최소화
  - 전국민에게 의료시혜를 골고루 제공
  - 빈부간의 이질감을 해소하고 국민화합을 기함
  - 점진적 단계적으로 국민의료보장을 실현하되 그 부작용을 최소화
- 현 제도의 문제점
  - 농어민과 도시저소득층이 소외(전 인구의 58.3%)
  - 2종 의료보험(지역의료보험) 시범사업 결과
    - ◦ 주민부담능력결여로 재정적자 → 현 체제로 전 지역주민 적용시 정부재정부담 과중 우려
  - 조합별 관리방식의 단점
    - ◦ 조합간 부담과 수혜의 격차로 국민 간 이질감 조성
    - ◦ 다원체제로 관리운영비 낭비
- 개선방안
  - 관리 및 재정의 통합일원화
  - 재원조달은 보험료방식
    - ◦ 근로자는 소득비례정액제, 지역주민은 능력에 따른 정액제
- 기대효과
  - 정부 재정지원 없이 지역주민에게 의료보험확대 가능
    - ◦ 저소득층 의료시혜로 정의복지 구현, 계층 간 격차해소, 국민연대의식 고취로 국민화합조성
  - 관리운영비 절감

* 주 : 이 자료의 원본을 구할 수 없어 당시 보사부 보험제도과장이었던 차흥봉 교수에게 문의한 바 자기가 간직한 보고서 원본은 다른 사람이 보기 어려울 정도로 메모를 하여 원본은 주기 어렵고, 대신 이를 별도로 타이핑하여 준 것을 요약하였음

출처: 보건사회부(1982b)

당시의 어려운 국가 경제사정에서 의료보험의 전면적 확대가 어려운 점을 들어 의료보험의 확대를 현재와 같은 기조 속에 단계적으로 하는 것이 좋겠다고 하면서 통합 논의의 유보를 지시하였다. 대통령의 지시에 따라 전국민의료보험을 위한 통합 논의는 가라앉게 되었다.

4. 국고지원과 전국민의료보장 달성

1) 경제성장과 지역의료보험의 조기 확대

사회의료보험 확대가 현실적으로 어려운 점이 있음에도 1987년 대통령 선거를 앞둔 집권당으로서는 정권 재창출을 위해서 지역주민의 가장 큰 욕구를 충족시킬 의료보험의 확

대가 절실하였다. 특히 1985년 총선거에서 여당인 민정당은 호남지역에서 전멸하였으며, 서울에서는 22개 선거구 가운데 겨우 10석만 당선되어 1982년에 우려하던 일들이 현실로 다가왔다. 그럼에도 불구하고 여당은 경제적 난국으로 인하여 지역의료보험을 확대할 뾰족한 방법이 없어 전전긍긍 할 수밖에 없었다.

그러다 1981년 독일 바덴바덴에서 서울 올림픽 유치가 결정되어 광주민주화 운동의 진압 과정에서 발생한 부정적 국가 이미지를 상쇄하게 됨에 따라 수출이 늘기 시작하였다. 그리고 1986~88년 기간은 소위 '3저 현상'으로 일컬어지는 대외여건의 호전(일본 엔화 강세에 따른 한국 원화의 저평가, 국제금리 및 국제유가의 하락)[46]에 따라 수출의 채산성이 향상되면서 성장이 가속화되고 경상수지에서 [표 1-10]에서 볼 수 있는 바와 같이 1986년 사상 처음으로 큰 폭의 흑자를 시현함과 동시에 물가까지 안정되었다[47](한국경제 60년사 편찬위원회, 2010). 무역수지 흑자와 3저 호황에 따른 국가 경제의 호전(생산자 물가상승률이 마이너스를 기록하고, 경제성장률이 12.2%를 기록)으로 정부는 정권 재창출에 도움이 되고, 국민들의 복지 욕구도 충족시킬 수 있는 복지혜택의 확충에 자신감을 갖게 되었다.

[표 1-10] 주요 연도의 무역수지 현황 (단위 : 백만 달러)

구 분	1977	1980	1983	1986	1988	1997	2000	2007
무역수지	−477	−4,613	−1,848	4,299	11,283	−3,256	16,954	28,168

출처: 한국경제 60년사 편찬위원회(2010), 『한국경제60년사』

이에 정부는 재집권(1987년 12월 대선)을 위하여 「국민복지종합대책」을 1986년 9월 3일에 발표하게 된다. 「국민복지종합대책」의 핵심 내용은 두 가지로 「전국민의료보험」의 실시와 「국민연금제도」의 도입이었으며, 전국민의료보험을 위하여 지역주민들에게 보험료의 일부를 정부재정으로 지원할 것을 발표하였다. 1988년 1월에는 농촌지역주민에게 의료보험을 확대 적용하고, 일반 근로자에 대하여 「국민연금제도」를 도입하며 1989년 1월

46) 일본 엔화 강세는 1985년 9월 미국 뉴욕의 프라자 호텔에서 5개국(미, 일, 영, 독, 불) 재무장관들이 모여 국제수지의 세계적인 불균형(global imbalance)을 타개하기 위하여 무역수지 흑자국인 독일과 일본의 환율을 강제적으로 절상시키도록 결정한 '프라자 협정(Plaza Accord)'에 따른 결과였다.

47) 1986년에 무역수지 흑자 43억 달러에 이어 올림픽이 열린 1988년에는 113억 달러 등으로 계속 흑자를 기록하게 되었다(한국경제 60년사 편찬위원회, 2010).

에는 도시지역 주민에게 의료보험을 확대할 계획임을 밝혔다. 의료보험에 대한 정부 재정지원은 지역주민을 소득수준으로 4분위로 나누어 최저 4분위 소득자에게는 보험료의 1/2을 지원하고 차상위 4분위 소득자에게는 보험료의 1/4을 지원한다는 것이었다.

이와 같은 정책에 따라 1988년에는 농촌지역 주민에게 의료보험이 확대되었고, 1989년 7월에는 도시지역 주민에게 의료보험이 확대되어 의료보험제도를 시작한지 12년 만에 전국민의료보험을 달성하였다. 이로써 한국은 경제의 압축성장과 함께 전국민의료보장의 압축적 달성이라는 세계적인 기록을 남기게 되었다.

2) 전국민의료보장의 조기 달성과 요인

한국은 1977년 1인당 GDP가 1,043달러 수준의 저개발도상국가에 지나지 않았으나 그 해 7월부터 직장근로자를 대상으로 의료보험제도를 도입한 후, 기술적으로 보험 적용이 가능한 집단에게 단계적으로 확대함으로써 12년 만에 전국민의료보험을 달성하였다. 이 성과는 세계에서 가장 빠르게 전국민의료보험을 달성한 기록이며, 한국보다 훨씬 의료보험을 먼저 도입한 국가들을 앞질러 전국민의료보험을 실현한 기록이다. 세계에서 처음으로 전국민의료보험을 1961년에 달성한 일본도 의료보험제도를 도입한지 40년 만에 거둔 성과였다. 한국은 일본과 비교할 때도 엄청난 성과였다고 할 수 있다.

일본에 이어 1989년 한국, 1995년 대만, 1996년 스위스, 1998년 벨기에, 2000년 프랑스 순(Saltman and Dubois, 2004)으로 전국민의료보험을 달성하였으며, 1990년대 의료개혁에 앞장 선 네덜란드가 2006년, 독일은 2009년에 전국민의료보장을 달성한 점을 감안할 때 한국의 성과는 모든 국가들이 찬사를 보낼 수밖에 없었던 것이다. 전국민의료보장을 세계에서 가장 짧은 기간에 달성한 요인을 분석하면 다음과 같다.

(1) 경제의 지속적 성장

한국이 전국민의료보험을 조기에 달성할 수 있었던 가장 큰 요인은 1980년대의 급속적인 경제성장이 뒷받침되었기 때문이라 하겠다. [표 1-11]에서 1977~89년을 비교하여 보면 GDP 규모는 12년간 5.96배, 1인당 GDP는 5.33배, 수출액은 6.21배로 증가하여 중진국에 들어갈 수준으로 성장하였다. 그리고 상용 및 임시직 고용이 2.02배로 증가하였으며, 실업률은 3.8%에서 2.6%로 떨어져 거의 완전고용을 달성하게 되었다. 1977년 박정희 대통령이 의료보험제도의 도입을 앞두고 가장 크게 염려한 것은 경제에 미치는 부정적 영향이었다.

절대빈곤에 허덕이던 국민들을 수출을 통하여 1인당 GDP 1,043달러를 달성하여 겨우 최저빈곤에서 탈출하였는데 혹시라도 의료보험료가 생산 원가를 높여 수출에 지장을 주어 다시 경제가 퇴보하지 않느냐는 것이었다. 그런데 사회의료보험제도를 도입하고도 경제가 지속적으로 성장함에 따라 당초의 염려는 기우로 끝나 의료보험을 확대할 수 있었다.

그런데 문제는 농어촌을 비롯한 지역주민에 대한 보험 확대였다. 1981년부터 '지역의료보험 시범사업'을 실시하였지만 지역주민의 연대의식 만으로 의료보험 확대는 불가능하였으며, 그렇다고 정부가 재정지원을 할 형편도 되지 못하였다. 그러던 차에 역사상 처음으로 1986년 상반기에 무역수지 흑자를 약 20억 달러 이상 내게 되자 정부가 재정운영에 자신감을 갖고 지역주민의 보험료 일부를 국고에서 지원하는 대책을 1986년 9월에 결정함으로써 1989년 전국민의료보험을 달성할 수 있었던 것이다.

[표 1-11] 1977과 1989년의 주요 경제지표

	GDP(경상)		수출액	인구	고용 현황(천명)		
	총액(억 $)	1인당($)	(억 $)	(천명)	취업자수	상용 및 임시	실업률(%)
1977	373	1,043	100.5	36,412	12,812	4,288	3.8
1989	2,222	5,556	623.8	42,449	17,560	8,662	2.6
배수	5.96	5.33	6.21	1.17	1.37	2.02	완전고용

출처: 통계청(1995)

(2) 정치지도자의 결정

사회의료보험제도의 도입이나 전국민의료보험의 달성에 무엇보다도 중요한 것은 정치지도자의 결정이다. 이미 앞에서 언급하였지만 1977년의 의료보험 도입의 결정에는 당시 보사부 장관이던 신현확의 확고한 의지가 중요한 요인이었으며, 이러한 보사부 장관의 의지를 받아 들여 최종적인 판단을 한 박정희 대통령의 결정이 중요하였다.

다음으로 지역의료보험의 확대는 1986년 9월의 「국민복지종합대책」의 발표를 통하여 국민에게 알려졌는데, 국고지원을 통한 지역의료보험의 확대 결정은 전두환 대통령의 의지가 반영되었던 것이다. 앞에서 언급하였지만 당시의 정치 상황이 1987년 12월 대통령 선거를 앞두고 전국민의료보험이라는 정책 공약이 집권당으로서는 절실히 필요하였지만 경제적 뒷받침이 이루어지기 까지 결정을 미룬 것도 지도자의 리더십이라 하겠다. 특히 전국민의료보험을 조기에 달성하기 위하여 1982년 여・야 구분 없이 정치권이 한목소리로 의료보험의 통합을 주장하였을 때, 당시의 여건으로는 통합은 물론 전국민의료보험을 실시할 때가 아니라는 점을 들어 대통령이 통합을 거절한 것도 1989년 전국민의료보험을 위해서는 타당한 결정이었다. 1982년과 비교하여 국가 경제도 놀랄 정도로 성장하였고, 지역주민의 소득신고도 훨씬 개선된 2000년에 의료보험을 통합하였는데도 지역주민에 대한 보험료 부과를 제대로 할 수 없어 오늘날까지 의료보험 관리에 어려움이 되고 있는 점을 감안할 때, 만약 1982년에 여・야정치권의 합의된 요청이라 하여 통합을 받아들였더라면, 의료보험의 재정조달 문제로 1989년에 전국민의료보험이 가능하였을지 의문이 든다. 이와 같은 측면에서 정치지도자로서 정책의 시행 가능한 시기를 판단한 것도 중요한 리더십이라 하겠다.

(3) 국민의 평등지향 의식과 정치권의 활동

우리나라 국민들의 평등 지향적 의식이 전국민의료보험의 조기 달성을 촉진하였다고 볼 수 있다. 정부는 급속적인 경제성장을 이루기 위한 전략의 하나로 개인의 경제적인 인센티브를 자극한 측면이 있다. 국민경제가 급성장한 것과 동시에 개인 간 부(富)의 편차가 불가피해져 우리나라 국민들은 형평을 추구하려는 경향이 등장하게 되었다. 자신의 행동은 남보다 많은 부(富)를 추구하면서 한편에서는 다른 사람과 비교하여 가난하다는 생각이 지배하여 이념적으로는 형평을 추구하는 모순된 사고구조가 평등 지향적 이념을 형성하여 전국민의료보험의 조기 달성을 가능하게 했다고 볼 수 있다.

특히 사회의료보험을 도입하려면 제도 운영을 제대로 할 수 있는 관리기술이 뒷받침되어야 한다. 관리기술에 가장 중요한 요소가 재정의 원활한 조달로써 보험료의 부과・징수 문제이다. 그런데 근로자는 사업장에서 보험료의 원천징수가 가능하여 매우 손쉽게 보험료의 부과・징수가 가능한 특징이 있다. 따라서 근로자부터 의료보험을 먼저 적용하자 지역주민들도 의료보험에 대한 열망이 크게 일어났다.

이러한 지역주민의 욕구를 정치인들이 받아들일 수밖에 없어 의료보험 확대를 강하게 요구하였다. 정치인들도 국민들의 평등 지향적 성향을 인지하였기 때문에 1982년부터 의료보험의 통합을 통해서라도 조기에 전국민의료보험을 주장하게 되었다. 비록 1980년대에 권위주의 정부가 통치하고 있었지만 형평을 추구하는 국민의 욕구를 외면할 수 없어 전국민의료보험의 달성이라는 정책목표를 이루기 위하여 꾸준히 노력하였다.

특히 정치권의 이해관계로 인하여 전국민의료보험이 조기에 달성된 측면이 있다. 제5공화국은 정권의 정통성 문제가 계속 제기되고 있는 가운데 1987년 12월에는 대통령 선거를 치러야 하는 상황이었다. 대통령 선거에서 집권 여당이 재집권을 위해서는 국민들에게 환심을 살만한 정책을 제시할 필요가 있었다. 그런데 당시는 국가경제 형편상 국민에게 환심을 살만한 정책이 의료보험 밖에 없었다. 그러다 1986년 무역수지에서 흑자가 이루어짐에 따라 정부는 지역주민들의 보험료에 대한 국고지원을 통한 전국민의료보험 정책을 과감하게 추진하게 되었다.

(4) 의료보험 통합논쟁과 시민단체

의료보험의 통합논쟁이 전국민의료보험의 조기 달성에 기여한 측면이 있다. 의료보험을 통합하자는 이유 중 하나가 의료보험 통합을 통한 전국민의료보험의 조기 달성이었다. 1980년대 초반의 국가재정 형편상 국고지원을 통한 지역의료보험 확대는 불가능하다고 판단되어 사회연대를 통한 보험확대 방안인 의료보험통합을 주장하였고 이를 달성하기 위하여 통합론자들은 당시 제도의 불형평성(지역주민에 대한 보험의 미실시)에 대한 강한 비판을 하였다. 정부는 이러한 비판을 막기 위하여 전국민의료보험을 서두른 측면도 있었다.

전국민의료보험이나 통합논쟁에서 시민단체의 역할을 빼 놓을 수 없다. 의료보험과 관련한 시민운동은 가톨릭농민회나 기독교농민회가 가장 먼저 시작하였다고 볼 수 있다. 이 단체들은 이미 지역의료보험 시범사업 지역에 등장하여 직장이나 공교의료보험에는 적용하지 않는 환자의뢰체계를 지역의료보험조합에만 적용하는데 따른 차별문제를 제기하여 보험증을 불사르는 항의 끝에 지역의료보험에만 적용하는 환자의뢰체계를 막은 전례가 있다.

시민단체가 본격적으로 등장한 것은 1988년 농촌의료보험이 출발하면서부터 두 농민회가 중심이 되어 근로자 보험료의 1/2을 사용자가 내기 때문에 농민에 대해서는 정부가 사용자 기능을 하여 보험료의 1/2을 국고에서 지원하라는 주장을 하였다. 이러한 주장을 관철시키기 위하여 1월부터 전남 완도, 경기 남양주, 경북 문경, 충북 영동, 전북 부안, 함평 등지에서 보험료 납부 거부 운동을 하였고, 4월에는 48개 시민단체가 참여한 '전국의료보험대책위원회'가 구성되어 의료보험통합을 추진하기 시작하였다. 이 조직은 1989년 2월 임시국회에서 통합법(안)을 통과시키는데 큰 역할을 하게 된다[48]. 그러나 이 법률안은 정부가 비토권을 행사함에 따라 통합은 좌절되고, 통합운동은 '의료보험통합을 위한 범국민연대회의(민주노총 산하의 노조, 시민사회단체, 보건의료단체 등 72개 사회단체 참여)'를 구성하면서 시민단체가 계속 주도권을 행사하였다.

시민단체의 통합운동에 시달린 정부는 하루라도 빨리 지역의료보험을 확대하는 것이 시민단체와의 논쟁에서 벗어나는 길이라 여겨 조기에 전국민의료보험의 달성을 위한 노력을 하게 된다.

(5) 의료보험의 기술적 측면

아무리 경제가 성장하고, 정치 지도자의 의지가 확고하고, 시민단체가 압력을 넣어도 의료보험을 다루는 관료들의 보험지식과 관리기술이 뒷받침되지 못하면 전국민의료보험의 조기 달성은 불가능하다. 이러한 측면에서 초기의 의료보험에 종사한 행정 관료들의 관리기술을 언급하지 않을 수 없다.

① 전국민의료보험의 조기 실현을 위한 정책적 노력

정부는 의료보험을 운영하는 원칙을 일관되게 전국민의료보험을 목표로 하고 있었다. 즉, 정부는 소위 '1977(년) 패러다임'인 저보험료, 저급여, 저수가라는 일관된 정책을 사용하여 전국민의료보험의 조기 달성에 기여하였다[49]. 지역주민의 소득신고가 제대로 되지 못하는 상황에서 급여수준을 높이고 수가를 높였더라면 그만큼 보험료가 높아져 지역주민이 보험료에 대한 거부 반응으로 지역의료보험의 확대가 어려웠을 것이다[50]. 그런데 의료보험제도 도입 이후 일관되게 저보험료 정책을 유지함으로써 지역주

---

48) 1988년 정기국회에는 당시 야 3당 가운데 2개당이 통합법(안)을 제출하여 '89년 2월 임시국회로 심의를 넘기게 되었다. '89년 임시국회가 개회되었으나 심의를 미루고 있자, '전국의료보험대책위원회'가 주도하여 야 3당 당수실을 점거 농성함에 따라 급히 통합법(안)이 임시국회에서 만장일치로 통과된다.

49) 필자는 이와 같은 저보험료, 저급여, 저수가의 3저 구조를 1977(년) 패러다임으로 정의하였다. 1977(년) 패러다임은 2002년 사회보장연구 18(2) "사회의료보험의 새로운 패러다임 모색"에서 제기하였으나 3저 문제로 명명하지는 않았다. 그러다 2006년 10월 19일 국가경영전략연구원과 한국경제신문이 공동 주체한 정책토론회의 발제논문(2007년 발간) "국민건강보험, 지속가능한가? 새로운 패러다임의 모색을 위하여"에서 3저 문제를 1977 패러다임으로 구체화하였고, 그 후 보건행정학회지 23(4) "보건의료체계의 발전과 성찰"에서 3저 문제를 1977 패러다임으로 강조한 이후 많은 논문이나 책자에서 등장하고 있다. 필자는 이 세 가지에 더하여 1979년부터 시작한 보건지소의 진료서비스 제공도 '1977 패러다임'에 포함시켰다(이규식, 2015).

50) 그 때까지도 지역주민은 의료보험제도를 수가할인제도로 여기는 상황에서 높은 보험료가 부과되었

[Box 1-7] '1977(년) 패러다임'의 성과와 문제

1977년 사회의료보험을 시작할 당시 실정은 의료보험보다는 수출 확대를 통한 경제성장이 더욱 중요하였다. 따라서 의료보험이 수출에 악영향을 주지 않는 것이 중요하였다. 이렇게 하기 위해서는 보험료를 낮게 책정하여 보험급여 범위를 좁히고 보험수가를 낮게 하는 저보험료, 저급여, 저수가라는 1977년 패러다임이 불가피하였다. 3저 정책은 의료기관으로는 매우 부당한 정책이 되었다. 그러나 이 패러다임은 다음과 같이 세 가지 측면에서 긍정적인 결과를 낳게 되었으며, 개발도상국가들이 의료보장제도를 도입할 때 좋은 참고가 될 것이다.

① 저보험료 정책으로 전국민의료보험을 초 단기에 달성 가능하도록 만들었다. 농어촌이나 도시지역 주민들이 소득신고를 제대로 하지 않으니 소득비례보험료가 불가능함에 따라 지역사회 안에 거주하는 주민들 간의 생활수준의 상대적인 순위(등급으로 구현)로 보험료를 부과하는 방식을 택하였다. 만약 보험을 먼저 도입한 근로자들의 보험료가 높았다면 상대적인 순위에 의한 보험료를 높게 책정해야 함에 따라 상대적인 등급 간의 보험료 격차가 벌어져 지역주민들이 보험료 납부가 어려웠을 것이다. 따라서 직장 근로자들의 보험료가 낮으니 지역주민에 대한 상대적인 순위로 정해지는 보험료의 격차도 그렇게 크지 않아 지역주민들이 보험료를 받아들임에 따라 의료보험확대가 조기에 가능하였다.

② 저보험료에 기인한 저수가는 의사들로 하여금 박리다매형 의료서비스 제공 행태[52]를 조장하였다. 이러한 박리다매형 의료에 의사들이 적응함에 따라 의사의 생산성을 크게 향상시켜 의료공급능력 확충이 용이하였다. 단기간의 의료공급능력 확충이 전국민의료보험을 조기에 달성할 수 있도록 하였다.

③ 박리다매형 공급행태는 의사들은 생산성 향상과 함께 숙련도를 높였다. 특히 수술과 같은 고도의 기술을 요하는 의료행위라도 같은 행위를 자주 반복하다보니 유럽 국가들의 의사에 비하여 시술건수가 많아 의료기술 수준이 높아졌고, 이것이 한국의료 기술에 대한 외국의 높은 평가를 얻게 되어 해외 환자들이 한국을 찾는 의료강국으로 발돋움할 수 있게 되었다.

'1977 패러다임'이 성과만 있는 것이 아니라 저수가로 의사들로 하여금 박리다매형 진료행태에 익숙하게 만들어 공급자의 도덕적 해이라는 유인수요를 일으킨 점, '1977 패러다임'이 현재도 지속하여 의료의 질 관리가 어려운 점, 환자들로 하여금 의료기관을 너무 자주 찾게 만드는 등의 많은 문제점도 낳게 되었다.

민들도 쉽게 의료보험을 수용할 수 있어 전국민의료보험의 조기 달성이 가능하였던 것이다.

또한, 조합방식으로 보험제도를 설계하였음에도 불구하고 정부가 조합에 자율권을 부여하기보다는 정부주도형으로 보험제도를 운영한 것도 전국민의료보험의 조기 달성에 기여한 측면이 있다. 즉, 조합들은 재정 상태에 따라 제공할 수 있는 부가급여도 자유롭게 제공할 수 없었으며, 대표이사의 선임이나 의료보험연합회 임원 선임도 모두 정부가 개입하여 자율적인 운영은 거의 불가능하였다. 이러한 획일적인 정부주도형 운

더라면 보험료 거부 반응이 심하여 지역의료보험을 조기에 확대하는 것이 어려웠을 것이다.

영이 전국민의료보험을 조기 달성하는데 기여하였다. 이러한 일관된 저보험료에 기인한 저급여 정책이나 정부주도형 운영방식이 사회의료보험 통합의 명분을 주기도 하였다[51].

② 지역주민 보험료에 대한 '지역사회부과방식'의 적용

근로자에 대한 보험 적용은 용이하다. 근로자의 임금은 사업장에서 관리함에 따라 월급을 지급할 때 보험료를 원천 징수하면 보험료 징수비도 거의 들지 않는다.

소득신고를 하지 않는 농어민이나 도시지역 자영자들에게는 '지역사회부과방식'이라는 보험료 부과방법을 개발하여 보험재정 조달문제를 극복한 것이다. 소득신고를 하지 않은 지역주민에 대한 보험료 부과방법을 개발하지 못할 경우 보험확대는 불가능한 것이다. 정부는 위험수준이 유사한 집단으로 된 지역주민을 대상으로 지역의료보험조합을 설립하여 의료보험을 적용하고, 보험료는 소득비례방식은 불가능하기 때문에 '지역사회부과방식'을 개발함으로써 재정조달을 무난하게 해결하였다. 물론 당시는 지역조합에서 사용하는 보험료 부과를 위한 4요소 방식과 능력비례보험료 부과를 위해 사용된 등급제가 '지역사회부과방식'인지 정부나 이 분야 전문가들도 몰랐다.

③ 민간자원에 의존한 의료공급체계의 구축

의료보험을 확대하는데 재정조달 다음으로 중요한 것은 의료서비스 공급측면에서 애로점(bottle neck)이 없어야 한다. 한국은 의료인력의 양성을 위하여 의과대학을 비롯하여 간호대학, 약학대학을 꾸준히 증설하였고, 물리치료사를 비롯한 의료기사의 양성에도 노력하여 인력 공급을 원활하게 하였다. 의사인력 양성을 기준으로 볼 때 의료보험제도가 도입된 직후인 1978년 의과대학은 16개에 입학정원은 1,870명이었으나 1988년에는 의과대학이 32개, 입학정원은 2,880명으로 늘어났다.

그리고 의료서비스의 공급을 민간자본에 일임하여 병상이 꾸준히 증가하였다. 병상

---

51) 통합을 주장하는 논리의 하나가 의료보험을 통합하면 보험료 인상 없이, 국고지원의 추가 없이도 보험급여 개선이 가능하다는 주장(김용익, 1994)이 있었다. 또 다른 주장은, 의료보험을 조합방식으로 관리하면서도 정부의 획일적인 지침에 따라 운영을 하고 있는데, 이럴 바에는 차라리 통합을 하는 것이 보다 타당하다는 주장도 등장하였다.

52) 당시 보사부도 저수가에 대한 의사협회와 병원협회의 반발에 대하여 사회의료보험제도가 의료이용률을 높이게 될 것이니, 의료기관의 총수입은 의료보험을 도입하기 전에 비하여 높아질 것으로 의료기관을 설득(김일천, 2015)한데서 알 수 있다.

수는 1978년 58,047개이던 것이 1988년에는 120,678개로 늘어났다. 특히 민간자본이 중심이 되어 의료공급이 확충됨에 따라 의료보험 확대로 인하여 예상되는 수요 증가를 무난하게 흡수할 수 있어 전국민의료보험의 장애요인을 없앤 것도 중요한 요인이 되었다. 현재는 OECD 국가 가운데 병상 수에서 한국이 일본 다음으로 많은 국가가 되었다.

또한 환자치료를 위한 의약품의 공급도 수입을 통하여 해결하였고, 최근에는 한국에서 신약을 개발하는 수준에 이르기도 하였다[53].

④ 사회보험방식의 채택

문옥륜(1992)은 우리나라가 사회보험방식을 채택하였기 때문에 전국민을 조기에 의료보험에 적용할 수 있었다고 주장하였다. 1977년 의료보험제도를 도입할 즈음에 정부 일각에서 조세방식에 의한 의료보장제도를 거론하였는데 만약 조세방식을 택하였더라면 당시의 한국 경제 여건과 조세부담률을 감안하였을 때 전국민에게 의료를 보장하는 시기는 훨씬 늦어졌을 것이다. 특히 조세로 의료보장을 하였더라면 제한된 정부 재정으로 의료자원 확보가 불가능하였을 것이며 경제성장에도 지장을 주어 전국민의료보장의 달성은 훨씬 시기가 늦었을 것이다.

5. 의료보험통합과 평가

1) 의료보험통합의 과정

(1) 1980년대 통합운동의 등장

한국의 의료보험발전 과정에서 빼 놓을 수 없는 큰 사건이 의료보험통합에 관한 일이다. 이미 앞에서 설명한 바와 같이 의료보험을 500인 이상을 상시 고용하는 사업장부터 실시함에 따라 의료보험조합의 영세성으로 인한 위험분산기능의 제약이나 관리조직이 규모의 경제에 미달하는 문제로 인하여 1980년에 들어와서 보사부는 기존 직장의료보험조합의 여러 여건을 고려하여 소규모 조합의 통폐합을 시작하였다. 그런데 1980년 9월 2일

53) 한국에서는 1999년 국산 신약 1호로 SK 케미칼에서 선플라주(항암제)를 개발하여 출시하였으며, 2013년에 20번째 신약인 종근당의 듀비에정(당뇨병 치료제)을 개발하여 출시하게 되었다. 그 이후 신약생산은 매우 활발하게 이루어지고 있다.

이 분야의 전문성이 전혀 없는 정치인 출신의 천명기 장관이 부임하면서 소규모 조합의 통폐합을 유보시키고 의료보험 통합일원화를 추진하고자 하였다. 천장관의 통합주장은 청와대의 반대로 실행에 옮겨지지 못하고 사회적 논쟁만 일으켰다.

천장관은 1982년 5월에 물러났지만 지역의료보험 시범사업의 설계 잘못이 빚은 적자로 지역의료보험에 대한 전망이 밝지 못함에 따라, 1985년 총선을 걱정한 여당은 보사부와 함께 지역의료보험의 확대를 직장보험조합의 적립금을 활용하여 돌파하려는 의지를 갖고 국회에서 통합에 대한 부대결의를 하기에 이르렀다. 이와 같은 보사부와 여당의 움직임에 대하여 청와대에서 반대를 함에 따라 대통령을 설득하기 위하여 앞서 본 바와 같이 1982년 11월 2일에는 [Box 1-6]의 내용으로 대통령에게 의료보험을 통합해야 할 이유와 방법까지 보고하게 되었다. 청와대 보고에서 대통령을 설득한 것이 아니라 오히려 대통령으로부터 현실 인식의 부족에 대한 질책과 함께 의료보험 확대도 경제사정으로 어렵다는 결정을 듣게 되었다. 이에 따라 의료보험통합 논의도 중단되는 것 같았다[54].

그런데 그날 청와대 보고 자료를 작성하고 보고회에 배석하였던 보사부 관료들(기획관리실장, 사회보험국장, 보험제도과장 등)이 보고회 이후 사석에서 대통령의 결정을 비판하게 되었고, 이러한 비판이 문제가 되어 이듬해엔 1983년 2월에는 관련자들이 면직 또는 좌천되는 소위 '의료보험 파동'이라는 안타까운 일이 벌어졌다. 통합 논의는 1982년 11월 2일 대통령의 중단 지시와 함께 1983년 초의 '의료보험 파동'으로 공식적으로 중단되었다. 이 사건은 민주화 운동과 전혀 상관이 없는 사건이었으나 정책을 놓고 대통령을 비판하던 공무원이 면직 당하는 등의 불미한 사건이라 하여 그 후 통합운동은 민주화 운동으로 간주[55]되어 의료보험통합을 달성하는데 큰 밑거름이 되었다(이규식, 2012).

(2) 지역의료보험 확대와 통합일원화 제기

통합논쟁의 주요 쟁점이나 배경 등은 생략하고 여기서는 통합논쟁의 흐름만 간략히 기술키로 한다[56].

54) 다만 진료비 심사기구의 2원화 문제는 해결을 보아 전국민의료보험이 실현되기 전인 1988년 1월 공교공단의 심사기구를 의료보험연합회로 통합시켰다.

55) 통합 논의 자체가 당시의 민주화 운동의 쟁점은 아니었지만 관료사회에서 정책을 놓고 대통령을 비판한 것이 단죄의 대상이 되었다는 점에서 민주화 운동으로 간주되었던 것 같다.

56) 통합논쟁, 통합의 성취, 통합에 대한 평가는 이규식(2012)에 상세하게 기술되어 있다.

의료보험의 관리를 조합방식으로 하는데 대하여 1976년도의 법 개정 당시에는 큰 논란이 없었다. 다만, 1963년「의료보험법」제정 당시에는 당연적용이냐 임의적용이냐는 문제를 갖고 논의하였으나 당시의 경제 여건상 당연적용은 어렵다고 판단하여 임의적용으로 정하였다. 그러나 1977년 의료보험제도를 당연적용 시키기에 앞서 관리방식을 조합방식으로 할 것인가 국가공영방식(영국의 NHS제도와 같은 방식을 당시에는 이렇게 불렀음)으로 할 것인가에 대한 논의가 있었으나 공영방식으로 할 경우 정부 재정부담 문제, 의료공급의 국유화 내지 사회화에 따른 혼란문제, 보험료 인상의 용이성 문제, 의료비 지출의 증가 우려 등의 여러 가지 예상되는 문제로 인하여 공적 성격을 띠는 비영리 법인으로 하여금 조합을 설립하여 의료보험제도를 실시하도록 하였다(의료보험연합회, 1982).

의료보험제도 도입 초기에는 조합을 사업장 단위로 설립하였기 때문에 한 조합이 관리하는 적용자의 수가 적어 1980년 7월부터 소규모 조합들을 통폐합하기 시작하여 1차로 603개의 직장조합을 423개로, 그리고 1981년 5월에는 2차로 185개로 통폐합하였다(보건사회부, 1982b). 한편 보건사회부는 1981년부터 지역의료보험 시범사업을 실시하여 지역주민을 위한 합리적인 보험제도를 모색하게 된다. 그런데 앞에서 본 바와 같이 시범사업의 설계를 매우 비현실적으로 하여 시범사업은 재정적자를 면치 못하게 되었다.

지역의료보험 시범사업에서 재정적자의 주된 원인은 현실을 제대로 반영하지 못한 제도설계 때문인데도 불구하고 당시 보사부는 이를 지역주민의 부담능력 결여로 치부하고, 국고지원이 아닌 직장조합의 적립금으로 적자를 해결하려는 엉뚱한 발상이 의료보험 통합일원화로 발현되어 1982년 11월 2일 대통령 보고로 공식화되었다. 전국민의료보험의 조기 달성을 위하여 직장조합의 적립금을 사용하는 통합일원화 방안을 제시하자 직장 근로자들은 이에 극렬히 반대하는 등 통합을 둘러싼 극심한 찬반 논쟁이 전개되었다. 1982년 11월 대통령이 재정상황 등을 이유로 의료보험 확대 유보지시로 통합 논쟁은 잠잠해졌으나 1988년 농촌주민에 대한 의료보험이 확대되자 농촌주민의 보험료가 높다는 점을 들어 통합일원화 논쟁은 재연되었다. 직장가입자는 사용자가 보험료의 1/2을 부담하는데 농촌주민은 사용자가 없어 보험료가 높기 때문에 통합을 한다면 농민들의 보험료를 1/2로 낮출 수 있다는 엉뚱한 선동[57]이 통합일원화 논쟁의 불씨를 살린 것이다.

---

57) 필자가 의료보험을 통합하면 농민들의 보험료를 1/2로 낮출 수 있다는 주장(황성균, 1997 등)을 선동이라고 표현한 것은 통합을 단행한 이후의 실적은 반대로 나타났기 때문이다. 즉, 1998년 10월 지역의료보험의 1차 통합을 전후하여 1995~2000년간 지역가입자 1인당 평균보험료가 연평균 13.7% 인상된 반면에 직장근로자는 9.0% 인상에 그쳤고, 2차 통합을 전후하여 2000~2005년간

(3) 제6공화국의 등장과 통합법의 좌절

제5공화국 기간 중에는 의료보험통합 논의가 중단되었지만, 제5공화국이 끝난 이후 '의료보험통합'은 민주화 운동의 하나로 전개할 수 있는 계기를 주게 되었다. 1987년 6월 항쟁의 결과 대통령 직선제를 시민의 힘으로 쟁취함에 따라 사회 전체의 분위기는 점차 변하기 시작하였다. 1987년 12월에 비록 집권당의 노태우 후보가 야3당이 난립한 덕을 보아 대통령에 당선되었지만 1988년부터는 정부가 과거와 같이 강권을 발휘하여 시민사회를 통제하기는 어려운 상황이 되었다. 1988년 1월 농어촌지역에 대한 의료보험 확대가 예정대로 진행되자 의료보험 통합을 주도하던 농민단체 등이 농어민에 대하여 의료보험료가 과다하다는 문제를 제기하면서, 전국을 순회하며 보험료 납부 거부운동과 함께 통합 논쟁을 재 점화하기 시작하였다. 농민단체는 현행 보험제도에 반대하기 위하여 농민들에 대하여 정부가 사용자 기능을 하여 보험료의 1/2을 부담하라는 것이었다. 농민단체의 논리는 근로자는 사용자들이 보험료를 1/2 부담해주는데 농어민은 왜 보험료를 전부 내어야 하느냐, 농어민에 대해서는 정부가 사용자 기능을 해야 한다는 것이었다. 따라서 1988년 1월부터 농어민에 대해서는 정부가 보험료의 1/2을 지원해야 한다는 주장이었다. 이 논리는 경제이론 측면에서 타당성이 없었지만[58] 정서적으로는 농어민을 자극하기에 매우 좋은 방법이 되었다. 정부는 통합논쟁에서 벗어나기 위하여 공교공단과 의료보험연합회로 2원화된 진료비심사기구를 1988년 1월 의료보험연합회로 통합하게 된다. 그러나 이와 같은 미온적 조치로써는 통합운동을 잠재울 수 없었다.

1988년 4월에는 의료보험통합일원화를 추진하기 위하여 전국농민협회, 한국가톨릭농민회, 한국기독교농민회총연합회, 교회빈민의료협의회, 천주교도시빈민회 등의 48개 시민단체가 '전국의료보험대책위원회'를 구성하여 통합운동을 연대하여 추진하게 된다. 정부는 농민단체를 중심으로 하는 시민단체들의 조직적인 저항에 굴복하여 6월에 농어민에게도 보험료의 50%를 지원하되 이를 소급 적용하겠다는 약속을 하였다[59].

지역가입자는 연평균 보험료가 5.4%, 직장가입자는 연평균 9.4%, 그 이후 2010년까지 지역가입자의 보험료 인상률이 직장가입자에 비하여 매년 높았다는 통계(이규식, 2013a, 표 Ⅱ-3-7 참조)를 볼 때 통합이 지역주민의 보험료를 낮추었다는 근거는 어디에서도 찾을 수 없다.

58) 근로자의 보험료란 임금의 일종이기 때문에 보험료를 임금세(payroll tax)라 부르며, 근로자와 사용자가 1/2씩 부담을 하든 근로자가 전액 혹은 사용자가 전액 부담하든 보험료는 임금에 속하기 때문에 근로자 부담은 동일해진다. 따라서 사회보험제도를 운영하는 국가 가운데서 자영자의 보험료에 대하여 정부가 사용자 기능을 하는 국가는 없다.

59) 당초 국고지원을 통한 보험료 지원은 약 18.75% 수준이었고, 관리운영비를 정부가 부담함에 따라

당시 보사부내에서도 통합을 추진하려는 움직임이 일어나고 있었다. 제6공화국 첫 인사에서 보사부 차관에 1983년 '의료보험 파동'으로 환경청 차장에 좌천된 이두호가 영전하여 부임함에 따라 의료보험의 통합 추진이 예견되었다. 이두호 차관은 취임하자 종래의 '전국민의료보험실행위원회'를 해체하고 새로운 위원회인 '국민의료정책심의위원회'를 구성하여 관리방식에 대하여 논의를 하였다. 이 차관은 1989년 1월에 확대할 도시지역 의료보험조합을 구・시단위로 설립하기로 이미 정해져 준비가 완료된 상태였음에도 불구하고 통합방식으로 변경시키기 위하여 도시지역조합을 전국 단위로 1개를 설립하던가, 시・도 광역단위로 1개씩 설립할 것을 1988년 3월에 주문하였다. 이 차관의 이러한 시도로 인하여 1989년 1월에 시작하도록 계획된 도시지역 의료보험 실시가 불가능해져 1989년 4월로 1차 연기하고, 또 다시 한차례 더 연기하였으나 이차관 뜻대로 광역조합을 설립할 수가 없어 7월에 구・시단위로 조합을 설립하여 출발하게 된다(이규식, 2012).

한편 1988년 4월에 실시된 총선에서 집권당이 원내 과반수 확보에 실패하여 여소야대가 됨에 따라 정국의 주도권은 야당의 3김(김대중, 김영삼, 김종필)에 의하여 주도되기 시작하였다. 그리하여 1988년 정기국회가 개회되자 야당인 통일민주당(총재 : 김영삼)과 평화민주당(총재 : 김대중)은 각각 통합 법안을 제출하였으며, 의협은 별도의 통합 법안을 위한 청원을 제출하게 되었다. 1988년 정기국회에 제출된 통합 법안은 1989년 2월 임시국회에서 야 3당이 합의하여 단일의 의료보험 통합 법안을 상정하게 된다.

여소야대 정국에서 야 3당이 합의한 법안을 저지할 힘이 없는 여당은 심각한 결함이 있는 조항에 대하여 수정을 한 후에 통과에 합의하여 만장일치로 의료보험 통합 법안이 1989년 3월에 임시국회에서 통과되었다. 통합 법안이 국회를 통과하게 되자 한겨레신문을 제외한 전국의 대부분 언론에서 통합의 문제점을 비판하게 된다. 이에 정부는 여론에 힘입어 대통령이 거부권을 행사하게 됨에 따라 국회에서 만장일치까지 본 의료보험통합은 좌절을 겪게 된다(이규식, 2012).

(4) 문민정부와 의료보험통합의 좌절

노태우 정부에서 통합이 무산되자 이 문제는 김영삼 정부로 넘어가게 되었다. 김영삼 대통령은 후보시절 농산물 수입을 무조건 막겠다고 공약하였으나, 막상 대통령이 되자 이것은 실천 불가능함을 깨닫고 국민에게 사과하고 1993년 12월 15일 우루과이 라운

국고지원 비율은 보험재정의 약 26.3% 수준이 되었다.

드[60]에서 쌀시장 개방을 합의하게 된다. 이에 대하여 농민들의 불만이 거세게 분출되자 이를 잠재우기 위하여 1994년 2월 1일 6개월 시한으로 대통령 직속 자문기구인 '농어촌발전위원회'를 구성하고 농어촌생활여건개선 분과에서 농어촌지역의 의료보험 등에 관하여 논의하게 되었다. 의료보험이 통합되면 농민들의 보험료가 획기적으로 낮아질 것을 기대한 농민단체들의 주장에 좌우되어 '농어촌발전위원회'는 1994년 5월 24일 의료보험 통합을 대통령에게 보고하게 된다. 한편 보건사회부는 서상목 장관이 취임하여 의료보험 제도의 여러 가지 문제점을 개선하기 위하여 1993년 말부터 '의료보장개혁위원회'를 구성하고 1994년 7월 현재의 조합방식을 유지하는 것이 의료보험 제도의 발전에 타당하다는 의견을 대통령에게 보고하게 된다. 대통령은 '농어촌발전위원회'의 건의보다 '의료보장개혁위원회'[61] 건의를 수용함에 따라 문민정부에서 통합 논의는 더 이상 거론되지 않았다(이규식, 2012).

그런데, 1997년 12월의 대선을 앞두고 여당은 사분오열되면서 정책의 일관성을 잃기 시작하였다. 1996년 말 「노동법」의 날치기 처리로 정국이 꼬이기 시작하는 와중에 (주)한보가 부도사태를 일으키고, 급기야는 대통령 아들이 구속되면서 김영삼 대통령의 국정 장악력이 급속히 떨어지기 시작하였다. 1997년의 대선을 앞두고 야당은 김대중을 대통령 후보로 일찌감치 지명하여 대선에 대비하고 있었다. 이에 맞서 여당은 이회창이 총리직을 사임할 때 보여준 '대쪽' 이미지로 국민들의 호감을 받아 7월 21일 전당대회에서 무난히 후보로 선출되고 국민들의 지지율이 높아 정권 재창출이 가능해 보였으나, 아들의 병역문제가 터져 이회창 후보의 지지율이 급락하게 되었다.

특히 정권 말기 김영삼 대통령의 지지율이 급락하자 여당의 이회창 후보는 김영삼 대통령과 거리두기를 시도함에 따라 김영삼 대통령이 여당(신한국당)을 탈당하는 사태가 발생하여 여당이 없어지는 이상한 정국이 전개되었다. 한편, 당시 신한국당의 농촌 출신 국회의원들은 지역구에서 의료보험 통합 요구에 시달리고 있었다. 통합을 주장하던 사람들은 의료보험이 통합되면 농촌지역의 보험료가 1/2로 줄어들 수 있다(황성균, 1997)는 감언이설로 지역구 의원들에게 통합을 강하게 요구하였다. 이회창 후보가 아들의 병역 비리문제로 지지율이 급락하자 농촌출신 신한국당 국회의원들은 농어민들의 보험료 부담에

60) 1986년 9월 남미 우루과이의 푼타델에스테에서 개최된 '관세 및 무역에 관한 일반협정(GATT)' 각료회의를 출발점으로 하여 8번째인 1993년 12월 타결된 다자간 무역협상을 말한다.

61) 의료보장개혁위원회는 통합문제만이 아니라 진료일수 연장을 포함한 보험급여 확대, 상대가치수가 제도 도입, DRGs의 단계적 도입 등 중요한 결정을 하게 된다.

대한 불평을 해결하지 못하고는 차기 대통령 선거에서 표를 얻기 어렵다는 판단 하에 통합을 대선공약으로 제시할 것을 요구하게 된다. 이회창 후보는 농어민의 표를 잡기 위하여 통합을 받아들이게 되어 다수당(신한국당)에 의하여 의료보험의 1단계 통합안인 지역의보와 공교의보의 통합 법안을 발의하게 된다. 정부의 입장과 다른 법안이 발의되었으나 대통령의 탈당으로 인하여 이를 저지해 줄 여당이 없는 상황이라 1단계 통합법안의 국회통과는 보장된 것이나 다름이 없게 되었다. 결국 1997년 정기국회에서 지역의료보험조합과 공교공단이 통합하는 법안이 통과되어 이듬해 10월에 1차 의료보험 통합이 이루어졌다(이규식, 2012).

(5) IMF 구제금융사태와 의료보험통합의 성취

1997년 김대중 후보(국민회의)는 의료보험 통합과 나아가서는 4대 사회보험의 통합을 대선공약으로 채택하였다. 김대중 후보가 대통령에 당선된 후, 1997년 말 IMF 구제금융을 받는 사태가 발생함에 따라 김대중 당선자가 경제위기 극복을 주도하게 되었는데, 그 일환으로 노・사・정위원회를 1998년 1월에 구성하고 1차 합의서가 2월 6일 발표되었다. 1차 합의서 내용 가운데 하나로 의료보험통합이 포함되어 있었다. 노・사・정위원회에서 정부가 위기 타개책의 하나로 의료보험의 통합을 채택하는데 대하여 지금까지 통합에 반대해 온 단체들인 경총, 전경련, 한국노총 등에서 통합을 반대하기 어려운 상황이 되었다.

김대중 대통령은 취임 1개월만인 1998년 3월 23일 '의료보험통합추진기획단(이하 통추위)'을 발족하고 대통령의 공약사항이면서 노・사・정 합의사항인 의료보험의 통합을 본격적으로 추진하였다. 통추위의 작업 결과에 따라 2000년 1월 통합을 목표로 하여 「국민건강보험법」이 1999년 2월 임시국회에서 통과되었는데 의료보험이란 명칭도 건강보험으로 개칭하였다. 그러나 통합법에 대하여 '전국직장의료보험노동조합'의 반대와 학계에서는 '의료보험연구회(회장 이규식 연세대교수)'의 반대가 있었고, 복지부내에서는 김종대 기획관리실장이 통합에 반대하여 복지부로부터 직권면직 당하는 일도 벌어졌다. 의료보험 통합에서 가장 큰 걸림돌은 보험료를 모든 국민에게 단일한 방법으로 부과할 수 있느냐의 문제였다(이규식, 2012).

통합법인 「국민건강보험법」은 보험료부과를 단일체계로 하도록 명기하고 있었다. 보건복지부는 통합추진기획단의 결정에 따라 보험료의 단일 부과체계 개발에 몰두하였다. 그래서 1998년 12월 의료보험연합회가 한국보건사회연구원에 연구를 의뢰하였고, 1999년 7월에 발표된 연구결과는 단일보험료 개발이 불가능하다는 것이었다. 복지부는 단일보험료 부과체계에 대비하여 통합준비를 하고 있었는데, 단일보험료 부과체계 개발이 불발로 끝남에 따라 불가피하게 「국민건강보험법」을 1999년 정기국회에서 개정하고, 통합도 2000년 7월 1일로 연기하였다. 그리고 단일보험료 부과체계가 될 수 없음에 따라 재정통합은 3년 후인 2003년 7월 1일에 달성하게 되었다(이규식, 2012).

의료보험의 통합에 대한 지금까지의 논의를 일목요연하게 알 수 있도록 연표로 정리한 것이 [Box 1-8]이다.

[Box 1-8] 의료보험 통합 달성까지 주요 연표

1980년 7월:	보사부는 직장조합의 규모가 작아 위험분산의 한계를 극복하기 위하여 소규모 조합의 통합을 추진
9월:	천명기 보사부장관 부임과 함께 통합일원화를 제기하여 정치적 쟁점으로 부각
1981년 9월:	국회 보사위, 정부는 차기 정기국회에 의료보험통합법 제출할 것을 부대결의
1982년 11월:	대통령에 한국형 의료보장방안(의료보험통합) 보고(여당과 보사부)
1989년 3월:	의료보험통합법안(국민의료보험법) 국회만장일치 통과
1989년 3월:	국민의료보험법에 대한 재의 요구(대통령의 거부권)
1989년 7월:	전국민의료보험 달성
1998년 1월:	김대중 당선자 노사정위 발족, 2월 제1차 합의서에 의료보험통합 발표
1998년 3월:	의료보험통합추진기획단 설치
1998년 10월:	공교보험과 지역의료보험의 통합(국민건강보험관리공단 설치)
1999년 2월:	「국민건강보험법」 제정, 12월 1차 개정(보험료 부과체계 변경)
2000년 7월:	건강보험통합 실시(국민건강보험공단 및 건강보험심사평가원 설치)
2003년 7월:	직장가입자와 지역가입자의 재정통합

2) 의료보험통합의 달성

(1) 통합이 제기된 배경

근로자와 자영자간의 소득 노출도가 차이가 있고, 노출되는 자영자의 소득이라 해도 정확도가 극히 낮아 통합이 기술적으로 쉽지 않은 상황임에도 불구하고 통합정책이 제기된 배경은 다음과 같다.

첫째, 일본에서는 1967년 처음으로 일본화(一本化)를 일본의사회장이 제안하였고, 1984년 의료보험 일본화가 정책의제가 되었다. 이 문제는 뒤에 상세히 설명하겠으나 일본에서는 일본화와 일원화(一元化)가 있다. 일본화는 제도를 하나로 통합하는 것이었고, 일원화는 의료보험제도 간에 그리고 피보험자와 피부양자 간에 진료비의 본인부담률이 다른 문제가 있어 본인부담률을 모든 국민에게 같이 적용할 수 있도록 단일화하자는 것이었다. 일본화는 1984년에 정식으로 제기되었으나 보험료 부과문제로 그 후에 추진은 흐지부지되었다. 이와 같이 복잡한 일본의 일본화(一本化)와 일원화(一元化) 주장의 내용도 제대로 파악하지 않고 한국 의료계나 사회복지분야 전문가들은 일원화라는 용어에만 몰두하여 의료보험 통합을 주장하게 되었다. 통합 당시 복지부 장관을 역임하였던 차흥봉(1994)은 "일본 의료보험제도의 통합시도와 좌절은 (우리에게) 통합 체제를 초기에 정립해야 한다는 교훈을 준다"고 하면서 통합에 열의를 보였다[62].

둘째, 1980년 2월부터 의료보험조합의 규모를 경제규모로 확대하는 중에 5월 '국가보위비상대책위원회'가 설치되고 국정개혁 차원에서 모든 정부 부처에 산하 기구의 통폐합 방침이 정해짐에 따라 의료보험조합의 통폐합이 힘을 얻게 되었다. 그러나 당시의 통폐합은 소규모 조합을 몇 개 묶어 규모의 경제를 달성하자는 것으로 보험제도의 통합과는 전혀 다른 조치였다. 특히, 의료보험제도의 도입 초기에 500인 이상 고용 사업장이면 조합을 구성할 수 있어 조합규모의 영세성이 위험분산기능을 제약하는 측면이 있었다. 그런데 의료보험조합의 1차 통폐합 작업 후 제2차 통폐합 작업이 마무리될 시점에 정치인 출신의 천명기 장관이 9월에 부임하게 된다. 신임 천명기 장관은 업무 파악도 제대로 안 된 시점에 조합의 통폐합 작업을 중단시키고 통합일원화 방안을 연구하도록 지시하고 10월에 대통령에게 보고까지 하여 통합의 씨를 뿌리게 되었다.

셋째, 의료보험이 조합분산관리방식을 택함에 따라 진료비의 심사가 의료보험협의회(의료보험연합회 전신)와 공교공단으로 분리되고 전산체계도 분산됨에 따라 의료계는 심사 2원화에 대한 불만을 표출하게 되어 심사기구의 통합과 전산통합문제가 제기되었고 이것이 의료보험관리기구의 통합으로 연결된 측면도 있다.

넷째, 의료보험제도에 대한 연구를 한 초기의 학자들이 1960년대 초반 사회보험제도를 근로자를 중심으로 하여 의료(분만급여 포함)와 산재를 묶어서 단일 기구에 의하여 제공하되 의료체계는 국가공영제에 준하는 형태로 1차 의사에 대하여는 인두제, 병원에 대하

62) 차장관이 과장 시절 통합일원화를 주장할 당시 일본 후생성은 본인부담률의 일원화를 주장하였다. 일본에서 제도 통합인 일본화(一本化)는 뒤에 설명되는 [Box 1-9]를 보면 우리나라에서 주장된 통합일원화와는 다른 내용이었다.

여는 일당진료비로 하고 병원은 입원기능만을 갖는 체계를 제시하였다(양재모, 1961). 이러한 초기 학자들의 생각이 통합 주장의 이론적인 배경이 되었다고 할 수 있다. 실제 초기의 의료분야 학자들 가운데는 한국 의료체계가 가야 할 궁극적인 목표는 영국형의 NHS인데, 여기에 도달하기 위한 전(前) 단계로서 의료보험의 통합이 타당하다는 논리를 전개하는 사람이 많았다는 점을 주목할 필요가 있다. 특히 제2차 세계대전 이후에 의료보험제도를 도입한 국가들 가운데 일부 국가는 근로자 중심으로 단일 기구를 통하여 의료서비스와 산재급여를 제공하기도 하였다[63]. 대만도 근로자 중심의 노공보험과 공무인원보험을 갖고 산재, 의료, 분만, 연금, 실업급여까지 모두 통합 관리하였다[64]. 근로자만을 대상으로 할 경우, 대상 집단의 성격상 사회보험을 통합하여 운영하여도 관리의 효율성 문제를 제외하고는 다른 문제는 없다.

다섯째, 지역의료보험 시범사업의 설계 미비에 따른 재정불안정도 통합논의를 가속화시키는 계기가 되었다. 지역의료보험 시범사업의 설계내용을 보면 당초부터 지역의료보험의 재정 불안정을 예고하고 있었다. 의료이용과 관련한 환자의뢰체계에 대한 판단 잘못으로 보험료를 낮게 책정하여 이로 인하여 재정적자가 심화되었음에도 불구하고 정부는 지역주민의 보험료 부담능력 결여로 단정하고 이를 통합을 통하여 해결하려고 노력하였다. 시범사업에서의 재정적자는 시범사업 설계 잘못 외에 지역주민들로서 소득을 국세청에 신고하는 사람이 거의 없어 소득을 기준으로 보험료 부과가 어려웠던 점과 보험료를 원천징수할 수 없어 징수율이 낮은 점도 중요한 요인이 되었다. 그러나 대부분의 사람들은 이러한 현상을 지역주민의 부담능력이 결여되었기 때문에 통합으로 이들을 지원해야 한다는 통합 주장자들의 여론 조성에 동조한 것도 무시할 수 없는 요인이 되었다.

여섯째, 1970년대 후반 서구 사회에서 질병금고가 자율적으로 운영됨에 따라 금고 간에 급여격차가 현저해져 형평문제가 심각해지자 이탈리아를 비롯한 몇 개 국가들이 사회보험을 NHS로 전환하게 되었고, 이를 본 한국의 일부 전문가들은 사회의료보험 통합이 세계적인 추세라 믿고(사회보장연구회, 1988), '한국형 의료보장 방안'을 제시하지 않았

63) 김대중 대통령이 선거공약으로 내건 4대 사회보험통합은 남미 국가에서 근로자만을 대상으로 할 때 적용한 모형이다. 그러나 전국민의료보험이 된 한국에서는 근로자와 지역주민들의 사회적 위험이 다르기 때문에 4대 사회보험통합은 불가능한 제도이다. 따라서 김대중 대통령시절 4대 사회보험통합기획단을 만들었지만 아무런 성과도 거두지 못하고 활동을 중단하였다.

64) 대만은 근로자에게 4대 사회보험을 통합하여 적용하였지만, 전민건강보험을 위하여 의료보험을 빼내어 현재는 3대 사회보험만 통합 운영하고 있다. 대만의 사례는 뒤에서 상세한 설명을 할 예정이다.

느냐는 점이다[65].

일곱째, 의료보험제도를 운영하면서 전국민의료보험을 너무 단기간에 달성하겠다는 정부의 의지가 통합운동에 활력을 심어 주었다. 정부는 단기간에 농어촌 주민에게도 보험을 확대코자 함에 따라 저보험료, 저수가, 저급여로 보험의 틀을 만들었고 조합방식임에도 조합의 자율보다는 정부 주도적인 운영을 하게 되었다. 저보험료에 기인하는 저급여에 대하여 통합을 주도하던 사람은 지역조합 가입자의 저소득으로 인하여 급여개선이 불가능하다는 논리를 펴 통합이 되면 부자조합의 적립금으로 보험료 인상 없이도 급여개선이 가능하다는 논리가 여론을 이끌게 되었다(김용익, 1994). 그리고 조합방식인데 자율권도 없이 정부 주도형으로 운영하려면 차라리 통합방법이 효율적이지 않느냐는 논리가 통합운동을 이끄는 한 요인이 되었다.

여덟째, 제5공화국의 국정 지표의 하나로 '복지사회구현'으로 내세웠지만 당시로는 복지사회를 위한 뚜렷한 정책을 내세우기가 어려웠기 때문에 의료보험 통합일원화를 통한 전국민의료보험이 복지사회구현의 한 수단으로 간주되었던 것도 한 요인이 되었다.

아홉째, 제5공화국의 집권 과정이 강압적이었기 때문에 당시 여당인 민정당은 다음 총선에서 민심을 얻기 위해서는 국민에게 줄 선물이 필요하였고, 이것이 바로 의료보험 통합을 통한 전국민의료보험의 조기 실현이라는 정책으로 연결되었던 점도 무시할 수 없다.

열째, 사회보험보다 조세로 재원을 조달하는 국가공영제를 선호하는 학자들이 조합방식보다는 통합을 선호하여 통합을 주장하였는데도 한 요인을 찾을 수 있다. 통합에 앞장서 온 학자의 한 사람인 조홍준(1988)은 '인도주의의사실천협의회' 토론회에서 통합은 조세에 의한 재원조달임을 주장하고 있어 보험의 통합과 조세에 의한 일원화 관리의 주장들이 혼합되어 의료보험통합으로 의견이 표출되었던 점도 배경의 하나가 되었다.

(2) 의료보험통합이 성취된 요인(이규식, 2002b)

첫째, 1983년 초 의료보험 파동을 겪으면서 의료보험통합이 사회적 정의로 시민사회단

65) 이탈리아 등 남부 유럽 국가들의 1970년대 말에서 1980년대 초반까지 사회보험에서 NHS로의 전환은 의료보험의 통합과 근본적으로 다르다. 그러나 통합을 주장한 사람들은 이러한 차이점을 무시하고 재정통합이라는 피상적인 사실만 강조하기 위하여 '한국형 의료보장'이라는 용어를 사용하지 않았나 여겨진다. 한국형 의료보장 모형은 1982년 11월부터 사용하였다. 그런데 1988년 통합을 주장하는 사회보장연구회 소속 학자들이 발간한 보고서는 사회보험에서 NHS로 간 것도 통합이라고 간주하여 세계적인 추세라고 강변하면서 한국형은 NHS제도가 아닌 사회보험의 통합이라는 것을 주장하기 위하여 한국형이라는 용어를 고집하였다고 여겨진다.

체 등에 각인되었다. 특히 5공화국 시절에는 의료보험통합운동이 민주화 투쟁의 하나로 인식되었다.

둘째, 전국민을 대상으로 하는 사회보험은 의료보험뿐이며 의료보험이 타 사회보험보다 앞서 도입되었기 때문에 사회복지제도에서의 모든 불만이 의료보험제도에서 폭발되면서 의료보험통합운동으로 연결되었다.

셋째, 의료보험통합이 내세우는 사회통합, 국민연대, 소득재분배와 같은 이념이 갖는 매력이 실현 가능성은 제쳐두고 시민사회단체들을 사로잡게 되어 통합 추진이 조직화될 수 있었다.

넷째, 전국민에 대한 의료보험 조기 확대가 의료정책의 우선과제가 됨에 따라 당시 정부는 의료보험조합에 대한 자율권 부여보다는 관 주도적으로 운영하게 되었다. 이렇게 됨에 따라 조합을 설립할 당시의 공적 성격의 민간 주도에 의한 의료보험조합의 자율적 성격이 사라짐에 따라 여러 가지 부작용이 나타나자, 이럴 바에야 아예 조합을 없애고 하나로 통합하는 것이 좋겠다는 생각에 통합운동이 설득력을 갖게 되었다.

다섯째, 의료보험통합이 사회운동차원에서 전개됨에 따라 통합의 실체가 무엇이며, 통합이 어떠한 문제를 파생시킬 것인지와 같은 실증적인 토론이 생략되어 이념적 투쟁의 대상이 되었다. 특히, 1990년대 서유럽 국가들은 의료개혁을 통하여 경쟁원리를 의료보장제도에 도입하는 등의 정책이 추구되었으나 한국은 실증적 토론이 아니라 규범적 이념의 실행에 역점을 둔 투쟁이 중심이 되었다.

여섯째, 통합을 주장하는 사람들은 현 제도를 비판하는 입장이기 때문에 쉽게 통합운동을 조직화 할 수 있었으나, 통합을 반대하는 측에서는 현 제도를 소극적으로 방어할 수밖에 없어 통합 주장이 일방적으로 국민에게 전달되었다는 점이다.

일곱째, 1997년 김영삼 대통령의 여당 탈당과 이회창 후보의 지지율 하락이라는 정치 상황으로 인하여 종래까지 통합을 반대하던 다수당[66]인 신한국당이 농촌 출신 국회의원들의 선동에 따라 통합으로 돌아서면서 통합의 물꼬를 열어주었던 점이다.

여덟째, 1997년 말 IMF 경제위기가 닥치자 이를 해결하는 방안의 하나로 1998년 노・사・정위원회가 구성되고 여기에서 대 타협안으로 민노총 등이 제안한 의료보험의 통합에 대하여 정부가 손을 들어줌에 따라 통합에 가장 큰 반대세력이었던 경총, 전경련, 한국노총 등이 불가피하게 통합을 수용할 수밖에 없었던 점이다.

---

66) 이때는 대통령이 신한국당을 탈당하였기 때문에 여당이 없는 상태였다.

아홉째, 당시의 보험조합 가운데 직장 단독조합을 제외한 직장공동조합이나 지역조합 등은 자율적 운영이 사실상 이루어지지 못하여 관 주도로 움직였다. 그리고 조합의 연합체인 의료보험연합회 역시 관 주도로 운영되었기 때문에 정부가 의료보험을 통합하기로 작정함에 따라 거기에 순응하여 제대로 반대를 하지 못한 한계가 있었다. 통합을 찬성하는 운동은 활발하였지만 반대하는 운동은 직장조합노조와 일부 전문가단체(의료보험연구회)만을 중심으로 전개되어 반대하는 힘이 약하였다.

3) 의료보험통합 평가

(1) 통합의 이념과 원칙

의료보험 통합의 기본 방향은, 모든 국민이 부담능력(소득)에 따라 보험료를 적정하게 부담하고, 필요(need)에 따라 적절한 의료혜택을 받음으로써 사회연대(social solidarity)를 강화하는 것이며, 이의 실현을 위한 구체적인 원칙은 다음과 같았다(의료보험통합추진기획단, 1998)[67].

첫째, 급여범위의 포괄적 보장이다. 질병의 치료뿐만 아니라 예방, 재활 및 건강증진에 대하여 적극적이고 포괄적인 급여를 제공함으로써 국민건강수준의 향상을 도모하는 것이다.

둘째, 보험료 부담의 형평성 보장이다. 봉급생활자와 자영자에게 동일하게 적용할 수 있는 소득비례 단일부과체계를 개발하여 계층간·지역간 보험료 부담의 형평성을 제고하는 것이다. 여기에는 자영자 소득을 파악하는 방법을 개발하는 것을 전제로 하고 있다.

셋째, 제도운영의 효율성, 투명성 확보이다. 조직기구의 경량화, 정보공유시스템화, 진료비청구·심사업무의 효율화 등으로 작고도 효율적인 관리운영체계를 구축하는 것이다. 또한 주요 정책결정 과정에서 보험가입자, 보험자, 의료공급자 및 정부의 참여에 의한 4자간의 적극적인 협조와 긴밀한 협력 관계에 바탕을 둔 민주적 제도운영의 투명성을 확보하는 것이다.

넷째, 의료서비스의 질 향상과 의료자원의 효율적 활용이다. 보험수가의 합리적 조정을 통해 의료서비스의 질을 향상시키고, 진료비의 심사기능을 독립시켜 의료의 질 평가

67) 여기에 제시된 다섯 가지는 통합추진기획단의 보고서에 기록된 내용이며, 당시 토론회 등에서 제시된 통합의 목적을 정리하면 ① 소득재분배의 개선, ② 국고지원의 최소화 또는 정부 재정중립, ③ 지역가입자 보험료의 대폭 인하, ④ 보험급여의 획기적 개선, ⑤ 관리운영의 효율화, ⑥ 단일보험료 부과체계의 개발, ⑦ 의료비 증가의 억제 등이었다.

기능까지 포함하여 심사의 공정성과 진료의 적정성을 확보하고 자원 절약적인 진료비 지불방식으로 개선하여 의료자원의 효율적 활용을 도모하는 것이다.

다섯째, 통합재정의 건전성 확보이다. 즉, 재정을 하나로 통합함으로써 적정보험료·적정급여구조로 전환할 수 있는 계기를 마련한다는 것이다. 재정통합을 통하여 보험급여 확대 및 의료서비스의 질 향상을 뒷받침할 수 있는 보험료의 인상이 가능하며, 관리기구의 통합으로 관리운영비의 절감, 의료공급체계의 개편으로 효율성을 극대화 하는 등의 효과를 거두어 안정된 건강보험 운영시스템을 구축하는 것이다.

(2) 통합에 대한 비판

① 통합논쟁의 시발

통합논쟁이 시작된 계기는 다소 엉뚱하게 1980년 2월에 시작된 의료보험조합의 규모 확대를 위한 통폐합 직업이 마무리되는 시점인 9월의 신임 천명기 보사부 장관의 부임과 연계되었다. 천장관은 부임 후 의료보험을 조합방식으로 관리할 때의 문제점 분석을 통한 대안으로써 관리체계를 통합하는 길 밖에 없다는 판단을 내린 것이 아니라, 산하 기관의 퇴임을 앞둔 한 상임이사의 의견[68]을 경청하고, 아무런 실증적인 검토도 거치지 않은 채 장관으로서 매우 경솔하게 통합이라는 중요한 의사결정을 내려 논쟁을 촉발시켰다(이규식, 2012). 당시에 통합을 해야 하는 이유로 제시된 것이 일본의사회는 진작부터 의료보험일원화를 요구하였다느니 통합이 관리의 단순화를 통해 효율화를 기할 수 있다느니 등의 단순한 규범적 판단에서 통합을 결정하게 되었다[69].

② 통합주장과 민주화라는 규범적 판단

의료보험제도가 당시에는 유일한 복지제도였기 때문에 여·야할 것 없이 정치권의 관심을 끌게 되었다. 일본의사회의 의료보험일본화 주장의 내용도 [Box 1-9]를 보면

68) 당시 의료보험 업무를 담당하였던 정부 관계자들은 천명기 장관에게 통합 아이디어를 제공한 사람은 공교의료보험공단의 엄기섭 상무로 알려졌다(김일천, 2015).

69) 장관의 발표에 대하여 당시 보사부내의 분위기는 통합에 반대하는 분위기였다. 그러나 당시 보험제도과(과장 전계휴)는 장관의 지시라 어쩔 수 없이 '82년 신년 대통령 보고 초안에 통합을 포함시켰으나, 결재 과정에서 기획관리실장(이두호)의 반대로 통합을 제외하자 장관이 통합을 포함시키라고 재차 지시함에 따라 어쩔 수 없이 포함시킨 일화도 있다.

[Box 1-9] 일본의 의료보험 일원화(一元化)와 일본화(一本化)

일본에서 논의된 의료보험 일원화(一元化)와 일본화(一本化)는 내용이 전혀 다르다. 일원화는 보험제도간 그리고 피보험자와 피부양자간 진료비에 대한 본인부담률이 달라 여러 가지 불편이 있어 이를 단일화하자는 것이다. 한국은 의료보험제도를 도입하면서 본인부담률은 모든 국민에게 동일하게 설정하였기 때문에 일본식의 일원화는 이미 이루어져 있었다.

일본에서는 의료보험의 본인부담률의 차이로 의료기관이 환자 진료 후, 진료비 청구를 할 때 일일이 환자 자격을 확인하여 본인부담액과 청구금액을 별도로 산정해야 하는 불편함이 있어 후생성은 언제부터 인지는 몰라도 꾸준히 일원화를 제기하였던 것이다. 일본은 1922년 건강보험법을 제정하여 1927년 사업장 근로자에 한정하여 본인부담 없이 보험을 실시하였고('84년 10%로 함), 1938년 농촌주민에게 보험을 적용하면서 본인부담률을 50%('66년 30%로 낮춤)로 하였다. 그 후 1942년 사업장 근로자에 대하여 피부양자 제도를 도입하면서 본인부담률을 50%('73년 30%로 낮춤)로 하였다. 이와 같은 본인부담율 차이로 인한 의료기관의 번거로움을 해결하기 위하여 후생성이 모든 환자에게 본인부담률을 통일하는 보험급여의 일원화를 강력히 주장하였다. 일본은 2003년에 와서 모든 의료보험제도의 본인부담률을 피보험자, 피부양자에 관계없이 아동과 노인을 제외하고 일률적으로 30%로 하는 보험급여의 일원화(一元化)를 이루었다(이규식, 2013b).

의료보험제도의 일본화(一本化)는 1967년 일본의사회장이 피용자보험과 지역보험(국보)을 통합하여 지역보험, 노령건강보험, 산업보험으로 제도를 재구축하자는 구상을 표명하면서 제기되었다. 지역보험은 피용자보험과 국보를 도・도・부・현 단위로 통합한 제도로 하고, 노령건강보험은 65세 이상을 대상으로 한 의료보험제도를 창설하고, 산업보험은 산재보험을 발전시킨다는 구상이었다. 그러다 1984년 후생성이 피용자보험의 본인부담을 피보험자, 피부양자 구분 없이 20%로 하는 법 개정안을 발의하자, 피보험자에게 본인부담률을 인상하려는 법 개정에 의사회가 환자가 줄어들 것을 우려하여 반대하였다. 이에 여당인 자민당은 의사회를 설득하기 위하여 일본의사회에 대하여 피용자보험과 국보(지역보험)를 5년 후에 합치는 일본화(一本化) 각서를 교환하게 되었다. 그러나 제도의 일본화를 위해서는 보험료 부담을 동일하게 해야 할 필요가 있다. 보험료 부담의 전제는 소득 파악에 있는데, 근로자들의 보험료는 임금소득임에 반하여 지역주민은 지방세법에 따라 소득을 신고하기 때문에 근본적으로 다른 문제가 있다. 따라서 보험료 부담의 형평성을 찾기 어렵기 때문에 일본화 논의는 더 이상 진행되지 못하고 있었다(일본의약정보연구소 홈페이지, 2020).

제도의 통합인 일본화가 아니라 도・도・부・현단위로 국보와 건보를 통합하고 65세 이상 고령자는 따로 노령건강보험을 창설하자는 제안이었다. 이러한 내용도 제대로 검토하지 않고 섣부르게 한나라의 장관이 통합을 제기한 것이다. 특히 통합을 할 경우, 소득구조가 다르고, 소득의 신고방식이 다른 근로자와 지역주민을 통합할 때 어떠한 문제가 생길지 등에 대하여 전혀 고민도 하지 않은 채 주무장관이 통합을 제기하자, 통합에 따른 제반 문제에 대한 실증적 검증을 할 의무가 없는 정치권이 통합을 지지하면서 통합론은 의료보험제도의 정론인양 인식되어 정치라는 규범적 차원으로 통합운동이 전개되었다. 그러한 결과 의료보험제도의 관리체계가 의료보험이론이나 유럽의 의료보장국가들의 개혁내용과 다른 방향으로 전개되어 스튜어드십의 정립에 많은 문제를 남기고 있다.

1980년 9월 이후 통합론이 제기되었지만 보사부내의 반대 기류로 더 진전을 보지 못한 가운데, 1981년 7월부터 지역의료시범사업이 시작되었다. 그런데 이 시범사업이 앞에서 본 바와 같이 옥구군 대야면에서 '보건진료원'을 활용하는 '마을건강사업'의 경험을 토대로 낙관적으로 설계하여 보험료를 너무 낮게 책정하여 재정적자 문제를 야기하게 되었다. 이에 당시 보사부 보험정책과에서는 자신들의 보험설계 잘못을 인정하는 대신 지역주민의 보험료 부담능력 결여로 문제의 원인을 전가하고, 이 문제를 돌파할 수 있는 길은 직장조합이 흑자로 쌓아놓은 적립금을 활용한다는 발상이었다. 이와 같은 비현실적인 발상이 의료보험의 통합이었고, 통합을 하면 당장의 적자 문제의 해결은 물론 전국민의료보험 달성도 조기에 가능하다고 생각하여 통합을 제안하게 되었다. 보사부의 제안에 대하여 당시 여·야당 정치권이 일치된 목소리로 찬성을 보이면서 의료보험통합 문제는 실증적 가능성이 아니라 정치적 입장에서 규범적 희망사항이 되어 조기에 이루어져야 한다는 논리로 비약하게 되었다.

정부와 정치권의 규범적인 주장을 실증적 차원에서 통합을 검토한 쪽은 청와대 측이었다. 보사부와 여당이 1982년 11월 2일 '한국형 국민의료보장방안'이라는 내용의 보고를 대통령에게 하게 되었고, 통합의 문제점을 파악한 대통령은 통합 논의의 유보와 함께 당시 경제 사정이 의료보험을 전국민에게 확대하기 어려운 점을 들어 단계적인 보험의 확대를 지시하게 되었다. 대통령의 보험확대 유보를 지시한 후 1983년 초에 소위 '사회의료보험 파동'이 일어나고[70], 그 이후부터는 의료보험 통합 주장은 전두환 정권과의 투쟁이라는 식의 민주화 주장으로 둔갑하면서 통합은 실증적 차원과는 완전히 멀어져갔다(이규식, 2012).

③ 통합주장의 비현실성: 실증적 차원

장관의 발언으로 처음에는 보사부 내에서 통합논쟁이 있었고 다음에는 학계에서 논쟁이 이루어졌다. 실증적 차원에서 통합을 검토한 학자들은 반대하는 입장이었고, 이념에 매몰된 규범적 차원에서 검토한 학자들은 통합을 찬성하는 입장이었다. 당시 규

---

70) 의료보험 파동의 구체적인 내용은 이규식(2012)에서 설명되어 있다.

범적 차원에서 통합의 당위성을 주장하기 위하여 동원한 외국 사례와 당시제도의 문제점에 대한 비판이 실증적 차원에서 얼마나 많은 문제가 있었는지에 대하여 몇 가지 사례만 검토하기로 한다.

㉠ 사례 1: 외국 제도에 대한 오해

통합의 당위성을 강조하게 위하여 소개한 외국 사례가 얼마나 사실과 어긋나고 있었는지 세 가지만 소개하기로 한다. 첫 번째 사례는 일본 자민당과 의료관계 세 단체가 1984년 8월 의료보험의 일본화(一本化) 합의를 두고, "최근 일본에서도 국민건강보험에만 막대한 정부재정부담 때문에 조합방식의 의료보험제도를 청산하고 통합일원화 방식으로 전환할 것이다(사회보장연구회, 1988)"는 주장을 하면서 한국에서 의료보험을 확대하여 더 많은 의료보험조합이 설립되기 이전에 통합일원화를 해야 한다는 주장이 사회의료보험 통합 주장의 논거가 되었다는 점이다. 이러한 주장은 [Box 1-9]에 설명된 일본 사정을 전혀 모르고 아전인수식으로 이루어져, 우리나라 건강보험통합을 위한 중요한 논거로 활용하였다니 아연할 따름이다.

외국의 경험에 대한 두 번째 사례는 유럽 의료보험국가들은 모두 통합일원화를 향한 발전을 하고 있으니 한국도 의료보험 통합을 해야 한다는 주장의 논거로 삼았다. 사회보장연구회(1988)는 "자유주의 국가 중에서 조합방식을 택한 나라는 독일, 일본 등 소수 국가이며 나머지 대부분은 통합방식을 택하고 있다", "현재 조합방식을 택하고 있는 선진국도 점차 통합방식으로 전환하고 있다". "후발 선진국은 처음부터 통합방식으로 출발하고 있다"라고 하면서 통합이 세계적인 흐름이기 때문에 한국도 통합을 해야 한다고 주장하였다.

유럽의 사례는 그야말로 외국의 문헌을 토대로 주장한 것이 아니라 풍문으로만 듣고 통합을 주장한 논리가 아닌가 여겨진다. 유럽 국가들은 의료보험이 비스마르크의 질병보험으로 시작할 때의 이념은 사회연대(solidarity)였다. 그러다 1942년 영국에서 베버리지 보고서가 발간되고, 1948년 세계인권선언이 채택되면서 의료가 인간의 기본권(fundamental right)이라는 이념이 등장하여 국영의료제도(NHS)를 고안하게 되었다. 제2차 세계대전이 끝나면서 이와 같은 베버리지의 이념이 확산됨에 따라 의료보장의 이념에 사회연대와 함께 기본권 이념이 추가되면서 정부재정의 역할이 강조되었다[71]. 즉, 사회연대만을 이념으로 할 때는 보험재정은 보험료로 충당되었고 정부는 관리비만 부담하는 형태였다. 그런데 기본권 이념이 등장하면서 유럽의 의료보험국가들 가운데 이탈리아, 그리스, 스페인, 포르투갈 등이 국가 공영제인 NHS로 전환하게 되었고, 프랑스, 이스라엘 등에서는 조세의 역할이 높아졌다. 프랑스의 경우는 조세의 역할을 확대하여 1998년 이후 근로자들의 보험료는 일반사회기여금(CSG)이라는 세금으로 대체되어 근로자가 부담하는 보험료는 불과 6%에 지나지 않고 나머지는 사용자가 부담할 정도가 되었다. 프랑스는 2010년 기준 보험재정에서 보험료가 차지하는 비중은 49.2%에 불과할 정도이다(이규식, 2019). 따라서 유럽 국가들이 통합화로 가고 있다는 것은 사회의료보험을 조세 방식인 공영제로 전환하는 것을 잘못 이해하였고, 프랑스의 사회의료보험 운영 원리를 제대로 이해하지 못한 공허한 주장이었다고 하겠다.

세 번째 외국 사례는 1995년 대만이 전민건강보험(全民健康保險)을 하면서 단일체계로 한 것에 대한 설명이다. 한국보다 늦게 전민보험을 달성한 대만이 한국보다 앞서서 통합일원화를 달성하였으니 한국도 서둘러 통합을 해야 한다는 주장을 하였다. 대만의 사례도 처음부터 건강보험조합이 없었던 대만 제도를 제대로 이해하지 못한데서 연유된 주장이었다. 대만은 1950년에 처음으로 사업장 근로자를 대상으로 하는 노공보험(행정원 노공위원회에서 노공보험처를 설치하여 관리)을 도입하여 의료급여, 연금급여, 실업급여, 산재급여를 통합 제공하는 4대 사회보험 통합모형으로 관리하였다. 1958년에는 공무원 및 사립학교교직원을 대상으로 하는 공무인원보험(행정원 재정부에서 공무인원보험처를 설치하여 관리)을 도입하여 실업급여를 제외한 세 가지 급여를 동시에 제공하였다. 피보험자는 근로자와 공무원(사립학교직원 포함)이었다. 근로자나 공무원들만 대상으로 하여 사회보험을 적용함에 따라 가족들의 의료비 부담문제가 생겨, 별도의 방법으로

71) 유럽지역에서는 사회연대를 위험분산(risk pooling)으로 달성된다고 간주하여 정부재정의 투입도 위험분산 기능을 강화하는 방안이 되기 때문에 기본권 이념도 사회연대란 이념 속에 포함시키는 논리가 있다(Saltman and Figueras, 1997). 필자는 제2차 대전이후 유엔 인권선언을 통한 의료가 기본권으로 간주되면서 정부재정 투입이 증가된 점을 중시하여 기본권 이념을 분리하여 정의하였다. 그러나 독일의 경우는 2009년 개혁을 통하여 재정을 단일화하면서 정부 지원이 늘었으나 전체 보험재정의 7% 내외에 불과하여 사회연대를 기본이념으로 주장(Busse et al., 2017)하는 특징이 있다.

의료를 제공하기도 하였다. 문제는 근로자나 공무원의 가족이 아닌 지역주민들의 의료문제였다.

지역주민들을 위한 의료보험제도가 별도로 필요하였고, 의료문제는 다른 사회보험과 달리 온 국민이 직면하고 있다는 점을 깨닫게 되었다. 이에 대만은 4대 보험에서 의료보장만을 분리하여 별도의 제도로 전국민을 적용하는 방안을 강구하였다. 그리하여 위생서(보건부) 산하에 '중앙건강보험국'을 독립된 기구로 설립하고 노공보험 및 공무인원보험에서 의료를 분리시켜 근로자와 공무원(사립학교교직원 포함) 뿐만 아니라 이들의 가족과 모든 지역주민들을 포함하여 전국민을 단일 관리하는 '전민건강보험'을 1995년 출발시켰다. 그리고 노공보험과 공무인원보험은 그대로 두고 의료급여업무만 중앙건강보험국으로 이관시켰다. 따라서 대만은 조합을 통합하지도 않았고, 처음부터 정부가 노공보험과 공무인원보험으로 나누어 4대 사회보험을 관리하던 시스템은 그대로 두고, 의료급여만 분리시켜 전국민을 단일제도로 관리하게 된 것이다(이규식, 2002b). 따라서 현재 대만의 노공보험은 3대 사회보험을 통합 관리하고, 공무인원보험은 2대 사회보험만 통합관리하고 있다. 대만의 사례를 놓고 의료보험조합의 통합 사례로 간주한 것은 대만 제도에 대한 이해 부족이 초래한 결과이다.

ⓛ 사례 2: 이념에 지배되어 오도된 현실 인식

다음은 1980년대 한국의 사회현실을 제대로 파악하지 못하고 통합을 주장하였는데 대표적 사례 두 가지를 제시하기로 한다. 현실 파악이 잘못되어 등장한 주장은 먼저 통합을 하게 되면 직장보험의 적립금을 활용할 수 있어 정부 재정지원이 없이 운영할 수 있다는 주장이었다. 사회보장연구회(1988)는 "보험료 부과를 피용자는 현재의 소득에 따른 정률제로 하고, 자영자도 조세체계와 연계된 보험료 방식을 채택하되 부과대상 소득은 농민은 농지소득, 사업자는 사업소득을 기준으로 부과한다면 통합일원화가 가능하다.", "현행 조합분산관리 방식은 정부 재정부담 만을 크게 증가시키기 때문에 의료보험을 통합일원화한다면 정부 재정부담 없이 전국민의료보험을 달성할 수 있다"와 같이 소위 정부재정 중립화 론이었다. 김용익(1994)은 이러한 주장에 한발 더 나아가 "통합이 이루어지면 정부재정지원 없이 현재의 적립금만으로도 보험급여의 획기적 개선이 가능하다"는 주장마저 하였다. 이와 같은 주장이 실현 불가능한 비현실적이라는 사실은 통합과정에서 밝혀졌다. 1998년 3월 23일 '의료보험통합추진기획단'이 통합을 추진하는 과정에서 가장 큰 문제는 전국민에게 적용할 수 있는 단일보험료 부과체계의 설계였다. 그러나 '의료보험통합추진기획단'은 단일보험료 부과체계 마련에 자신감을 갖고[72] 당시 '의료보험연합회'에 단일보험료 부과체계 개발을 요청하였다. 그러나 단일보험료 부과체계 설계는 끝내 불가능해 짐에 따라 지금까지의 단일보험료 부과가 가능하다는 주장은 현실을 전혀 이해하지 못한 무책임한 주장이 되고 말았다. 그럼에도 불구하고 무책임한 주장을 믿고 건강보험을 통합하고 20여년이 지난 오늘날까지도 보험료 부과체계 문제는 해결을 보지 못하고 있는 실정이다.

단일보험료 부과체계 개발이 불가능해짐에 따라 정부는 어쩔 수 없이 보험료 부과체계를 근로자 계층인 직장가입자와 자영자 등 지역가입자 간에 다른 방식으로 보험료를 부과하는 2원화 방식을 채택할 수밖에 없었다. 보험료부과를 2원화함에 따라 1982년 이래 의료보험통합의 이념적 목표였던 단일보험료 부과를 통한 전국민연대, 가입자간의 형평성 제고, 생애재분배의 달성, 관리운영의 간편화, 정부 재정중립과 같은 통합의 명분들이 일시에 상실되었다.

두 번째의 통합 주장으로 더욱 비현실적인 것은 의료자원의 균점에 대한 주장이다. 사회보장연구회(1988)는 "조합방식의 의료보험제도는 의료자원의 도시편중을 초래하지만 통합방식의 의료보험제도는 의료자원의 공평한 분배를 이룬다. 즉 물고기가 물 따라 가듯이 정부재정 지원이 없어도 의료자원이 농어촌에도 들어가게 된다"라는 전혀 논리에 맞지 않는 주장을 하였다. 이 주장이 허구로 끝난 것은 다음과 같은 이유에서이다. 재정을 통합 관리하면 그 재정은 의료기관이 많이 집결된 도시로 집중되는 것이 일반적 현상이 된다. 즉, 통합으로 지역조합이 없어지면 지역에는 의료자원이 없는데 어떻게 의료보험재정이 농어촌에도 들어가게 되는지 도대체 상식으로 이해되지 않는다. 이러한 비상식적 주장을 믿고 통합을 단행하여 의료자원의 도시집중 문제를 야기하였다. 의료재정의 관리를 중

72) 단일보험료 부과체계에 대하여 통합을 반대하던 사람들의 가장 주된 이유는 당시의 소득신고 사정을 감안할 때 단일 부과체계 설계가 불가능하다고 주장하였으나, 통합을 주장하던 사람들은 국회가 통합법만 통과시킨다면 언제든지 단일 부과체계 설계가 가능하다고 장담하였기 때문에 「사회의료보험통합추진기획단」에서 단일보험료 부과를 결정하지 않을 수 없었다.

앙에 있는 건강보험공단이 함에 따라 자연스럽게 재정은 의료자원이 많은 도시 지역으로 흘러들어 통합이 의료자원의 도시집중을 오히려 부추긴 엄청난 문제가 발생하였다[73]. 의료자원이 도시 특히 수도권에 집중됨에 따라 환자도 수도권으로 몰려들어 의료자원의 수도권 집중은 해가 갈수록 심해지는 문제가 발생하였다. 또한 2004년 이후부터는 KTX가 개통됨에 따라 의료이용의 수도권 집중이 더욱 심해졌고, 이에 따라 지방의 의료자원 부족도 갈수록 심각해지게 되었다.

㉢ 사례 3: 보험료 부과체계에 대한 이론 부재

당시는 사회보험의 보험료 부과방식이 소득에 비례하여야 한다고 굳게 믿고 있었다. 특히 이는 사회복지학을 전공한 학자들 사이에 움직일 수 없는 믿음이었다. 따라서 사회복지학 전공교수들의 모임인 사회보장연구회(1988)는 "현행 농어촌 의료보험은 보험료를 소득, 재산, 가구원 수, 세대에 대하여 부과하는 반면 근로자는 소득에만 부과하고 있어 형평에 어긋나기 때문에 통합일원화해야 한다"는 지적이었다. 지역주민의 소득이 국세청에 제대로 신고가 되지 않아 소득을 기준으로 보험료를 부과하기 어려울 경우에는 1인당 정액부과(flat rate)도 가능하고, 다른 방법으로 소득, 재산, 가족 수와 같은 지표를 토대로 부과하는 것도 가능하다. 통합 전 지역의료보험에서 보험료 부과에 사용된 '지역사회부과방식'을 제대로 이해하지 못하고 시·군단위로 조합을 조직하고 지역 내에 적용하는 보험료 부과방식이 형평성 문제가 있다는 식의 비판과 함께 통합을 주장하게 되었다.

(3) 통합에 따른 혼란 : 지역사회부과방식의 전국 적용으로 인한 혼란

사회보험방식에 가장 적합한 보험료 부과방식은 소득을 기준으로 하는 것이다. 그러나

73) 과거 조합 단위로 보험재정을 관리할 때는 진료권제도를 실시하여 가입자가 병이 나면 먼저 자기가 살고 있는 지역이 속한 중진료권내에서 진료를 받고 여기에서 완치가 어려우면 의사의 진료소견서를 받아 대진료권으로 가는 환자의뢰체계를 사용하여 의료의 지역화를 시도하였다. 의료보험을 통합함에 따라 재정을 전국민이 동일하게 사용하기 때문에 진료권을 설정하여 지역주민들로 하여금 자기 지역이 속한 진료권에서 의료를 이용해야 한다고 주장할 수 없게 되었다. 즉, 재정통합과 진료권 제도는 상충되는 정책이 될 수밖에 없어, 통합을 앞두고 1998년 10월 중진료권을 철폐하여 누구나 전국의 어떤 의료기관이든 이용이 가능하도록 하였다. 그러자 의료이용은 수도권으로 집중하게 되었고, 이에 따라 의료자원도 수도권에 집중하는 문제가 발생하였다.

지역주민의 경우, 농촌지역에는 주로 농어민이, 도시지역에는 영세 자영자들로 구성되어 있고 이들은 사업자번호 없이 생업에 종사하기 때문에 국세청에 소득신고를 하지 않고 경제활동을 하고 있다.

소득신고가 안 되는 지역주민에게 소득을 기준으로 보험료 부과를 한다는 것은 불가능하다. 지역주민을 시・군단위로 조합을 구성하여 보험을 적용할 때는 소득(신고소득이 아님), 재산, 가구원 수 등을 지역 안에서의 상대적인 순위로 등급을 매겨 보험료를 부과하는 지역사회부과방식을 사용하는 것이 합리적이다. 이 때 사용하는 등급이란 보험가입자가 속한 지역사회 내의 상대적인 순위에 의한 등급이기 때문에 절대 소득금액으로 환산이 불가능하다. 지역사회부과방식으로 가장 간단한 방법은 1인당 정액부과방식으로 지역사회 내에서 사회연대가 가능하지만 약간의 한계가 있다. 그래서 소득이나 재산을 감안한 4요소 방식(소득, 재산, 가구원 당, 가구 당)을 통하여 사회연대를 높이고자 한다.

시・군단위로 보험을 관리할 때에 적합한 보험료 부과방식인 지역사회부과방식을 전국단위로 적용하기 위해서 시・군단위로 설정된 소득과 재산의 등급을 전국적으로 통일하여야 했다. 그리고 등급에 부여된 점수를 금액으로 환산하지 않을 수 없었다. 지역사회부과방식에서 재산이나 소득을 등급으로 측정한 것은 절대적인 소득금액을 산출할 수 없었기 때문이었다. 소득이나 재산 등급은 지역사회 안에서 개별 가구의 상대적인 경제능력을 알기 위한 상대적인 척도인데 이를 전국적으로 사용하려니 절대소득액이 필요하여 등급에 점수와 점당 소득액을 부여하여 절대소득액을 산정한 것은 기상천외의 방법이다. 통합 이후의 지역주민의 보험료부과의 문제점은 제4장에서 구체적으로 논의하기로 한다.

(4) 통합에 대한 종합적 평가

① 일반적 평가

통합의 긍정적 측면은 인구고령화 시대를 맞이하여 소득이 상실되는 고령자가 증가한다는 점을 생각할 때 전국민이 사용할 의료재정을 통합하는 것이 타당하다는 측면에서 정책방향은 바로 잡았다고 할 수 있다[74]. 그러나 문제는 그와 같은 정책방향을 뒷

74) 인구고령화를 생각하여 세대간 재분배를 고려한다면 재정통합은 올바른 방향이지만 인구가 감소하는 실정에서 세대간 재분배는 후세대의 부담이라는 문제가 등장한다. 싱가포르는 1983년 출산율 감소 현상을 본 리콴유 수상은 세대간 재분배를 없애는 제도 개혁을 하여 시장형에 속하는 의료저축계좌제도를 도입하였다. 한국은 의료저축계좌제도를 도입하는 것은 불가능하기 때문에 재정통합

받침할 수단이 있었느냐 하는 실행상의 문제이다. 보험료 부과방법을 소득기준으로 단일체계로 만들 경우 고령화 시대를 훌륭히 대비할 수 있게 된다. 2006년 네덜란드, 2009년 독일의 의료개혁은 보험료를 소득을 기준으로 하는 단일부과체계로 함에 따라 고령화시대에 대한 대처를 올바르게 할 수 있게 되었다. 그러나 한국은 보험료를 단일부과체계로 만들지 못한 가운데 많은 고령자가 포함된 지역가입자에 대하여 재산에도 보험료를 부과하여 고령자들의 보험료 부담을 늘리는 제도를 만들었다. 국민연금액이 충분치 못하여 노후생활을 어렵게 하고 있는 노인들에게 자신이 살고 있는 아파트나 가옥에 대하여 재산보험료를 부과함에 따라 노인들이 건강보험료 납부에 시달리는 모순을 만들어 내었다. 이제 구체적으로 통합의 문제점을 살펴보기로 한다.

첫째, 통합의 이념이라 할 수 있는 기본방향에 문제가 있다. 즉, "국민이 부담능력(소득)에 따라 보험료를 적정하게 부담하고, 필요(need)에 따라 적절한 의료혜택을 받음으로써 사회연대성(social solidarity)을 강화한다." 라는 방향에서 필요를 막연하게 표현하는 것은 좋으나, 구체적인 통합의 내용에서 필요도를 제대로 정의하여야 한다. 능력에 따라 보험료를 적정 부담하고 필요에 따라 의료를 이용하려면, 필요도(needs)를 사전에 정의하고 그러한 정의에 따라 어느 정도의 필요도를 보장할 것인지를 정책적으로 구체화하여야 보험료의 적정부과가 가능하다. 사회의료보험제도란 환자가 가격을 인지하지 못하도록 하여 의료접근성을 보장하는 제도이다. 환자가 가격을 인지하지 못함에 따라 의료이용은 무한히 늘어난다. 따라서 이와 같은 문제를 피하기 위해서는 반드시 필요도를 정하고 그에 맞는 보험급여를 제공하여야만 포괄성 원칙을 지킬 수 있다. 필요도 및 필요도의 우선순위 설정이라는 개념조차 없으니 포괄적 급여는 결코 이룰 수 없게 되었다. 2005년 이후 새로운 정권이 들어서면 항상 보장성 제고를 정책의 목표로 설정하지만 필요도에 대한 분명한 정의를 하지 못하고 있는 현재의 정책으로는 보장성 향상은 불가능하다.

둘째, 보험료 부담의 형평성 문제로써 이 문제가 통합의 성패를 좌우하게 된다. 당시에 통합을 반대한 가장 큰 이유는 전국민에게 형평성을 보증할 단일의 보험료 부과방법을 찾을 수 없었기 때문이었다. 그럼에도 불구하고 통합을 하면 단일 부과체계를 개발할 수 있을 것이라는 막연한 믿음을 갖고 통합을 하였다. 건강보험 통합이라는 중요한 국가 정책의 집행을 막연한 기대로 하였으니 기가 막히는 일이 아닐 수 없다. 건강

은 불가피한 방향이 된다고 볼 수 있다.

보험 통합을 단행하고 단일보험료 부과방법을 막연한 기대로 개발할 수 있을 것으로 보았으나, 현실은 막연한 기대대로 움직일 수 없었다. 그 결과 통합법을 개정하고 재정 통합은 제도통합보다 3년 늦게 하도록 연기하였지만 지금까지도 단일보험료 부과체계를 개발하지 못하여 지역가입자는 불만을 드러내고 있다. 단일보험료 부과방법이 없는 건강보험통합은 사회연대는 고사하고 통합의 이념이나 기대효과를 모두 허상으로 만들었다.

셋째, 현재 운영되는 제도의 큰 모순은 통합 이전에 지역조합에서 사용하던 보험료 부과체계인 '지역사회부과방식'을 변형시켜 지역가입자에게 적용하고 있는데 따른 문제이다. 이 문제는 앞에서 이미 언급하였기 때문에 여기서는 더 이상 설명을 생략한다.

넷째, 제도 운영의 투명성과 효율성이 조직을 하나로 만든다고 달성되는 것이 아니다. 제도 운영의 투명성과 효율성을 달성하기 위해서는 조직을 작동시킬 수 있는 스튜어드십을 마련할 때 가능해진다. 1998년 '의료보험통합추진기획단'을 조직하여 통합 작업을 시작할 때, 이미 영국은 NHS 제도의 획일적 운영이 관료적인 비효율성을 초래하고 국민들의 만족도에 문제가 있다고 판단하여 1991년부터 내부시장을 도입하여 구매와 공급을 분리하고, 구매자의 적극적인 역할을 찾는 개혁을 단행하였다. 그리고 영국은 NHS 개혁을 통하여 제도의 효율성과 투명성을 높이기 위하여 구매자의 역할을 부여하고, 구매자 간의 경쟁을 통한 제도의 효율성은 물론 가입자들의 반응성 제고 등에 유의하였다. 그런데 우리는 외부 세계의 동향을 외면한 채 거대 공단을 출범시켜, 구매자 기능도 제대로 정립하지 못하도록 만들어 제도 운영의 효율화나 제도의 투명성은 '통합추진기획단'의 의도와 멀어지게 만들었다. 더구나 통합을 하면서 심사기구를 분리하여 제도의 효율화와는 거리가 더욱 멀게 만들었다.

다섯째, 단일보험료 부과체계의 개발에 실패하여 소득재분배의 개선은 고사하고 역진현상을 초래시켰고, 관리통합으로 조직기구의 경량화는 고사하고 오히려 비대해져 관리인원이 증가하고 관리의 효율성이 떨어졌다. 국고지원의 최소화 또는 정부 재정중립도 당초 기대와는 달리 오히려 국고지원이 늘어났다. 지역가입자 보험료의 대폭 인하가 아니라 오히려 증가하였으며, 보험급여의 획기적 개선의 효과도 이루지 못하여 '통추위'가 주장하였던 7개 목적(주 67에 언급) 가운데 어느 한 가지도 제대로 달성하지 못하게 되었다.

② 사회의료보험의 발전적 측면에서 평가: 세계적인 개혁추세의 측면에서

건강보험통합이 합리적인 논리를 토대로 한 것이 아니라 민주화라는 오도된 정치 논리에 따르게 됨에 따라 의료보장제도가 제대로 발전될 수 없도록 만들었다. 즉, 건강보험제도를 단일 재정-단일 구매자 체계로 전환하려면 그기에 상응하는 이론적인 토대를 바탕으로 의료보장제도의 목표 설정, 구매자의 전략적 역할, 공정한 재정조달 방안, 합리적인 재정관리 방안, 소비자의 반응성을 제고시킬 방안, 통합체계에 따른 규제전략 등의 분야에서 예상되는 문제와 대처방안을 마련하여야 하는데 당시의 우리나라의 의료보장에 관한 지적수준이 이와 같은 준비를 할 능력이 없었다. 의료보험이 도입된 지 불과 3년 정도 지난 초기에 당시 보사부 장관이 불쑥 내던진 통합론이 불씨가 되어 그 후 지역의료보험 시범사업을 거치면서 지속된 통합 주장은 그 당위성이나 현실 가능성, 통합을 위하여 필요한 준비, 통합이 미칠 영향과 같은 문제를 분석할 지적기반이 당시에는 없었다. 그 뿐 아니라 통합논쟁이 본격화될 당시 유럽 의료보장국가들에서 일기 시작한 의료개혁의 내용에 대해서도 전혀 정보가 없었다. 앞서 언급한 사회복지학 교수들의 모임인 사회보장연구회(1988)가 낸 보고서는 의료보험통합을 제안하면서 통합은 세계적 추세인 것처럼 주장하였다. 그리고 같은 보고서에서 "최근 일본에서도 국민건강보험에만 막대한 국가재정부담 때문에 조합방식의 의료보험제도를 청산하고 통합일원화 방식으로 전환하겠다고 하였다"라고 주장하면서 우리나라는 조합방식의 의료보험제도가 굳어지기 전에 통합일원화를 단행해야 한다는 주장으로 통합 여론을 주도하였다.

1988년 사회보장연구회가 보고서를 발표하기 이전인 1978년 이탈리아는 개혁을 통하여 질병보험에서 국가 공영제(SSN, NHS의 현지 용어)로 전환하였고(Lo Scalzo et al., 2009), 1979년에는 포르투갈(de Almeida Simóes, 2017), 그리고 1986년에는 스페인(Bernal-Delgado et al. 2018)이 국가 공영제(SSN)로 전환하게 되었다(Saltman and Dubois, 2004). 1980년대 남유럽국가들이 사회보험에서 국가 공영제인 NHS로 제도를 전환하면서 질병금고(의료보험조합)는 모두 폐지하여 통합과는 다른 개혁을 단행하였다. 그리고 이 나라들은 NHS도 영국과는 달리 지방분권적으로 운영하여 사회보장연구회의 주장과는 거리가 있었다.

통합을 주장하는 학자들은 당시 남유럽 지역의 의료보장국가에서 벌어지는 개혁을 엉뚱하게 해석하여 독일, 일본, 한국을 제외하고는 유럽의 모든 국가들은 통합방식을

택하고 있다는 식으로 여론을 호도하고 있었다. 외국의 단순한 사정도 제대로 파악하지 못한 상황이다 보니 의료보험의 재정통합이 보험급여를 위시하여 의료공급체계에 끼치는 영향에 대해서는 아예 분석을 외면하고 통합만 하면 모든 문제가 제대로 풀리게 된다는 주장만 하였다. 심지어 재정통합의 전제조건인 보험료 부과의 단일화 가능성에 대한 검토마저도 하지 못하고 통합만 되면 부과체계 같은 문제는 쉽게 해결될 수 있다는 식으로 주장하면서 통합을 강행하였던 것이었다.

우리나라에서 한창 통합운동이 거세게 일어나던 1990년대의 유럽의 사정을 보면 의료보장국가들은 공영제 모형이든 건강보험 모형이든 자본주의 사회의 변화에 따라 의료개혁에 나서게 되었다. 의료개혁에 나서게 되는 주된 이유는 다음과 같았다(이규식, 김주경, 2004 논문을 수정).

첫째, 전통적인 케인즈 경제이론에서 벗어난 규제의 경제이론이 등장하여 정부의 개입에 대한 비판적 관점에서 의료체계에서도 새로운 패러다임이 모색되었다. 1970년대에 Stigler(1971), Jordan(1972), Posner(1974) 등이 제기한 규제의 경제이론은 정부개입을 새로운 시각으로 조망하였다. 규제의 경제이론에 의하면 규제란 산업을 독점화하기 위한 명백한 목적으로 개발된다는 것이다. 그러나 현실에서는 규제가 기대한 효과와 반대로 규제대상기업의 가격을 높이고, 산출물의 생산을 억제시키며, 잠재가능 경쟁자의 진입을 막아 규제대상기업을 보호하게 되었다는 것이다. 규제의 경제이론과 맥을 같이하여 의료분야에서도 경쟁이론이 등장하게 되었다. 의료체계 내에서의 경쟁원리는 Enthoven(1977)이나 Greenberg(1978) 등에 의해 주장되어 관리된 경쟁(managed competition), 내부시장(internal markets), 계획된 시장(planned markets) 등의 이론으로 발전하여 많은 국가들의 의료개혁에서 중요 원리로 도입하게 되었다[75].

둘째, 인구학적 요인을 위시한 사회적 요인에 의하여 의료개혁을 하게 되었다(Figueras, Saltman and Sakellarides, 1998). 선진국들은 1970년대에 이미 고령사회로 접어들었으며, 인구고령화는 만성질환의 비중을 높여 장기돌봄에 대한 재정조달 문제와 함께 의료비 지출의 증가를 불가피하게 만들었다. 한편 의료기술은 의료서비스의 안전성을 높이고, 서비스의 효율성과 환자의 만족도를 제고시켜주기 때문에 매우 빠른 속도로

75) 공공정책론에서는 정부의 규제와 관련하여 정부행태를 두 가지 다른 관점에서 설명한다. 공공이익대변론과 특정그룹이익대변론이다. 공공이익대변론의 입장에서는 정부의 규제를 타당한 것으로 받아들이지만 규제의 경제이론에서는 정부의 행태를 특정그룹이익대변으로 받아들여 규제의 철폐를 강조한다.

발전하였다. 이러한 사회적인 변화는 결국 의료비의 증가로 귀결되기 때문에 의료비 증가를 적절히 관리할 수 있는 방안으로서 의료체계의 효율성 제고가 의료개혁의 주요 과제가 되었다.

셋째, 세계 주요국들이 경제침체와 함께 국민의료비의 증가를 경험하면서 의료개혁의 필요성을 느끼게 되었다(Figueras, Saltman and Sakellarides, 1998). 특히 제2차 세계대전 이후부터 시작된 서유럽 국가들의 경제성장의 황금시기(golden age)는 1970년대 경제의 장기침체가 시작되면서 끝이 나고 복지국가의 위기가 닥쳤다[76]. 그리하여 이러한 위기에 대처하기 위하여 미국을 중심으로 자본주의 국가들은 1980년대 경쟁을 중시하는 신자유주의에 따른 경제개혁으로 시장 기능을 확대시키면서 국제경제 질서에도 세계화(globalization)라는 바람을 일으켰다.

넷째, 시장경제의 세계화와 더불어 의료정책에서도 세계화의 바람이 불기 시작하였다. 경쟁을 강조하는 경제개혁은 의료분야에도 확대되어 미국에서는 지역보건기획기구를 폐지하는[77] 등으로 국가 개입의 폭을 줄이기 시작하였으며 영국은 국영의료체계에 내부시장이라는 경쟁원리를 도입하는 개혁을 시작하기에 이르렀다.

다섯째, 시민 또는 소비자들이 의료에 대하여 갖는 기대감(expectation)이 크게 높아져 의료개혁이 대두하게 되었다(Figueras, Saltman and Sakellarides, 1998). 환자들의 기대감은 환자권리 신장으로 표현될 수 있으며, 서비스 제공에서 환자 중심적인 접근과 함께 의료의 질과 치료 기관에 대한 선택권을 요구하게 되어 WHO(1996)는 '류블랴나 헌장'을 발표하여 의료체계에서의 반응성 문제를 주요 과제로 제기하였다.

여섯째, OECD 각국들은 의료서비스의 제공 및 재정조달과 관련하여 구조적 내지는 조직적 측면에서 변화를 꾀해야 하는 도전에 직면하였다(Figueras, Saltman and Sakellarides, 1998). 이들 국가들이 극복해야 할 과제들로는 ① 비록 전국민에게 의료보장이 된 국가라도 여전히 서비스의 접근성 및 질과 관련하여 불형평 문제가 제기되고 있다는 것, ② 임상적 서비스의 상당 부분(대략 30% 정도로 추산)이 비용-효과

76) 위기의 원인에 대하여 Fox(1998)는 제2장에서 다섯 가지를 제시하고 있다.

77) 지금까지 미 연방정부는 1974년에 제정된 HSA법(The National Health Planning and Resources Development Act)에 의거하여 지역단위 의료계획을 반드시 요구하였다. 특히 10만 달러 이상의 고가장비를 구입하려면 병원은 반드시 지역의료계획당국(HSA)으로부터 필요면장(Certification of Needs, CON)을 발급받아야 했다. 레이건 행정부는 비용절감을 이유로 CON제도를 인정하지 않게 되었다. 결과 수많은 주에서 CON 발급 업무를 전담하는 지역의료계획기구를 없애게 된다.

나 적절성에서 문제가 있다는 것, ③ 미시적 차원에서 의료기관들의 경영효율이 높지 않다는 것, ④ 의료서비스 질에 대한 관심이 증가되어 이에 대응하는 방안을 모색해야 한다는 것 등을 거론할 수 있다. 이러한 문제가 의료개혁의 필요성을 야기하게 되었다.

1990년대 유럽 의료보장국가들은 이와 같은 다양한 주제들을 충분히 검토한 끝에 인구고령화 등을 감안하여 위험은 전국적인 공동 부담체계로 하는 것이 좋겠다는 생각에서 재정통합을 통하여 중앙기금을 설치하는 방향을 설정하게 되었다[78]. 그러나 재정 사용은 분권화를 도모하여 기존의 질병금고를 존속시키고, 질병금고 간의 경쟁을 유도하고, 구매이론을 발전시켜 구매자가 환자가 아니라 질병금고가 됨을 밝히고, 구매자의 적극적인 역할을 통하여 의료체계의 효율성이나 소비자들의 반응성을 높이는 방향으로 스튜어드십을 확립하는 개혁을 이루었다. 의료보험의 역사가 일천한 우리로써 의료보장제도에 대한 지적 수준이 떨어지는 것은 불가피한 일이었기 때문에 의료보험통합을 위하여 유럽 국가들의 개혁사례를 모으고, 여기에서 얻어야 할 교훈을 토대로 통합을 준비하여야 했었다. 우리나라보다 전국민의료보장을 늦게 한 대만의 경우, 유럽의 사례는 물론 우리나라 사례에 대한 분석까지 한 후에 단일재정으로 전민건강보험을 시작하였다. 이를 위하여 대만은 단일보험료 부과체계의 설계, 지불제도의 설계, 요양기관계약제의 실행, 기금회(중앙기금)와 다보험자 설치를 통한 경쟁의 도입 등에 이르기까지 통합재정과 관련된 준비를 완벽히 하였다[79].

한편 공산권 국가는 1991년 12월 소비에트연방이 붕괴되고 시장경제로 전환함에 따라 배급경제를 뒷받침하기 위한 세마쉬코 모형을 유지할 수가 없었다(Saltman and Busse, 2002). 그리하여 구 공산권 국가(동유럽의 소련 위성국가인 CEE 국가와 소연방에 속하였던 CIS 국가)들은 건강보험을 도입하는 개혁을 시작하였다(Figueras, McKee, Cain and Lessof, 2004). 중국도 1978년 덩샤오핑의 집권으로 시장경제형 개혁을 함에 따라 1998년부터 시・군단위로 운영하는 분권형 건강보험제도를 고안하는 개혁을 단행하였다(Yu, 2015).

---

78) 그러나 재정통합의 실현은 2006년 네덜란드에서 실행이 된다.

79) 대만 전민건강보험법의 부칙 제85조에서는 전민건강보험실시 2년 내 집행평가 및 전민건강보험제도 개혁방안을 보고토록 규정을 하고 있었다. 이에 행정원에서는 1997년 7월 23일자로 수정안을, 1998년에 재수정안을 의회에 제출하였다. 1998년에 제출한 2차 수정안은 중앙건강보험국을 기금회로 명칭을 바꾸고 급여업무를 전담하는 다수의 보험자를 설립하여 보험자간의 경쟁을 유도하고 장래 시기와 여건이 성숙하면 완전한 다보험자 방식으로의 전환을 목표로 하고 있다(이규식, 2002b). 이 개혁안은 1998년부터 총액예산제가 치과부터 실시되면서 경쟁방식의 도입은 유보되고 있다.

우리나라는 1990년대의 이러한 세계적인 동향은 물론 바로 이웃 국가인 대만의 개혁내용도 알지 못한 채 오로지 한국형 개혁인 의료보험 통합에만 매진하여 통합이 초래할 문제점에 대한 분석은 완전히 외면하였다. 심지어 재정통합을 달성한 국가들이 어떠한 방법으로 단일 재정의 중앙기금을 조성하였는지 그 방법에 대한 고찰도 하지 않아[80], 현재까지도 2원화된 보험료 부과체계를 유지하여 문제가 되고 있는 실정이다.

그러한 결과 우리나라의 통합된 건강보험제도 즉, 단일 재정-단일 구매라는 관리방식은 많은 문제를 노출하고 있어 단일 관리체계에 따른 보험조직의 비대화와 관료화에 따른 비효율은 사소한 문제가 되고 있을 정도이다. 재정을 통합하고도 보험료 부과체계의 2원화에 따른 재정조달의 불형평 문제, 통합된 재정의 효율적 사용 방법이 되는 구매이론이 없는 문제, 국민의 무분별한 의료이용의 방치, 비급여를 「국민건강보험법」에서 공식 인정하는 사회보험제도에서 있을 수 없는 제도에 따른 의료기관의 영리화 문제, 통합재정의 사용과 의료공급체계(진료권 설정 등)의 부조화에 따른 의료자원의 수도권 집중 문제, 의료 질 관리의 제한, 반응성의 도외시 등과 같은 많은 문제가 야기되고 있다. 이와 같은 잘못된 개혁은 1990년대까지만 하여도 국민의료비 증가율이 낮아 국민경제에 큰 부담이 되지 않았으나, 2010년대 이후에는 OECD 국가 가운데 국민경상의료비 증가율이 가장 빠른 국가로 되어 2030년대에 이르면 의료보장제도의 지속가능성을 염려해야 할 단계에 이르고 있다.

6. 의료보호제도의 변화

의료보호제도는 앞의 [표 1-4]에서 본 바와 같이 저소득자를 대상으로 하는 「생활보호법」 안에서 시혜적인 차원에서 무료진료 형태의 구료(救療)사업으로 시작되었다. 그러나 법적 기반을 갖춘 것이 「생활보호법」을 토대로 한 「의료보호에 관한 시행규칙」의 제정이었다. 1977년 7월 「의료보험법」에 따라 의료보험이 실시되자 의료보호도 독립적인 법률이 필요하다고 판단하여 1977년 「의료보호법」을 제정하여 사업을 실시하게 되었다.

김대중 정부가 집권하면서 다양한 공적부조제도를 하나의 틀 속에서 관리할 필요가 있

---

80) 통합에 반대하는 학자들은 외국의 사례에 대한 다양한 논문이나 의견을 제시하였으나, 이미 학계도 통합에 대한 찬반으로 양분화 됨에 따라 통합을 주도하는 측에서는 통합이 초래할 문제점을 제시하면 반대를 위한 반대라는 이유로 거의 외면당하여 합리적인 토론이 이루어질 수 없었다.

다는 판단에서 1999년 9월 7일 「국민기초생활보장법」을 제정하여 제7조(급여의 종류)에 기초생활로 보장할 급여의 종류로 생계급여, 주거급여, 의료급여, 교육급여, 해산급여, 장제급여, 자활급여 등 일곱 가지로 하였다. 기초생활보장제도의 수급권자는 급여의 종류별로 정해지는데 대체로 부양의무자가 없거나, 부양의무자가 있어도 부양능력이 없거나 부양을 받을 수 없는 자로서 소득인정액이 최저생계비 이하인 사람을 주로 정하고 있다. 그리고 수급권자 보다 형편이 조금 나은 사람은 차상위 계층이라 하여 일정한 급여혜택이 주어지고 있다.

그러나 「국민기초생활보장법」에서 생계급여나 주거급여 등은 급여를 제공하기 위한 구체적인 방법이 규정되었으나 의료급여에 관해서는 아무런 규정이 없어 불가피하게 기존의 「의료보호법」에 의거하여 급여를 제공하였다. 「국민기초생활보장법」에 의료급여를 규정하고 실제 급여는 「의료보호법」으로 제공하는 것이 모순으로 여겨져 2001년 5월 24일 「의료보호법」을 전부 개정하여 「의료급여법」을 제정하고 2001년 10월 1일부터 시행에 들어갔다. 그러다 2014년 12월 30일 「국민기초생활보장법」을 개정하고 법 제12조의3(의료급여)에서 의료급여는 별도의 법률로 제공한다고 규정하여 법 체계상의 모순을 해소하였다.

「의료급여법」에 의한 수급권자는 [Box 1-10]에서 볼 수 있는 바와 같이 법률 제3조에 규정되어 있다. 의료급여를 받을 수 있는 수급권자는 「국민기초생활보장법」의 의료급여수급자의 범위를 넘어 「재해구호법」, 「의사상자 등 예우 및 지원에 관한 법률」, 「입양특례법」, 「독립유공자예우에 관한 법률」, 「국가유공자 등 예우 및 지원에 관한 법률」, 「보훈보상대상자 지원에 관한 법률」, 「무형문화재 보전 및 진흥에 관한 법률」, 「북한이탈주민의 보호 및 정착지원에 관한 법률」, 「5·18민주화운동 관련자 보상 등에 관한 법률」, 「노숙인 등의 복지 및 자립지원에 관한 법률」 등에 의하여 폭 넓게 적용하고 있다. 유럽 국가들 가운데 전국민에게 의료보험을 적용하는 국가들은 저소득층을 별도로 관리하지 않는데 반하여 한국은 2018년 기준으로 전국민의 약 2.9%가 의료급여라는 특별제도로 분리관리하는 특징이 있다.

이렇게 된 원인은 한국은 사회의료보험제도의 이념을 비스마르크가 1883년 질병보험제도를 도입할 때 이념으로 삼은 사회연대라는 점에 몰두하다 보니 보험료를 부담하지 못하는 공적부조 대상인 의료급여를 별도 관리할 수밖에 없게 되었다. 그러나 유럽 국가들은 이미 제2차대전 이후 등장한 기본권 이념을 수용함에 따라 사회의료보험재정에 상당한 비중의 정부 예산이 사용되고 있어 굳이 의료급여를 분리하여 다룰 필요가 없어져

건강보험제도의 틀 안에 보험료 부담능력이 없는 사람도 모두 포함하고 있다. 이 문제는 제2장에서 보다 상세히 설명하기로 한다.

[Box 1-10] 의료급여의 수급권

1. 「국민기초생활 보장법」에 따른 의료급여 수급자
2. 「재해구호법」에 따른 이재민으로서 보건복지부장관이 의료급여가 필요하다고 인정한 사람
3. 「의사상자 등 예우 및 지원에 관한 법률」에 따라 의료급여를 받는 사람
4. 「입양특례법」에 따라 국내에 입양된 18세 미만의 아동
5. 「독립유공자예우에 관한 법률」, 「국가유공자 등 예우 및 지원에 관한 법률」 및 「보훈보상대상자 지원에 관한 법률」의 적용을 받고 있는 사람과 그 가족으로서 국가보훈처장이 의료급여가 필요하다고 추천한 사람 중에서 보건복지부장관이 의료급여가 필요하다고 인정한 사람
6. 「무형문화재 보전 및 진흥에 관한 법률」에 따라 지정된 국가무형문화재의 보유자(명예보유자를 포함한다)와 그 가족으로서 문화재청장이 의료급여가 필요하다고 추천한 사람 중에서 보건복지부장관이 의료급여가 필요하다고 인정한 사람
7. 「북한이탈주민의 보호 및 정착지원에 관한 법률」의 적용을 받고 있는 사람과 그 가족으로서 보건복지부장관이 의료급여가 필요하다고 인정한 사람
8. 「5·18민주화운동 관련자 보상 등에 관한 법률」 제8조에 따라 보상금등을 받은 사람과 그 가족으로서 보건복지부장관이 의료급여가 필요하다고 인정한 사람
9. 「노숙인 등의 복지 및 자립지원에 관한 법률」에 따른 노숙인 등으로서 보건복지부장관이 의료급여가 필요하다고 인정한 사람
10. 그 밖에 생활유지 능력이 없거나 생활이 어려운 사람으로서 대통령령으로 정하는 사람

참고문헌

경제기획원 조사통계국 (1979), 사인별 사망률.
공세권 외 (1983), 『한국의 사망력과 사망원인』, 한국인구보건연구원.
권이혁 (1969), 『공중보건학』, 서울: 동명사.
김용익 (1994), 「의료보장체계 통합일원화의 필요성과 대안」, 행정쇄신위원회, 12월.
김일순 외 (1969), 최신 한국인의 사망력의 경향에 관한 연구, 『예방의학회지』, 2(1): 61-76.
김일천 (2015), 『대한민국 의료보험, 이렇게 만들어졌다』, 건강보험심사평가원.
김정렴 (1990), 『한국의 경제정책 30년사』, 중앙일보사.
문옥륜 (1992), 『의료보장정책연구』, 서울: 신광출판사.
보건사회부 (1981), 「제2종 의료보험시범사업세부계획」.
보건사회부 (1982a), 「제2종 의료보험 추가시범사업 세부지침」.
보건사회부 (1982b), 「한국형 국민의료보장 방안」, 1982. 11.
사회보장연구회 (1988), 「전국민 의료보험을 위한 통합일원화 방안」, 7월.
양재모 (1961), 「사회보장제도 창시에 관한 건의」, 보건사회부(미간행).
엄장현 (1960), 「의료보험제도 도입에 관련된 제 문제에 관한 견해 및 예비권고」, 보건사회부(미간행).
의료보험연합회 (1982), 『의료보험관리운영체계-현행 제도 채택과 일원화 주장』.
의료보험연합회 (1997), 『의료보험의 발자취』.
의료보험통합추진기획단 (1998), 『의료보험제도의 통합방안』.
이규식 (1995), 한국 의료산업의 성장에 관한 고찰, 『보건경제연구』, 제1권: 92-120.
이규식 (2000), 의료보장정책의 형성과 문제점, 『보건행정학회지』, 제10권, 제1호: 57-94.
이규식 (2002a), 의료보험의 새로운 패러다임 모색, 『사회보장연구』, 18(2): 231-268.
이규식 (2002b), 『의료보장과 의료체계』, 서울: 계축문화사.
이규식 (2007), 「의료보험, 지속가능한가?, 새로운 패러다임 모색과 의료의 산업화」, 국가경영전략연구원.
이규식 (2008), 『의료보장과 의료체계(개정증보판)』, 서울: 계축문화사.
이규식 (2012), 『의료보험통합 평가와 개혁방향』, 서울: 계축문화사.
이규식 (2013a), 보건의료체계의 발전과 성찰, 『보건행정학회지』, 23(4): 303-313.
이규식 (2013b), 한・일 건강보험제도의 비교, 제8회 한・일정기심포지움, 일본복지대학 주최, 나고야도시센터 특별회의실, 13일.
이규식 (2015), 『보건의료정책- 뉴패러다임』, 서울: 계축문화사.
이규식 (2018), 『보건의료정책(개정판)』, 서울: 계축문화사.
이규식 (2019), 『의료보장론(개정판)』, 서울: 계축문화사.
이규식 외 (1985), 『전국민 의료보험실시를 위한 제도 연구』, 한국인구보건연구원.
이규식 외 (1986), 『지역의료보험 시범사업 종합평가 및 재정안정화방안』, 한국인구보건연구원.

이규식, 김주경 (2004), OECD를 중심으로 한 유럽의 의료개혁 동향과 교훈, 『병원경영학회지』, 9(3): 18-48.

전국의료보험협의회 (1980), 『조합주의의 이론과 실제』.

조홍준 (1988), 「한국의료보장이 나아갈 길」, 인도주의의사 실천협의회 심포지움, 여전도회관 대강당.

차흥봉 (1994), 「의료보험제도의 개혁방향」, 4월 13일.

통계청 (1995), 『통계로 본 한국의 발자취』.

통계청 (1994), 『1993 사망원인통계연보』.

한국경제 60년사 편찬위원회 (2010), 『한국경제60년사』.

한국보건개발연구원 (1980), 『보건시범사업 종합평가보고』, 1980년 12월 발간.

환경부 (2010), 『환경 30년사』

황성균 (1997), 「의료보험개혁방안」, 8월

Bernal-Delgado E et al. (2018), Spain health review, *Health Systems in Transition*, 20(2), Copenhagen: WHO Europe.

Busse R, Blümel A, Knieps F and Bärnighausen T (2017), Statutory health insurance in Germany: a health system shaped by 135 years of solidarity, self-governance, and competition, *The Lancet*, 390: 882-897. (http://dx.doi.org/10.1016/s0140-6736(17)31280-1)

de Almeida Simóes J, Augusto GF, Fronteira I and Hernández-Quevedo C (2017), Portugal health review, *Health Systems in Transition*, 19(2), Copenhagen: WHO Europe.

Enthoven AC (1977), Consumer choice health plan: a national health insurance proposal (Memorandum to HEW Secretary Joseph Califano, 22 September 1977), reprinted in Consumer choice health plan: a national health insurance proposal based on regulated competition in the private sector, *The New England Journal of Medicine*, 298(12 and 13): 650-658, 709-720.

Figueras J, Saltman RB and Sakellarrides C (1998), Introduction, In: Saltman RB, Figueras J and Sakellarrides eds, *Critical Challenges for Health Care Reform in Europe*: 1-19, Berkshire, England: Open University Press.

Figueras J, McKee M, Cain J and Lessof S (2004), Overview, In: Figueras J, McKee M, Cain J and Lessof S eds, *Health Systems in Transition: Learning from Experience*: 13-32, European Observatory on Health Systems and Policies, Copenhagen: WHO Europe.

Fox DM (1998), Health policy and the history of welfare state: a reinterpretation, *Journal of Policy History*, 10(2): 239-256.

Green A (1992), *An Introduction to Health Planning in Developing Countries*, Oxford: Oxford University Press.

Greenberg W (1978), *Competition in the Health Care Sector: Past, Present and Future*,

Gaitherbury, Maryland: Aspen Publishers, Inc.

Jordan WA (1972), Producer protection, prior market structure and the effects of government regulation, *Journal of Law and Economics*, 15(1): 151–176.

Lo Scalzo A, Donatini A, Orzella L, Cicchetti A, Profilis S and Maresso A (2009), Italy health system review, *Health Systems in Transition*, 11(6), Copenhagen: WHO Europe.

Normand C and Weber A (1994), *Social Health Insurance– A Guide Book for Planning*, WHO & ILO.

Posner RA (1974), Theories of economic regulation, *Bell Journal of Economics and Management Sciences*, 5(2): 335–358.

Saltman RB and Figueras J (1997), *European Health Care Reform, Analysis of Current Strategies*, Copenhagen: WHO Europe.

Saltaman RB and Busse R (2002), Balancing regulation and entrepreneurialism in Europe's health sector: theory and practice, In: Saltman RB, Busse R and Mossialos E eds, *Regulating Entrepreneurial Behavior in European Health Care Systems*: 3–52, European Observatory on Health Care Systems Series, Copenhagen: WHO Europe.

Saltman RB and Dubois HFW (2004), The historical and social base of social health insurance systems, In: Saltman RB, Busse R and Figueras J eds, *Social Health Insurance in Western Europe*: 21–32, European Observatory on Health Care Systems and Policies Series, Berkshire, England: Open University Press.

Stigler GJ (1971), The theory of economic regulation, *Bell Journal of Economics and Management Science*, 2(1): 3–21.

UN (1948), *Universal Declaration of Human Rights*.

UN (1984 and 2002) *World Population Prospects*.

WHO (1981), *Global Strategy for Health for All by the Year 2000, Geneva: 74–76*.

WHO (1996), *Ljubljana Charter on Reforming Health Care in Europe*, Slovenia, 19 June.

Yu H (2015), Universal health insurance coverage for 1.3 billion people: what accounts for China's success? *Health Policy*, 119: 1145–1152.

대한공중보건의사협회
http://www.kaphd.org/contents/history (2016.7.13. 열람)

일본의약정보연구소
https://www.iyaku.info/column/?id=1479462019-422651&ca=#:~text
Column and Blog vol. 89. Q. 공적의료보험제도의 일원화(一元化)와 일본화(一本化)가 다른가? (2020.12.21. 열람)

제2장
의료보장제도의 이념

1. 의료보장제도의 보편적 이념

1) 의료보장 이념의 변화

의료보장제도를 운영하는 국가의 의료보장에 관한 이념은 두 가지로 나누어진다. 사회연대를 이념으로 하는 사회의료보험과 기본권을 이념으로 하는 정부 공영제가 그것이다. 먼저 비스마르크형의 사회의료보험제도(Social Health Insurance, SHI)를 운영하는 독일의 경우는 사회보험의 이념으로 사회연대와 자치경영을 강조하고 있다(Kieslich, 2012). 그러나 사회의료보험국가라 하여도, 프랑스의 경우는 제2차 대전 이후 전국민의료보험을 서두르면서 베버리지 원칙을 따르고 있어 기본권 이념도 중시하고 있다. 베버리지형의 정부 공영제(NHS 또는 RHS)를 운영하는 국가들은 1948년 세계인권선언에 따라 의료를 국민의 기본권이라는 이념에 따르고 있다. 『베버리지 보고서』가 의료를 기본권이라는 시각에서 모든 국민을 보장하는 포괄적 적용(comprehensive coverage)[1)]과 임상적으로 유효한 서비스는 제공하는 포괄적 급여(comprehensive services)를 제시하여 제2차 세계대전 이후 세계인권선언에 의료가 인간의 기본권으로 자리 잡을 수 있도록 기초를 닦았다고 볼 수 있다.

(1) 사회연대 이념과 비스마르크 질병보험

1883년 독일은 중세시대부터 존재하던 직인조합이나 길드의 상호공제금고와 같은 조직을 배경으로 질병보험제도는 출발시켰다. 비스마르크의 질병보험제도는 도입할 당시

---

1) 1952년 ILO(세계노동기구)는 포괄적 적용을 보편적 적용(universal coverage)으로 바꾸게 된다(ILO, 2008).

명시적인 이념을 설정하지 않았으나, 과거 상호공제조합들이 대상자를 강제 가입시킬 때 내세운 사회연대라는 원칙을 자연스럽게 이어받아 이념적 토대로 하였다. 상호공제금고는 사용자에 의하여 주도되었지만 사회적인 연대를 토대로 자치경영 원칙이 초기 단계에서부터 성립되었다. 특히 위험도가 높은 직종의 사용자는 근로자들에게 보험급여를 제공하기 위하여 정기적인 기여금을 근로자와 함께 부담하였고, 기여금의 크기는 위험이 아니라 근로자의 임금을 기준으로 하는 개념으로 발전하게 되었다. 이와 같은 배경에 따라 독일의 질병보험은 근로자들의 강제 가입과 기여금 부담을 통하여 사회연대를 실현하도록 하였다.

Busse et al.(2017)은 비스마르크 질병보험에서 시작되어 오늘에 이르기까지 독일 사회의료보험의 지배적인 이념은 사회연대, 강제적용 그리고 자치경영이라고 강조하고 있다. 사회연대는 재정 부담과 의료이용이라는 두 가지 측면에서 이루어진다고 설명한다[2]. 가입자는 비용 부담에서 건강상의 위험과는 무관하게 보험료를 소득에 대하여 정률로 부담하지만, 의료이용은 건강상 필요도(health needs)에 따라 하기 때문에 사회연대가 이루어진다고 하였다. 즉, 보험료는 경제능력을 토대로 부담하고 급여는 필요도를 토대로 제공되어 사회연대 이념이 성립된다는 것이다. 강제적용에는 대상자의 적용만이 아니라 사용자가 보험료의 일부를 강제적으로 부담하는 점도 강조하고 있다. 자치경영은 보험관리 조직인 질병금고가 가입자 대표들의 참여하에 자율적으로 관리될 뿐만 아니라 의료공급자인 의료기관 역시 자율적으로 운영되고 있는 점을 들고 있다. 특히 2004년에 설립된 GB-A(Fed. Joint Committee)가 공급자 대표와 질병금고 대표들의 참여에 의하여 움직이는 것도 자율경영의 사례로 간주하고 있다(Kieslich, 2012). WHO Europe 본부에서는 Saltman and Figueras(1997)가 발간한 European Health Care Reform을 통하여 의료보장에서 제공하는 의료를 사회재(social good)라 정의하고, 이와 관련된 사회적 규범이 사회연대라는 것이다. 사회연대란 사회구성원 모두가 필요로 하는 의료를 보장하는 비용을 교차보조를 통하여 젊은 사람이 노인에게, 부자가 가난한 사람에게, 건강한 사람이 병든 사람에게 지원되도록 하는 것이라고 하였다.

---

2) 독일 건강보험제도는 조세가 보험재정에서 차지하는 비율이 10%에도 미치지 못한다. 따라서 독일 건강보험제도의 이념을 사회연대로만 주장하여도 무리가 없다.

(2) 기본권 이념과 정부 공영제의 등장

1880년대 비스마르크 질병보험이 도입될 당시는 의료기술이 매우 낮은 수준이라 의사를 찾아도 제공할 수 있는 의료서비스는 극히 제한되었다[3]. 그리하여 질병보험은 주로 상병수당 중심으로 운영하여 근로자들의 생계 불안 문제에 대처하기 위한 것이었다. 1900년대 이후 의료기술이 발전함에 따라 의사들이 환자에게 제공할 수 있는 의료서비스의 종류가 늘어남에 따라 이제는 높아진 치료비가 모든 사람들의 생활을 위협하는 요인이 되었다[4]. 그리하여 독일의 경우, 보험급여 가운데 상병수당의 비중이 1885년 무려 63%이던 것이 1925년에는 50%로 낮아지고 그 대신 의료서비스의 비중이 높아지게 되었다(Busse and Blümel, 2014).

영국은 독일에 비하여 거의 100년 정도 앞서 산업혁명을 진행하였기 때문에 상대적으로 부유하였고, 근로자들의 생활도 안정적이어서 사회보험의 필요성을 깨닫지 못하였다. 그러나 영국도 1900년을 전후하여 빈곤 인구가 사회적 문제로 대두됨에 따라 1911년 비스마르크형 질병보험이 포함된 「국민보험법」[5]을 제정하게 되었다. 그리고 질병보험에서 의료서비스 제공과 관련하여 진료비 지불을 인두제로 하는데 대한 의료공급자인 의사의 불만과 제도상의 형평성에 대한 국민들의 불만이 많아 1920년대와 1930년대에 걸쳐 국민보험의 개혁을 요구하는 제안들이 쏟아져 나오게 된다. 그러나 이와 같은 제안은 근본적이지 못하여 영국에서는 이때부터 의료를 권리로써 모든 국민이 이용해야 한다는 주장이 등장하였으며(Goodman, 1980), 1926년에는 질병보험과는 분리된 공적재정으로 지원되는 단일의 의료서비스가 요구되기도 하였다. 놀랍게도 1942년 영국 의사회는 정부 통제하의 중앙계획에 따른 공적 의료서비스를 요구하는 보고서를 발간하기에 이른다. 같은 해에 영국 의회는 『베버리지 보고서』를 발간하였다(Goodman, 1980). 이 보고서는 '지역사회의 모든 사람에게 예방, 치료, 재활에 이르는 포괄적 서비스(comprehensive services)가 이용 가능해야 함'을 주장하여 의료가 권리로 이용되어야 함을 묵시적으로 표명하였

---

3) 당시의 의학으로 치료할 수 있는 질병이 매우 제한적이었을 것으로 추론할 수 있는 것은 당시의 평균수명이다. 1871년에서 1880년간 독일 국민들의 0세에서 기대수명을 보면 남자가 35.58세, 여자는 38.45세로 기록에 나타나고 있다(Twarog, 1997).

4) 현대적인 의학의 출발을 Torrens(2002)는 1900년대 이후로 간주하고 있는데 이 당시 Johns Hopkins University에서 새로운 의과대학을 개교함으로써 의학이 굳건한 과학적 근거를 갖게 되었음을 이유로 제시하고 있다. Rice et al.(2013)은 1910년 미국에서 Flexner Report 발간을 계기로 간주하며, Fox(1986)은 의료서비스의 조직화라는 관점에서 1920~30년대를 출발점으로 제시하고 있다.

5) 영국 국민보험법은 강제 질병보험과 실업보험에 관한 것이다.

다. 뒤이어 1948년 12월 제3차 유엔총회는 세계인권선언을 채택하면서 의료를 기본권의 하나로 명시하게 된다[6].

기본권 보장은 정부의 책임이 됨에 따라 영국은 비스마르크형 질병보험을 버리고 정부 재정으로 전국민의 의료를 보장하는 국영의료제도(NHS)를 고안하게 된다. 종래까지 질병금고 중심의 의료보장제도가 사회연대를 강조하였다면 영국의 NHS제도는 기본권 이념이 강조되었다고 볼 수 있다. 베버리지 보고서가 이론적인 토대가 된 영국의 NHS는 의료를 개인적 권리가 아니라 공공재로 간주하고 의료서비스의 제공에 집단주의 접근법을 강조하게 되었다(Klein, 1995). 세계인권선언은 의료가 인간의 기본 권리(fundamental right)의 하나라는 사실을 국제적으로 인정하게 되어(Patel and Rushefsky, 1995; Barr, 2007), 이후부터 의료는 국제사회에서 사회적 재화로 공식화된다(Saltman and Figueras, 1997; Blendon et al., 2003; Barr, 2007). Barr(2007)는 UN 창설을 주도한 미국이 의료를 사회적 재화(social good)[7]가 아닌 시장재화(commercial good)로 간주하여 선진국(developed countries) 가운데 특이한 국가(unique)라고 지적하였다[8].

의료가 인간의 기본권이라는 새로운 이념도 사회연대라는 이념에 광의적으로 포함[9]될 수 있기 때문에 영국을 위시한 많은 국가들이 비스마르크형 질병보험을 버리고 정부 재정으로 의료를 보장하는 공영제 방식으로 방향을 전환하였다. 비록 Busse et al.(2017)이 독일의 사회의료보험은 사회연대와 자치경영을 이념으로 하고 있다는 주장을 하지만 독일을 비롯한 대부분의 사회의료보험 국가들이 1950년대 이후 근로자만이 아니라 농민

---

6) 세계인권선언(Universal Declaration of Human Right)은 파리에서 개최된 제3차 유엔총회에서 결의되었다. 인권선언 제22조에 사회보장권, 제25조에 의료를 필수적 서비스, 제35조에 생명권을 명기하여 의료를 기본권으로 간주하게 되었다. 인권선언 제25조의 원문을 보면 "Everyone has the right to a standard of living adequate for the health and well-being of himself and of his family, including food, clothing, housing and medical care"라고 기술하고 있다.

7) 사회재(social good)나 공공재(public good)는 같은 의미를 갖는다(Musgrave and Musgrave, 1976).

8) 미국은 영국에 앞서 이미 1935년 사회보장법을 제정하면서 의료보장을 포함시키려고 하였으나, 미국의사회(AMA)와 의회의 보수주의 의원들의 반대로 의료보장제도의 도입에 실패하였다(Koch, 2002). 반대의 이유는 사회보장의료는 의료의 사회화가 된다는 것이었다.

9) Saltman and Figueras(1997)는 조세로 조달되는 의료재정에도 사회연대원리를 적용하고 있다. 필자는 사회연대를 보험료를 기준으로 할 경우로 제한하고 조세로 조달되는 경우는 사회연대를 넘어 기본권 보장의 이념으로 구분하였다. 그 이유는 보험료를 토대로 하는 사회연대의 경우, 보험료에 상한선을 설정하여 사회연대의 범위를 정한다. 그러나 조세 역할도 광의적으로 본다면 사회연대의 기능은 있으나 소득세는 누진율이 적용되어 사회연대의 범위를 정할 수 없다. 따라서 조세는 사회연대보다는 기본권 이념이 더 적합하다고 판단된다.

이나 자영자들도 포함하여 모든 국민들에게 사회의료보험을 적용시키는 개혁을 단행하여 사회연대 이념 속에서 기본권 보장을 강화하는 변화를 이루고 있다. 사회보험국가들이 사회연대 속에 기본권 이념을 받아들이고 있다는 사실은 다음과 같은 제도 변화를 본다면 이해가 가능하다.

첫째, 위험이 유사한 집단 간의 재정 관리에서 벗어나 전국 차원의 재정통합에 의한 중앙기금을 설치한 국가의 등장이다. 네덜란드(Schäfer et al., 2010), 독일(Busse and Blümel, 2014), 벨기에(Gerkens and Merkur, 2010), 룩셈부르크(Berthet et al., 2015), 오스트리아(Bachner et al., 2018), 이스라엘(Rosen and Samuel, 2009), 대만(National Bureau of Health Insurance, 2012)과 같은 국가들이 재정을 통합하였다는 점은 사회연대 속에서도 기본권 보장에 보다 더 초점을 두고 있다고 생각할 수 있다.

둘째, 프랑스(Chevreul et al., 2015)와 벨기에는 보험료 부과에 상한선을 철폐함에 따라 부유한 계층의 무한 책임을 강조하는 것은 사회연대보다도 기본권 보장이라는 이념을 더욱 강조하고 있다고 볼 수 있다.

셋째, 네덜란드는 근로자가 부담한 보험료를 사용자가 보상해주는 방식으로 하여 사회연대의 범위를 넘어서도록 하고 있다.

넷째, 이스라엘은 근로자 부담 보험료를 건강세로 대체하였고 사용자 부담 보험료를 정부재정으로 대체하고 있으며, 프랑스의 경우는 가입자 부담 보험료를 일반사회기여금에서 충당하고 사용자만 재정의 94%를 부담하여 사회연대의 이념보다 기본권 보장을 더욱 부각시킨다고 하겠다.

다섯째, 모든 사회의료보험국가들이 보험재정에 보험료 부담의 비중을 낮추고 대신에 정부 재정 지원의 비중을 높이는 현상은 사회연대 이념보다 기본권 보장을 강화하는 것으로 볼 수 있다.

이와 같은 기본권 이념을 토대로 의료보장제도가 운영됨에 따라 의료보장제도에서 제공하는 의료는 당연히 공공재(혹은 사회재)가 되면서 공공의료로 간주된다. 그리고 의료서비스의 구매자는 환자가 아니라 보험자가 된다. 의료보장 의료는 시장접근이 불가능하기 때문에 필요도 접근에 따라 의료서비스가 배급(rationing)된다[10]. 재정의 한계로 필요도는 항상 수요를 충족시킬 수 없기 때문에 거의 모든 의료보장국가에서 진료대기는

10) Feldstein(1979)은 사회적 권리로 의료에 접근하는 경우는 시장접근을 할 수 없다는 점을 밝히고 이때는 필요도 접근을 해야 함을 기술하고 있다.

불가피한 문제가 되고 있다[11]. 따라서 의료가 필요도 접근에 의하여 배급될 경우에 의료계획은 당연히 필요하다. 의료보장 의료가 공공의료가 되기 때문에 정부가 의료정책을 수행하는데 의료계의 반발은 그렇게 심각하지 않으며, 더구나 의료의 영리화는 생각할 수도 없게 된다.

2) 이념 변화에 따른 의료개혁

의료보장이 초기에는 사회연대에서 시작되어 제2차 세계대전 이후에는 인간의 기본권 보장으로 의료보장 이념의 확대는 의료개혁으로 나타나 의료보장제도를 변화시켰다. 이러한 과정을 간략히 정리하면 다음과 같은 3단계로 정리할 수 있겠다.

(1) 제1단계 : 비스마르크 질병보험

제1단계는 1880년대 비스마르크 질병보험의 도입에서부터 제2차 세계대전이 끝날 때쯤으로 구분할 수 있다. 이 당시는 의료기술이 매우 낮은 수준이라 의사를 찾아도 제공할 수 있는 의료서비스는 극히 제한되었다. 그리하여 질병보험은 주로 상병수당 중심으로 하여 근로자들의 생계 불안 문제에 대처하도록 운영되었다. 이 당시 질병보험의 도입 이념은 사회연대(social solidarity)에 있었다. 따라서 사회연대를 달성하기 위하여 질병보험은 위험군이 유사한 집단을 단위로 질병금고를 설립하여 관리되었다. 비록 질병보험제도는 사회보험이었지만 질병금고에 대한 정부의 재정지원이 없이 독립적으로 운영하였기 때문에 보험원리에 따라 수지상등(收支相等)을 지켰다(이규식, 2019).

비스마르크의 질병보험은 오스트리아(1888), 헝가리(1891), 스웨덴(1891), 덴마크(1892), 룩셈부르크(1901), 노르웨이(1909), 영국(1911), 스위스(1911), 그리스(1922)순으로 확산되었다. 유럽이외 남미지역에서는 브라질(1923-철도, 1936-산업일반), 칠레(1924), 아르헨티나(1934) 순으로 확대되었고, 아시아에서는 일본(1922, 실행은 1927년)이 유일하였다[12].

---

11) 의료보장제도에서 의료이용자에 대해서는 가격이 제로가 되기 때문에 수요는 무한해진다. 따라서 의료보장제도를 수요를 토대로 서비스를 배분할 경우, 무한히 증가하는 수요를 도저히 감당하기 어려워진다. 따라서 수요가 아니라 필요도를 토대로 서비스를 배급을 할 수밖에 없다. 배급제로 인하여 의료기관에서 대기문제는 불가피하다.

12) 각국의 도입연도는 법이 제정된 해를 기준으로 하였다.

(2) 제2단계 : 세계인권선언

제2단계는 제2차 세계대전이 끝나고 1948년에 개최된 제3차 유엔총회에서 세계인권선언이 채택된 이후부터 시작되었다고 볼 수 있다. 1900년대 이후 의료의 꾸준한 발전은 개인의 의료비 부담을 높여 의료문제가 사회적 위험의 하나로 간주되기 시작하였다. 이에 영국은 1942년 『베버리지 보고서』의 발간을 계기로 의료를 인간의 기본권으로 인정하기 시작하였다. 기본권으로서의 의료를 제대로 보장하기 위하여 영국 정부는 1946년 국가 공영의료제(National Health Service, NHS)법을 제정하고 1948년 7월부터 실시하기에 이른다. 그 해 12월 유엔총회는 세계인권선언을 채택하여 의료를 기본권의 하나로 천명하게 된다. 북유럽 국가들은 질병보험이라는 사회보험방식을 버리고 지방 정부 공영의료제(Regional Health Service, RHS)로 개혁을 하게 된다(이규식, 2019).

특히 1950년대 이후 유럽 경제는 전후 복구와 함께 성장하는 황금기(golden age)를 맞이하여 의료보장제도의 개혁은 물론 다양한 사회복지제도를 도입하여 복지국가시대를 열게 된다.

제2차 세계대전 중 나치 통치 하에서 유대인 근로자의 피보험자 자격의 박탈이나 유대인 의사의 진료금지와 같은 조치로 제도가 크게 훼손된 독일은 제도를 회복하고 모든 국민에게 건강보험을 확대 적용하기 위한 개혁을 서두르게 되었다. 1949년 사회보험법을 수정하여 근로자와 사용자의 보험료의 분담비율을 2:1에서 1:1로 변경하여 근로자 부담을 낮추었고(Glaser, 1991), 1953년에는 포괄적인 사회개혁(comprehensive social reform)을 시도하였다(Zöllner, 1982). 1972년에는 농민, 학생, 장애인에게 건강보험을 확대하였고, 1973년에는 근로자의 93%가 건강보험에 적용을 받게 되었다. 1972년부터 병원의 자본비용을 주정부가 보상하도록 하는 등의 개혁이 이루어졌다(Busse and Blümel, 2014).

나치로부터 해방된 프랑스는 새로운 건강보험제도를 도입하기 위한 설계에 나서게 된다. 『베버리지 보고서』의 영향을 받아 근로자 중심에서 벗어나 자영자나 지역주민을 의료보장에 포함시키기 위하여 전국민의료보험을 서두르게 된다. 1945년 제4공화국의 출범과 함께 사회보장제도를 10월의 법령(Ordinance of 4 October 1945)에 포함시켰다. 이 법령에 의하여 사회보험의 3대 원칙을 다음과 같이 정하였다(Saint-Jours, 1982). 첫째는 전국민에 대한 적용, 둘째는 제도의 단일화, 셋째는 피보험자 대표와 정부 대표가 참여하는 공동 운영이었다. 프랑스의 사회의료보험은 『베버리지 보고서』의 영향으로 다른 사회의료보험 국가에 비하여 중앙집권적이며, 정부의 영향력이 강하다. 특히 재정 조달에서 세금에 의존하는 정도가 큰 특징이 있다(Chevreul et al., 2015).

한편 북유럽의 스웨덴은 1862년 지방 정부(County Council)가 설립되어 의료서비스의 일부를 제공하기 시작하였으며, 1928년 「병원법」을 제정하여 병원서비스 제공의 책임을 지방 정부에 부여하였다. 그러나 당시에는 의사들이 병원에 근무를 하는 비중이 낮아[13] 지방 정부가 제대로 주민에게 의료서비스를 제공하는데 한계가 있었다. 1960년대 말에 이르러 약 80%의 의사가 병원에 근무하게 되었고, 1982년에는 보건의료법(The Health and Medical Care Act)을 제정하여 의료에 관한 책임을 지방 정부가 갖는 것으로 함(Glenngård et al., 2005; Anell, Glenngård and Merkur, 2012)에 따라 스웨덴에서 RHS가 제대로 역할을 할 수 있었다.

덴마크는 1973년 건강보험제도를 지방 정부 재정으로 국민의 의료를 보장하는 RHS로 전환하였고(Strandberg-Larsen et al, 2007), 핀란드도 1972년 1차 「의료법」(Primary Health Care Act)을 제정하고 의료계획을 수립하였는데 1974년 병원서비스를 의료계획에 포함시킴으로써 RHS가 자리를 잡게 되었다(Vuorenkoski, 2008).

한편 일본은 1947년 5월에 발효된 「평화헌법」 제25조에 "모든 국민은 일정한 기준의 건강하고 문화적인 삶을 유지할 권리가 있음을 밝히고 이와 같은 목적을 달성하기 위하여 국가는 국민들의 사회복지, 사회보장, 공중보건을 증진하고 유지하여야 함"을 명기하였다. 제2차 세계대전 이후 일본의 의료 및 공중보건정책은 이와 같은 헌법 정신을 반영하고 있다(Tatara and Okamoto, 2009). 일본 정부가 발간하는 『후생백서』에서도 제2차 세계대전 이후 일본은 사회보장제도를 생존권(기본권) 이념에 기초하여 제도를 정비하였음을 밝히고 있다[14](일본 후생성, 1996).

(3) 제3단계 : 1990년대 의료개혁

제3단계는 1990년대 의료개혁과 함께 시작되었다고 볼 수 있다. 제2차 세계대전 이후

---

13) 병원 발전의 초기 단계에는 병원은 환자의 수용이 주 기능이었다. 이때 의사는 병원 밖에서 근무하는 open staff system으로 병원 수용자의 의료적인 필요가 있을 때만 병원으로 가서 진료하는 형태였다. 그러다 의료기술의 발전으로 병원에서 치료기능이 강조되고 의료장비가 다양하게 됨에 따라 병원은 상근하는 의사가 필요해져 점차 closed system으로 바뀌게 되었다(Glaser, 1987).

14) 지역의료보험인 국민건강보험제도는 1948년 조합방식에서 시·정·촌 공영제방식으로 바꾸고, 1951년에는 의료보험세 방식을 채택하였음을 명기하고 있다.

서유럽 국가들은 1970년대 두 차례에 걸친 오일 쇼크, 인구고령화 등으로 경기의 장기침체가 시작되면서 복지국가의 위기가 닥쳤다. Fox(1998)는 복지국가가 위기를 맞게 된 원인으로 대략 다음의 다섯 가지를 열거하고 있다.

첫째, 경제적인 비효율과 함께 복지제도의 유지를 위한 조세부담이 노동비용을 높여 국가의 경쟁력이 상실되었기 때문이다.

둘째, 선진국 경제가 제조업 중심에서 서비스업 중심으로 전환됨에 따라 구조조정으로 인한 실업의 증가와 함께 복지수요가 증가되어 부담이 늘었기 때문이다.

셋째, 1970년대의 두 차례 오일 쇼크로 석유가격의 상승[15]과 국제금융제도의 형성으로 재화나 서비스의 가격이 전반적으로 상승하고 경제는 장기침체(stagflation)기로 접어들었기 때문이다.

넷째, 인구고령화의 가속으로 노인들에 대한 의료와 소득유지를 위한 비용이 증가되어 근로 계층의 부담이 증가하였기 때문이다.

다섯째, 의료나 복지서비스 수혜자의 증가로 개인들의 근로에 대한 인센티브가 감소하였기 때문이다.

복지국가의 위기를 경험하면서 1980년대 들어 미국과 서유럽에서는 신자유주의라는 새로운 이념이 등장하게 됨과 함께 의료개혁이 시작되었다. 1990년대 의료개혁을 주도한 이론가인 Enthoven(1977)은 이미 1970년대 후반부터, 의료분야에 있어서 정부의 규제나 통제를 통하여 모든 문제를 해결하기보다는 경쟁을 도입하자는 이론을 제시하였다. 신자유주의 이념에 따른 경쟁 모형은 1989년부터 네덜란드에서는 '관리된 경쟁에 의한 개혁'을 1991년부터 영국에서는 '내부시장에 의한 개혁'이 대두되었다. 두 모형의 핵심은 의료의 구매자가 환자가 아니라 재정조달자인 보험자(정부)이며, 구매자가 환자를 대리하여 공급자와 시장에서 경쟁을 하도록 제도를 개혁해야 한다는 것이다.

제3단계에서 일어난 의료개혁은 의료체계의 여러 측면에서 변화를 일으켰다. 의료서비스 구매자를 환자가 아니라 보험자로 간주함에 따라 1990년대에 구매이론이 등장하게 되었다. 구매이론에서는 구매자인 재정조달자의 적극적 역할이 강조되는 전략적 구매가 제안되었다. 과거에는 의료체계를 효율화시킬 수 있는 책임을 공급자가 져야 한다는 생각

15) 1973년에 1차 오일쇼크는 제4차 중동전쟁의 결과로 발생하여 배럴당 3달러 수준이던 석유가격이 11.65달러로 급등하였으며, 2차 오일쇼크는 1979년 이란의 팔레비 정권 붕괴 후의 중동정세의 불안으로 발생하여 1980년에는 배럴당 47달러까지 치솟았다.

에서 보험자(정부)는 공급자에게 명령과 통제(command and control)를 통하여 효율성을 제고시키고자 하였다. 그러나 명령과 통제를 하는 보험자(정부)와 명령을 받는 공급자가 모두 관료화되고 서로 친숙해짐에 명령이나 통제가 의료 현장에서 제대로 작동되지 않아 의료체계의 효율성 제고가 어렵게 되었다. 따라서 전략적 구매에서는 의료체계를 효율화시킬 수 있는 책임을 공급자가 아니라 구매자(보험자나 정부)가 져야 한다는 점을 강조하고 있다. 그리하여 구매자는 인센티브와 같은 간접적인 방식(steer and channel)으로 의료공급자를 이끌어 의료체계의 효율성을 제고시켜야 한다는 것이었다.

한편으로 의료배급제에 따라 소비자의 존엄성, 의견 및 취향 등이 의료공급에서 도외시됨에 따라 인간의 존엄성이나 전문가 윤리, 소비자의 권리 향상과 같은 운동이 1990년대 중반부터 서유럽국가들에서 제기되기 시작하였다. 이와 같은 사회적인 변화에 부응하기 위하여 의료체계에서도 소비자의 반응성(responsiveness)이 강조되기도 하였다. 이와 같은 효율성이나 반응성과 같은 목표를 달성하기 위하여 스튜어드십(stewardship)이 주목을 받게 되었다. 재정조달에 있어서도 앞에서 설명한 바와 같이 사회보험국가들도 조세의 역할을 높이거나, 질병금고의 재정을 통합하거나, 보험료 부담의 상한선을 철폐하거나, 보험료의 일부를 건강세나 일반사회기여금으로 대체하는 등의 변화를 보이게 되었다.

특히 의료체계의 운영에서도 가입자의 선택권 존중과 함께 경쟁 원리를 도입하는 것이 효율성을 제고시키고 반응성을 높일 수 있는 좋은 방안으로 대두되었다. 경쟁은 구매자 간의 경쟁부터 시작되어야 구매자는 공급자를 경쟁시켜 의료체계 전반의 경쟁이 일어날 수 있는 것이다. 이에 고령사회를 대비하여 보험재정은 통합을 시키되[16] 재정 사용은 분권화시켜 재정사용자(구매자)를 경쟁시키는 개혁이 강조되고 있다.

3) 의료의 이념과 의료서비스의 성격

의료의 이념에 관해서는 Battistella(1997)는 규범적 접근(normative approach), 합리주의 접근(rationalist approach), 신보수주의 접근(neo-conservative approach), 신마르크스주의 접근(neo-Marxist approach)이라는 네 가지 관점으로 설명하였다. 여

16) 고령사회를 맞이하여 재정을 통합시키는 것은 고령자들의 보험료 부담을 낮추는 대신에 젊은 층들의 부담을 높이자는 의미가 있다. 그러나 우리나라는 재정을 통합하면서 보험료 부과를 근로자와 지역주민을 분리하는 2원화 체계를 택함에 따라 고령사회를 대비하기 어렵게 만들었다.

기서는 의료에 관한 다양한 이념을 소개하는 것이 목적이 아니라, 기본권 이념 속에서 의료서비스가 어떠한 성격을 갖는지를 살펴보는 것이 중요하여 Saltman and Figueras (1997)와 Melhado(1998)의 문헌을 중심으로 설명하고자 한다. Melhado는 의료를 실증경제학의 관점으로 접근할 때는 상품(commodity)으로 간주하였고, 규범적 차원의 권리개념으로 접근할 때는 필요도(need)를 토대로 하는 공공재(public good)로 정의하였다. Saltman and Figueras도 유사한 개념으로 사회연대라는 규범을 토대로 하는 의료는 사회재(social good) 혹은 집합재(collective good)로 정의하고, 시장에서 거래되는 의료는 상품으로 간주하고 있다. 의료를 이와 같이 두 가지로 구분하게 되는 이론적 토대는 『베버리지 보고서』에서 찾을 수 있다.

『베버리지 보고서』 para 9에서는 다음과 같이 기술하고 있다. "The third principle is that social security must be achieved by cooperation between the State and the individual. The State should offer security for service and contribution. The State in organizing security should not stifle incentive, opportunity, responsibility; in establishing a national minimum, it should leave room and encouragement for voluntary action by each individual to provide more than that minimum for himself and his family." 의료서비스와 관련해서 para 431에서 전국민을 적용하더라도 사적 의료를 없애지는 말고(This will not put an end to private practice), 공교육이 있음에도 불구하고 사교육을 원하는 사람이 이용할 수 있는 것처럼 의료에서도 민영의료를 희망하는 사람은 이용할 수 있도록 해야 한다는 것이다. 그리고 para 433의 (ii)에서 병원서비스에 대해서도 유사한 언급을 하고 있다. 즉, 베버리지 보고서에서 이미 의료보장에서 권리로 제공되는 의료와 환자가 자비로 구매하는 상품으로서의 의료를 구분하여야 함을 강조하고 있다.

(1) 상품으로서의 의료(Health Care as a Commodity)

Melhado는 미국에서도 1960년대까지는 의료분야에서 정부 개입이 상당히 일반화되었다고 보고 있다[17]. 정부의 개입 이유는 공공재, 외부효과, 인적자본에 대한 투자라는 이

---

17) 1960년대를 거론한 것은 당시 Medicare 및 Medicaid 도입을 통한 정부 개입을 의미하는 것 같다. 그러나 미국은 1974년 HSA법을 제정하고 필요면장제도(CON)를 도입하는 등 지역의료계획을 통하여 정부가 개입하였다. 정부 개입은 1981년 레이건 정부가 출발하면서 거의 중단되었다.

념이 결합되어 등장하였다는 것이다. 그는 Fox(1990)가 정립한 의료에 관한 세 가지의 이념적 모형들 가운데 사회갈등모형(social conflict model)과 집단복지모형(collective welfare model)[18]에 입각하여 의료는 식량이나 의복과 같은 필수품으로 간주되어 필요도를 토대로 하는 이념이 가격이나 소득을 토대로 하는 수요의 대안으로 등장하였다는 것이다. 그러다 1970년에 들어 의료서비스의 효용에 대한 믿음이 점차 줄어들고, 의료서비스가 상품의 하나라는 인식이 확산되었다는 것이다. 특히 신고전학파의 자원배분에 대한 미시경제학적 분석에 익숙해진 경제학자들이 의료를 상품으로 간주하는 인식의 확산에 기여하였다고 Melhado는 판단하고 있다. 신고전학파 경제학자들은 다음과 같은 이유로 의료를 상품으로 간주하게 되었다는 것이다. 이들은 건강이나 의료서비스의 산출물에 대한 마땅한 측정지표가 없는 문제, 의료서비스는 투자재가 될 뿐만 아니라 소비재가 된다는 점, 의료에 대한 수요는 소득, 특히 가격이 영향을 미치지만, 필요도나 계획에 대하여 높은 가치를 부여할 기준이 빈약한 점, 그리고 수요에 대한 가격이나 소득탄력성이 '0'이 아니라면 필요도를 전문가가 책정하는 것은 실패할 뿐이며 소비자 선호(consumer preference)가 효용을 좌우할 수밖에 없다는 점 등을 제시하고 있다.

Melhado는 상품으로서의 의료서비스를 입증하기 위하여 의료가 실증경제학의 관점에서 공공재가 되는지를 집중적으로 분석하였다. 전통 경제학의 공공재 정의에 따르면 의료서비스를 공공재로 간주하기가 어려워진다. 전통 경제이론에서 공공재란 소비의 비경합성 원칙(non rivalry in consumption)과 비용부담의 비배제성 원칙(nonexcludability in consumption or high cost to exclude nonpaying individuals)을 지킬 수 있는 재화로 정의하고 있다(Samuelson 1954).

국방이나 공중보건서비스는 공공재가 될 두 가지 조건을 모두 충족시키지만 의료서비스는 두 가지 조건을 모두 충족시키기 어렵다고 Melhado는 결론을 내린다. 상품으로서 의료서비스에 투입되는 자원이 제약되기 때문에 소비에서의 경합성이 작용하며, 비용을 부담하지 못하는 사람을 배제시키는 것은 간단하기 때문에 사적 재화가 된다는 것이다. 의료에서 비용부담을 하지 못하는 사람을 배제시켜서는 안 된다는 것은 가치개입에 따른 규범적 판단일 뿐 기술적으로 배제시키기 어려운 것은 아니다.

의료서비스를 일반적인 재화나 다를 것이 없다는 논리가 받아들여지면 의료는 수요 접

18) Fox(1990)가 제시한 모형은 구 모형으로 사회갈등모형과 집단복지모형(collective welfare model), 신 모형으로 경제적 모형(economizing model)이 있다.

근에 의하여 시장에서 생산과 배분이 이루어지게 된다. 수요 접근에서는 서비스의 배분은 가격과 이용자의 소득이 중요한 결정 요인이 되며 소비자 주권(consumer sovereignty)이 강조된다.

(2) 기본권 이념과 공공재

Melhado는 Fox의 의료의 이념적 모형들 가운데 구 모형은 의료를 필요도를 토대로 이용하게 된다고 하였다. 필요도는 수요와는 달리 인구학적, 역학적, 과학적, 기술적 요인에 의하여 결정된다는 것이다. 의과대학에서 발전되고 확산되는 과학이나 기술은 필요로 하는 의료의 가용성(capability)을 결정하며, 인구학적 및 역학적 요인은 필요도의 배분을 결정하는 것이다. 필요로 하는 의료서비스를 사람들에게 제공하기에는 공급자 조직의 위계화(hierarchy)와 그와 상응하는 계획기구에 의하여 지도되는 방식을 따르는 것이 가장 최선의 길임을 주장하고 있다. Melhado는 Fox(1986)가 주장한 계층적 지역주의(hierarchical regionalism) 모형을 위계화의 사례로 인용하고 있다. 즉, Melhado는 의료재정은 위험분산을 위한 보험으로 조달하고 서비스 공급은 계층적 지역주의 모형을 따른다면 한정된 재정으로 포괄적 서비스(comprehensive benefits)의 제공이 가능하다는 것이다. 그리고 이와 같은 위계적인 서비스 제공을 위하여 의료계획(planning)이 필요하며, 계획이 의료기관의 질서 정연한 발전을 이루게 한다는 것이다. 기획가들은 계층적 지역주의에 따른 의료계획이 의료분야의 발전을 억제시키는 것이 아니라 의료를 단계적으로 이용하도록 유도하여 효율성을 발휘한다는 것을 믿고 있음을 Melhado는 주장하고 있다.

사회갈등모형과 집단복지모형은 정부가 비용부담 때문에 의료이용을 할 수 없는 사람을 방지하기 위하여 사회보험제도로 의료서비스를 보장해야 한다고 본다. Melhado는 공공재를 국방을 예로 들어 의료보장 의료가 외부효과를 갖기 때문에 공공재로 분석하고 있다. 국방은 모든 사람이 편익을 보지만 비용부담(세금)을 하고 있느냐 여부는 따지지 않는다는 것이다. 의료서비스도 사회보험으로 할 때 편익은 누구나 똑같이 누리지만 비용부담은 의료이용에 따라 결정되지 않으니 소비에서 배제되는 사람이 없는 외부효과가 발생한다는 점을 예시하여 공공재로 간주하는 것이다. 즉 공공재의 중요한 성격의 하나인 비배제성 원칙(nonexcludability in consumption)도 소비의 외부효과로 지켜진다는 점이다. 그리고 이와 같은 외부효과는 최적생산을 보장하지 못하기 때문에 정부가 개입하여 최적생산을 유도한다는 점도 지적하고 있다. 특히 주목하는 것은 사회갈등모형이나 집단복지모형은 필요도 접근이라는 점이다. 필요도에 의하여 이용이 결정된다는 것은 가치관(value)과 연결되는 것으로 의료서비스의 특수성을 의미하는 것이다. 즉 필요도를 기준으로 의료를 배분하게 되면, 소득이나 가격과 같은 경제적인 요인에 의한 수요를 기준으로 시장에서 의료를 배분하는 방안의 대안이 된다는 점이다. 필요도 기준으로 할 경우 수요를 토대로 하는 시장은 당연히 배제되는 것이다.

(3) 의료에 대한 규범적 접근과 공공재

의료가 인간의 기본권으로 규정됨에 따라 기본권 보장은 정부의 책임이 되었다. 그리하여 제2차 세계대전 이후 미국을 제외한 모든 산업화된 국가들은 의료에 대하여 필요도 접근을 택하게 되었다. 다만 의료의 공급을 위한 생산을 중앙 정부가 담당하는 국가공영제(NHS)나 지방 정부가 담당하는 지방공영제(Regional Health Service, RHS 또는 Local Health Service, LHS[19]))를 택하는 국가가 있고, 의료서비스 생산을 민간의료기관에도 맡기는 사회의료보험(SHI)을 택하는 국가도 있다. Klein(1995)은 영국 NHS는 의료를 개인적 권리가 아니라 공공재로 간주하기 때문에 의료서비스 제공에 집단주의 접근법을 강조하여 중앙 정부가 맡게 되었다는 것이다. 지방공영제를 택한 스웨덴이나 덴마크와 같은 북유럽 국가들도 의료가 공공재라는 인식에 변화가 없다. 그렇기 때문에 이 나라들은 의료의 공급도 지방 정부가 담당하게 되었다.

의료를 필요도 접근을 함에 따라 의료는 공공재로 간주되는데, 그 논리는 다음과 같다(이규식, 2017). 의료가 실증적 차원에서 공공재의 원칙에 부합하지 못한다는 것은 모든 경제학 교과서에서 언급하는 내용이다. 그런데 의료를 기본권 개념으로 접근하게 되면 비용부담에 관계없이 모든 사람에게 의료가 보장되어야 하기 때문에 소비의 경합성이나 비용부담과 관련된 비배제성 원칙을 따질 수가 없다(Karsten, 1995; Schenone, 2012). 그리고 의료가 시장수요를 토대로 제공되는 것이 아니라 전문가가 판단한 필요도라는 규범적 판단을 토대로 모든 사람에게 권리로써 제공되어야 하기 때문에 의료에 대한 형평적 배분이 전제가 되어야 한다. 따라서 의료서비스의 배분에 시장수요를 대신하여 필요

---

19) LHS라는 명칭은 Paris at al.(2010)이 OECD가 발행하는 자료에서 사용하였는데, 북유럽에서 Local이라면 Municipality를 의미한다. 북유럽 국가들은 Municipality에 의료서비스 제공의 책임을 부여하는 것이 아니라 County나 Regional Authority에 책임을 부여하고 있기 때문에 RHS로 부르는 것이 타당하다.

도가 기준이 되기 때문에 결국 배분은 배급제(rationing)가 되어 기본권으로서의 의료는 소비의 경합성도 따질 수 없다. 따라서 의료를 기본권으로 접근하는 규범적 세계에서 의료는 공공재 내지는 준 공공재(quasi public good)로 정의할 수 있다(Karsten, 1995).

WHO Europe 본부는 *Governance for Health in the 21st Century*라는 책자에서 의료를 기본권(human right)과 글로벌 공공재(global public good)로 규정하고 있으며(Kickbusch and Gleicher, 2012), *Governance for Health Equity*라는 책자에서 역시 의료를 기본권과 공공재로 규정하고 있다(Brown and Harrison, 2013). 의료보장의료가 공공재가 된다는 논리는 이 장에서 언급된 문헌만 하여도 상당수가 된다.

의료가 기본권이기 때문에 사회보험을 도입한다는 논리는 매우 중요하다. 왜냐하면 대부분의 산업화 국가들이 제2차 세계대전 이후 전국민을 사회의료보험에 강제 가입시키거나 국가 재정으로 의료를 보장하였는데, 기본권 개념이 없으면 강제 가입은 개인의 권리를 침해하는 문제가 발생하기 때문이다. 기본권으로 간주되기 때문에 사회의료보험에 전국민을 강제 가입시켜도 위헌 문제를 제기할 수 없는 것이다.

의료를 기본권으로 간주하여 의료를 공공재로 공급하는 국가에서 의료보장의료는 당연히 공공의료가 된다. 그리고 미국이나 유럽에서는 의료보장의료가 공공재가 된다는 것은 당연한 논리로 받아들인다는 점이다. 따라서 의료보장국가에서 공공의료를 별도로 정의하는 국가는 한국을 제외하고는 어느 국가도 없다. 의료를 공공의료로 간주하는 국가의 의료제도를 보면 수련의에 대한 훈련비용, 병원의 연구비는 정부가 부담하며, 의료기관에 대해서는 공공병원이냐 민간병원이냐를 따지지 않고 재산세나 법인 소득세를 면제하고 있다. 이와 같은 인센티브만 있는 것이 아니라 모든 의료기관에 대하여 수가를 통제하고, 진료권을 설정하며, 진료권별로 의료계획을 수립하여 적용하는 규제정책이 실시되고 있다. 미국은 Medicare와 Medicaid와 같은 공적 재정에 의하여 공급되는 의료가 제한적임에도 불구하고 공공병원과 비영리민간병원에 대한 구분을 하지 않고 세제상의 혜택이 동일하다(Feldstein, 2005). 그리하여 비영리민간병원이 가난한 사람들에게 자선 의료(charity care)를 제공할 수 있도록 하였다.

필요도 접근을 하는 국가라도 의료서비스 생산을 민간에 맡길 수 있는 문제에 대하여 Feldstein(2005)은 다음과 같이 기술하고 있다. "The criteria of efficiency in production is more likely to be acceptable than is the criteria of satisfying consumer preferences. Some prefer a 'needs approach' to the allocation of medical services which relies on centrally determined resource allocations. However, because resources are insufficient to satisfy all medical needs, an additional decision rule must be developed that will enable decision-makers to choose which needs and which population groups will be given highest priority." 즉, 의료보장제도에서는 생산의 효율성 기준이 소비자 만족도 기준보다 더욱 수용 가능하다. 이러한 주장은 서비스 배분을 필요도 접근으로 해야 하는데서 출발한다. 모든 필요도를 충족시킬 만큼 자원이 충분하지 못하기 때문에 우선순위를 설정하여 배분하게 된다. 가급적 많은 필요도를 배분(충족)시키기 위해서는 생산의 효율성이 중요한 가치 판단기준이 된다. 따라서 많은 의료를 생산하기 위해서는 서비스 생산자가 공공이냐 민간이냐가 중요한 것이 아니라 누가 더 효율적인 생산자가 되느냐가 중요하다. 네덜란드가 모든 병원을 민영화시킨 것은 민간병원이 보다 효율적으로 건강보험의료를 생산한다고 판단하였기 때문이다.

(4) 공공의료에 대한 의료보장국가들의 정의[20]

의료보장제도를 운영하는 서유럽 국가들은 공공의료를 어떻게 정의하고 있는지 살펴보고 우리나라에서 정의하는 공공의료개념의 잘못을 지적하고자 한다. 무엇보다도 서유럽에서 '공공보건의료'라는 불명확한 개념을 사용하지는 않는다. 공공보건의료라면 공공의료인지, 공중보건인지 구분이 어렵다. 의료라고 하면 개인의 질병에 대처하기 위한 진단, 처치, 재활 등을 의미하게 되며, 공중보건은 대상이 개인이 아니라, 집단을 대상으로 할 뿐만 아니라 서비스 내용도 의료와는 다르다.

앞에서 본 바와 같이 유럽이나 미국에서는 의료보장의료는 공공재 또는 사회재로 정의하고 있기 때문에 의료보장의료는 당연히 공공의료로 정의한다. 따라서 유럽이나 미국에서 공공의료라는 용어를 사용할 필요성이 없다. 그래도 간혹 공공의료를 의미하는 용어가 등장하기 때문에 문헌을 통하여 어떻게 정의되고 있는지 살펴보기로 한다.

먼저 영국에서는 독일 비스마르크 형의 질병보험을 1911년 도입한 이후, 여러 가지 문제점으로 인하여 이를 개혁하기 위한 과정에서 1942년 영국 의사회가 정부계획에 따른 공적 의료서비스를 요구하는 중간보고서에서 centrally planned public medical services로 사용하였다(Goodman, 1980; 이규식, 2018). 이 때 사용된 용어인 Public Medical Services는 '공공의료'로 간주할 수 있으며, 이것은 공적재정에 의한 서비스를 의미하고

20) 이 부분은 이규식(2017)의 내용을 그대로 인용하였다.

있다. 근래 WHO가 발간한 문헌에서 공공의료를 의미하는 용어로는 Publicly Funded Health Care를 찾을 수 있다(Ettelt et al., 2009). 그리고 영국은 NHS 홈페이지(2014)를 통하여 자국의 제도를 소개하면서 세계에서 규모가 가장 큰 Publicly Funded Medical Care라고 부르고 있다.

영어권에서는 공공의료를 Publicly Funded Health(or Medical) Care로 표현하여 공적재정으로 공급되는 의료를 공공의료로 정의하고 있다. Le Grand(2003)는 World Bank가 발간한 *Private Participation in Health Services*라는 책의 서문에서 공공의료를 Public Funded Services such as Health Care(줄인다면 Public Funded Health Care)라고 부르면서 Public Money로 공급되는 서비스로 정의하고 있다. 한편 공공의료라는 용어를 간략하게 줄여 Funded라는 단어를 생략한 채 Public Health Care라고 사용하는 문헌들도 다수 등장한다. 1980년 미국의 Institute for Contemporary Studies가 발간한 *New Directions in Public Health Care*라는 책은 제목에 Public Health Care라는 용어를 공공의료로 사용하였고, 공공의료의 정의를 Medicare나 Medicaid와 같은 의료보장제도에서 제공하는 의료로 규정하고 있다. 같은 책에서 Phelps(1980)는 공공의료를 Public Sector Medicine이라는 용어를 사용하고 있다. 그리고 Schenone(2012)은 의료를 공공재(Public Goods)로 정의하는 가운데 공공의료를 Public Health Care라는 용어를 사용하고 있다. 용어를 Public Health Care로 사용하던 Public Sector Medicine으로 사용하던 공공의료란 공공재정으로 생산되는 의료를 의미하는데 유의하여야 한다.

이상의 설명을 토대로 할 때 공공의료란 공적재정으로 공급(생산)되는 의료를 의미하고, 이것은 서유럽은 물론 미국에서도 같은 의미로 사용됨을 알 수 있다. 한국도 유럽이나 미국에서 사용되는 공공의료에 대한 정의를 인식하여 2012년 「공공보건의료에 관한 법률」을 개정하면서 제2조 제1항에서 "공공보건의료란 국가, 지방자치단체 및 보건의료기관이 지역·계층·분야에 관계없이 국민의 보편적인 의료이용을 보장하고 건강을 보호·증진하는 모든 활동"으로 정의를 변경하여 외국에서 통용되는 정의와 동일하게 공적재정으로 제공되는 의료(사회의료보험의료, 의료급여, 산재의료 등)로 하였다. 그럼에도 불구하고 정부나 학계의 대부분 전문가들은 타성에 젖어 공공의료를 여전히 공공의료기관이 생산하는 의료에 한정하고 있어 정책 혼선이 지속되고 있다.

2. 우리나라 의료보장제도의 이념

우리나라는 1977년 사회의료보험제도를 도입했으면서도 의료에 대하여 규범적인 이념을 정립하지 못하여 여러 가지 문제를 낳고 있다. 그러다 보니 의료계획도 수립할 수 없어 거의 자유방임에 가까운 의료체계를 유지하고 있다. 그 결과 의료보장국가에서는 볼 수 없는 의료기관(공공의료기관 포함)의 영리화가 심각한 수준으로 조장되고 있다.

1) 이념의 부재

(1) 시혜적 관점의 의료보장 이념

우리나라 사회의료보험제도에서 가장 큰 실책은 제도를 도입하면서 의료보장제도의 이념을 명확하게 설정하지 못한 데 있다. 그런데 주목할 점은 1959년 보건사회부 의정국 주관의 '건강보험제도 도입을 위한 연구회'라는 모임에 속한 양재모가 1961년에 발표한 『사회보장제도 창시에 관한 건의』라는 보고서에서 "한국도 1948년 12월 유엔이 채택한 세계인권선언 제22조 및 제25조를 토대로 사회보장 받을 권리 및 의료에 대한 기본권을 토대로 사회의료보험을 도입해야 한다"는 주장을 하였다는 사실이다. 1961년 양재모가 제기한 의료의 기본권 이념은 연구회에서만 거론되었을 뿐, 실제 사회의료보험제도를 도입할 때는 전혀 거론되지 않았다는 점에 매우 아쉬움이 있다.

1977년 사회의료보험을 도입할 당시에는 세 차례에 걸친 경제개발 5개년계획의 성과로 절대빈곤에서 벗어남에 따라 경제성장의 혜택을 베푸는 관점에서 제도 도입이 거론되었던 것이다. 경제개발에 따라 실업률이 감소하고, 공중보건사업을 통하여 급성전염병이 통제 가능해짐에 따라 비록 의료공급은 미흡하였지만 사회의료보험을 실시할 여건은 무르익었다. 박대통령은 1976년 5월 6일 '제4차 경제개발 5개년계획'을 보고받는 자리에서 저소득층에 대한 의료혜택을 주는 방안을 지시하게 되었고 이러한 지시에 따라 의료보호 우선 실시라는 조건하에 의료보험 실시라는 정책방향을 정하게 되었다. 여기서 주목할 점은 '저소득층에 대한 의료혜택'이라는 표현이다. 박대통령은 전국민을 대상으로 하는 의료보험에 대한 것이 아니라 저소득층을 대상으로 하는 시혜적인 관점에만 초점을 두고 언급한 것으로 보아야 하겠다. 다만 당시 '전국경제인연합회'가 근로자들의 생산성 향상을 위하여 사회의료보험제도를 국민연금제도보다 우선해야 한다는 주장을 함에 따라 사회의료보험 도입에 힘을 보태게 된 점이 눈을 끈다. 보험료를 부담해야 할 기업의 입장에서 사회의료보험제도를 시혜보다 생산성을 염두에 둔 발전적 시각을 나타낸 점이다.

그런데 사회의료보험제도의 이념에 대한 정부의 언급이 거의 없다가 시혜라는 이념이 1989년에 등장하게 된다. 즉, 1989년 전국민의료보험을 달성한 해에 보사부가 펴낸『보건사회』(현재의 보건복지백서)는 "... 저소득층의 부담을 덜어주고 복지혜택을 골고루 나눈다는 뜻에서 여러 가지 재정상 어려움을 무릅쓰고 ... 전국민의료보험을 이룩하였다"라고 기술하였다. 즉, 사회의료보험제도를 저소득층의 부담을 덜어주는 복지혜택이라는 이념을 나타내고 있었다[21].

1977년 사회의료보험제도가 도입될 당시의 1인당 GDP가 1,043달러에 불과하여 인간의 기본권을 의료보장제도의 이념으로 내세웠을 때, 미 적용계층의 의료보장 적용에 대한 요구나, 포괄적 보험급여에 대한 요구가 쏟아지면 이를 감당하기 어려워 정부는 사회의료보험을 시혜적 차원으로 간주하였다고 유추할 수 있다. 그러나 1989년 전국민의료보장이 실현되었을 때는 1인당 GDP가 5,556달러로 증가하여 의료보장의 이념을 기본권 보장에 둘 여건은 성숙되었다. 그러나 이때도 의료보장의 이념에 대하여 전혀 고민한 흔적이 없었다.

더 문제가 되는 것은 1980년대 중반부터 제기된 '의료보험 통합론'이 의료보장제도의 근본적인 이념을 두고 논쟁을 한 것이 아니었다. 단지, 지역의료보험 확대 수단으로 근로자보험의 흑자를 활용하기 위하여 사회연대성 이념만 강조하였던 것이다. 그러나, 지역의료보험의 확대는 사회연대 이념보다는 정부 재정 투입을 통하여 이루어졌다. 그 후에 계속된 의료보험의 통합도 사회연대를 위한 필수조건인 단일보험료 부과체계는 설계도 못한 채로, 통합을 하게 되면 근로자 보험의 재정흑자를 활용하여 농촌주민의 보험료부담을 대폭 줄일 수 있다는 식의 비논리적 주장에 빠져 제대로 된 이념을 설정하지 못하였다.

의료보험통합이 이루어지기 전인 1995년 이미 한국의 1인당 GDP는 12,332달러로 의료보장제도의 이념을 기본권 보장에 두어도 될 충분한 조건을 갖추었다. 그럼에도 불구하고 2000년 의료보험통합은 관리기구의 통합에 그쳤고, 2003년의 재정통합은 보험료 부

21) 이렇게 된 원인은 1977년 의료보험제도 도입에 앞서 저소득자, 무능력자, 무의탁자와 같이 의료비 부담능력이 없는 계층에 대한 의료보호와 같은 시혜를 강조한 박정희대통령의 철학을 후일 관료들이 의료보험에 대해서도 시혜적 관점으로 확대 해석하였다고 생각할 수 있다. 박대통령은 부담 능력이 없는 사람들에 대하여 시혜적 관점을 나타내었을 뿐 보험료를 부담할 수 있는 계층에 대하여 시혜적 관점을 나타내었다는 문헌은 없다.

과체계가 2원화된 가운데 강행되어 사회연대성 이념마저 지키지 못한 모순이 벌어졌다.

한편 헌법재판소는 2003년 12월 18일 '의료보험수급권에 대한 헌법소원을 심판하면서 「헌법」 제34조 제1항의 인간다운 생활을 보장하기 위한 사회적 기본권 중에서도 핵심적인 것'으로 판시하였다. 헌법재판소의 판결은 의료를 기본권으로 간주하고 있는 1948년 유엔이 결의한 세계인권선언과 같은 맥락에서 사회의료보험의 수급권을 헌법적인 권리로 인정한 것이다. 헌재의 이 판결은 의료보험수급권을 헌법적 권리로 인정하였다는데서 매우 중요한 의미를 갖는다. 그런데 문제는 사회의료보험제도의 실행을 담당하는 행정부가 사회보험의료에 대한 이와 같은 확고한 이념이 없었다는 점이다.

(2) 이념 정립을 못한 배경

한국에서 의료보장제도의 이념이 시혜적 관점에 머무르게 된 배경이 다음과 같다고 유추할 수 있다.

첫째, 1977년 사회의료보험제도 도입 전후만 하여도 지도층의 인식이 사회의료보험보다는 저소득층에 대한 시혜를 먼저 생각하였다는 점을 들 수 있다. 그러다 보니 기본권 인식보다는 한국 경제가 이제 의·식·주를 걱정할 단계가 지났으니 적어도 자신의 힘으로 의료문제를 해결하기 어려운 계층부터 보호하자는 의미에서 「생활보호법」에 근거를 둔 의료보호제도를 먼저 실시함에 따라 자연스레 시혜적 이념이 자리를 잡았다고 볼 수 있다.

둘째, 보사부 의정국의 연구회에서 사회의료보험에 대한 논의가 처음 이루어질 때는 학자들의 참여가 이루어져, 양재모는 '세계인권선언'에 기초한 기본권에 토대를 둔 사회의료보험제도의 도입을 주장하였다. 그러나 1977년 사회의료보험을 도입할 때는 학계보다는 보사부 장관인 신현확이 주도하여 불과 몇 개월의 부처별 논쟁 끝에 정책 도입이 결정됨에 따라 기본권과 같은 이념은 아예 고려할 생각도 못하고 일본 제도를 벤치마킹하여 한국의 실정에 맞게 조정하는데 급급하였기 때문이라 볼 수 있겠다.

셋째, 사회의료보험제도가 500인 이상 상시 고용하는 사업장부터 순차적으로 도입함에 따라 당시에 가장 큰 인구집단인 농민을 위시한 자영자 집단이 배제된 상황에서 기본권 이념을 정립하기 어려웠다고 판단된다. 만약 사회의료보험을 세계인권선언을 토대로 한 기본권 이념을 제시하였다가는 농민을 위시한 자영자 집단이 당장 의료보장 확대를 요구할 때 정부로서는 감당할 수 없는 문제가 있었던 것이다.

넷째, 그렇다면 1989년 보사부 백서에 "...복지혜택을 골고루 나눈다는 뜻..." 이라는 시혜적 사고를 나타낸 것은 당시 정부가 전국민의료보험을 세계에서 가장 빠르게 만 12년 만에 달성한 사실을 자랑하기에 급급하여 재정상의 어려움을 무릅쓰고 복지정책을 편 결과로 치장하다 보니 이념 정립과 같은 눈에 띄지 않는 일에는 소홀히 하였다고 하겠다.

다섯째, 2003년 헌재의 판결이 있었음에도 불구하고 기본권이라는 헌법적 기본권 이념을 제시하지 못하였던 것은 사회의료보험제도의 운영 원리를 제대로 이해하지 못하여 이념정립이 왜 중요한지 깨닫지 못하였기 때문이라고 볼 수 있다. 문제는 현재까지도 의료보장제도의 이념 설정의 중요성을 깨닫지 못하여 건강보험의료를 경제재로 간주한다는 점이다.

2) 이념 부재가 초래한 대표적 문제점

(1) 사회보험의료를 사적재화로 간주

기본권을 이념으로 의료보장제도를 도입하였다면, 사회의료보험의 운영 틀이 현재와는 달라졌을 것이다. 가장 먼저 예상할 수 있는 변화는 사회의료보험에서 제공하는 의료를 공공재로 정의하고, 공공의료로 다루었을 것이다. 사회의료보험의 이념을 시혜적인 관점에 두었기 때문에 보험의료를 '공공성이 강한 사적재화'로 간주하게 되었고, 그러다 보니 정부로서는 공공의료를 따로 정의할 필요성이 있었던 것 같았다. 정부는 '공공성이 강한'에 방점을 찍고 정책을 수립하는 반면에 의료계는 '사적재화'에 방점을 찍고 서비스를 제공함에 따라 항상 의료정책이나 보험정책을 둘러싼 양측의 시각이 어긋날 수밖에 없었다. 정부가 '공공성이 강한'에 방점을 찍고는 있지만 이것은 어디까지나 레토릭에 불과할 뿐 '공공성이 강한'이란 추상적 표현은 실질적인 정책적 의미를 가질 수 없는 한계에 봉착하게 된다.

정부가 사회의료보험제도의 이념을 제대로 정립하지 못하고 사회보험의료를 사적재화로 취급함에 따라 보험의료의 배분을 시장수요에 맡기는 우를 범하게 되었다. 이와 같은 수요접근이 의료이용도를 지나치게 높이게 하여 오늘에 와서 경상의료비의 증가 속도가 OECD 국가 가운데 가장 빠른 문제를 야기하게 되었다. 사회보험의료가 되면 아무리 '공공성이 강한'이라는 수식어를 붙이더라도 사적재화로 취급해서는 안 되기 때문에 앞서 설명한 바와 같이 공공재로 간주되어야 하며, 서비스는 필요도를 토대로 배급하는 방식을 택해야 하는데 한국은 그렇게 하지 못함에 따라 과잉 이용을 위시하여 많은 문제를 갖게 되었다.

(2) 환자의뢰체계(referral pathway)의 미비

징수된 보험료라는 제한된 재정으로 필요도를 토대로 의료를 배급하기 위해서는 효율적인 배급 절차인 환자의뢰체계가 필요해진다. 필요도를 효율적으로 배급하기 위해서는 필요도의 우선순위 설정과 이에 상응하는 공급체계(delivery system)의 위계화가 요구된다. 그러나 우리나라에서는 수요 접근을 함에 따라 필요도의 우선순위는 고사하고 필요도를 전혀 생각하지 못하고 있다. 그러다 보니 공급자의 위계화나 환자의뢰체계는 생각지도 못하고 의료서비스 제공을 거의 시장에 맡기는 자유방임형 의료체계와 유사하게 운영하고 있다. 건강보험의료를 사적재화로 간주함에 따라 의료기관이 사적재화인 비급여 서비스를 개발하여 제공하여도 법적인 규제가 없고[22] 비급여서비스 제공이 일상화되고 있다. 한국은 1989년 전국민의료보험을 달성하면서 공급체계를 정립하기 위하여 진료권과 환자의뢰체계를 시행하였으나, 의료보험 통합은 이와 같은 공급체계를 거의 붕괴시켰다. 그러한 정책의 결과는 오늘날 의료자원의 대도시 집중, 특히 수도권 집중을 초래하게 되었다.

(3) 비급여서비스 제공의 일반화

필요도 접근을 하지 못하고 수요 접근을 함에 따라 시장형 의료체계와 유사하게 운영되고 있다. 그러다 보니 건강보험 요양기관에서도 비급여서비스 제공이 일반화되어 의료기관이 영리적으로 운영되는 심각한 문제가 있다. 보험의료를 사적재화로 간주하다 보니 환자가 전액 본인 부담하는 비급여서비스와 구분하는 일을 크게 관심을 기울이지 않는 문제도 있다.

(4) 수요 접근을 함에 따른 의료계획의 부재

제한된 재정으로 필요도를 가급적 많은 사람들에게 제공할 수 있는 효율적인 방법은 필요도의 우선순위 설정과 의료계획(health planning)의 수립이다. 한국에서는 수요 접근을 하니 왜 의료계획이 필요한지에 대한 인식이 없다. 그러다 보니 「보건의료기본법」에 명기된 의료계획을 수립하지 않고 있으며, 「건강보험법」이 규정하는 종합계획을 보장성

---

22) 「의료법」 45조는 의료기관이 수가를 고시하고 서비스를 제공할 수 있도록 되어 있다. 즉, 「의료법」 제45조(비급여 진료비용의 고지)와 제45조의2(비급여 진료비용 등의 현장조사 등)가 비급여에 대한 법적 뒷받침을 하고 있어 비급여서비스 개발이 용이한 점이 있다.

강화계획에 한정하는 문제가 있다.

(5) '한국형 공공보건의료'를 특별히 정의하여 정책 혼선을 자초

'보험의료가 사적재화'로 간주됨에 따라 의료의 영리화가 초래되었는데, 정부는 엉뚱하게 의료공급이 민간자본 중심이어서 영리화가 된다고 오판하고 있다. 그러한 결과 「공공보건의료에 관한 법률」이라는 의료보장제도를 운영하는 어떤 국가도 만들지 않는 법률을 제정하여 '한국형 공공보건의료'를 정의하는 우를 범하여 의료정책의 혼선을 자초하였다. 정부는 의료의 영리화가 '보험의료를 사적재화'로 취급함에 따라 민간, 공공할 것 없이 모든 의료기관이 이미 영리적 행태에 익숙하게 되었음에도 불구하고, 민간의료기관만 영리적이라는 편견에 사로잡혀 불필요한 법률을 제정하게 되었다. 정부가 2000년에 「공공보건의료에 관한 법률」을 제정한 배경을 유추하면 다음과 같다.

첫째, 공공의료라는 용어를 등장시킨 배경은 사회보험의료가 보장성이 낮았고, 많은 민간의료기관이 영리적으로 운영하는 것처럼 비추어졌기 때문에 공공병원은 민간병원과 다르다는 것을 강조하고 공공병원을 늘려 의료의 영리화를 방지하는 것이 목적이었던 것 같았다. 그리고 사회의료보험의 보장률이 유럽의 사회의료보험 국가와 비교할 때 매우 낮아 한국의 보험의료가 제대로의 역할을 하지 못한 것으로 간주하여 공공병원을 늘려 보장률을 높이고자 하였던 것 같았다. 그런데 한국이 「공공보건의료에 관한 법률」을 제정하기 전인 1998년, 네덜란드는 공공병원을 민영화시킨 마지막 해였는데(Busse, Saltman and Dubois, 2004), 이와 같은 국제적 정세를 당시로는 제대로 파악하지 못하고 공공병원을 늘리면 모든 문제가 해결될 것으로 착각을 하였던 것이다.

둘째, 「공공보건의료에 관한 법률」을 제정할 당시 정권 담당자들의 이념이 편향되어 공공은 선하고, 민간은 사악하다는 판단이 작용된 결과로 유추된다. 이것은 법 제정 후인 2004년 '대통령자문 고령화 및 미래사회위원회'가 발간한 『고령사회를 대비한 보건의료체계 개편방안』이란 보고서를 보면 충분히 유추할 수 있다. 동 보고서는 "한국에서는 의사가 기업가를 겸하기 때문에 의학적 판단보다는 경영적 판단으로 진료하는 현상이 나타나며, 의료기관은 영리추구경향을 가지게 됨. 서구의 의사들은 지식인적 성격이 강하며 기업가적 성격을 가지지 않음. --- 이러한 성격의 민간의료기관이 의료시장에서 압도적 다수를 점하고 있어 한국의 보건의료체계에서는 공급자 유발 수요가 큰 문제가 되며 시장실패가 두드러짐" 이라는 서술에서 당시의 정권 담당자들의 왜곡된 시각을 볼 수 있다.

또한 동 보고서는 공공보건의료체계의 문제라는 항목의 제목에서 아래 [Box 2-1]에서 볼 수 있는 바와 같은 잘못된 해석을 하고 있다. 여기서 말하는 선진국은 서유럽국가들을 의미하는데, 서유럽국가의 실상을 잘못 파악하고 이와 같은 보고서를 작성한 것 같다. 서유럽국가에서 국민 전체에 대한 진료는 사회의료보험(저소득층 모두 포함)에서 담당하며, 공공보건의료라는 용어 자체가 없기 때문에 공공부문이 민간부문에 기준을 제공한다는 것은 있을 수 없고, '공공 주도 - 민간 보완'이라는 개념 자체가 없는데, 동 보고서는 어느 국가에서도 볼 수 없는 사실을 명색이 대통령 자문보고서에 포함시켰는지 아연할 따름이다.

셋째, 공공의료를 제대로 정립하지 못함에 따라 의료공급의 효율성 제고를 제한하고 있다. 앞에서 설명한 Feldstein에 따르면 의료를 권리로써 접근이 허용된 의료보장제도에서는 생산의 효율성 원칙이 다른 원칙보다 중요하기 때문에 의료기관의 설립주체가 중요한 것이 아니라 누가 더 효율적으로 서비스를 생산하느냐가 중요하다. 그래서 유럽 국가들은 의료공급자가 민간이냐 공공이냐를 따지지 않는다. 그런데 우리는 건강보험의료의 이념을 제대로 설정하지 못하여 공공은 무조건 선하다는 편견에 사로잡혀 공공의료기관이 생산하는 의료만 공공의료로 간주하여 민간의료기관을 차별하여 의료공급의 공공성을 제대로 살리지도 못하는 문제가 있다.

동 보고서는 서유럽의 실태를 제대로 파악하지도 않고 편견에 사로잡혀 공공의료기관을 확충하여 민간의료기관의 잘못된 기능을 바로 잡겠다고 나선 꼴이다. 이것이야말로 현실 진단을 제대로 할 생각도 하지 않고 한국 의사의 개업 행태를 놓고 영리적이라는 비판을 하면서 공공의료기관 확충을 생각한 것이다. 한국은 의료보장제도를 도입하면서 이념 설정도 하지 못하였고, 의료보장제도에서의 의료서비스 배분 방법도 몰라 시장수요에 의존함에 따라 공공이나 민간이나 할 것 없이 모든 의료기관들이 영리적 운영에 익숙하

[Box 2-1] 『보건의료체계 개편방안』에서 지적한 공공보건의료체계의 문제점

- 선진 제국에서 공공보건의료의 역할은 다음과 같음
  - 국민전체에 대한 진료(저소득층진료는 의료보장제도를 통해)
  - 민간부문에 기준을 제공하고 주도하는 중심적 기능
  - "공공 주도 - 민간 보완"의 개념
- 한국에서 공공보건의료는 다음의 역할을 하는 것으로 간주됨
  - 저소득층, 취약지역 주민 진료
  - 민간부문이 하지 못하는 부분을 맡는 보완적 기능
  - "민간 주도 - 공공 보완"의 개념

게 되었음에도, 이러한 사실을 외면하고 논리성도 없는 「공공보건의료에 관한 법률」을 제정하여 의료공급자를 갈라놓는 우를 범하였다고 볼 수 있다.

한국에서 의료기관의 영리성 문제는 민간병원의 과다가 아니라 제도적인 문제에 원인이 있다. 한국은 1977년 사회의료보험을 도입하면서, 국가경쟁력을 저해하지 않도록 근로자 임금의 3% 수준에 불과한 저보험료 정책을 채택하였고, 저보험료는 저급여와 저수가로 연결되었다. 한국의 보험수가는 의료기관의 경상운영비와 자본비용을 합쳐 보상하도록 설계[23]되었는데 1977년 사회의료보험 도입과 함께 책정된 수가는 당시 관행수가의 55% 수준이었다[24](의료보험연합회, 1997). 이렇게 낮은 수가로는 자본비용은 고사하고 경상운영비 보상도 어려웠다. 그런데 사회의료보험이 도입되기 이전에 이미 선택진료(당시는 특진제도로 불렀음)제도와 상급병실제도가 있었는데, 이 제도는 사회보험제도와 맞지 않아 폐지해야 마땅하였다. 그런데 정부는 저수가에 대한 보완책으로 이 제도를 약간 보완만하고 비급여 항목으로 허용하였다. 의료기관은 선택진료 및 상급병실과 같은 비급여제도를 활용하여 보험급여수입 외 별도의 수입 창구를 마련할 수 있었다. 또한 당시에는 보험의약품에 대한 가격이 고시가제도로 되어 의료기관이 고시가보다 의약품을 낮게 구매할 경우 차액을 구매마진으로 취할 수 있었다. 비급여나 약가 차액은 민간이나 공공병원 구분 없이 의료기관으로 하여금 영리추구를 가능하게 만들었다[25]. 다만 공공병원은 수가 적었기 때문에 영리 추구 행위가 눈에 뛰지 않아 공공병원은 착한 병원으로 인식되어 공공병원 의료만을 공공의료로 정의하게 되었다고 유추할 수 있다. 또한, 의료에 대한 정보의 비대칭성으로 인하여 소비자는 의료기관을 제대로 평가하기 어려워 민간병원보다 공공병원이 뭔가 착하다고 믿게 된 것도 공공병원 의료만 공공의료로 정의하는데 기여하였다고 판단된다. 그런데 이때만 하여도 의료기관의 영리화 문제는 민간병원에서도 심각한 수준은 아니었다.

---

23) 유럽에서는 통상 의료기관에 대하여 진료비를 지불함에 있어서 자본비용과 경상비용을 분리하여 보상하는데 반하여 일본과 한국은 보험수가에 자본비용과 경상운영비용을 모두 포함시키고 감가상각비로 자본비용을 보상하고 있다.

24) 당시 보험급여와 수가 설정을 사실상 주도하였던 김일천은 보험제도가 도입되면 수진율이 올라간다는 점을 염두에 두고 관행수가의 75%선에서 사회의료보험수가를 정하였다는 주장을 하였다(김일천, 2015).

25) 비급여가 의료기관 영리화의 원인이 된 문제는 제5장에서 상세히 설명하겠지만, 「공공보건의료에 관한 법률」을 제정할 2000년 초만 하여도 공공의료기관에서 의약품 구매에서 차액을 얻기는 매우 어려웠다. 그러다 2000년 건강보험통합 후 공공의료기관도 자율적 운영이 기능해지고, 비급여가 법적으로 용인되면서 영리화 문제가 등장하게 되었다.

참고문헌

김일천 (2015), 『대한민국 건강보험, 이렇게 만들어졌다』, 건강보험심사평가원.

대통령자문 고령화및미래사회위원회 (2004), 『보건의료체계 개편방안』, 비공개 국정과제회의 보고.

보건사회부 (1989), 『보건사회』.

양재모 (1961), 「사회보장제도 창시에 관한 건의」, 보건사회부(미간행).

의료보험연합회 (1997), 『의료보험의 발자취』.

이규식 (2017), 공공의료의 올바른 정의와 발전방향, 『대한공공의학회지』, 창간호: 79-97.

이규식 (2018), 『보건의료정책 (개정판)』, 서울: 계축문화사.

이규식 (2019), 『의료보장론 (개정판)』, 서울: 계축문화사.

일본 후생성 (1996), 『후생백서』, 平成(헤이세이) 8년.

Anell A, Glenngård AH and Merkur S (2012), Sweden health system review, *Health Systems in Transition,* 14(5), European Observatory on Health Care Systems and Policies, Copenhagen: WHO Europe.

Bachner F et al. (2018), Austria health system review, *Health Systems in Transition* 20(3), European Observatory on Health Care Systems and Policies, Copenhagen: WHO Europe.

Barr DA (2007), *Introduction to U.S. Health Policy: The Organization, Financing, and Delivery of Health Care in America*, Baltimore: The Johns Hopkins University Press.

Battistella RM (1997), The political economy of health services: a review and assessment of major ideological influences and the impact of new economic realities, In: Litman TJ and Robins LS eds, *Health Politics and Policy*: 75-108, Albany: Delmar Publisher.

Berthet F et al. (2015), Luxembourg, *Health Systems in Transition, Hit in Brief*, European Observatory on Health Care Systems and Policies, Copenhagen: WHO Europe.

Beveridge W (1942), *Social Insurance and Allied Services*, Presented to Parliament by Command of His Majesty, November 1942, London Her Majesty's Stationary Office, Reprinted 1969, New York, NY: Agathon Press.

Blendon RJ, Benson JM and Roches CM (2003), Americans' view of the uninsured: an era for hybrid proposals, *Health Affairs Web Exclusive,* August 27: 405-414.

Brown C and Harrison D (2013), *Governance for Health Equity*, Copenhagen: WHO Europe.

Busse R and Blümel M (2014), Germany health system review, *Health Systems in*

Transition 16(2), European Observatory on Health Care Systems and Policies, Copenhagen: WHO Europe.

Busse R, Blümel A, Knieps F and Bärnighausen T (2017), Statutory health insurance in Germany: a health system shaped by 135 years of solidarity, self-governance, and competition, *The Lancet*, 390: 882-897. (http://dx.doi.org/10.1016/s0140-6736(17)31280-1)

Busse R, Saltman RB and Dubois HFW (2004), Organization and financing of Social Health Insurance systems: current status and recent policy development, In: Saltman RB, Busse R, Figueras J eds, *Social Health Insurance Systems in Western Europe*: 33-38, European Observatory on Health Systems and Policies Series, Berkshire: Open University Press,

Chevreul K, Brigham K, Durand-Zaleski I and Hernández-Quevedo C (2015), France health system review, *Health Systems in Transition* 17(3), European Observatory on Health Care Systems and Policies, Copenhagen: WHO Europe.

Enthoven AC (1977), Consumer choice health plan: a national health insurance proposal (Memorandum to HEW Secretary Joseph Califano, 22 September 1977), reprinted in Consumer choice health plan: a national health insurance proposal based on regulated competition in the private sector, *The New England Journal of Medicine*, 298(12 and 13): 650-658, 709-720.

Ettelt S, McKee M, Nolte E, Mays N and Thomson S (2009), Planning health care capacity: whose responsibility? In: Rechel B, Wright S, Edwards N, Dowdeswell B and McKee M eds, *Investing in Hospitals of the Future*: 47-66, European Observatory on Health Care Systems and Policies, Copenhagen: WHO Europe.

Feldstein PJ (1979), *Health Care Economics*, New York: John Wiley and Sons, Inc.

Feldstein PJ (2005), *Health Care Economics* (6th), Clifton Park, New York: Thomson Delmar Learning.

Fox DM (1986), *Health Policies Health Politics: the British and American Experience 1911-1965*, Princeton: Princeton Univ. Press.

Fox DM (1990), Health policy and the politics of research in the United States, *Journal of Health Politics, Policy and Law*, 15(3): 481-499.

Fox DM (1998), Health policy and the history of welfare state: a reinterpretation, *Journal of Policy History*, 10(2): 239-256.

Gerkens S and Merkur S (2010), Belgium health system review, *Health Systems in Transition* 12(5), European Observatory on Health Care Systems and Policies, Copenhagen: WHO Europe.

Glaser WA (1987), *Paying the Hospital*, San Francisco: Jossey-Bass Publishers.

Glaser WA (1991), *Health Insurance in Practice, International Variation in Financing, Benefits, and Problem*, San Francisco: Jossey-Bass Publishers.

Glenngård AH et al. (2005), Sweden, *Health Systems in Transition*, European Observatory on Health Care Systems and Policies, Copenhagen: WHO Europe.

Goodman JC (1980), *National Health Care in Great Britain: Lesson for the U.S.A.*, Dallas, Texas: A Fisher Institute Publication.

ILO (2008), *Social Security(Minimum Standards) Convention,* 1952, Jakarta: Cetakan Pertama.

Karsten SG (1995), Health care: private good vs. public good, *The American Journal of Economics and Sociology*, 54(2): 129–144.

Kickbusch I and Gleicher D (2012), *Governance for Health in the 21st Century*, Copenhagen: WHO Europe.

Kieslich K (2012), Social values and health priority setting in Germany, *Journal of Health Organization and Management*, 26(32): 374–383.

Klein R (1995), *The New Politics of the National Health Service* (3rd), London: Longman.

Koch AL (2002), Financing health services, In: William SJ and Torrens PR eds, *Introduction to Health Services*: 92–123, Albany, NY: Delmar Thomson Learning.

Le Grand F (2003), Foreword, In: Harding A and Preker AS eds, *Private Participation in Health Services*: ix–xi, Human Development Network, Washington DC: The World Bank.

Melhado EM (1998), Economist, public provision, and the market: changing values in policy debate, *Journal of Health Politics, Policy and Law*, 223(2): 215–263.

Musgrave RA and Musgrave PB (1976). *Public Finance in Theory and Practice*, New York: McGraw–Hill.

National Bureau of Health Insurance, Taiwan (2012), *National Health Insurance in Taiwan* 2011–2012.

Paris V, Devaux M and Wei L (2010), *Health Systems Institutional Characteristics: A Survey of 29 OECD Countries,* Health Working Paper No. 50, Paris: OECD.

Patel K and Rushefsky ME (1995), *Health Care Politics and Policy in America*, New York, NY: M.E. Sharpe, Inc.

Phelps CE (1980), Public sector medicine, history and analysis, In: Lindsay CM ed, *New Directions in Public Health Care*: 129–166, San Francisco, CA: Institute for Contemporary Studies.

Rice T et al. (2013), United States of America, *Health Systems in Transition,* Vol. 15, No. 3, European Observatory on Health Care Systems and Policies, Copenhagen: WHO Europe.

Rosen B and Samuel H (2009), Israel health system review, *Health Systems in Transition 11(2),* European Observatory on Health Systems and Policies, Copenhagen: WHO Europe.

Saint–Jours Y (1982), France, In: Köhler PA, Zacher HF and Partington M eds, *The*

Evolution of Social Insurance 1881~1981: 93–149, New York, NY: St. Martin's Press.

Saltman RB and Figueras J (1997), *European Health Care Reform, Analysis of Current Strategies*, Copenhagen: WHO Europe.

Samuelson PA (1954). The pure theory of public expenditure, *Review of Economics and Statistics*, 36(4): 387–389.

Schäfer W et al. (2010), The Netherlands health system review, *Health Systems in Transition 12(1)*, European Observatory on Health Systems and Policies, Copenhagen: WHO Europe.

Schenone K (2012), *Health Care a Public or Private Good?* Economics & Institutions, MGMT 7730–SIK, Dec. 9, Rensselaer Polytechnic Institute.

Strandberg–Larsen M, Nielsen MB, Vallgård S, Krasnik A and Vrangbæk K (2007), Denmark, *Health Care Systems in Transition*, European Observatory on Health Systems and Policies, Copenhagen: WHO Europe.

Tatara K and Okamoto E (2009), Japan health system review, *Health Systems in Transition* 11(5), Copenhagen: WHO Europe.

Torrens PR (2002), Historical evolution and overview of health services in the United States, In: Williams SJ and Torrens PR eds, *Introduction of Health Services (6th)*: 2–17, Albany, New York: Delmar Publisher, Inc.

Twarog S (1997), Heights and living standards in Germany, 1850~1939, In: Steckel GH and Floud R eds, *Health and Welfare during Industrialization*: 285–330, National Bureau of Economic Research, Chicago: The University of Chicago Press.

UN (1948), *Universal Declaration of Human Rights*.

Vuorenkoski L (2008), Finland health system review, *Health Systems in Transition 10(4)*, European Observatory on Health Care Systems and Policies, Copenhagen: WHO Europe.

Zöllner D (1982), Germany, In: Köhler PA, Zacher HF and Partington M eds, *The Evolution of Social Insurance 1881~1981*: 1–92, New York, NY: St. Martin's Press.

NHS 홈페이지

http://www.nhs.uk/NHSEngland/thenhs/about/Pages/overview.aspx. (2014.10.13. 열람)

제 2 부

의료보장제도의 구성요소와 제도 발전

제3장 의료보장제도의 도입과 의료체계의 변화

제4장 재정조달과 위험분산

제5장 구매와 보험급여

제6장 의료서비스 공급체계

제7장 의료보장과 스튜어드십

제3장

의료보장제도의 도입과 의료체계의 변화

1. 의료체계의 정의와 구성

1) 의료체계의 정의

우리나라에서 의료체계라는 용어는 매우 흔하게 사용하면서도 개념이 혼란스럽다. 이렇게 된 이유는 1982년 한국인구보건연구원에서 『전국 보건의료망 편성을 위한 조사연구』 보고서를 발간하면서 'Health Care Delivery System'을 '의료전달체계'로 발표하고 그 의미를 환자가 의료를 이용함에 있어서 1차→2차→3차 의료기관의 단계를 거치도록 하는 것으로 해석하였기 때문이다. Health Care Delivery System을 의료전달체계로 해석함에 따라 의료체계, 의료공급체계는 어떻게 정의되어야 하는지 혼란이 생기게 되었다. 이에 1985년 한림대학교 사회의학연구소는 '의료공급의 효율화 방안'에 대한 연찬회를 개최하여 이 문제를 정리하려는 노력을 하였다. 이 연찬회 결과를 종합하면서 한달선(1985)은 "1차→2차→3차의 계층에 따라 의료를 이용하는 것을 의료전달체계(health care delivery system)라고 부르고 있는데 잘못된 표현이다. 한국에서 통상 사용되는 의료전달체계는 환자의뢰체계(referral pathway)에 한정하는 뜻으로 이해함이 타당하다"라고 하였다. 이와 같은 정책연찬회를 거쳤음에도 한번 잘못 이해된 용어는 쉽게 고쳐지지 않고 여전히 환자의뢰체계를 의료전달체계로 사용하고 있다. 2010년대 중반 이후 Health Care Delivery System을 의료공급체계로 사용하는 문헌이 등장하고 있음을 볼 때 delivery system을 의료전달체계로 사용하는 것은 적절치 못하다고 하겠다.

의료체계는 Health Care System 또는 Health Care Delivery System으로 표기하고 있다. Health Care Delivery System이 의료체계와 같다는 것은 의료사회학자인 Salloway (1982)가 *Health Care Delivery System*이라는 저서에서 세계의 의료체계(Health Care

Delivery System)를 자본주의 시장모형(mercantilist model), 공산국가의 기계유지형 모형(machine-maintenance model), 중국의 지역사회 책임 모형(community-responsibility model)과 같이 세 가지 모형으로 설명한데서도 잘 알 수 있다.

한편 각국 의료체계를 비교 분석하는데 선구자 역할을 한 Roemer(1991)는 의료체계를 Health System으로, 공급체계는 Delivery System으로 표기하고 있다. 뒤이어 발간된 많은 문헌들이 대체적으로 Health Care System은 의료체계로, Health Care Delivery System은 공급체계를 의미하는 것으로 표현하고 있다. 국내에서도 한달선(2005)은 새로운 저서에서 Health Care Delivery System을 의료공급체계로 의미를 국한시키고 있다.

WHO Europe 본부는 세계 여러 국가들의 의료체계를 소개하는 문헌의 초판격인 *Health Care Systems in Transition* (의료체계의 전환)을 1990년대 말부터 발간하면서 의료체계(Health Care System) 안에 의료공급체계에 해당하는 장(chapter)을 Health Care Delivery System으로 명명하고 그 내용으로 1차 의료, 병원의료 등과 같이 서비스 공급에 관한 내용을 다루었다. 당시 WHO 유럽본부는 의료체계는 Health Care System으로, 의료공급체계는 Health Care Delivery System으로 구분하였다. 그리고 의료체계의 전환 제2판 격인 *Health Systems in Transition* (care라는 단어가 삭제됨)에서는 의료서비스의 공급을 Provision of Services로 표현하고, 환자의뢰체계(patient pathway)를 서비스의 공급이라는 장(chapter)내의 한 절(clause)로 다루어 개념상의 혼란을 피하고 있다[1)](이규식, 2018).

그러나 Health Care Delivery System을 의료체계로 설명하는 문헌도 있어 Health Care Delivery System을 광의적으로 사용할 경우는 의료체계로, 협의적으로 사용할 경우 의료공급체계로 한정하는 것이 타당하겠다. 이 책에서는 Delivery System을 협의적인 의미에서 의료공급체계로 한정하여 사용하고 Health Care System은 의료체계로 사용하였다.

의료체계란 사람에 따라 다른 개념으로 이해된다. 예컨대, 인류학자는 의료체계를 종

---

1) 연도별로 보면 1999년부터 2004년까지 발간한 책자는 의료공급을 모두 health care delivery system으로 표현하였다. 2005년도에 발간된 책자는 health care delivery system과 provision of services를 혼용하였으며, 2007년 이후에 발간된 책자는 의료공급을 provision of services로 하고 있다. 우리나라에서는 환자의뢰체계도 delivery, 공급체계도 delivery로 해석하여 모두 의료전달체계로 부르게 되어 정책에 혼선이 생기고 있다. 물론 Delivery를 전달로 넓게 이해할 수도 있다. 그러나 정책에서 혼선을 피하기 위하여 referral system은 환자의뢰체계(후송체계)로, delivery system은 공급체계로 정리할 필요가 있다.

교적, 철학적, 주술적, 실증적인 것과 같은 다양한 원리(doctrine)에 따라 질병을 치료하는 경험으로 받아들이고 있다(Roemer, 1991). 체계분석(system analysis)은 원래 군사 분야에서 사용되었다. 체계를 기능적으로 말하면 "상호 관련을 맺어 서로 의존하는 부분들로, 목표를 달성키 위하여 설계된 집합체(A system may be defined as a set of interrelated and interdependent parts, designed to achieve a set of goals)"로 정의하고 있다(Roemer, 1991). 따라서 모든 체계는 해결되어야 하는 문제를 중심으로 수많은 하부체계(subsystem)들을 지니고 있다(이규식, 2018).

어떤 체계를 이해하기 위해서는 그 구성 요소의 특성과 그들 사이의 상호작용을 파악해야 한다. 동시에 어떤 체계라도 주변 환경의 영향을 받기 때문에 환경여건에 대한 고려도 있어야만 한다. 의료체계는 농업, 교통, 산업부문과 같은 다른 체계와 매우 복잡하게 상호 연계되어 있다. 그리고 의료체계의 발전은 주민의 신념, 과학, 상업적인 요인, 그리고 다른 사회적 요인에 의해 영향을 받게 된다. 더욱이 건강상태에 영향을 줄 수 있는 모든 사회·환경적 요인들을 고려한다면 의료체계는 많은 다른 체계들과 밀접한 관계에 있다는 것을 알 수 있다. 이와 같이 의료체계는 지역사회뿐만 아니라 주민의 건강에 영향을 미치는 부문(sector)과 부문 간(inter-sector)의 상호 관련된 부문들로 구성되는 하나의 통일체로 파악해야 할 것이다. 정책결정자나 분석가들은 의료분야에서 사용되는 의료체계, 건강, 의료서비스, 의료영역과 같은 다양한 용어들을 특성에 맞게 정의하고 있다. 이렇게 다양한 용어들이 사용되는 이유는 의료체계에 무엇을 포함시킬 것인가라는 의료체계의 영역에 대한 이해가 다르기 때문이다(이규식, 2018).

의료체계의 영역은 의료서비스(의사서비스, 간호서비스, 병원서비스 등)만으로 제한하는 협소한 개념에서부터 건강수준을 향상시키는 모든 활동, 조직 및 자원을 포괄하는 광범위한 개념까지 다양하다. 환자의 치료로 한정할 경우 의료서비스만 생각하면 되지만 건강산출물로 확대하면 환자 치료만이 아니라 건강을 결정하는 요인이라는 광범위한 영역이 포함된다. 그리하여 Duplessis et al.(1989)은 의료체계를 "의료서비스를 제공하는 조직(병원, 보건소, 의사사무실, 공중보건)과 건강이라는 궁극적 목표에 영향을 미칠 수 있는 다른 네트워크, 영역, 기관, 정부 부처 등"으로 정의하였다(이규식, 2018).

Roemer(1991)에 따른다면 의료체계란 "국민들의 건강수준을 향상시키기 위해 어떠한 종류의 서비스를 생산하고, 이를 생산하기 위한 의료기관들의 조직은 어떻게 하며, 생산요소인 인력이나 의약품 등의 생산은 어떻게 하며, 서비스와 생산요소들과 관련하여 제도나 법적 장치는 어떻게 하며, 이러한 요소들이 외부환경과는 어떠한 관련을 맺어야 하는가 하는 일련의 유기적 체계"라 할 수 있다. 의료체계를 둘러 싼 외부 환경요인 내지 외부체계로는 물질적 및 사회적 체계가 있다. 여기에 속하는 것으로는 식량 생산을 통하여 영양을 제공하는 농업부문, 소득의 향상을 통하여 재정조달을 가능케 하는 경제부문 등이 있으며, 특히 인구집단, 가족 또는 개인과 같은 대상자들의 건강에 영향을 미치는 요소가 외부체계를 구성한다. 의료체계에 속하는 대상자들은 건강증진, 질병예방, 진료, 재활과 같은 서비스를 요구하게 된다. 이러한 대상자들 요구는 의료체계 내에서 수용되어야 한다(이규식, 2018).

공급체계라 함은 서비스 제공을 위한 생산요소로써 인력, 시설, 의약품 등의 생산, 그리고 의료인력 양성을 위한 교육체계, 제공되는 서비스인 공중보건서비스, 1, 2, 3차 의료서비스를 비롯한 재활, 응급서비스 등의 생산과 관련된 과제를 포괄하는 의료계획 등의 전반에 걸친 내용들로 이루어진다(이규식, 2018).

2) 의료체계의 모형

의료체계에 관한 모형으로서는 Roemer[2)]에서 시작하여 다양한 이론모형이 제시되고 있다. 의료체계 모형에 대하여 국제비교 연구를 한 Papanicolas(2013)는 Roemer 모형을 제외하고도 11개의 모형을 소개하고 있다. 여기서는 의료체계 분야 연구의 선구자인 Roemer 모형과 함께 WHO(2000) 모형만 소개하기로 한다. 두 모형을 소개하는 것은 WHO 모형이 Roemer모형을 발전시켰기 때문이다.

(1) Roemer 모형

Roemer는 [그림 3-1]을 통하여 의료체계를 구성하는 요소들을 설명하고 있다. 외부환경으로 인구집단의 필요도(health needs)를 먼저 설정하고 의료체계의 목표로 건강수준 향상을 제시하고 있다. 이러한 목표 달성을 위한 구성요소로 다음과 같이 다섯 가지를 열거하고 있다.

첫째, 자원개발에 관한 요소로 인력, 시설, 장비 및 치료재료 그리고 지식(의료기술)의 개발이 있다. 인력에는 의사, 약사, 간호사, 조산사, 의료기사 외에 공중보건조직에서 일

---

2) Roemer는 1991년 발표에 앞서 1984년 Kleczkowski 등과 공동으로 발간한 *National Health Systems and Their Reorientation towards Health for All* 이라는 책자에서 동일한 모델을 소개하고 있다.

하게 될 보건요원, 보건교육사, 방문간호사 등이 있다. 시설에는 병원, 의원, 약국 이외에도 통원시설, 장기요양시설, 보건소, 재활시설, 병리검사시설, 혈액원 등이 있다. 의료장비에는 X-ray, CT, MRI, 초음파기 등의 수많은 기기가 있으며, 치료재료에는 의약품, 의료용 소모품 등이 있다. 지식의 개발에는 의학적 경험, 의·약학 연구, 의공학 연구, 질병연구, 역학조사, 관리기술 등이 있다.

둘째, 자원의 조직화이다. 의료체계와 관련되는 다양한 자원을 의료 활동으로 연결하고 자원이 적절한 기능을 발휘할 수 있게 하려면 조직화가 필요하다. 조직으로는 정부나 건강보험공단과 같은 공공조직이 있으며, 민간조직으로는 질병과 관련한 다양한 협회들이 있다. 이해단체로 의사협회, 간호사협회, 약사협회, 병원협회 등이 있다. NGO로는 환자단체, 시민단체 등이 있다. 민간기업으로 제약회사, 의료기기회사 등이 있다.

셋째, 경제적 지원이다. 경제적 지원의 원천으로 정부재정(중앙 및 지방 정부), 건강보험재정, 민영의료보험료, 자선 기부금, 국제원조 등이 있다.

넷째, 의료체계의 관리이다. 의료체계의 관리를 위하여 기획, 행정관리, 규제, 입법의 네 가지가 있다. 관리와 유사한 개념으로 최근에는 거버넌스가 많이 사용되고 있다.

다섯째, 의료서비스의 제공이다. 앞에서 열거한 네 가지 요소가 결합하여 의료서비스

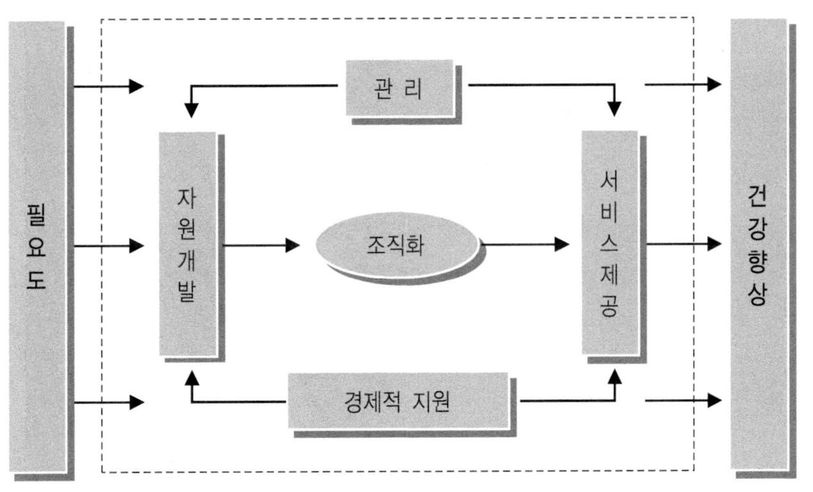

출처: Kleczkowski et al.(1984) 및 Roemer(1991)

[그림 3-1] Roemer 의료체계의 틀과 구성요소

의 공급(delivery of health care)이 이루어진다. 공급되는 서비스는 예방, 1차, 2차, 3차 및 재활서비스가 있다. 산업화된 국가들의 의료보장제도에 의하여 제공되는 의료서비스와 관련하여 Ettelt et al.(2009)은 "임상적으로 유효하다면 포괄적 범위(comprehensive range)에서 모든 국민에게 제공하되 표준적인 질, 형평성, 반응성의 지속적인 향상이라는 비전을 가져야 함"을 주장하였다(Most industrialized countries share the vision that publicly funded health care[3]) should be provide a comprehensive range of clinically effective services, cover the entire population, and strive for continued improvements in standards of quality, equity and responsiveness of care).

(2) WHO의 의료체계 성과 모형

WHO는 의료체계의 성과를 측정하기 위한 모형으로 [그림 3-2]를 사용하고 있다. 이 모형은 Murray and Frenk(2000)가 개발한 것으로 의료체계의 목표와 목표 달성을 위한 구성요소들의 기능이 설정되어 있다(이규식, 2018).

의료체계의 목표는 본질적인 목표(intrinsic goal)와 수단적 목표(instrumental goal)로 구분하고 있다. 수단적 목표는 본질적 목표 달성을 위한 수단적인 기여에 불과하기 때문에 의료체계의 목표로 간주하지는 않았다. 의료체계의 본질적인 목표로 건강수준, 반응성, 재정적 보호라는 세 가지를 다음과 같이 설정하였다(Papanicolas, 2013).

첫째, 건강 목표이다. 건강은 높은 수준(good health)을 지향하되 계층 및 지역 간에 건강형평성도 중요한 목표로 간주한다. 건강수준에서 높은 수준이란 평균수명 보다는 건강한 수명이 중요하다. 건강수명이나 건강형평성은 의료서비스 제공만으로써는 달성할 수 없으며 건강증진을 포함하는 공중보건 정책이 우선적으로 실시되어야 가능하다[4]).

둘째, 시민의 비의료적 기대에 대한 반응성(responsiveness to people's non medical expectation) 충족이다[5]). 의료체계에서 반응성의 핵심은 소비자 중심주의인데 1990년대에 이르러 이 개념은 소비자 운동과 같은 규제의 차원에서 벗어나, 주로 인간과 환경을

3) 여기서 publicly funded health care라는 용어는 공공의료를 의미한다. 유럽이나 미국 등에서는 public health는 공중보건을 의미할 뿐 우리식의 공공의료라는 용어로 사용(공공보건의료에 관한 법률의 공식 영어 명칭: Public Health and Medical Service Act)하지 않는다.

4) 우리나라는 의료이용 측면에서 거의 완전한 형평성을 이루고 있지만 건강수준은 계층 간에 불평등이 크다.

5) 이 부분은 이규식(2013)에 수록된 내용을 요약 정리하였다.

지킨다는 새로운 가치 기준을 토대로 사회・생태학적 균형과 인간복지를 지향하고, 보다 높은 차원의 소비자 주권을 확립하는 이념으로 발전되었다. 소비자 중심의 반응성에서 고려되어야 할 요소로 재정에서 사적 조달의 범위, 소비자가 참여할 수 있는 정보 채널의 구축, 재정조달의 투명성과 본인 책임의식, 1차 의료의 기능과 역할, 시스템에 대한 만족도, 공급자의 반응성으로써 지불제도 등이 있다(이규식, 김주경, 2005). WHO는 *WHR 2000*[6]에서 사용한 반응성의 측정지표로 환자에 대한 인격적 대우, 환자나 가족들이 표출하는 관심사에 대한 반응을 사용하고 있다. 소비자 만족도는 의료서비스, 의료제공체계, 재정조달에 관하여 소비자의 감지된 수용성을 측정해야 하는 매우 광범위하고 주관적인 개념이다. 소비자 반응성은 소비자와 의료체계간의 상세한 질적 관계를 분석하는데 초점을 두고 있다. 측정 내용을 보면 의료체계의 자율성(autonomy), 선택(choice), 비밀(confidentiality), 존엄성(dignity)과 같은 것을 내용으로 하고 있다(Figueras et al., 2004).

셋째, 재정적 보호와 재정부담의 공평성(financial protection and fair distribution of burden of funding)이 있다. 재정적 보호란 의료이용에 따른 지출이 과도하여 가계가 빈곤해지는 것을 막는 소위 재난적 의료비[7]로부터 가계 보호를 의미한다. 다른 한 가지는 소득수준에 따라 재정에 대한 기여에 차이가 있도록 하는 것으로 소득에 비례하여 보험료를 부과하는 방안이 있다.

한편 Figueras, Robinson and Jakubowski(2005)는 [그림 3-2]의 목표를 약간 조정하여 건강, 반응성, 형평성(equity)과 효율성(efficiency)으로 제안하고 있다. 여기서 ① 건강수준 향상은 의료체계의 존재이유이며, 이것이 기본적이며 본질적 목표가 된다는 것이다. ② 반응성은 인구집단의 합당한 기대(legitimate expectation)를 충족시키고, 반응성이 뛰어난 의료서비스로 얻게 되는 만족도로 그 자체가 중요하며 의료서비스 제공으로 얻게 되는 건강수준 향상을 초월하는 것이다. 반응성은 선택, 대기시간과 편의시설의 질과 같은 광범위한 차원을 포함하고 있다(Valentine et al., 2003). ③ 형평성(equity)은 인구집단 간의 건강수준과 반응성의 분포에 관한 것으로써 보험료 부담, 접근성, 의료이용, 필요에 따른 치료를 포함한다. 개념적으로 보험료 부담의 형평성은 구매와 연계되어서는 안 되며, 동일한 필요도에 대하여 접근성의 형평에 관한 것이다. ④ 효율성은 기

---

6) WHO가 2000년에 발간한 *World Health Report*를 줄여서 *WHR 2000*으로 표기하였다.

7) 재난적 의료비(catastrophic health expenditure)를 Wagstaff and Doorsaler(2003)는 가계소득에서 직접 의료비가 10%를 넘는 것으로, Xu(2005)는 식품비를 제외한 가계 지출에서 직접 부담 의료비가 40%를 넘는 것으로 정의하였다(Kimani and Maina, 2015).

술적 효율성(최소의 비용으로 최대의 산출물이라는 value for money)과 배분적 효율성(예컨대 급성질병 치료와 예방적 서비스나 조치와 같은 다른 영역 간에 자원배분을 통하여 전반적인 건강수준의 극대화)의 두 가지가 있다.

의료체계의 목표 달성을 위하여 네 가지 투입요소가 제 기능을 수행하는 것이 중요한데 그 가운데서도 가장 중요한 기능이 제7장에서 소개될 스튜어드십이다.

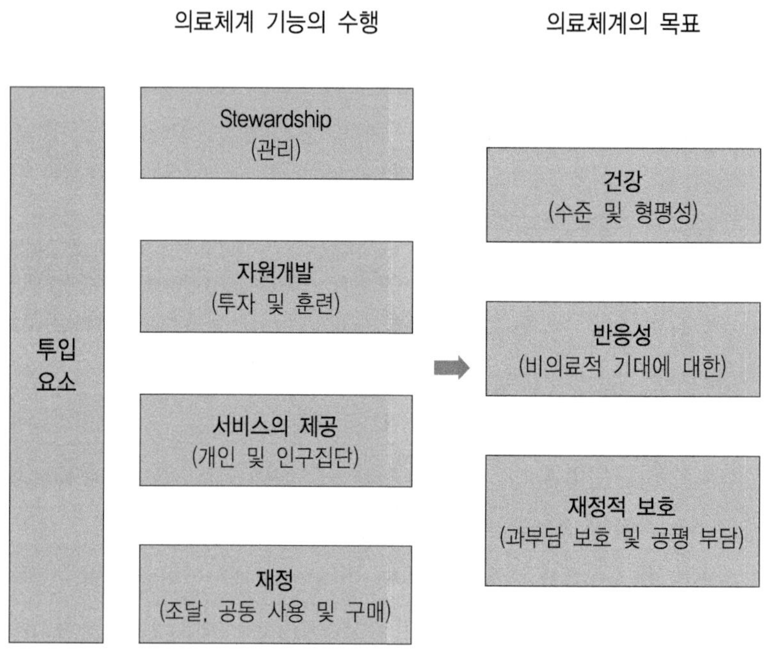

출처: *WHR 2000*

[그림 3-2] WHO 의료체계 성과 모형의 틀

2. 의료보장제도와 구성요소

1) 의료보장제도와 의료시장의 특성

(1) 의료시장의 특성

의료보장제도 하에서는 의료에 대하여 소비자가 가격을 인지하지 않기 때문에 소비자

(환자)와 공급자 간에 시장이 성립하지 않는다. 의료가격(酬價)은 엄연하게 존재하지만 의료보장제도란 가입자가 병이 났을 때 약간의 본인부담만 하고 의료를 이용할 수 있도록 접근성을 법적으로 보장하는 것이다. 그렇다고 의료가격을 없애는 것은 아니다. 만약 의료가격을 없앤다면 의료서비스의 생산이 불가능해진다. 그래서 의료서비스에 대한 가격은 의료의 재생산이 가능하도록 공급자에게 원가를 보전할 수 있는 수준이어야 한다. 그런데 의료가 기술집약적인 생산물이다 보니 원가가 높아 의료수가도 매우 높은 특성이 있다. 이 수가는 소비자에게는 중요하지 않지만 구매자인 보험자와 공급자인 의료기관에는 매우 중요하다.

의료보장제도 하에서 의료서비스의 소비자 시장이 성립하지 못하기 때문에 서비스 배분을 시장이 아닌 다른 방법에 맡겨야 한다. 제2장에서 언급한 바와 같이 Feldstein(1979)은 그의 유명한 저서인 *Health Care Economics*에서 사회가 기본적 권리(a right by society)로 의료에 대한 접근성을 보장할 경우, 서비스 배분을 시장에 맡길 수 없다고 설명하고 있다. 시장이 없으니 서비스 배분은 수요가 아니라 당연히 필요도(needs)를 토대로 할 수밖에 없다. 그런데 의료자원은 항상 충분치 못하여 의료의 모든 필요도를 충족시킬 수가 없다. 따라서 어떠한 필요도를 그리고 어떤 인구집단부터 서비스를 제공해야 하는지를 결정할 우선순위 설정이 요구된다. 필요도는 시장이 아니라 보험자(정부)가 전문가의 자문을 토대로 인구구조, 상병구조, 의료기술, 경제수준 등을 토대로 결정한다. 이와 같은 실정에서는 소비자 선호를 만족시키는 기준보다는 생산의 효율성 기준이 보다 수용 가능(more acceptable)해진다고 Feldstein은 설명하고 있다.

문제는 시장을 대신하여 보험자(구매자)가 의료를 배분하기 때문에 의료체계의 효율성을 찾기 어렵게 된다. 시장이 있으면 의료서비스 생산에서 원가를 절감하지 못하여 비싸게 생산하는 공급자는 소비자의 외면으로 시장에서 퇴출되기 때문에 별도로 효율성을 높이려는 정책이 필요하지 않다. 그리고 필요도 접근에서는 소비자의 만족도는 공급의 효율성 기준에 비하여 수용성이 낮기 때문에 소비자의 반응성은 아예 생각도 못하게 된다. 그러나 서비스 배분을 시장에 맡기게 되면 소비자의 반응성이 낮은 공급자는 소비자의 외면으로 시장에서 역시 퇴출된다. 그래서 시장이 수행하던 의료체계의 효율성 제고나 소비자의 반응성을 높이도록 하는 역할을 서비스 배분을 책임진 보험자가 할 수밖에 없다. 이와 같은 보험자의 역할이 바로 스튜어드십이 된다. 의료보장제도의 초기 단계에서는 효율성은 주로 공급자의 책무로 여겼고, 반응성은 생각하지 못하였다. 그러나 1990년대 이후 의료개혁을 하면서 효율성은 물론 반응성 제고가 의료체계의 중요한 목표로 등장하게 되었다.

(2) 의료보장제도와 의료시장의 변화

의료보장제도는 의료시장을 그 이전과는 전혀 다른 모습으로 바꾸게 된다. 이러한 변화를 하나의 표로 정리하면 [표 3-1]과 같다. 의료보장제도가 도입되면 의료의 규범적 성격이 개인이 누리는 특권(privilege)에서 기본권(fundamental right)으로 바뀌게 되고, 의료는 상품과 같은 사적재화에서 공공재로 성격이 바뀐다. 서비스 배분도 시장의 가격기구를 통하여 하던 것을 보험자(구매자)가 결정한 필요도를 토대로 배급방식으로 바뀌어 진다. 수요에 따라 의료를 배분할 때 구매자는 환자였지만, 필요도로 배급을 함에 따라 의료의 구매자는 환자에서 보험자로 바뀐다. 따라서 가격 결정도 시장에서 하던 것을 의료보장제도 하에서는 구매자인 보험자와 공급자 간에 협상으로 하든가 정부가 고시하는 방법으로 하게 된다.

[표 3-1] 의료보장제도 도입 전후의 의료시장의 변화

구분	의료보장제도 도입 전	의료보장제도 도입 후
의료의 규범적 특성	개인의 특권(privilege)	시민의 기본권리(right)
의료의 성격	공공성이 강한 사적재화	공공재
의료서비스 배분의 잣대	시장수요(demand)	보험자가 결정하는 필요도
서비스 배분 방법	시장에서 배분(distribution)	필요도의 우선순위에 따라 배급(rationing)
서비스 구매자	환자	보험자
의료의 공급	수요에 부응하여 공급자 자율	공급자 조직의 위계화: 계층적 지역주의 모형을 따름
의료의 이용	구매력에 의하여 이용	기본권리로 이용: 필요도의 우선순위에 따른 환자의뢰체계
의료계획	불필요	필요
서비스 가격 결정	수요와 공급에 의하여 시장에서 결정	구매자와 공급자 간의 협상 혹은 정부가 고시
효율성 제고를 위한 도구	시장 메커니즘	스튜어드십

2) 의료보장제도의 구성요소와 역할

의료체계는 [그림 3-2]에서 본 바와 같이 네 가지 요소인 재정조달, 자원개발, 스튜어드십, 의료서비스 공급으로 구성되어 있다. 이것을 의료보장제도와 관련시켜 자원개발을 서비스 공급의 틀 속으로 전환시키면 [그림 3-3]과 같은 의료보장 모형으로 바꾸어 표현할 수 있다.

모형을 구성하는 요소별 역할은 다음과 같이 기술할 수 있다.

첫째, 재정확보와 관련하여 세 가지 과제가 있다. ① 재정을 부담할 인구집단의 적용에 관한 문제로써 어떤 집단부터 먼저 적용할 것인가 하는 적용 우선순위의 문제이다. ② 재정확보 방식에 대한 과제로써 재정 원(源)에 관한 문제이다. ③ 위험구성 또는 위험분산을 어떻게 조직할 것인가의 과제로 중앙금고를 설치하느냐 아니면 질병금고에서 재정을 관리하느냐의 문제이다, 세 번째의 위험구성은 앞의 두 과제와 관련된다.

둘째, 의료서비스 구매와 관련하여 급여 관리, 청구・심사, 진료비 지불의 세 가지 기능이 있다. 이러한 기능을 제대로 이해하기 위하여 필요도 결정과 우선순위 설정과 같은 구매이론이 중요하다. 그리고 의료체계 전반의 효율성 제고와 관련하여 구매자의 역할에 대한 재조명이 필요해진다.

셋째, 적용자에게 의료서비스를 제공하는 공급과 관련된 과제이다. 의료서비스를 원활하게 제공하기 위하여 의료자원을 개발하고 공급자 조직의 위계화(位階化)와 환자의뢰체계를 운영하는 것이 주요한 과제가 된다.

마지막으로 의료보장제도를 운영하는데 있어 중요한 요소는 스튜어드십 또는 거버넌스이다. 스튜어드십에서 중요한 과제로는 관리구조 설계, 비전 설정, 장기계획의 수립, 합리적인 규제의 설정 그리고 행정체계와 정보체계의 구비 등이 있다. 구매란 단순히 청구된 진료비를 심사・지불하는 것으로 끝나지 않는다. 의료체계는 재정의 조달(financing)과 서비스의 공급(delivery)이라는 두 개의 바퀴로 움직이는 수레와 같다. 두 개의 수레바퀴가 동시에 조화롭게 움직이게 하려면 연결 축이 필요한데, 그 축의 역할을 하는 것이 구매라 할 수 있다. 시장을 토대로 하는 의료체계에서는 구매의 역할은 매우 단순하다. 그런데 의료보장제도에서는 소비자 시장이 없어지기 때문에 구매자(보험자)의 역할이 매우 중요해진다. 즉 구매자는 제한된 재정으로 공급자로부터 서비스를 구매하여 이를 가입자인 환자에게 배급을 하는 어려운 역할을 하게 된다. 구매자는 시장을 대신하여 서비스를 구매하여 이를 배급해야 하기 때문에 효율성이나 소비자의 반응성을 생각해야만 한다. 아무리 뛰어난 구매자라 하더라도 시장과 같은 효율성이나 반응성을 발휘할 수는 없다. 그렇기 때문에 구매자의 전략적 행동이 중요하고, 이러한 역할을 해 내도록 뒷받침하는 것이 스튜어드십이라 할 수 있다.

이 책에서는 제4장부터 제7장에 이르기까지 재정, 구매(보험급여), 서비스 공급 그리고 스튜어드십에 관하여 순서대로 설명하기로 한다.

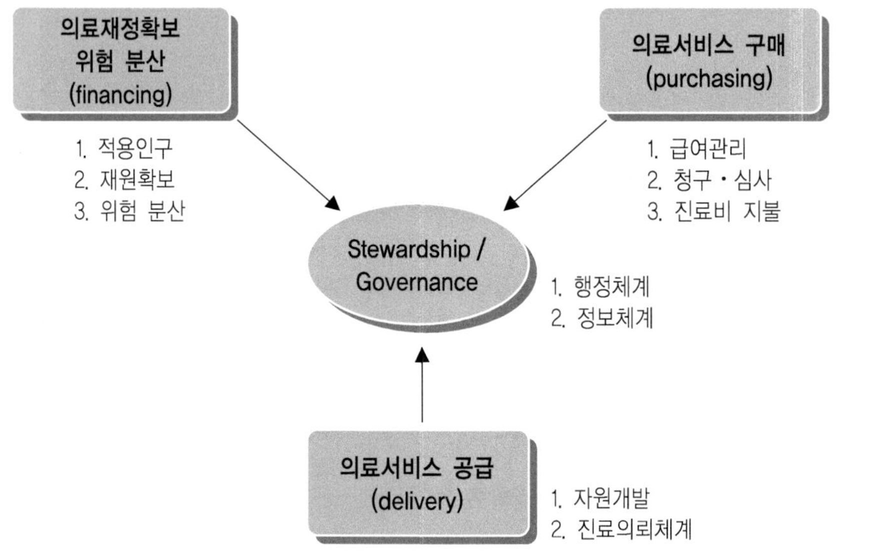

주 : 이 틀은 사회보험제도나 공영제 의료체계에서 공통적으로 적용 가능(단: 공영제는 재정확보와 위험분산 측면에서 사회보험과 다름)

출처 : 이규식(2019)

[그림 3-3] 구매와 공급이 분리된 의료보장 모형의 운영 틀

3. 수요 접근에 따른 문제점

1) 이용자의 도덕적 해이

앞에서 이미 언급하였지만 의료보장제도가 도입되면 의료서비스 시장 구조가 바뀌게 된다. 그런데 우리나라는 사회의료보험을 도입하고서도 보험제도가 도입되기 이전과 같이 보험의료의 배분을 시장수요에 의존하였다. 시장수요에 의존할 경우, 도덕적 해이가

발생하는 이유를 Feldstein(2005)은 [그림 3-4]와 같이 설명하면서 이러한 현상은 인간의 합리적인 선택의 결과라고 간주하고 있다.

수요는 가격 탄력적이기 때문에 기울기를 갖는다. 의료보험이 없을 때 가격이 P_0가 되면 의료이용을 Q_0만큼만 하게 되어 도덕적 해이가 일어나지 않는다. 그런데 포괄적 의료보험에 가입하게 되면 사정이 달라진다. 의료의 시장가격은 P_0이더라도 환자가 의료이용을 할 때 돈을 전혀 내지 않기 때문에 의료가격을 제로(0)로 인식하게 되어 의료이용에 따른 한계비용(marginal cost, MC)은 제로가 된다. 의료소비자의 균형은 한계편익(marginal benefit, MB)이 한계비용과 일치할 때 이루어지기 때문에 의료이용은 한계편익이 제로가 되는 Q_1까지 하게 된다. 즉 보험가입자는 의료이용에 대하여 MB = MC = 0가 될 때인 Q_1까지 이용하며 이러한 소비자의 행동을 도덕적 해이라 한다. 소비자의 도덕적 해이는 의료의 수요곡선이 탄력적이기 때문에 발생하는 것으로 수요자의 입장에서는 지극히 합리적인 소비 행동이 된다고 Feldstein은 설명하고 있다. 그러나 보험에 가입하지 않았을 때 Q_0만 이용하던 사람이 보험에 가입하게 되면 Q_1까지 이용하게 되어 의료비 지출이 대폭 증가하는 비효율 문제가 생긴다.

Feldstein(2005)은 수요자의 도덕적 해이만 언급하고 있지만 OHE(2007)에서는 공급자의 도덕적 해이까지 언급하고 있다. 의사들은 환자가 포괄적인 의료보험에 가입하고

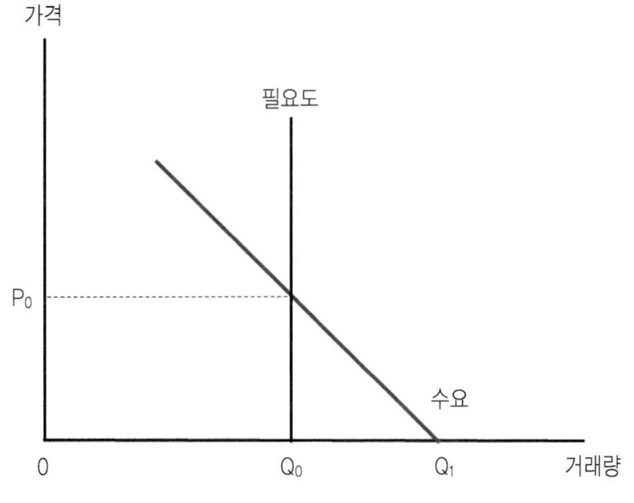

[그림 3-4] 이용자의 도덕적 해이

있다는 것을 알게 되면 한계편익이 제로가 될 정도로 많은 서비스를 제공하려는 유혹이 일어난다. 만약 의사가 이러한 유혹을 이기지 못하고 과잉 진료를 하게 되는 것을 '공급자의 도덕적 해이'라 하고 의료비 증가를 유도하는 비효율 문제가 발생하게 된다(이규식, 2018).

이와 같은 이용자들의 도덕적 해이로 인하여 우리나라 국민의 의료이용은 세계적으로 가장 많이 하는 것으로 보고되고 있다. 즉, 제7장의 [표 7-5]에서 2019년도의 주요 국가들의 의료이용도를 본다면 외래진료일수는 세계에서 가장 많으며(우리나라가 1년에 17.2회인데 일본은 12.5회), 입원일수는 일본 다음으로 많은 문제가 있다. 외래 및 입원 모두 OECD 국가들의 평균보다 두 배가 많으며, 덴마크나 스웨덴에 비해서는 거의 5~6배가 되고 있다. 문제는 우리나라 국민들이 의료이용은 세계에서 가장 많이 하면서도 주관적으로 판단한 건강상태는 가장 나쁘다는 점이다. 즉, [표 3-2]에서 2018년 기준으로 주관적 건강수준을 보면, 건강이 양호하다는 비율이 33.7%로 OECD 국가들의 평균 수준에 1/2에도 미치지 못하고 있다. 의료이용이 우리의 1/4내지 1/5 정도에 불과한 덴마크나 스웨덴에 비해서도 주관적 건강수준이 크게 낮다. 물론 의료이용이 건강을 결정하는데 미치는 영향력이 10% 정도에 불과(McGinnis et al., 2002; Boufford, 2003) 하다는 점

[표 3-2] 본인의 건강상태가 양호하다고 생각하는 인구비율 (단위 : %)

국가	2010 (전체)	2015 (전체)	2019		
			전체	남자	여자
일본	30.0	35.4('13)	36.6	38.0	35.3
한국	37.6	32.5	33.7	37.7	29.8
독일	65.2	64.5	65.5	66.4	64.6
프랑스	67.3	67.8	66.6	68.5	64.9
핀란드	68.3	69.8	68.3	68.9	67.7
OECD 평균	68.6	68.2	68.5	70.9	66.3
네덜란드	78.0	76.2	74.8	77.1	72.5
호주	85.4	85.2	85.2	84.8	85.6
덴마크	71.0	71.6	69.6	72.0	67.3
노르웨이	76.7	78.3	74.7	76.2	73.2
미국	87.6	88.1	87.9	88.4	87.4
캐나다	88.1	88.1('14)	88.8	89.5	88.2
스웨덴	80.0	79.7	76.0	78.8	73.1

출처: OECD, Health Statistics

을 감안하면, 주관적 건강상태와 의료이용이 무관한 점을 이해할 수는 있다. 그러나 객관적 건강상태인 영아사망률이나, 평균수명 등의 지표가 OECD 국가들에 비하여 비교적 양호하다는 점을 감안한다면 우리나라 국민들의 높은 의료이용은 의료보험제도를 도입하고도 수요 접근에 의존한 결과로 해석할 수 있다.

2) 의료계획의 부재

의료보장제도의 운영을 수요를 토대로 할 경우에는 시장이 서비스를 배분하기 때문에 의료계획(health planning)은 불필요하다. 그러나 필요도를 토대로 의료를 배급하는 제도에서는 필요도의 우선순위 설정과 함께 서비스 공급을 위하여 의료기관의 위계화가 요구되며, 의료계획이 뒷받침 되어야 한다.

따라서 의료보장제도를 도입한 모든 국가들은 의료계획을 갖고 있고, 우리나라도 2000년 1월에 제정한 「보건의료기본법」 제15조에서 매 5년 단위로 '보건의료발전계획'을 수립하도록 규정하고 있다. 그리고 2016년 2월 3일 개정한 「국민건강보험법」은 제3조의2(국민건강보험종합계획의 수립 등)를 신설하여 5년 단위로 '국민건강보험종합계획'을 수립하도록 규정하고 있다.

그러나 정부는 의료보장제도를 수요를 토대로 운영함에 따라 의료계획의 필요성을 인지하지 못하여 현재까지 방치하여 왔다. 이러다 보니, 의과대학의 정원은 2006년 이래 3,058명으로 고정시키면서, 병원의 신・증설은 용이하게 허용하여 병상 수를 증가시켰다. 병상 수가 증가하면 의사가 그만큼 늘어나야 하는데, 의사 증가는 중앙 정부가 통제하고, 병상 증가는 시・도지사가 허용하는 방식의 서로 어긋나는 의료정책으로 의사부족 문제를 초래한 것은 의료계획의 부재가 초래한 결과라 하겠다.

한편 '국민건강보험종합계획'은 법률에 따라 2019년 처음으로 수립하였지만, 보장성 강화계획에 초점이 있을 뿐 필요도를 어떻게 설정하고 그 우선순위 설정이나 필요도에 부합하게 공급체계는 어떻게 계층화할 것인지와 같은 핵심적 사항이 전혀 없어 건강보험계획으로서의 역할을 할 수 없는 문제가 있다.

3) 환자의뢰체계의 실종

필요도 접근에서 중요한 것은 진료권 설정과 환자의뢰체계(patient pathway 혹은 referral pathway)를 정립하는 일이다. 이를 위해서는 두 가지 조건이 필요하다.

첫 번째 조건은 의료이용자들을 위해서 필요도를 우선순위에 따라 설정할 필요가 있다. 필요도의 우선순위가 가장 높은 것은 응급의료가 아니라 가장 많은 사람들이 혜택을 볼 수 있는 서비스가 된다. 의료서비스는 필요도의 우선순위에 따라 1차, 2차, 3차 의료가 정해지게 될 것이다. 이와 같은 우선순위 역시 보험자나 정부가 전문가들의 자문을 토대로 결정하게 된다. 필요도의 우선순위가 결정되면 이를 원활하게 제공하기 위하여 위계화된 공급자 조직과 결합시켜야 한다.

두 번째는 공급자 조직의 위계화이다. Melhado(1998)는 공급자 조직의 위계화를 위한 구체적 모형으로 Fox(1986)가 주장한 계층적 지역주의(hierarchical regionalism) 모형을 지칭하였다. 계층적 지역주의 모형은 필요도에 우선순위를 수용하기 위하여 의료기관을 1차, 2차, 3차로 계층화하고 지역 단위(진료권)로 균점 배치해야만 필요도의 배급이 무난해지기 때문에 진료권의 설정을 통한 의료기관의 배치에도 정책은 관여하게 된다. 즉, 1차 의료기관은 주로 1차 의사가 의료보장 적용자의 생활지역과 밀착된 동네 중심으로 개업함으로써 배치된다. 즉, 생활권이 1차 의료기관의 진료권이 된다. 2차 의료기관은 병원이나 종합병원 급으로 전문의가 배치되어 있으며, 입원을 할 수 있는 병상이 갖추어져 있다. 2차 의료기관의 진료권역은 기초지방자치단체 권역 정도로 생각할 수 있다[8]. 3차 의료기관은 고도의 전문적인 의료기술을 구비한 대학병원 혹은 'Medical Center'급의 의료기관으로 진료권역은 광역지자체 권역 정도로 생각할 수 있다.

이와 같은 두 가지 조건이 충족되면 1차 의료기관은 필요도의 우선순위가 가장 높은 1차 필요도를 제공하고, 2차 의료기관은 2차 필요도를, 3차 의료기관은 3차 필요도를 제공하게 된다. 의료보장 적용자는 병이 나면 먼저 1차 의료기관을 찾고, 여기서 치료가 어려우면 1차 의사의 진료의뢰서를 받아 2차 의료기관으로, 그리고 3차 의료기관을 찾아 서비스를 받게 되는 환자의뢰체계를 따라야 한다. 3차 의료기관에 이르면 환자는 임상적으로 유효하고 안전성이 입증되는 모든 서비스가 포함[9]되는 포괄적인 서비스(comprehensive services)를 받을 수 있게 되며, 이렇게 할 경우 비급여서비스는 존재할 수 없게 되어 보

---

8) Healy and McKee(2002)는 유럽에서 주로 2차 의료기관의 역할을 하는 200~600병상 규모의 종합병원은 인구 15만 명에서 1백만 명을 진료권으로 하여 설립된다는 설명을 하고 있다.

9) 의료기술이 빨리 발전함에 따라 유효성과 안전성이 입증되는 모든 서비스를 의료보장에서 제공하기 어렵기 때문에 1980년대 이후부터 유럽 국가들은 의료기술평가(health technology assessment, HTA)를 통하여 유사한 효능을 갖는 서비스나 의약품 등은 경제성 등을 따져 경제성이 떨어지면 제공하지 않고 있다. 우리나라도 한국보건의료연구원(NECA)과 식약처에서 안전성과 유효성을 사정하고 경제성은 심평원에서 평가하여 보험등재 여부를 결정하고 있다.

장성이 높아진다.

이러한 위계적 공급자 조직에 맞추어 필요도가 원활히 제공되기 위해서는 의료계획이 수립되어야 한다. 필요도 접근에서 의료계획은 의료기관의 질서 정연한 발전을 이루게 하는 장치가 된다는 것이다. 의료계획은 보험자나 정부가 결정한 필요도를 공급하기 위하여 진료권 단위로 인력은 어느 정도가 요구되고 병상과 같은 시설은 어느 정도가 필요한지에 대한 계획인 것이다. 시장형 의료체계라면 의료의 수요와 공급을 통하여 가격과 의료공급량이 결정되기 때문에 계획이 필요하지 않다. 그러나 시장 접근이 아닌 필요도 접근에서는 계획이 없으면 필요도와 공급을 결합시킬 메커니즘이 없게 된다. 따라서 기획가들은 필요도 접근을 할 경우에는 계층적 지역주의에 따른 계획이 의료분야 발전을 억제시키는 것이 아니라 의료를 단계적으로 이용하도록 유도하여 효율성을 높인다고 믿고 있다(이규식, 2018).

의료서비스의 이용측면에서 필요도의 우선순위와 공급측면에서 계층적 지역주의 모형을 결합하여 서비스 배급을 효율적으로 할 수 있는 모형이 [그림 3-5]가 된다[10]. 그런데 우리나라는 의료보장제도를 택하면서 시장형과 동일하게 수요에 의존하여 공급자 조직의 위계화는 물론 의료계획 마저도 없으면서 가격은 필요도 접근처럼 시장이 아니라 보험자가 공급자와 협상으로 설정(그러나 실질적으로는 정부가 조정)하니 의료인력의 수급이나 시설의 수급이 균형을 맞추기 어려울 수밖에 없다.

우리나라는 의료보장제도를 일부는 시장형으로, 그리고 일부는 의료보장형으로 운영하는 모순 속에 있다. 이와 같은 제도의 모순을 갖고 보장성 강화를 외치니 보장성 제고는 고사하고 보험재정만 증가하는 문제를 야기하고 있다. 유럽의 의료보험 국가들의 경우, 의료보험 급여 패키지의 설정에서부터 필요도와 그 우선순위를 토대로 하는 필요도 접근을 하고, 서비스 공급은 계층적 지역주의모형에 따라 위계화하고 있다. 의료이용은 필요도 설정과 계층화된 공급자 조직의 결합으로 된 환자의뢰체계를 따르기 때문에 의료계획의 수립이 반드시 필요하다.

그런데 우리나라는 필요도 접근이 어떠한 것인지, 그 내용에 대하여 알려고도 하지 않을 뿐만 아니라 다른 의료보장 국가들이 어떻게 필요도나 우선순위 설정을 하고 있는지

10) [그림 3-5]는 필요도 접근에서 계층적 지역주의 모형의 공급체계를 적용할 때의 이론적 모형을 설명한 것으로, 이 모형을 그대로 적용하기 보다는 국가의 사정에 따라 수정(adaptation)을 통하여 의료체계를 운영하고 있다.

도 모르고 있다. 필요도에 따라 의료서비스가 배급(rationing)된다는 점을 이야기하면, 전쟁의 발발과 같은 긴급한 시기도 아닌데 의료의 배급이란 무엇인가 하고 반문하는 실정이다. 의료서비스의 배급이라 하면, 과거 공산국가들이 배급경제를 지탱하기 위한 수단으로 세마쉬코(Semashko) 모형(이규식, 2019)에 의거하여 의료를 공급하는 모형이나, 영국 NHS에서 1차 의사에게는 인두제로 진료비를 지불하고, 병원에 대해서는 항목별로 예산을 배정(line-item budgeting)하여 가입자인 국민들에게 의료를 이용하도록 하는 것으로 잘못된 이해를 하고 있다. 의료보험제도에서 의료의 배급이란 필요도의 우선순위에 따라 환자의뢰체계가 이루어지고, 이와 같은 의뢰체계를 뒷받침하는 공급체계를 갖추어 필요도를 충족시키는 방식이라는 점을 전혀 깨닫지 못하고 있다.

필요도 및 우선순위 설정은 명시적으로 할 수도 있고, 묵시적으로 할 수도 있다(NHC, 2004). 의료배급이라 하여 구 공산국가의 세마쉬코 모형이나 영국 NHS의 예산할당방식만이 아니라 독일이나 대만에서 채택하고 있는 총액계약제 방식도 의료배급을 위한 하나의 방법이 된다. 그 외에도 유럽의 모든 의료보장 국가들이 1차 의사를 문지기 제도로 강제하거나 비록 문지기 제도를 강제하지는 않으나 이용자들이 이를 지키면 인센티브를 제공하는 사례[11]나, 독일과 같은 국가는 대학병원을 제외[12]하고 모든 병원은 입원만 허용하고 외래는 전부 개업의사에게 맡기도록 하는 정책도 결국은 보험의료의 효율적인 배급을 위한 조치로 보아야 할 것이다. 따라서 유럽의 모든 의료보장국가는 의료배급제를 실시하고 있다고 보아야 한다.

즉, 의료보험제도나 정부 공영의료제도에서는 시장 접근을 할 수 없으니, 대안으로 필요도 접근이 불가피하고 필요도 접근을 위해서는 필요도의 우선순위 설정을 통한 1차, 2차, 3차 의료를 단계적으로 이용하는 환자의뢰체계와 이를 뒷받침하는 의료공급체계(delivery system)[13]가 반드시 이루어져야만 의료보장제도가 추구하는 포괄적 서비스 공급이 가능해진다. 이와 같은 필요도 접근을 하지 않는다면 유럽 국가들이 이루고 있는 높은 의료보장률 달성은 불가능해진다.

---

11) 독일에서 1차 의사를 게이트 키퍼로 활용할 때의 인센티브는 제6장에서 상세히 설명된다.

12) 독일에서 대학병원에 외래를 허용하는 것은 수련의 훈련을 위한 불가피한 조치였다. 2004년부터 대학병원 이외의 병원에 대해서도 특별한 사정이 있을 때 외래를 허용하고 있다(Busse and Blümel, 2014).

13) 우리나라에서는 정부 문서나 학자들의 발표 논문에서 별 생각 없이 과거에 사용하던 관행에 따라 환자의뢰체계도 의료공급체계도 모두 전달체계로 포괄하여 부르는 잘못을 저지르고 있다. 우리도 이제 전달체계는 의료공급체계로 간주하고 단계적으로 진료를 받는 것을 환자의뢰체계와 구분할 필요가 있겠다.

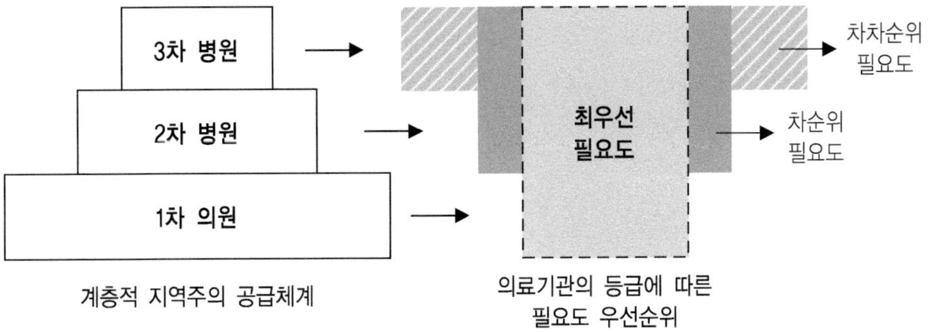

주: 필요도의 우선순위 절차를 통하여 3차 병원에 이르면 포괄적 급여가 제공됨
출처: 이규식(2019)

[그림 3-5] 계층적 지역주의 모형과 필요도의 우선순위에 따른 포괄적 급여

4) 구매이론의 부재와 효율성 문제

우리나라 사회의료보험에서 큰 문제점 가운데 하나는 구매라는 용어가 제대로 사용되지 않는다는 점이다. 이렇게 된 원인이 필요도 접근을 해야 할 사회의료보험제도를 수요 접근으로 하게 됨에 따라 서비스 구매자를 환자로 인식하여 구매라는 용어를 매우 협소하게 환자가 의료기관에서 의료를 이용하는 것으로 한정하고 있기 때문이다. 구매에 관한 인식부재가 일어나는 것은 필요도 접근을 해야 함에도 불구하고 예전과 같은 의료시장이 있다고 여겨 수요 접근을 하는데서 출발한다.

의료보험에서 구매에 대한 개념이 없다는 것은 매우 큰 문제이다. 기본권으로서의 의료를 보장하는 제도를 우리보다 거의 35년이나 앞서 도입한 유럽 국가들[14)]도 1990년대 영국의 의료개혁을 계기로 구매라는 개념을 사용하였으니 우리나라에서 구매에 관한 개념이나 원리를 이해하지 못할 수도 있다. 더구나 우리나라는 아직도 의료보험을 기본권 이념이 아니라 사회연대 이념이 지배하며 의료이용을 가입자의 수요에 일임하는 정책을 사용하고 있어 보험자가 서비스를 구매하여 가입자에게 공급한다는 개념이 싹틀 수 없는 환경이기도 하다.

14) 유럽 국가들이 의료보장을 기본권 개념으로 접근하기 시작한 것은 1942년에 발간된 『베버리지 보고서』가 계기가 된 것을 감안하면 1977년에 의료보험을 시작한 우리에 비하여 35년 앞섰다고 할 수 있다.

구매 원리를 이해하기 위해서는 의료보장제도가 사회연대성 원리와 함께 기본권 보장이라는 이념이 지배한다는 점을 먼저 인식하여야 한다. 그래서 의료보장 의료는 상품으로 간주될 수 없다는 점도 인식하여야 한다. 의료보장을 통하여 접근성을 보장하기 위하여 가입자에게 의료가격의 일부만 부담시킨다는 것은 가입자들에게 가격 인식을 없애 의료의 소비자 시장이 없어지는 것과 같다. 어떠한 상품이나 서비스이던 사용자가 가격을 전액 부담하지 않을 경우, 서비스 이용을 자유로운 시장에 맡길 수 없다(Santerre and Neun, 1996). 따라서 의료보장제도에서는 구매자인 보험자나 정부가 효율적으로 그리고 가입자들의 선호를 최대한 반영하여 구매를 하여야 배급이 소비자가 원하는 방향으로 원만하게 이루어질 수 있다는 의미에서 구매이론이 필요하게 된다.

만약 구매이론이 없으면 구매자에 의하여 배급되는 제도가 효율성을 상실하여 제한된 보험재정으로 구매할 수 있는 서비스가 줄어들고 구매자가 관료화되어 서비스 배급에서 가입자(환자)의 취향이나 권리가 무시되어 반응성(responsiveness)도 낮아진다. 따라서 사회의료보험방식을 유지하는 한, 구매에 대한 이해는 필수적이다. 보험자가 환자를 대신하여 의료를 구매할 경우, 보험자는 비용－효과가 높은 서비스를 구매하도록 노력하여 구매의 효율성을 높이는 것이 매우 중요하다. 그렇게 함으로써 보험재정을 절약하여 가입자들의 보험료 부담을 낮추어 주거나, 아니면 보험급여에서 제공할 서비스 패키지를 더 넓힐 수 있게 된다. 다음으로 보험자가 구매와 관련하여 해야 할 사항은 가입자들의 취향이나 환자의 권리 등을 존중하여 반응성을 높이는 구매 행위를 해야 한다. 가입자들의 반응성을 높이기 위해서 보험자는 가입자에게 공급자 선택권을 부여한다거나, 공급자와 계약을 통하여 가입자가 원하는 서비스의 질을 보장한다거나, 구매하는 의료의 안전성을 보증하기 위하여 의료기관 인증제를 실시한다거나, 가입자들의 불만을 반영하기 위하여 옴부즈맨 제도를 도입한다거나 하는 등의 다양한 정책을 통한 전략적 행동을 해야 할 것이다.

의료보험제도를 필요도를 토대로 의료비스를 배급하기 위해서는 많은 준비가 필요해진다. 먼저 필요도(보험급여)의 우선순위를 설정하고 이를 토대로 의료공급자의 수준에 따른 위계화와 함께 의료계획의 수립, 그리고 공급자의 위계와 부합하는 환자의뢰체계의 설정과 같은 조치가 필요하다. 이와 같은 조치들이 모두 보험자의 구매행위로 간주되며, 이러한 조치와 함께 의료의 질이나 서비스의 성과 향상을 위한 조치들도 보험자가 취해야 한다. 수요 접근 하에서는 거래되는 서비스 량만이 아니라 질이나 성과가 모두 시장에서 결정되지만 필요도 접근에서는 시장이 없기 때문에 시장에서 수행하던 서비스 량이나 질의 결정은 물론 성과 관리가 모두 구매자(보험자)의 역할로 돌아오게 된다.

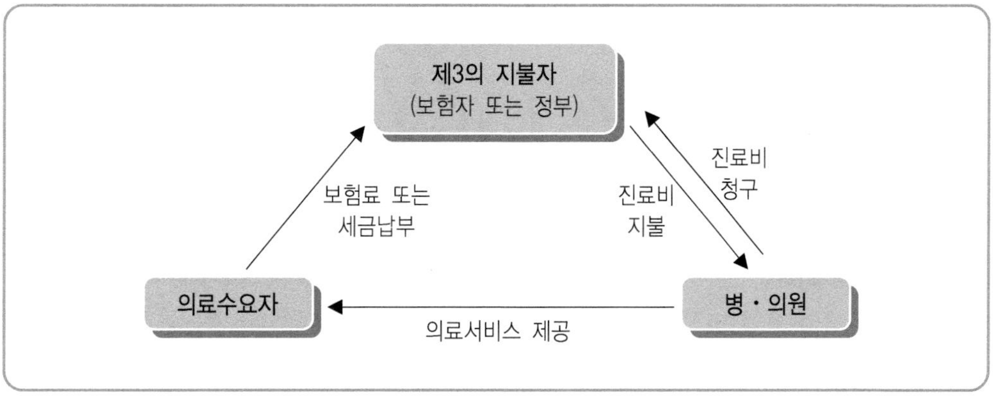

[그림 3-6] 제3자 지불제도에서의 의료보험제도 틀

보험자가 구매자가 될 때의 의료보험제도 틀은 [그림 3-6]보다 [그림 3-7]로 나타내는 것이 적절하다. 왜냐하면 전통적으로 사용하던 [그림 3-6]은 보험자를 구매자가 아니라 제3의 지불자로 간주하고 환자를 구매자로 인식하고 있기 때문이다. 따라서 [그림 3-6]에서는 환자가 가장 중요하고, 공급자나 보험자는 환자보다 상대적으로 중요성이 떨어지고 있다. 왜냐하면 보험제도의 작동이 보험료를 낸 가입자, 즉 피보험자(환자)에서 시작이 되기 때문이다. 가입자가 보험료를 납부하고, 의료를 이용하게 되면 공급자는 치료를 하고 비용을 보험자에게 청구만 하면 되었고, 보험자는 청구된 진료비를 단순히 심사하여 지불만 하면 각자의 역할이 끝나기 때문이다. 이러한 틀을 유지하는 [그림 3-6]에서는 시스템을 작동시키는 원천적인 기능을 하는 참여자(actor)란 돈(보험료)을 내는 피보험자(환자)일 수밖에 없다(이규식, 2021).

그러나 보험자가 구매자가 될 경우에는 가입자는 보험료만 납부하고 여타의 일은 구매자인 보험자가 주도하게 된다. 따라서 이때는 의료보험제도의 운영하는 틀을 [그림 3-7]과 같은 틀로 바꾸어야 한다. 의료서비스의 구매자를 환자가 아닌 보험자로 인식하게 될 경우, 보험자(구매자)의 보험급여 관리는 단순하게 급여 패키지 설정과 수가 결정, 진료비 심사 · 지불로만 끝나지 않고, 필요도의 설정, 의료계획과 같은 다양한 업무를 수행해야 한다. 즉, 보험자의 역할이 급여 패키지 설정, 수가 결정, 진료비 심사 · 지불에 한정되지 않고 의료체계의 성과 향상을 위한 적극적인 역할이 구매자의 역할이 되어야 한다[15]. 이 그림에서는 가입자인 피보험자(환자)는 의료보장이라는 시스템에서 이용자로서의 기능을 수행하여 공급자나 보험자와 같이 시스템을 움직이는 하나의 참여자(actor)로 끝날 뿐, [그림 3-6]에서와 같이 다른 참여자에 비하여 특별한 비중이 주어질 필요가 없다(이규식, 2021).

[그림 3-7]에서는 이용자를 공급자와 직접적으로 연결시킬 필요가 없다. 환자가 공급자로부터 의료서비스를 제공받지만 제공받는 서비스의 범위나 수가는 모두 보험자가 정해주고 환자는 보험자가 정해주는 지침에 따라 이용을 하고 본인부담만 하면 되기 때문이다. 공급자와 정부 간에도 직접 연결을 시키지 않았는데, 의료보험 서비스의 공급과 관련해서 정부의 직접적인 지시나 통제를 받기보다 구매자인 보험자와 계약을 통하여 공급이 이루어지기 때문이다. 이 모형 하에서는 환자, 공급자, 정부 모두가 구매자를 통해 서비스가 제공되고 관리된다. 따라서 [그림 3-7] 모형에서는 보험자의 구매 기능을 통한 스튜어드십이 매우 중요해진다. 스튜어드십이 중요해지는 것은 의료보장제도에서는 환자와 공급자 간의 시장이 없어져 의료체계의 효율성이나 소비자의 반응성을 반영할 메커니즘이 없어진다. 그래서 시장이 하던 기능을 보험자가 구매기능을 통하여 하여야 한다. 의료체계 운영의 전반적인 책임을 갖는 정부가 의료체계의 효율성 제고를 위한 노력에 전혀 관여하지 않는 것은 아니지만 많은 역할은 구매자를 통하여 이루어지고 정부의 법적인 규제는 별도로 이루어지기 때문에 구매자의 역할이 보다 강조되는 것이다.

우리나라는 사회의료보험을 운영하면서 구매에 대한 개념이 없다 보니, 과다한 의료이용은 물론 보험자가 구매자 기능을 제대로 할 수 없도록 조직을 단일체계로 만들어 관료적인 조직으로 만들었고, 의료체계의 효율화 문제는 보험자의 관심과도 멀어지는 문제가 있다. 유럽에서는 의료개혁을 통하여 보험재정은 하나로 통합하였으나, 구매자는 복수로 만들어 구매자 간의 경쟁을 유도하고 구매자가 의료체계의 효율성 제고나 가입자들의 반응성 제고에 유의하고 있는 점에 주목할 필요가 있다.

15) 보험자의 구매자 역할을 보다 적극적으로 표현하여 전략적 구매자라고 부르기도 한다. 이 표현은 의료개혁 이전의 보험자도 구매자 기능을 한 것으로 간주할 경우 수동적 구매자로 구분하는 것이다. 그러나 의료개혁 이전에는 보험자를 제3의 지불자로 간주하였기 때문에 구매가 기능을 하였다고 보기는 어렵다.

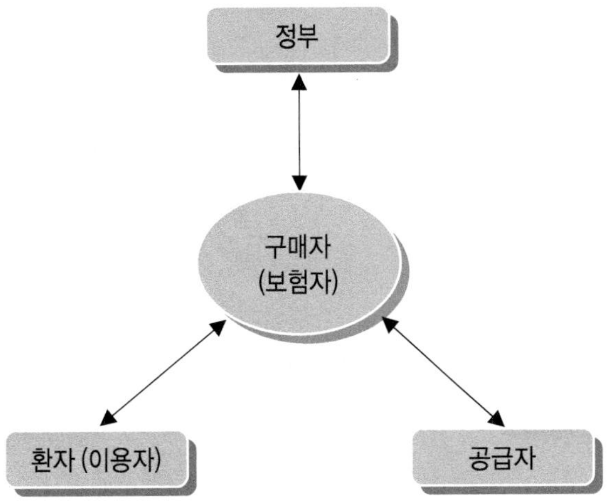

출처: 이규식(2021)

[그림 3-7] 보험자가 구매자가 될 때의 건강보험제도의 틀

4. 우리나라 의료체계의 문제점

1) 의료보장제도 도입 전의 시장형 의료체계

(1) 「의료보험법」 제정 이전

우리나라에서 비록 임의가입을 규정하였지만 1963년 「의료보험법」의 제정은 의료서비스의 시장가격을 환자가 전액 지불하는데 따른 이용의 접근성 제한을 막아보겠다는 의지의 표명이라고 볼 수 있다. 그러나 「의료보험법」이 제정되기 직전인 1960년도의 우리나라의 사회·경제상황을 보면 국민 1인당 GDP 83달러, 상수도 보급률 16.8%, 평균수명 52.4세, 합계출산율 6.0이었다(통계청, 1995). 그리고 제5장에 기술되는 의료자원을 보면 의과대학이 8개, 의사 수가 7,165명, 병상 수가 11,197개에 불과하였다. 1960년은 6.25 전쟁이 끝난 지 7년 정도 경과하여 미국의 원조에 힘입어 전쟁의 참상에서 겨우 벗어나기 시작하는 단계였기 때문에 사회·경제수준은 세계 최빈국이었고, 의료자원도 빈약하여 사회의료보험제도의 도입을 논의할 계재가 아니었다.

당시의 건강상 문제는 제1장 [표 1-2]에서 본 바와 같이 주로 전염성 질병이 많았기 때문에 정부는 전염병 관리에 주력하였다. 1960년 인구의 72.0%가 농촌지역에 거주하여 병이 나면 인근에 있는 전통적 한의사(당시는 한의사 면허제도가 없었음)를 찾아 첩약으로 치료를 받았으며, 도시에 거주하는 사람들은 주로 약방(면허를 취득한 약사가 근무하는 곳이 아님)이나 약국(면허 약사 근무)을 찾아 약으로 치료를 하거나 의원을 찾기도 하였다(제1장에 언급된 1962년 서울시민 조사 자료에서 언급).

이와 같은 사정에 놓여 있다 보니 모든 것이 시장의료체계를 통하여 자비(自費)로 의료문제를 해결하였으며, 정부는 도립병원(지방의료원의 전신)이나 적십자병원을 통하여 낮은 수가를 받거나, 일부 극빈자는 구료(救療) 차원에서 무상으로 의료를 제공하기도 하였다.

(2) 「의료보험법」 제정 이후

앞의 제1장에서 언급한 바와 같이 보사부 의정국에서는 1959년 10월 '건강보험제도 도입을 위한 연구회'라는 모임을 갖고 의료보험제도의 필요성을 연구하면서, 만약 의료보험제도가 도입되었을 경우에는 의료체계를 시장에 맡길 수 없을 것이라는 공감대가 이루어지게 되었다.

이에 연구회에 참여하고 있던 양재모(1961)가 의료보험제도를 도입할 때의 진료체계를 [Box 3-1]과 같이 제안하여 우리나라에서 의료체계에 관한 첫 문헌이 되었다. 이러한 제안은 1963년에 제정된 「의료보험법」이 임의 가입으로 되었기 때문에 실제 적용은 할 수 없게 되었다.

양재모의 제안은 당시 영국 국영의료제도인 NHS의 내용을 많이 원용하였으나, 당시로써는 의료보장을 기본권 개념으로 접근한 것과, 개업의사와 병원의 기능을 구분하고 있는 특징이 있다. 의사는 전과의(주로 GP)와 전문의로 구분하고 전문의는 소아과를 제외하고는 병원 근무를 하도록 역할 분담을 하였다. 환자는 병이 나면 1차적으로 전과의를 찾아 진료를 받고 진료가 어려우면 1차 의사의 진료의뢰서를 받아 병원에서 진료를 받을 수 있도록 하였다. 병원에서는 외래에서 이 환자를 진료하여 입원이 필요하지 않는 경우는 진료 결과를 상세히 기술하여 전과의가 진료할 수 있도록 회송하고, 입원환자도 가급적 빨리 퇴원시켜 회복은 전과의가 담당할 수 있도록 하는 진료체계를 제안하고 있다.

이러한 양재모의 제안은 1960년 당시의 의사 수(전문의 제외 6,136명)나 전문의 수(1,629명)를 감안할 때 실천하기 어려운 매우 파격적인 점이 있었다. 그러나 이와 같은 제안을 더 발전시키는 연구를 하여 1977년 사회의료보험제도를 도입할 때 응용할 수 있었더라면 하는 아쉬움이 있다.

[Box 3-1] 『사회보장제도 창시에 관한 건의』에서 제안된 의료체계(안)

- 의료보장제도 도입의 이념
  1948년 유엔 인권선언 제22조 및 제25조를 토대로 사회보장 받을 권리, 의료에 대한 기본권을 열거
- 사회보장의 내용
  - 단기보험인 질병보험, 산재보험, 분만 등을 먼저 실시
  - 장기보험인 노령, 폐질, 유족보험은 차후 고려하되, 실업보험은 당분간은 유예되어야 함
- 의료보장제도의 대상: 전 국민을 대상으로 당장 실시하기는 어려우므로 광공업계 생산업체의 종업원과 공무원을 대상으로 하되 우선 서울과 탄광지대인 장성 등, 한 두 지역부터 시범사업 실시를 제안
- 입법방향에 대한 제의
  1) 적용범위 : 임금생활자인 공무원, 교원, 대기업 피용자에서 중소기업 피용자로 확대(가족은 차순위)
  2) 운영 : 정부 감독하의 단일기관에서 모든 사회보험업무를 관장(기존의 각 부처 공제조합 등을 포함)
  3) 보험급여
     ① 의료 : 입원, 진료, 간호, 방사선, 세균검사, 검사시설이용, 약제, 치료재료 지급, 출산(조산포함), 산재의 경우 치과진료 포함
     ② 상병수당 : 질병·분만 등에 따른 수입 감소를 보전하는 상병수당(평소 임금의 50% 수준)의 도입
  4) 재정조달 : 보험료는 임금총액의 7.5%로 하고 근로자, 사용주, 정부가 각각 2.5%씩 부담
  5) 재정의 배분: 조달된 재정은 의료급여에 5.05%, 상병수당에 1.45%, 운영비 1.00%(추계결과를 토대)
- 전달체계 : 의사를 전과의(全科醫)와 전문의(專門醫)로 나누고 전문의는 소아과를 제외하고는 병원근무를 원칙으로 하고 전과의에 대하여는 주민이 등록(의사 1인당 3,500명을 상한으로 하되 보조의사를 두는 경우는 5,000명까지 가능)
  - 진료체계로서는 병이 나면 전과의(全科醫)의 진료를 먼저 받게 하고 전과의가 진료하기 어려운 환자는 병원으로 보내 병원 외래에서 진단하게 하고, 가능하면 그 진단과 치료요령을 전문의의 의견서를 첨부하여 환자를 전과의에 회송시키고, 꼭 입원이 필요한 환자만 입원시키도록 하고, 입원 진료가 끝나면 조기 퇴원시켜 회복기에는 다시 전과의가 돌보는 체계를 제안
- 진료보수: 전과의는 등록자수에 비례하는 인두제, 병원에 대해서는 일당 진료비 제도

(3) 기본적 서비스 제공을 위한 마을건강사업 실시

비록 1960년대 초반의 건강보험제도 도입을 위한 연구반의 활동과 1963년 「의료보험법」이 제정되었지만 제1장에서 본 바와 같이 당시의 사회·경제여건이 당연적용방식의 사회의료보험제도를 도입할 수 없게 됨에 따라 국민들의 의료에 대한 접근성은 매우 제약되었다. 특히 전국에 의과대학이 8개에 불과하여 의사 양성이 원만하지 못하였기 때문에 농촌

주민들의 의료접근성이 원천적으로 제한될 수밖에 없었다. 이에 정부는 1959년부터 공의(公醫)제도를 도입하여 농촌지역의 의사공백 문제에 대처하기 위하여 노력하였다. 당시의 공의는 북에서 월남한 의사들이나 군복무를 기피한 의사들을 중심으로 운영하였기 때문에 1년에 배출할 수 있는 수가 제한되었고[16], 진료여건도 좋지 않아 오래 근무하지 않는 등으로 공의제도가 농촌주민의 의료접근성 문제를 해결할 수 있는 방안이 되지 못하였다.

이에 보사부는 농촌지역에 군립병원을 건립하여 농촌주민들의 의료접근성을 해결하고자 정책방향을 설정하고 1972년 파리에서 개최된 대한(對韓) 경제원조협의체(The International Economic Commission for Korea: IECOK)에 군립(郡立)병원 설립을 위한 소요자금을 차관으로 지원해 줄 것을 요청하였다. 이 요청에 자극되어 미국 국제개발처(USAID)는 그 타당성 조사를 위하여 조사단을 우리나라에 보내게 되었다. 미국 국제개발처 조사단은 실태조사를 거친 후 한국에서는 농촌지역에 병원을 짓는 것보다 비용절약형 의료체계를 수립함이 타당하다는 결론을 맺고, 한국정부에 농촌에 적합한 비용절약형 의료체계를 실시하기 위한 '마을건강시범사업'을 권유함과 동시에 제1장에서 설명한 바와 같은 시범사업을 위한 차관을 제공하게 된다.

미국의 권유는 당시 저개발국가에서 감당 가능한 저비용으로 전국민이 건강을 성취할 수 있도록 하는 전략으로써 예방서비스나 1차 의료의 적극적인 장려에 목표를 둔 것이었다. 1948년 유엔 총회에서 의료가 인간의 기본적 권리의 하나로 채택한 이후 기본권 실천을 위하여 [Box 3-2]에서 볼 수 있는 바와 같이 각국에서 의료체계에 대한 개혁이 이루어졌는데, *WHR 2000*에서는 이를 3세대 개혁(three generations of health system reform)으로 정리하였다. 1970년대 초반 미국이 우리나라에 권유한 비용절약형 의료공급모형은 제2세대 개혁에 해당된다고 하겠다[17].

미국 국제개발처의 권유는 1960년대 중국의 집단농장에서 성과를 거둔 '맨발의 의사(barefoot doctor)[18]'에 의한 '농촌합작의료제도(Rural Cooperative Medical Scheme,

---

16) 공의(公醫)제도는 제6장에 설명되고 있으며 배출 수는 [표 6-17]에 수록하고 있다.

17) *WHR 2000*에서 정리한 3세대 개혁을 시기적으로 구분하여 보면 제1세대는 1940~50년대로 보면 될 것 같으며, 제2세대는 20여 년 후인 1970~80년대, 그리고 제3세대는 1990~현재로 볼 수 있을 것 같다. WHO에서는 3세대(three generations)로만 표현하였을 뿐 구체적으로 시기를 못 박지 않았기 때문에 시기 구분은 필자가 유추하였다.

18) 중국의 맨발의사는 1968년부터 집단농장에서 시작된 농촌합작의료제도(RCMS)에서 매우 기초적인 1차 의료를 제공하는 역할을 하였으나, 1980년대 경제개발이 이루어지면서 집단농장이 해체되고 농촌합작의료제도가 붕괴되면서 1985년부터 마을의사제도(village doctor)로 전환하기 시작하였

[Box 3-2] 세계인권선언 이후의 3세대 의료개혁

제1세대의 의료개혁은 1940~50년대 사이에 이루어졌다. 1942년 베버리지 보고서가 발간되어 의료가 기본적 권리라는 개념이 싹트게 되었고, 1948년 세계인권선언으로 의료가 인간의 기본 권임을 공식화하였다. 기본권 이념에 따라 미국을 제외한 산업화 국가들은 국가 공영제이든 건강보험제도의 확충이든 선국민을 의료보장권속에 넣도록 의료체세를 개혁하였으며, 공산권 국가는 배급경제체제에 부응하는 세마쉬코 모형에 의한 무상의료제도를 도입하였다.

제2세대 의료개혁은 저비용으로 전국민이 건강을 성취할 수 있도록 하는 접근전략으로써 1940년대 남아공, 이란, 유고와 같은 국가에서 질병관리사업의 경험을 반영하여 등장되었다. 특히 중국, 쿠바, 과테말라, 인도네시아, 탄자니아, 니제르 등의 국가에서 적은 비용으로 좋은 건강 산출물을 얻게 되는 성과를 거두기도 하였다. 특히 몇몇 국가들은 기대수명이 15~20세 정도 증가하게 되는 놀라운 성과를 얻었다. 이들 국가들의 성과는 의료와 함께 식량, 교육, 안전수 공급, 기초적 위생에서 최소 수준의 보장을 위한 노력의 결과였다. 이러한 성과를 거두는데 핵심적 요소는 지역사회 보건요원들을 통하여 임상적 치료보다는 공중보건을 통한 예방서비스 제공, 보건교육의 실시, 필수 의약품을 제공하는 등의 노력이 있었다. 하나의 사례로 1960년대 후반부터 중국이 집단농장에서 맨발의 의사를 통한 농촌합작의료제도를 들 수 있다. 이와 같은 사례에서 교훈을 얻어 WHO/UNICEF는 공동으로 1978년 소련의 알마아타(현재, 카자흐스탄 Almaty)에서 국제회의를 개최하여 2000년까지 지구상의 모든 사람들의 건강(Health for All by 2000)을 보장하기 위한 알마아타 선언(AlmaAta Declaration)을 통하여 Primary Health Care(PHC) 전략을 채택하였다. WHO는 PHC 전략에 따라 세계 어느 곳에 있든 기본적인 의료는 이용할 수 있도록 하는 노력에 활력을 불어넣었다. 한편 선진국에서는 1차 의료가 전체 의료체계에 잘 융합하여 GP나 가정의가 결합되었고, 또한 임상간호사나 보조의사제도가 등장하여 비용 절감형 의료체계로 연계되었다. 미국의 Managed Care는 1차 의료의 강화로 불필요한 입원을 방지하도록 하였다. 그러나 PHC 전략은 많은 국가에서 저렴한 1차 의료의 제공을 추구함에 따라 기대한 성과를 거두지 못하였다.

제3세대 의료개혁은 1990년대부터 사회・경제・정치적 상황이 전혀 다른 가운데 진행되고 있다. 서유럽 지역에서는 신자유주의가 등장하여 의료체계에 경쟁원리를 도입하는 개혁이 시도되었고, 공산주의 계획경제가 붕괴하고 시장경제로 전환을 함에 따라 의료체계도 '세마쉬코 모형'에서 건강보험제도로 전환하는 개혁이 이루어졌다. 지금까지의 개혁이 공급측면만 강조되었는 것과 달리 제3세대 개혁은 수요(환자의 욕구)에 관심을 두었다. 의료재정의 제한으로 필요도의 우선순위 설정, 의료배급제, 비용-효과성이 강조되었다. 수요에 관심을 둔 결과, 의료소비자의 반응성이 주목을 받았고, 의료체계에서 정부의 규제가 줄고 대신 구매자(보험자)의 역할이 강조되는 전략적 구매라는 시장기전의 활용이 강조되고 있다.

출처: *WHR 2000*

다. 맨발의 의사 가운데 다른 생업으로 바꾼 사람도 많았고 상당수는 별도의 교육을 받고 마을의사가 되었다. 1990년대 후반부터 시작한 의료개혁과정에서, 붕괴된 농촌합작의료제도는 2003년 사회의료보험 형태의 신농촌합작의료제도(NRCMS)로 변형되어 등장하면서 마을의사가 활동할 수 있는 기회가 되었다(Zhang and Unschuld, 2008). 마을의사의 임무는 기초적인 1차 의료 제공보다는 기본적인 공중보건업무 쪽으로 전환되었다. 마을의사는 주민들의 건강관리기록, 보건교육, 예방접종, 만성질병관리 등 11개 업무를 맡고 있다(Li et al., 2017).

RCMS)'와 유사한 농촌에 적합한 비용절약형 의료체계의 개발이었다. 우리나라 정부는 중국의 RCMS 모형을 수정한 '마을건강사업'을 구상하여 시범사업을 실시하게 되었다.

'마을건강사업'의 주요 내용은 당시는 의사를 구하기가 어려웠기 때문에 4년제 간호대학을 졸업하여 '간호사' 면허를 취득한 사람을 선발하여 기본적인 1차 의료에 대하여 6개월 동안 교육시킨 후 '보건진료원(community health practitioner, CHP)'이란 명칭을 부여하여 농어촌 오지지역 주민들에게 기본적 의료서비스를 제공하려는 것이었다. 당시 중국의 '농촌합작의료제도'는 집단농장에 거주하는 주민 가운데 가장 학력수준이 높은 사람(중졸 정도였음) 가운데 선발하여 6개월을 성(省)수도에 있는 '맨발의 의사학교'에서 훈련을 시킨 후, 맨발의 의사라는 자격을 부여하여 자기가 살던 집단농장으로 돌아가 기본적인 1차 의료를 제공하는 제도였다. 우리나라는 간호대학에서 간호학을 공부한 전문인을 '보건진료원'으로 양성하여 사업에 종사하도록 하였다는 점에서 중국보다 발전된 제도라 하겠다.

'보건진료원'은 간호사를 선발하여 새로 훈련을 해야 하며, 주민들이 새로운 인력에 만족하는지 그리고 사업의 경제적 타당성은 있는지 검증[19]이 필요하여 '마을건강시범사업'을 실시하게 되었다. '마을건강시범사업'에서는 간호사로서 교육을 이수하여 자격을 취득한 '보건진료원(CHP)'에게 기초적인 1차 의료를 맡기고, 여기에서 진료가 어려운 환자는 보건지소나 의원 등에 후송하여 주민들을 자기 거주지역 내에서 손쉽고 값싸게 1차 진료를 이용할 수 있는 체계를 구축하는 것이었다. 정부는 '마을건강시범사업'을 수행하기 위하여 한국보건사회연구원[20]의 전신인 한국보건개발연구원을 1976년 4월에 설립하였고, 그 해 9월부터 '강원도 홍천군', '전라북도 옥구군', '경상북도 군위군' 주민들을 대상으로 시범사업을 시작하여 1980년 8월에 종료하였다.

한편, 1977년 '의료보험제도'가 도입되자 의료보험제도의 원만한 실행을 위하여 많은 의사 양성이 요구되어 의과대학의 확충이 이루어졌다. 그러다 보니 의과대학을 졸업한 의사 가운데 군의관으로 입대하고 남는 인력이 생기게 되었다. 정부는 1978년 12월 「국민보건의료를 위한 특별조치법」을 제정하고, 1979년부터 군의관을 선발하고 남은 인력을

19) 마을건강시범사업에 대한 평가는 '한국개발연구원(KDI)'이 별도로 수행하였다.

20) 한국보건사회연구원은 가족계획연구원, 한국보건개발연구원으로 시작된 두 기관이 1982년에 통합되어 한국인구보건연구원으로 되었고, 1986년에는 보사부 내에 위치하던 사회보장심의회 연구실을 흡수하여 사회보장에 관한 연구까지 하게 되었으며, 한국보건사회연구원이라는 명칭은 1989년 정기국회에서 법 개정을 통하여 1990년부터 사용하였다.

군 복무 대신에 의사가 없는 무의면 지역에 배치하여 국민들의 의료공백을 메우기 위한 '공중보건의사(공보의)'를 제도화하였다. 그리하여 '마을건강시범사업' 지역에서는 보건진료원→공보의→병원이라는 환자의뢰체계가 형성될 수 있었다.

'마을건강시범사업'을 평가한 결과 '보건진료원'에 대한 주민들의 반응이 좋았고, 경제성도 있다고 판단되어 정부는 1980년 12월 「농어촌 보건의료를 위한 특별조치법(농특법)」을 제정하여 '보건진료원'의 지위를 법적으로 인정하고 1981년부터 농어촌 오지지역에 대하여 '보건진료소'를 설치하고 보건진료원을 배치하여 '마을건강사업'을 전국적으로 확대·실시하였다. 「농특법」이 제정되면서 1년 전에 제정된 「국민보건의료를 위한 특별조치법」은 「농특법」에 통합하고 폐기하였다. 1980년을 전후하여 이루어진 보건진료원제도는 오늘날까지 존속하고 있다. 그런데 의사 배출이 지속적으로 증가하여 무의면이 사라지고 웬만한 면지역에는 의사가 개업함에 따라 보건진료원의 실효성은 점차 희미해지고 있다.

2) 전국민의료보장에 부합하는 의료공급체계

(1) 의료보장제도에 부합하는 의료공급체계 개발

정부가 의료공급체계(health care delivery system)의 개발에 정책적 관심을 갖게 된 계기는 의료보험제도의 도입이었다. 의료보험수가가 모든 의료기관에 동일하게 적용됨에 따라 환자들이 대형 종합병원(특히 대학병원)에 집중되는 것은 자연적인 현상이다[21]. 이를 방치하는 것은 국민들의 의료편익을 저해하기 때문에 정부로써는 의료보장제도에 부합하는 의료공급체계 구축의 필요성을 인지하게 되었다. 이에 정부는 1981년 10월 한국인구보건연구원(현 한국보건사회연구원)에 새로운 의료공급체계의 구상을 연구하도록 의뢰하였다. 연구의 내용은 의료전달체계의 구상과 이에 따른 진료권의 설정이었다.

한국인구보건연구원은 서울대학교 병원연구소와 협동으로 의료전달체계와 진료권에 관한 연구를 시작하였다. 이 연구의 주요 내용은 한국 실정에 맞는 의료전달체계의 개발[22], 진료권의 설정, 그리고 진료권별 의료이용량의 추계와 의료시설 소요량 추계 등으

21) 이와 같은 우려가 현실로 나타나 1983년 6월 한국인구보건연구원에서는 「대학병원 환자집중 완화 방안 연구」라는 정책보고서를 발표하기에 이른다.

22) 1982년 보고서가 발간된 이후 우리나라에서는 delivery system을 의료전달체계로 번역하여 사용하고 있다.

로 하였다. 의료전달체계의 개발은 한국인구보건연구원에서 수행하였고, 나머지 과제는 서울대학교 병원연구소가 과학기술연구원(KIST)의 도움을 받아 한국형 의료시설 배치모형(Korean Health Facility Allocation Model, KOHFAM)을 개발하고 이를 현실에 적용하는 방안이었다. 연구결과 1차 보고서가 1982년 『전국보건의료망편성을 위한 조사연구』(전편연구)라는 명칭으로 발간되었다.

의료전달체계를 실시하기 위해서는 공급자 조직의 위계화와 이에 따른 진료권 설정이 반드시 수반되어야 했다. 공급자 조직의 위계화는 의료기관을 1차(소진료권내에서 의원급), 2차(중진료권 내에서 500병상 이하의 병원이나 종합병원급), 3차(대진료권 내에서 500병상 이상의 대학병원 또는 700병상 이상의 대형종합병원)로 나누도록 하였다. 그리고 의료이용은 먼저 소진료권에서 1차 의료기관을 방문하고, 여기에서 치료가 어려우면 진료의뢰서를 발급받아 중진료권에 있는 2차 의료기관을 이용하고, 여기서도 치료가 어려우면 역시 진료의뢰서를 발급받아 대진료권에 있는 3차 의료기관을 단계적으로 이용하도록 하였다. 1982년에 발간된 1차 보고서에서는 전국을 12개의 대진료권과 104개의 중진료권을 두고 소진료권은 읍·면·동을 중심으로 설계하였다. 이 보고서의 대진료권 설정 구획에 불만인 지역의 주민들이 반발하게 되자 이를 수정하는 연구가 진행되어 1984년에는 수정보고서가 보건사회부에서 발간되었고 지역의료보험의 확대를 앞두고 1987년에 2차 연구보고서가 발간되었다. 여기서는 13개 대진료권과 135개 중진료권으로 전국의 의료지도가 그려졌었다(이규식, 2008).

KOHFAM에서 자원배치모형(Resource Allocation Model)은 의료이용량이나 의료자원의 공급량에 영향을 미치는 변수나 여건 변화를 투입요소로 하여 의료시설 배치계획을 필요시에 항상 수정할 수 있도록 설계하였다(한국인구보건연구원, 1982). 그러나 소진료권 단위까지 자원배치를 조정하는 것은 불가능하다고 판단하여 적정한 자원의 규모는 대진료권과 중진료권에 한정하였다. 1982년의 1차 보고서에서 이미 KOHFAM 모형을 활용하여 진료권별로 필요한 적정 병상수가 산출되었고 2차 보고서에 따라 진료권을 조정하여 조정된 진료권별로 적정 병상수와 현재 병상수를 비교하니 서울이나 부산과 같은 대진료권은 기존의 병상수가 필요 병상수를 현저히 능가하는 반면에 도 단위의 진료권은 병상수가 부족한 문제가 생겼다. 이에 정부는 이 모형을 토대로 1985년 1월 「지역별 의료기관 개설허가 제한 등에 관한 규칙」을 발표하여 대진료권별로 병상 수에 대한 관리정책을 실시하였다(이규식, 2015).

이 규칙에 의하여 1985년부터 서울, 부산, 대구, 인천 등 대도시 지역은 병상이 과잉되었다는 판단으로 병상 증설을 억제하는 정책을, 그렇지 않은 지역은 병상 증설을 장려하는 정책을 실시하였다. 이와 같은 과정을 거쳐 1989년 7월 전국민이 의료보장제도에 적용됨에 따라 정부는 진료권과 함께 환자의뢰체계를 강제화하는 조치를 취하여 의료보장제도에 부합하는 의료공급체계를 실행하게 되었다. 이 때 적용한 진료권은 생활권을 토대로 조정하여 140개의 중진료권과 8개의 대진료권으로 나누었다. 환자의뢰체계는 2단계로 되어 의료기관은 1, 2차가 합쳐져 1차 의료기관이 되고 대학병원이나 대형병원은 3차 의료기관으로 하였다. 환자는 반드시 자신이 거주하는 지역이 속한 중진료권 안의 3차 의료기관을 제외한 의료기관을 먼저 이용하고, 이곳에서 진료가 어려우면 담당의사로부터 진료의뢰서를 발급받아 자신이 거주하는 지역이 속한 대진료권 안의 3차 의료기관을 반드시 이용해야만 하였다. 지방에 거주하는 환자가 서울의 3차 의료기관을 이용하려면 자신을 진료한 대진료권에 속한 3차 의료기관의 진료의사로부터 진료의뢰서를 받아야만 서울로 갈 수 있었다. 지금까지는 환자들이 병이 나면 전국의 어떠한 의료기관이라도 자유롭게 이용할 수 있었는데 이러한 의료이용 관행을 바꾸어야 하는 혁명적 조치로 의료이용자들이 불편하다는 민원이 많았다. 다른 한편에서는 의료기관, 특히 3차 의료기관들은 중진료권 안의 의료기관이 환자에게 진료의뢰서를 발급해주지 않으면 환자를 볼 수 없었기 때문에 환자수의 급격한 감소를 걱정하기도 하였다. 이에 일부 3차 병원은 경영상의 애로를 호소하는 일이 많아졌고, 급기야는 편법을 사용(3차 병원 앞에 직영의원 개설, 가정의학과나 특수과를 통한 병원 내 이송, 응급실을 통한 수용 등)하여 환자를 놓치지 않으려고 하였다.

1995년에는 중진료권을 138개로 조정하였고 8월부터는 대진료권의 개념이 없어지고 중진료권내의 1차 진료 의사의 소견서만 있으면 전국의 어떤 3차 의료기관도 이용할 수 있도록 하였다. 이렇게 대진료권을 없앤 것은 지방에 거주하는 주민들의 불만을 수용하기 위해서였다[23]. 그러나 1차 진료는 자기가 거주하는 중진료권 내의 의료기관을 이용해야 하는 원칙은 그대로 유지하였다. 당해 중진료권에서 진료가 곤란한 중병인 경우(1차 진료 후 계속하여 2차 진료를 받고자 하는 경우)에는 중진료권 내 의료기관의 진료의뢰서를 지참하여 발행일로부터 7일 이내에 대진료권의 어떤 의료기관(3차 진료기관 포함)

23) 당시에는 주민들의 불만을 해소해주기 위하여 대진료권을 폐지하였으나, 이것은 의료의 지역화를 막도록 함에 따라 2010년대에 들어와 지방에 의료기관 부족문제를 야기하는 원인이 되었다.

도 이용할 수 있었다.

그런데 문제는 1989년 7월 도시지역 주민에게 지역의료보험을 확대하자 입원의료 수요가 급격히 증가하였는데 이에 반하여, 대도시 지역의 병상은 1985년부터 통제되었기 때문에 1990년대 초반 대도시 지역에서 병상 부족이라는 '의료대란'이 발생하였다. 이러한 문제가 발생한 원인은 KOHFAM 모형은 '필요도 접근'을 토대로 진료권별 적정 병상수를 추계하였는데, 전국민의료보험이 이루어졌음에도 불구하고 여전히 의료체계는 '수요 접근'을 유지하였기 때문에 KOHFAM 모형의 전제와 현실이 달라서 발생하게 된 것이었다[24]. 즉 필요도는 전문가들의 판단에 따라 제한적으로 설정된 반면에 의료수요는 의료보험제도의 확대로 가격인식이 없는 환자들에 의하여 대폭 증가됨에 따라 '필요도와 수요의 괴리'가 의료대란으로 표출된 것이다.

만약 의료보험을 도입하면서부터 필요도 접근에 의하여 의료계획을 수립하였더라면, 보험확대에 따른 필요 병상수를 계획한 가운데 KOHFAM 모형에 의한 병상 균점정책이 효과를 발휘할 수 있었을 것이다. 수요 접근과 필요도 접근을 구분하지 못하고 필요도 접근에 따른 KOHFAM 모형에 의거하여 대도시지역에서 병상의 증설을 규제하고, 전국민 의료보장을 이루고도 수요 접근을 유지함에 따라 의료수요가 폭발적으로 증가하였으니 '의료대란'은 당연한 것이었다고 하겠다.

1990년대 초반의 병상대란이라는 아픈 경험을 한 이후부터 정부의 의료정책은 병상을 증설하는 방향으로 전환되었다. 1990년 2월 22일 의료기관의 합리적 배치 유도를 위한 지역고시를 개정하여 대진료권별 연도별 병상 수 상한제를 폐지하였고, 「지역별 의료기관 개설허가 등에 관한 규칙」도 2000년의 「의료법」 개정과 함께 폐지하였다. 그래서 전국의 어떤 대진료권이든 병상 상한제를 폐지하고 병상증설을 용이하게 하였다. 종합병원에 대하여 병상 신증설 사전승인제도도 1993년 의과대학부속병원을 제외하고는 모두 폐지하였다. 2000년에는 지역별 소요병상 수에 대한 병원개설 허가제한 규정을 폐지하여 병상 증설에 대한 허가권을 지자체에 부여하였다. 이와 같은 조치가 오늘날 우리나라가 병상 수에서 일본과 함께 세계 제1위를 다투게 만들었다.

---

24) 당시 한국의 의료정책을 수립하는 정책가나 이 연구에 참여한 전문가들도 의료보장제도가 도입되면 수요 접근이 아니라 필요도 접근을 하여야 한다는 논리를 갖고 있지 못하였기 때문에 의료보장제도는 수요를 토대로 운영하였고, 자원배치계획은 필요도를 토대로 하는 KOHFAM 모형을 개발하였던 것이다.

(2) 건강보험통합과 진료권 제도의 폐지

의료보장제도에 부합하는 의료체계를 구축하는데 필수적인 공급체계는 KOHFAM 모형에서 설명한 진료권의 설정이다. 진료권이 설정이 되어야 진료전달체계를 위한 의료기관의 위계화와 적정 수의 배치가 가능하여 환자의뢰체계가 작동 가능해진다. 그리고 진료권 설정을 통한 의료기관의 적정 배치는 의료의 지역화를 도모하여 의료보장 적용자들은 자신의 거주 지역부근에서 의료를 이용할 수 있는 이점이 있다.

물론 진료권을 설정하고 진료권 단위로 배치된 의료기관을 이용하도록 강제화할 경우, 지방에 거주하는 사람들은 서울과 같은 대도시 의료기관을 이용하려면 자신이 속한 진료권 안에 설립된 의료기관의 진료의뢰서가 필요하였기 때문에 불편은 더욱 많았다. 이와 같은 불편을 무마하기 위하여 1995년에는 대진료권을 철폐하였다. 대진료권은 3차 의료기관 이용을 할 때만 관련되기 때문에 의료체계 전반에 미치는 영향은 당장에는 없었다.

문제는 1998년 10월부터 지역의료보험이 통합되어 조합이라는 관리단위가 없어지게 됨에 따라 중진료권을 설정하여 진료지역을 제한하는 것이 논리적으로 모순이었다. 왜냐하면, 과거에는 조합단위로 보험료가 부과되었기 때문에 의료기관이 적은 농촌지역은 그만큼 의료기관 선택의 폭은 좁아지는 불편함은 있지만 보험료를 적게 부담하기 때문에 진료권의 설정이 필요하였다. 즉 진료권은 재정 조달을 하는 보험자의 설정 단위와 동일하게 설정되어야만 한다. 특히 보험료 부과를 '지역사회부과방식'으로 할 경우에는 진료권과 보험자 단위는 반드시 일치해야 한다.

그런데 조합의 통합으로 소득이나 재산 수준이 같으면 보험료가 전국적으로 동일한 금액으로 부과되는데, 농촌지역사람은 진료권에 묶여 의료기관 선택이 도시지역사람에 비해 제한된다는 것은 모순이 된다. 그래서 1998년 10월부터 중진료권을 폐지하고, 다만 3차 의료기관의 이용만 종래와 같이 의사의 진료의뢰서가 없는 경우에는 제한하는 전달체계로 변화되었다. 따라서 현재 시행되고 있는 전달체계에 따른 1차 의료기관에는 의원, 병원, 종합병원이 포함되며, 3차 의료기관은 500병상 이상의 대학병원과 700병상 이상의 대형 종합병원으로써 국내에서 의료수준이 높고 수련의 교육을 담당하는 기관으로 정부가 정하는 기준에 합당한 기관을 지정하고 있다. 그런데 1차 의료기관은 있지만 2차 의료기관은 없으면서 3차 의료기관을 둔다는 것은 논리에 맞지 않다고 하여 2000년 3월부터 3차 의료기관의 명칭을 종합전문요양기관으로, 그리고 2009년부터는 상급종합병원으로 바꾸고 1차 의료기관이라는 용어도 사용치 않고 종합병원, 병원, 의원으로 명명하게 되었다. 상급종합병원은 2021년도에 전국에 45개소를 지정하였다.

중진료권의 철폐는 의료보장제도와 의료체계의 연계를 없애는 결과를 초래하여 환자의뢰체계가 사실상 무의미하게 되어 [그림 3-5]와 같은 계층적 지역주의 모형과 필요도의 우선순위에 따른 포괄적 급여라는 의료체계의 수립은 사실상 어렵게 되었다.

3) 건강보험통합과 의료체계

(1) 자유방임적 의료체계의 지속

1985년 정부는 2000년의 국가발전방향을 정립하기 위하여 한국개발연구원이 중심이 되고 모든 국책연구기관이 동원되어 전체 및 분야별로 『2000년을 향한 국가장기발전구상』을 발표하였다. 당시 한국인구보건연구원(1985)은 2000년을 향한 의료분야의 발전구상에서 중요한 문제점으로 정부의 기획・조정기능의 미흡과 1차 의료 및 공공부문의 기능 취약을 지적하고 향후 발전과제로 아래와 같은 과제들을 제시하였다.

첫째, 단계별 의료서비스 이용 및 공급체계 구축: 의료체계의 혁신

- 단계별 의료이용 및 공급체계 구축
- 진료권 편성과 자원배치

둘째, 의료분야의 구조적 기능 재정립

- 공공부문의 기능 정립
- 의약분업 실시
- 한방의료의 체계적 정착

셋째, 의료기관의 건전한 발전 추진

- 공공 및 1차 의료체계의 확충
- 국공립병원의 운영개선
- 병・의원경영의 효율 및 공익성 제고

넷째, 의료자원의 수급합리화

- 의료인력 장기계획 수립
- 의료인력 개발체계의 재정립

다섯째, 의료관리정보체계의 확립

- 의료정보의 내용 분석과 정보체계의 개발

1985년 장기발전구상을 제안할 당시, 가장 큰 문제점으로 지적한 사항이 정부의 역할에 대한 것이었다. 당시는 지역주민을 제외하고는 거의 대부분 국민들이 사회의료보험에 적용을 받고 있음에도 불구하고 정부는 의료체계에 관한 개념을 정립하지 못하고 방관하는 형태였다. 당시 정부가 하는 일은 의료보험제도의 관리와 전국민의료보험의 조기 실현을 위한 정책에 몰두하였을 뿐 의료이용과 의료서비스의 체계적인 공급을 포함하는 의료체계 전반에 대한 관심은 거의 없었다. 이와 같은 문제를 지적한 것이 바로 정부의 기획・조정기능의 미흡으로 표현되었다. 정부가 의료체계에 관한 정책의지는 1982년『전국보건의료망 편성을 위한 조사연구』발간으로 표현하였으나, 의료망 편성이라는 진료권 설정에 부수되는 의료기관의 위계화를 위한 전략이나 의료이용의 단계화를 위한 후속적 조치들이 전혀 없었다. 따라서 당시의 의료체계는 자유시장에 맡겨 놓은 형태를 벗어나지 못하였다.

1985년에 제안한 정책 과제들은 전부 의료공급체계를 의료보장제도와 부합하도록 운영하기 위한 방안이었다. 이 가운데 첫째 과제는 1989년 7월 전국민이 사회의료보험에 적용되면서 실행에 옮겨졌으나, 1995년 대진료권으로 의료이용을 구속하는데 대한 국민들의 이해부족으로 불만이 많았다. 그러나 정부는 사회의료보험제도의 이념도 설정하지 못하였고, 의료보장제도에 부합하는 의료공급체계가 필요하다는 이론도 없었기 때문에 국민들의 불만에 쉽게 굴복하여 대진료권을 폐지하였고, 1998년에는 의료보험 통합으로 중진료권 마저 폐지함에 따라 사실상 의료공급체계는 시장모형에 준하는 모형으로 후퇴하게 되었다.

두 번째 과제였던 의료분야의 구조조정에서 의약분업과 한방의 체계적 정착은 많은 어려움을 겪으면서 달성되었다. 그리고 다섯 번째 과제인 의료정보화는 ICT 산업의 발전에 힘입어 상당한 진척을 이루었다. 특히 건강보험에서의 정보화는 놀라운 수준으로 발전하였다.

그러나 세 번째와 네 번째 과제 그리고 두 번째 과제 가운데 공공부문의 기능 정립은 그 당시부터 오늘에 이르기까지 모든 정권이 공공부문의 역할을 제대로 이해하지 못한 관계로 뚜렷한 정책방향을 결정하지 못한 채 2000년에는 엉뚱하게「공공보건의료에 관한 법률」을 제정하여 공공부문의 공공적 기능마저 제대로 할 수 없도록 일을 더욱 꼬이게 만들었다. 따라서 현재의 우리나라 의료공급체계는 의료보장제도와 제대로 부합하지 못하여 자유시장 의료공급체계와 유사하게 운영되고 있다.

(2) 건강보험통합 이후 단계별 진료를 위한 노력

진료권의 폐지로 매우 느슨해진 단계별 진료체계를 건강보험 통합과 함께 강력하게 재건하기 위하여 2000년 6월 30일 「국민건강보험 요양급여의 기준에 관한 규칙(이하 건강보험요양급여규칙)」을 제정하고 제2조(요양급여의 절차) ① 요양급여는 1단계 요양급여와 2단계 요양급여로 구분하며, 가입자 또는 피부양자(이하 "가입자 등"이라 한다)는 1단계 요양급여를 받은 후 2단계 요양급여를 받아야 한다. ② 제1항의 규정에 의한 1단계 요양급여는 「의료법」 제3조의4에 따른 상급종합병원(이하 "상급종합병원"이라 한다)을 제외한 요양기관에서 받는 요양급여(건강진단 또는 건강검진을 포함한다)를 말하며, 2단계 요양급여는 상급종합병원에서 받는 요양급여를 말한다〈개정 2005.10.11., 2010.12.23.〉라고 규정하였다.

그러나 한 번 허물어진 단계별 이용체계는 법으로 회복할 수 없게 되었다. 주민이 인근 의원이나 보건(지)소 등을 방문하여 상급종합병원 진료를 위하여 진료의뢰서를 요청하면 거의 대부분 1차 의료기관에서 쉽게 의뢰서를 발급해주기 때문에 이 규칙에 따른 진료의 단계화는 형식에 지나지 않게 되었다. 그 뿐만 아니라 수요 접근을 함에 따라 필요도의 우선순위 설정이 없으니 보험급여패키지에 있는 서비스나 의약품 등을 요양급여 단계에 구분 없이 모든 의료기관이 동일하게 제공할 수 있도록 되어 있으니 1단계 의료기관과 2단계 의료기관의 구분은 사실상 의미가 없게 되었다.

(3) 의료체계 개편을 위한 노력

건강보험이 통합된 이후 정부는 시장형 의료체계에서 벗어나고자 2000년에 「보건의료기본법」을 제정하고 매 5년 단위로 '보건의료발전계획'을 수립할 것을 규정하였다. 보건의료발전계획이 확정되면 시·도지사 및 시장·군수·구청장은 각 지방자치단체의 실정을 감안하여 '지역보건의료계획'을 수립·시행하여야 한다. 또한 국가 및 지방자치단체는 보건의료자원의 장·단기 수요를 예측하여 공급이 적정화되도록 보건의료자원을 관리할 의무가 있으며(제24조), 보건의료자원이 지역적으로 고루 분포되어 보건의료서비스의 공급에 관한 균형이 이루어지고 양질의 보건의료서비스를 효율적으로 제공하기 위한 보건의료 제공체계를 마련하도록 노력할 의무가 있다(제29조)라고 규정하고 있다.

그러나 현재까지 '보건의료발전계획'이 수립된 적이 없으니 의료자원의 적정 공급도 힘들고 지역 간 균점은 더욱 힘들게 되었다. 특히 1998년에 폐기한 진료권제도는 의료의 지역화 개념을 없앴기 때문에 비록 '보건의료발전계획'이 수립된다 하여도 의료자원의 지역 간 균점은 달성이 불가능할 것이다.

의약분업 및 건강보험통합으로 인하여 건강보험 재정파탄이 발생하자 정부는 2002년 1월 「국민건강보험재정건전화특별법」을 제정하였다. 건강보험 재정지출을 억제하기 위한 각종 규제정책들과 함께 병상수급계획을 수립해야 할 의무를 규정하였다[25]. 병상자원이 지나치게 과잉 공급되어 건강보험 급여부담이 과도해지는 것을 사전에 억제하기 위한 목적이었다고 할 수 있다. 보건복지부장관은 병상의 합리적 공급 및 배치에 관한 기본시책을 수립하고, 시・도지사는 기본시책에 따라 병상수급계획을 수립하여 장관에게 제출토록 하였다. 「국민건강보험재정건전화특별법」에 따라 '지역병상수급계획'의 수립이 규정되었지만 실효적인 조치를 취하지 못하고 이 법은 2006년 12월 만료되었다. 다만 제도 존속에 대한 필요성에는 공감대가 형성되어, 2006년 12월 「의료법」을 개정하여 동일한 내용으로 병상수급계획에 관한 내용을 포함시켜 놓았다. 이 법률도 진료권 설정을 통하여 의료이용의 지역화가 병행되어야 의미가 있을 것이다.

결국 건강보험을 통합하는 과정에서 폐기한 진료권제도가 없어서는 의료이용을 분산시킬 수 없기 때문에 의료공급체계와 의료보장제도는 서로 조화되기 어려워 [그림 3-5]와 같은 환자의뢰체계나 공급자의 위계화는 불가능한 형편에 있다.

25) 국민건강보험재정건전화특별법 제13조(병상수급계획의 수립 등)
① 보건복지부장관은 병상의 합리적 공급 및 배치에 관한 기본시책을 수립하여야 한다.
② 시・도지사는 제1항의 규정에 의한 기본시책에 따라 지역의 실정을 고려하여 특별시, 광역시 또는 도 단위의 병상 수급계획을 수립한 후 보건복지부장관에게 제출하여야 한다.

참고문헌

보건복지부, 한국보건사회연구원 (2019), 『OECD Health Statistics 2019』

보건복지부, 한국보건사회연구원 (2020), 『OECD Health Statistics 2020』

양재모 (1961), 「사회보장제도 창시에 관한 건의」, 보건사회부(미간행).

이규식 (2008), 『의료보장과 의료체계(개정 증보판)』, 서울: 계축문화사.

이규식 (2013), 『의료보장과 의료체계(제3판 수정본)』, 서울: 계축문화사.

이규식 (2015), 『보건의료정책- 뉴패러다임』, 서울: 계축문화사.

이규식 (2018), 『보건의료정책(개정판)』, 서울: 계축문화사.

이규식 (2019), 『의료보장론(개정판)』, 서울: 계축문화사.

이규식 (2021), 『의료보장과 구매이론』, 서울: 계축문화사.

이규식, 김주경 (2005), 의료체계의 반응성과 의료개혁, 『사회보장연구』, 21(4): 199-216.

통계청 (1995), 『통계로 본 한국의 발자취』.

한국보건개발연구원 (1980), 『보건시범사업 종합평가보고』, 1980년 12월 발간.

한달선 (1985), 『의료공급의 효율화방안』, 한림대학교 사회의학연구소 연찬회 보고서, 11월 14일~16일, 춘천 세종호텔.

한달선 (2005), 『의료체계 탐색』, 서울: 한학문화.

한국인구보건연구원 (1982), 『전국 보건의료망 편성을 위한 조사연구』 (전편 연구).

한국인구보건연구원 (1983), 「대학병원 환자집중 완화방안 연구」(미발간).

한국인구보건연구원 (1985), 『2000년을 향한 국가 장기발전구상- 인구 및 보건의료부문』

Boufford JI (2003), Assuring the public's health in the 21'st century, ASTHO-NACCHO 2003 Conference, in *The Future of Public's Health in the 21st Century,* Institute of Medicine of The National Academy Press, Washington DC: National Academy Press.

Busse R and Blümel M (2014), Germany health system review, *Health Systems in Transition* 16(2), European Observatory on Health Care Systems and Policies, Copenhagen: WHO Europe.

Duplessis P, Dab W, McCarthy M and Portella E eds. (1989), *Public Health and Industrialized Countries*, Quebec: Les Publications du Quebec.

Ettelt S, McKee M, Nolte E Mays N and Thompson S (2009), Planning health care capacity: whose responsibility? In: Rechel B, Wright S, Edwards N, Dowdeswell B and McKee M eds, *Investing in Hospitals of the Future*: 47-66, European Observatory on Health Care Systems and Policies, Copenhagen: WHO Europe.

Feldstein PJ (1979), *Health Care Economics*, New York: John Wiley & Sons, Inc.

Feldstein PJ (2005), *Health Care Economics* (6th), Clifton Park, New York: Thomson Delmar Learning.

Figueras J, Saltman RB, Busse R and Dubois HFW (2004), Patterns and performance in social health insurance systems, In: Saltman RB, Busse R and Figueras J eds, *Social Health Insurance Systems in Western Europe*: 81–140, European Observatory on Health Systems and Policies Series, Berkshire: Open University Press.

Figueras J, Robinson R and Jakubowski E (2005), Purchasing to improve health system performance: drawing the lessons, In: Figueras J, Robinson R and Jakubowski E eds, *Purchasing to Improve Health Systems Performance*: 46–48, European Observatory on Health Care Systems and Policies Series, Copenhagen: WHO Europe.

Fox DM (1986), *Health Policies Health Politics: the British and American Experience 1911–1965*, Princeton: Princeton Univ. Press.

Healy J and McKee M (2002), The role and function of hospitals, In: McKee M and Healy J eds, *Hospitals in a Changing Europe*: 59–80, European Observatory on Health Care Systems Series, Buckingham: Open University Press.

Kimani D and Maina T (2015), *Catastrophic Health Expenditures and Expenditures and Impoverishment in Kenya*, Washington, DC: Futures Group, Health Policy Project.

Kleczkowski BM, Roemer MI, Albert an der Werff (1984), *National Health Systems and Their Reorientation towards Health for All*, Guidance for Policy-making, Geneva: WHO.

Li T, Lei T, Sun F and Xie Z (2017), Determinants of village doctor's job satisfaction under China's health sector reform: a cross-sectional mixed methods study, *International Journal of Equity in Health*, 16:64 (Doi 10.1186/s12939-017-0560-8)

McGinnis JM, et al. (2002), The case for more active policy attention to health promotion, *Health Affairs*, 21: 78–93.

Melhado EM (1998), Economist, public provision, and the market: changing values in policy debate, *Journal of Health Politics, Policy and Law*, 223(2): 215–263.

Murray CJL and Frenk J (2000), A framework for assessing the performance of health systems, *Bulletin of the World Health Organization*, 78(6): 717–30.

NHC, New Zealand (2004), *Prioritising Health Services– A background paper for the National Health Committee*, Wellington: National Health Committee.

OHE (Office of Health Economics) (2007), *The Economics of Health (2007).pdf* - www.ohe.org/publications/economics-health-care.

Papanicolas I (2013), International frameworks for health system comparison, In: Papanicolas I and Smith PC eds, *Health System Performance Comparison*: 31–74, European Observatory on Health Systems and Policies Series, Berkshire, England: Open University Press.

Roemer MI (1991), *National Health Systems of the World*, Vol. 1, New York: Oxford

University Press.

Salloway JC (1982), *Health Care Delivery Systems*, Behavioral Sciences for Health Care Professionals, Colorado: Westview Press.

Santerre RE and Neun SP (1996), *Health Economics: Theories, Insights, and Industry Studies*, Chicago: Irwin.

Valentine NB et al. (2003), Health system responsiveness: concepts, domains and operationalization, Chapter 43, In: Murria CJL and Evans DB eds, *Health System Performance Assessment Debates, Methods and Empiricism*: 573–681, Geneva: WHO.

Wagstaff A and van Doorslaer E (2003), Catastrophe and impoverishment in paying for health care: with application to Vietnam 1993–1998, *Health Economics*, 12(11): 921–934.

WHO (2000), *The World Health Report 2000–Health Systems: Improving Performance*, Geneva: WHO.

Xu K (2005), Distribution of health payments and catastrophic expenditures methodology, *Discussion Paper*, No. 2, Geneva: WHO.

Zhang D and Unschuld PU (2008), China's barefoot doctor: past, present, and future, *The Lancet*, 372(29): 1865–1867.

제4장
재정조달과 위험분산

1. 재정부담자의 분류와 한국의 적용

공적 방법으로 의료재정을 조달하기 위해서는 재정부담자 즉 적용인구에 대한 관리가 중요하기 때문에 재정부담자의 분류가 필요하다. 재정부담자의 분류는 피용근로자, 자영자, 공무원이나 군인 등의 특수직, 그리고 연금수급자와 같은 비근로자 집단 등 4개 그룹으로 분류하고 있다(Normand and Weber, 2009). 우리나라의 사회의료보험 행정에서는 재정부담자의 관리를 자격관리라고 부른다. 보험적용의 우선순위, 위험혼합을 위한 적용자의 관리, 피부양자 문제, 비정규직의 적용 등에 관한 이론적 고찰은 졸저(2019) 『의료보장론』 개정판에 설명되었기 때문에 여기서는 생략하였다. 다만 우리나라에서 전국민의료보장에 이르기까지 적용인구의 확대에 대해서만 기술하였다.

1) 제1단계 : 근로자 적용

우리나라는 행정적으로 관리가 용이하고 소득자료 확보를 위하여 추가적인 노력이 필요 없는 인구집단인 근로자부터 먼저 적용하였다. 근로자에 대한 의료보험료 부과는 인건비를 증가시켜 기업의 국제경쟁력을 저하시키는 문제가 일어난다. 이에 우리나라는 의료보험료가 기업의 생산품 가격으로 전가되지 않을 정도의 비용 흡수력이 있는 상용 근로자가 500인 이상인 대기업의 근로자와 그 피부양자를 1977년 7월 사회의료보험 시작과 함께 가장 먼저 적용하였다.

뒤이어 1979년 1월에는 공무원과 사립학교 교직원 및 그 피부양자를 별도로 제정된 「공무원 및 사립학교 교직원 의료보험법」에 의거하여 공교의료보험을 적용하였다. 미국은 사회보장제도인 OASDHI(Old-age, Survivors, Disability and Health Insurance

Program)를 10가지 원칙에 의하여 적용하는데, 그 가운데 한 가지로 공무원만을 위한 제도의 금지 원칙(plan not established solely for government employees)이 있다(Rejda, 1994). 이것은 사회보장제도를 도입함에 있어서 전국민을 대상으로 하거나 아니면 근로자를 대상으로 하는 보편적인 제도를 설계해야지, 공무원만을 대상으로 하는 특별 프로그램 설정은 금지하는 것이다. 이 원칙은 제도 설계를 담당하는 사람들이 공무원이기 때문에 자신들을 위한 프로그램부터 설계하고 여타 국민들에 대해서는 무관심해질 수 있는 것을 방지하기 위한 것이다. 우리나라는 이러한 원칙을 만들지 않고 공무원을 별도 적용하였지만, 공무원들이 다른 국민들을 방치하지 않고 전국민의료보장을 서둘렀고, 일반 근로자를 대상으로 하는 직장의료보험이나 공무원을 대상으로 하는 공교의료보험이 적용 대상만 달리 하였을 뿐 보험급여의 내용이나 급여기간, 요양의료기관 등에서 동일하여 차등적인 운영은 하지 않았다.

1979년 7월에는 「의료보험법」에 따라 300인 이상 근로자를 상용 고용하는 기업을 사회의료보험에 적용하였고, 1981년 1월에는 100인 이상 기업 순으로 확대하여 나머지 근로자의 적용은 시간문제였다. 그리하여 1983년 1월에는 16인 이상 고용사업장, 1988년 1월에는 5인 이상 고용사업장 순서로 확대되었다. 사회의료보험을 사업장 근로자를 먼저 적용함에 따라 자영자나 지역주민들과의 형평성 문제가 제기되었다. 형평성 문제를 개선하기 위하여 두 가지 조치를 취하였는데 첫째는 최저생계를 자력으로 해결하기 어려운 생활보호대상자(현재는 기초생활수급자)를 대상으로 사회의료보험을 도입하기 직전에 의료보호제도를 통하여 무상으로 의료서비스를 제공하거나 진료비의 본인 부담을 대폭 감면하는 제도를 실시하였다. 둘째는 농촌 지역의 의료공급을 확대하기 위하여 공중보건의사제도를 도입하여 1979년부터 농촌주민에게 매우 저렴한 의료서비스를 제공할 수 있었다.

이와 같은 조치로는 지역주민들의 모든 의료욕구를 충족시킬 수가 없었기 때문에 지역주민들은 사회의료보험에 대한 요구를 강하게 표출하였다. 그럼에도 불구하고 지역주민들의 대다수는 자영업에 종사하여 소득신고를 하지 않았기 때문에 보험료 부과가 어려웠고 소득도 불안정하였기 때문에 의료보험 적용에 대한 요구가 크다고 당장 보험에 적용시키기는 어려웠다. 그러나 지역주민 중에서 양곡상, 이·미용실, 의원, 약국 등을 운영하는 자영업자들은 세무서에 소득을 신고하기 때문에 보험료 부과 근거자료가 있고 보험료를 부담할 경제력이 있어 앞에서 본 [표 1-6]에서와 같이 1981년부터 '직종의료보험'이라는 명칭으로 의료보험을 적용하였다.

2) 제2단계 : 지역주민 적용

직종의료보험 적용대상자들을 제외한 일반 지역주민들을 보험에 적용하기 위하여 1981년 7월부터 제1장에서 본 바와 같이 6개 지역에서 시범사업을 하였지만 지역주민은 보험료 부담능력이 없다는 점만 밝히고 해결책을 찾지 못하였다. 그러다 1986년 역사상 처음으로 무역흑자를 이룸에 따라 경제가 계속 성장할 것이라는 자신감이 생기자 정부의 재정지원을 통하여 1988년 농촌지역, 1989년에는 도시지역주민에게 의료보험을 확대함으로써 전국민의료보험을 달성하게 되었다. 이와 같이 사회의료보험을 단계적으로 확대하였기 때문에 다(多)보험자에 의한 사회의료보험 관리가 불가피하였다.

의료보험료가 높으면 대기업이라도 비용흡수가 용이하지 않아 사회의료보험을 받아들이기 쉽지 않기 때문에 1977년 보험을 도입할 때 임금의 3% 수준으로 보험료를 낮게 책정하여 기업이 보험료 저항을 하지 않도록 유의하였다[1]. 이러한 저보험료 정책은 소득신고가 제대로 되지 않던 지역주민[2]에 대해서도 정부 재정지원의 규모를 적게 할 수 있어 사회의료보험을 용이하게 확대할 수 있는 수단이 되었다. 그리고 처음부터 근로자에 대해서는 피부양자 제도를 법에 규정하여 피보험자에 의존하여 생계를 유지하는 직계 존속과 비속을 사회의료보험에 적용하였다. 오늘날은 피부양자 범위가 너무 광범위하여 소득이 있음에도 불구하고 보험료를 내지 않고 피부양자로 무임승차하는 문제점이 제기되고 있다. 즉, [표 4-1]을 보면 직장가입자의 피부양자 수가 지역가입자 수보다 많은 문제가 있다.

우리나라의 사회의료보험 확대 과정은 Normand and Weber(2009)가 설명하는 비정규영역의 주민에 대한 보험 적용을 위한 대안과 거의 일치한다. 우리나라는 사회의료보험제도가 지켜야 할 포괄성이나 최소 수준과 같은 기본원칙을 거의 무시하고 있어 많은

1) 보험료를 낮게 책정한 것은 인건비 부담을 낮추어 수출에 지장이 없도록 할 목적이었다. 또한 저보험료는 보험료 저항을 없애 사회의료보험을 쉽게 확대할 수 있게 하는 부수적 효과도 있었다. 그러나 저보험료는 충분한 보험재정 확보를 어렵게 하여 보험급여에서 포괄성 원칙을 지킬 수 없도록 하였다. 또한 저보험료는 사회의료보험에서 제공하는 의료서비스의 비용을 충분히 보상할 수준의 가격을 책정하기 어렵게 하였다. 그리하여 보험환자를 보는 의료기관에 비급여서비스(비급여, 선택진료, 상급병실) 제공을 허용하여 최소 수준의 원칙을 지킬 수 없도록 만들었으며, 이와 같은 1977년 패러다임(저보험료, 저수가, 저급여)은 의료의 영리화 문제를 야기하는 원인의 하나가 되었다.

2) 1988/9년만 하여도 지역주민의 소득신고율은 매우 낮았으며, 신고된 소득의 신뢰성도 낮았다. 그러나 사회의료보험을 통합한 2000년대 이후에는 신용카드 사용이 일반화되었고, 현금카드 제도도 생겨 자영자들이 매출을 낮게 신고하기도 어려워져 소득신고의 정확도가 상당히 높아졌다. 다만 농어민이나 영세자영자들은 사업장 번호가 없어 소득신고를 하지 않기 때문에 이들의 소득은 여전히 알 길이 없다.

문제가 도사리고 있으나 확대 과정에 한하여서는 사회의료보험 후발 국가인 개발도상국들의 모범적 사례가 되고 있다.

전술한 바와 같이 사회의료보험을 단계적으로 확대하였기 때문에 복수의 보험자에 의한 사회의료보험 관리가 불가피하였다. 이 과정에서 보험자 간의 재정격차를 해소하기 위하여 1991년부터 위험조정을 보험재정공동사업이라는 명칭으로 실시하였다. 그러다 위험 분산의 광역화와 관리비의 절감을 목적으로 2000년 7월에는 복수의 보험자를 하나로 통합하여 단일 보험자 방식으로 전환하였다.

[표 4-1] 연도별 직장가입자와 지역가입자 수 (단위 : 천명)

구 분	1995	2000	2005	2010	2015	2018	2020
직장(계)	21,559	22,404	27,233	32,384	36,225	36,990	37,150
가입자	7,166	7,268	9,746	12,764	15,760	17,479	18,543
피부양자	14,393	15,136	17,487	19,620	20,465	19,510	18,607
지역가입자	22,457	23,492	20,159	16,523	14,265	14,082	14,195
세대수	7,225	8,215	8,384	7,940	7,653	8,053	8,590

출처: 국민건강보험공단, 건강보험 주요통계

2. 공적방법에 의한 재정조달이론

공적재정에 의하여 조달되는 의료재정은 일반재정 및 사회보험료 등의 두 가지 방법이 있고, 일반재정에도 직접세와 소비세와 같은 간접세 등의 방법이 있다. 영국 NHS나 스웨덴의 RHS와 같은 정부 공영의료체계(중앙 및 지방 정부)가 공적재정 지출의 대표적인 사례라 하겠다. 사회의료보험제도를 운영하는 국가에서도 정부 재정의 일부가 지원되고 있으며 국가에 따라서는 사회보험 의료체계에서도 정부 재정이 큰 몫을 차지하기도 한다. 사회의료보험 국가에는 공중보건사업에 정부 재정이 일부 지원되거나 의료시설과 같은 자본비용에도 정부 재정이 보조되기도 한다. 공적방법에 관한 재정조달인 일반재정에 의한 조달, 보험료에 의한 조달, 재정조달방법 간의 장단점 비교 등에 관한 이론적 고찰은 졸저(2019), 『의료보장론』 개정판에 잘 설명되었기 때문에 여기서는 생략하였다.

3. 한국의 보험료 부과와 재정조달

우리나라는 사회보험방식으로 국민들의 의료를 보장하기 때문에 주요 재원은 보험료가 되며, 이를 보완하기 위하여 정부가 일반 예산과 담배부담금에서 별도로 재정을 지원하고 있다.

1) 근로자(직장가입자)의 보험료

(1) 의료보험 통합 이전 직장 및 공교의료보험

① 직장의료보험

우리나라에서는 전국민을 일시에 의료보장에 적용하는 것이 불가능하여 적용이 용이한 근로자부터 단계적으로 시작하게 되었다. 이에 따라 의료보험은 조합을 구성하여 관리하게 되었고, 보험료는 「의료보험법」에 따라 각 조합이 자체적으로 결정할 수 있도록 하였다. 보험료 부과는 표준보수월액을 53개의 등급으로 나누고 각 등급의 중앙값에 대하여 각 조합이 3~8% 범위 내의 요율을 정하여 부과하도록 하였다. 초기에는 마지막 등급을 상한선으로 하였으나, 소득재분배에 대한 사회적 요구도가 강하여 1985년 11월 「의료보험법」 시행령을 개정하여 1986년 1월부터 53번째 등급의 표준보수월액을 190만원으로 정하고 그 이상은 등급을 설정하지 않고 매 10,000원 단위로 표준보수를 인상하여 보험료를 부과하는 방식으로 보험료 부과의 상한선을 없애게 되었다.

「의료보험법」에는 보험료율의 간격이 3~8%로 규정되었으나 의료보험제도 도입 시 의료이용이나 의료비 등에 대한 통계가 없어 보험료율을 정하는 것이 쉽지 않았다. 다행히 박종기와 노인철(1976)이 『국민보건의료비추계: 1970-1974』를 발간하였기에 관계 당국은 이 자료를 참고하여 1인당 연간의료비를 계산하여 보험료율을 표준보수월액의 3%로 책정할 수 있었다(김일천, 2015). 사회의료보험 도입 초기에는 보험급여 서비스나 의약품 등의 범위를 신중하게 관리하고 보험수가와 약가 또한 엄격히 관리함에 따라 보험재정이 안정될 수 있었다. 보험재정 안정화로 1993년부터는 적립금의 규모가 1년간 보험급여액을 넘게 되었다. 이에 따라 정부는 보험료율의 하한선을 낮출 필요성이 있다는 판단 하에 「의료보험법」을 개정(1994.1.7.)하여 보험료율을 표준보수월액의

2~8%로 변경함으로써 보험료율의 하한선을 낮추었다.

한편 보험료와 달리 의료기관에 진료비를 원활히 지급하기 위하여 당시 「의료보험법 시행령」 제46조(준비금)에서는 진료비 지불준비금으로 당해 연도 보험급여비의 100%를 적립하도록 규정하였다. 진료비 지불준비금을 보험급여비의 100%까지 적립토록 규정한 것은 다음과 같은 연유에 따른 것이다. 의료보험제도 도입 초기에는 진료비 신청을 수작업으로 계산하여 청구하고, 심사도 일일이 수작업으로 확인하는 관계로 의료기관이 진료비를 신청 후 지급받기까지 통상 6개월 이상이 소요되었다. 따라서 당시에는 경제에 이변이 생기거나 하여 보험료의 징수가 어려워지면 청구에서 지불까지 소요되는 기간이 2배 정도 지연될 수 있다는 판단에서 적어도 보험급여비의 1년 분 정도의 재정을 진료비 지불을 위하여 적립해 두는 것이 안전하겠다는 판단에서 적립금 규모를 100%로 하였다(이규식, 2012).

그러나 보험급여 관련 업무가 점차 자동화되고 경제의 불확실성도 사라지면서 1년치 보험급여비(즉, 진료비)를 적립금으로 쌓아 둔다는 것은 큰 의미가 없다고 판단하여 1994년 의료보장개혁위원회는 적립금을 6개월분(즉, 1년치 보험급여비의 50%)으로 낮추기로 결정하였다. 이와 같은 결정에 따라 1998년 10월 지역의료보험의 통합에 앞서 9월 14일에 제정된 「국민의료보험법 시행령」 제39조(준비금)에 따라 적립금 규모를 1999년부터 50%로 낮추도록 하였다.

② 공교의료보험

공무원 및 사립학교 교직원에 대해서는 1979년 「공무원 및 사립학교 교직원 의료보험법(이하 공교의료보험법)」이라는 별도의 법령에 의하여 공교공단을 설립하여 관리하였다. 이들에 대한 보험료 부과는 직장근로자와 약간 다른 방식을 택하였다. 1977년 12월 제정된 「공교의료보험법」에서는 보험료를 '봉급월액'에 보험료율을 곱하는 방식으로 산출하도록 규정하였다. 1981년 4월 4일 「공교의료보험법」을 개정하여 '봉급월액'이라는 용어를 '보수월액'이라는 용어로 바꾸었다.

그러나 1978년 7월 1일 제정과 함께 시행된 「공교의료보험법 시행령」에서는 '표준월급여액'이라 하여 봉급과 수당을 포함시켰고, 표준월급여액에 대한 규정을 공무원과 사립학교교직원에 대하여 별도의 조문으로 정의하였다[3]. 그리고 사립학교교직원에 대해

3) 「공교의료보험법」에서 사용된 용어는 보수월액이었고 「공교의료보험법 시행령」에서는 표준월급여액

서는 30등급의 '표준월급여액등록표(등급표)'를 사용하여 50만원을 상한선으로 하였으나, 공무원에 대해서는 이와 같은 등급표가 없었다. 시행령에서 사용된 표준월급여액이란 명칭은 공교의료보험이 지역의료보험과 통합될 때까지 사용되었다. 1980년 5월 10일자로 개정된 시행령에는 공무원과 사립학교직원에 대한 표준월급여액을 한 조문으로 통합하는 대신 사립학교교직원에 대하여 사용하던 표준월급여액등록표(등급표)를 없애고 공무원이든 사립학교 교직원이든 모두 표준월급여액에 보험료율을 곱하여 보험료 부과액을 산출하였다.

보험료율은 「공교의료보험법」에 3~8%로 규정하고 구체적인 율은 시행령에 위임하였는데, 1979년 공교의료보험을 시작할 때는 보험료율을 3.8%로 하였다. 특이하였던 점은 1979년 7월에 공교의료보험을 시작할 때는 제외되었던 공무원 및 사립학교교직원 연금수급자들을 1981년 4월 4일 「공교의료보험법」을 개정하여 피보험자로 인정하고 보험료율은 3.8%를 적용하였다. 그리고 연금수급자에 대하여 연금공단을 사용자로 간주하여 보험료의 50%를 부담하도록 규정하였다. 한편 1994년 12월 31일자로 시행령을 개정하여 1995년부터 보험료율을 공무원 및 교직원은 3.8%, 군인은 3.0%, 연금수급자는 3.7%로 대상자 별로 보험료율은 다르게 하였다. 당시 공교의료보험의 준비금 적립금에 대한 규정은 직장의료보험과 동일하게 「의료보험법」을 적용하였다.

(2) 의료보험 통합 이후 직장가입자

2000년 7월 의료보험 통합으로 직장의료보험 가입자와 공교의료보험 가입자는 통합보험인 국민건강보험의 직장가입자로 명칭(자격)이 바뀌게 되었다. 그리고 자영자나 지역주민은 지역가입자로 구분하였다. 통합 후에 달라진 것은 공무원이나 사립학교 교직원 연금수급자가 통합 전에는 공교의료보험의 피보험자였으나, 직장가입자의 피부양자에 속하지 않으면 전부 지역가입자로 전환되었다는 점이다.

보험료 부과대상 소득은 표준보수에서 총보수[4])로 바뀌게 된다. 그러나 지금까지 표준보수월액으로 보험료를 부과하던 방식을 갑자기 바꾸기가 쉽지 않아 2006년까지는 표준보수월액으로 보험료를 부과하였다. 통합이 이루어진 2000년 7월부터는 50등급으로 하

이라는 다른 용어를 사용하였다.

4) 총보수란 국세청에서 소득세 부과대상 소득을 전부 보험료 부과대상으로 한다는 의미에서 사용되었다. 그러나 금융소득은 일정액 이상을 보험료 부과대상으로 하고 있고, 퇴직소득이나 양도소득은 대상에서 제외되고 있다.

고 50번째 등급에서는 표준보수월액을 설정하지 않고 매 10,000원 단위로 표준보수를 인상하는 방법으로 보험료를 부과함에 따라 통합 전과 같이 사실상 보험료 부과의 상한선이 없어졌다. 2001년 12월에 표준보수월액 등급표를 개정하여 2002년부터 보수월액의 등급을 50등급에서 100등급으로 늘리고, 마지막 등급인 100등급의 표준보수월액을 5,080만원으로 책정함에 따라 1986년 폐지된 직장가입자의 보험료에 대한 상한선이 다시 부활하게 되어 지역가입자와 형평을 이루었다.

2007년 「국민건강보험법」에 명기된 총보수제가 비로소 실시되어 표준보수월액을 나타내는 등급표가 사라지게 되었다. 2011년에는 보수월액의 상한선을 7,810만원으로 상향조정하였고 2012년 9월부터는 근로소득을 종합과세소득으로 변경하여 '보수월액보험료'의 부과대상소득의 범위를 확대하였다. 그리고 이때 '보수월액보험료'와 별개로 종합소득이 연간 7,200만원을 초과하는 경우에는 초과분에 대하여 보험료율의 1/2을 '소득월액보험료'라는 명칭으로 추가로 부과하는 새로운 제도를 도입하였다. 2018년 7월부터는 상한기준을 변경하여 보수월액보험료는 전전(前前)년도 직장 평균 '보수월액보험료'의 30배로 한정하였다. 그리고 소득월액보험료의 부과를 7,200만원에서 3,400만원으로 낮추어 직장가입자로서 임금 외 다른 소득이 있는 '소득월액보험료'부과 대상자를 확대하였다. 그리고 '소득월액보험료'의 상한을 전전(前前)년도 직장 평균 '보수월액보험료'의 15배로 정하였다. 즉, '보수월액보험료'의 상한은 보수월액보험료 평균의 30배 이내, '소득월액보험료'의 상한은 보수월액보험료 평균의 15배 이내로 설정하였다. 외국의 상한보험료가 평균보험료의 3~4배를 넘지 않는다는 점을 염두에 둔다면 한국에서 상한선 설정은 명분에 불과할 뿐 실질적으로는 상한선이 없는 것이나 다름없다[5].

표준보수월액제에서 직장가입자는 자신의 소득이 해당되는 등급의 표준보수월액을 기준으로 보험료가 부과되었기 때문에 자신의 소득이 등급표의 표준월액보다 낮으면 보험료를 조금 더 내게 되며, 반대로 표준월액보다 높으면 보험료를 조금 덜 내게 되는 문제가 있었다. 그런데 총보수제는 직장가입자가 실제 받는 과세대상 소득은 모두 보험료 부과대상이 되어 표준보수월액제가 갖는 모순점은 해결을 보았지만, 과세소득 총액은 연말정산을 하여야 결정이 된다. 따라서 매월 납부하는 보험료는 소속 회사의 경리 담당자가 연말 정산소득을 대략 예측하여 부과하는 개략적으로 산정한 보험료(개산 보험료)이기 때

5) 참고로 독일의 상한배율을 보면 비스마르크 질병보험을 도입할 당시인 1885년에는 3.1배나 되었던 것이 점차 낮아져 1950년 1.5배로 그리고 2005년부터 1.2배로 낮아졌다(Busse and Blümel, 2014).

문에 연말 소득정산이 끝나면 정산소득에 맞추어 1년 동안 납부한 보험료도 정산을 하여야 한다. 그러다 보니 매년 4월이면 정산보험료보다 개산보험료가 적으면 보험료를 추가로 내어야 하고, 반대로 정산보험료보다 개산보험료가 많으면 보험료 일부를 되돌려 받는 번거로움이 있다.

통합 이후 보험료율은 하한선을 없애고 보수의 8%를 상한선으로 하였으며, 준비금은 통합 이전인 1999년부터 정한 보험급여비의 50%를 적립하도록 된 규정을 그대로 유지하고 있다. 그런데 통합 이전에 공・교대상자의 보험료율이 3.8%로 가장 높았고 대부분의 직장근로자들은 2~3% 수준의 보험료를 부담하고 있었으나, 통합과 함께 공・교대상자나 직장근로자들은 모두 직장가입자로 되면서 보험료율은 동일하게 되었다.

의료보험 통합 이후의 직장가입자의 보험료 인상 추이를 [표 4-2]에서 보면 통합 직전인 2000년 2.80% 이던 것이 통합 직후인 2001년에 3.40%로, 2004년 4.21%, 2012년에 5.80%, 2020년에는 6.67%로 가파르게 인상되었다. 이와 같이 가파르게 인상된 요인은 통합 이후 급여 범위의 확대와 함께 보험의료비의 관리가 느슨해진 것도 요인이 된다. 보험의료비의 증가요인에 대해서는 제7장에서 구체적인 분석을 할 예정이다.

[표 4-2] 직장가입자 보험료율 추이

	2000	2004	2008	2012	2016	2018	2019	2020
보험료율	2.80	4.21	5.08	5.80	6.12	6.24	6.46	6.67

출처: 건강보험통계연보

2) 자영자(지역가입자)의 보험료

(1) 의료보험 통합 이전

지역주민의 보험료 부과는 매우 복잡하다. 지역주민은 국세청에 소득을 제대로 신고하지 않기 때문에 소득에 비례하는 보험료를 부과할 수 없는 문제가 있었다. 그리하여 지역주민에 대한 보험료는 불가피하게 지역사회부과방식(community rating)을 사용하였다. 문제는 지역주민에 대한 부과방식을 일본이 시・정・촌을 관리하기 위하여 국민건강보험(국보)에서 사용하는 방법을 모방하였기 때문에 지역사회부과방식이라는 점을 우리나라의 정책담당자는 물론 전문가들도 깨닫지 못하였던데 있다. 당시에 만약 지역사회부과방식에 대한 이해가 있었더라면 보험료 부과를 복잡하게 할 것이 아니라 가입자 1인당 정액방식을 약간 조정하는 쉬운 방법을 활용할 수 있었을 것이다. 그런데 제1차 지역의료보험 시범사업에서는 1인당 정액부과를 약간 변형하여 1인당 정액을 3개 등급 정도로 구분하고, 2등급을 평균으로 정하고 2등급보다 부유한 것이 확실해 보이는 부유층 10% 정도는 1인당 정액을 조금 높이고, 평균보다 가난해 보이는 10% 정도의 계층에 대해서는 1인당 정액을 조금 낮추어 재정의 안정을 도모하도록 설계하였다. 지역사회부과방식에서 1인당 정액방식은 건강을 기준으로 사회연대를 이루는 방법(건강한 사람이 허약 사람을 도우는 방식)이기 때문에 사회보험의 보험료 부과방법으로 택하여도 아무런 문제가 없다.

그런데 우리나라에서는 지역주민의 소득을 제대로 알 수 없는 현실은 도외시하고 사회보험에서는 소득재분배가 중요하다고 믿고, 재분배를 위하여 보험료는 소득에 비례하여 부과되어야 한다는 잘못된 믿음만 지배하고 있었다. 이러한 잘못된 신념에 근거하여 2차 지역의료보험시범사업에서는 일본의 지역의료보험(국보)에서 사용하고 있는 응능할(應能割: 경제능력)보험료를 1차 시범지역에서 사용하였던 정액제 방식에 추가하였다. 응능할을 도입하더라도 결국은 지역사회부과방식에서 벗어나지 못함에도 불구하고 응능할의 도입을 소득비례 보험료를 도입한 양 착각하여 등급을 세분화하여 부과업무만 복잡하게 만들었다.

시범사업을 끝내고 1988년 농촌 지역주민을 대상으로 지역의료보험을 확대할 때는 2차 시범사업에서 사용하였던 4개의 부과 요소로 보험료를 부과하였다. 다만 시범사업을 할 때 사용하던 응능할은 '능력비례보험료'로, 응익할(應益割: 수익자 기준)은 '기본보험료'로 각각 명칭을 바꾸었다. 지역의료보험조합을 시·군·구를 단위로 설립함에 따라 의료보험 실행에 있어서 지역사회는 시·군·구 단위가 되었고, 보험조합이 필요로 하는 보험재정을 시·군·구 단위로 4개 요소(능력비례 2개요소와 기본보험료 2개 요소)에 안분하는 방법을 택하였다.

각 조합으로 하여금 필요재정을 안분하기 위한 배분율은 [표 4-3]과 같이 소득세와 재산세 과세자료 보유세대 비율에 맞추어 결정하였다. 그리고 능력비례보험료는 모든 지역에 대하여 [표 4-4]와 같이 15개 등급으로 하였다. 등급 간의 구분은 먼저 1등급을 설정한 후, [식 4.1]에 따라 산출한 구간 증가율을 반영하여 2등급에서 15등급까지 등급표를 만들 수 있었다[6]. 그리고 오·벽지 주민에 대해서는 보험료의 50%까지 경감할 수 있도

6) 이 식은 한달선 외(1986)에서 인용하였다. 이 보고서는 먼저 1등급을 기준(기초공제액 30만원)으로

록 하였는데, 대상 세대는 전체 세대의 1~2% 이내로 제한하였다. 이 때 주목할 만한 사실은 보험료 상한선 개념을 적용하여 최고 보험료를 세대 평균 보험료의 3~5배로 조합별 사정에 따라 설정할 수 있게 하였다.

[표 4-3] 과세자료 보유 세대비율과 보험료 배분율(군지역 의료보험조합) (단위: %)

과세자료 보유세대 비율		~50	60	70	80	90	95~
배분율	능력비례보험료	30	35	40	47	55	60
	기본보험료	70	65	60	53	45	40

출처: 의료보험연합회(1997)

[표 4-4] 농촌 지역의료보험의 보험료 부과요소 및 등급

구분	부과 대상	등급
능력비례보험료	소득	15등급
	재산	15등급
기본보험료(수익자 부담부분)	가입자 균등	1인당 정액
	세대 균등	세대당 정액

주: [표 1-8]에서 7등급은 2차 지역의료보험 시범사업에 사용한 등급임. 농촌지역에 의료보험을 적용할 때는 15등급으로 세분하였음

출처: 의료보험연합회(1997)

[식 4.1]

$$2\text{등급의 구간} = \frac{\text{등급의 상한선} - \text{등급의 하한선}}{\sum_{0}^{n-3} (\text{배가율})^{i}}$$

단: n은 등급수(15), 1등급은 소득세 기초 공제액(30만원)과 재산세 면세점(30만원)에 준거하도록 함

1989년 7월부터 실시된 도시지역 주민을 대상으로 한 지역의료보험에서 보험료 부과를 위한 기본 틀은 [표 4-4]에서 본 농촌지역의 4요소 방식과 큰 차이가 없었다. 이때 전세보증금도 일정 수준을 넘어서는 부분에 대해서는 재산가액으로 환산하여 재산비례보

한 후에 [식 4.1]을 이용하여 2등급을 산출하고 등급 구간의 배가율은 1.1로 하여 15등급까지 등급의 구간을 설정하였다.

험료를 부과하였고, 월세도 전세보증금으로 환산하여 일정수준 이상이면 역시 재산 보험료 부과대상으로 하였다. 다만 도시의 특성을 반영하여 자동차를 보유하고 있는 세대에 대해서는 자동차의 종류, 배기량을 감안하여 일정액의 보험료를 가산하는 방식으로 부과하였다. 자동차 보유는 소득비례보험료와 중복 가능성이 있다고 판단되어 1,000~3,000원 범위 내에서 소폭으로 운영하였다[7].

도시지역이 농촌지역에 비하여 세대 간의 소득 격차가 큰 것을 감안하여 능력비례보험료의 비중을 [표 4-5]에서 볼 수 있는 바와 같이 높인 것이 특징이 있다. 농촌과 도시지역의 능력비례보험료 배분율의 차이로 인하여 소득이 낮은 계층(소득 및 재산과세 자료의 보유율이 낮은 계층)일수록 농촌지역에 거주하게 되면 기본보험료가 높아져 전체 보험료가 높아지는 모순이 나타나기도 하였다. 그러한 결과 당시 보험통합을 주장하는 사람들의 비판 가운데 상당한 부분이 저소득층이 농촌에 거주할수록 보험료가 높아지는 불형평 문제를 제기하기도 하였다. 도시지역의 보험료 부과의 상한선은 농촌지역보다 사회연대의 범위를 넓힌다는 의미에서 세대 평균 보험료의 5~7배로 하였다(의료보험연합회, 1997).

[표 4-5] 과세자료 보유 세대비율과 보험료 배분율(구·시지역 보험조합) (단위: %)

과세자료 보유세대 비율		~50	60	70	80	90	90 이상
배분율	능력비례보험료	40	50	60	70	80	90
	기본보험보험료	60	50	40	30	20	10

출처: 의료보험연합회(1997)

지역의료보험의 보험료 부과방식을 보면 지역사회부과방식에 대한 이해가 전혀 없는 가운데 만들어 많은 문제를 야기하였다. 소득신고를 하지 않는 지역주민에 대해서 보험료를 소득에 비례하여 부과하는 것은 불가능하기 때문에 단지 그 지역이 의료보험을 운영하기 위한 필요재정을 가입자 간에 안분하여 부담한다는 개념이 중요하였다. 당시 우리 사회가 사회의료보험에 관한 지적수준이 낮다 보니 지역사회부과방식에 대한 이해가 전혀 없었다. 지역주민에 대한 능력비례보험료가 마치 근로자의 임금을 기준으로 보험료를 부과하는 것과 같은 개념으로 인식하여, 능력비례보험료 부과를 통하여 재분배를 기

7) 당시 지역의료보험료의 최저액은 조합에 따라 달라서 2,300~7,400원이었다.

할 수 있을 것처럼 혼동하였던 것이다. 예를 들어본다면, 시범사업에서 사용된 응능할은 일본에서 사용한 개념을 차용한 것인데, 일본에서 '할(割)' 이라는 용어는 '몫'을 뜻하며, 가입자 간에 부담을 나눈다는 안분(按分)의 의미가 있는데[8] 이것을 우리나라에서는 '비례'라는 용어로 바꾸어 사용하였다. 나누어 부담한다는 '몫'이란 개념을 '비례'로 바꾼 것은 지역주민의 응능할(割) 보험료를 근로자의 임금기준보험료와 유사한 것으로 착각하였기 때문이다.

소득신고가 제대로 이루어지지 않은 지역주민들에게 보험료를 부과하려면 '지역사회부과방식'이 불가피한 점과 '지역사회부과방식'도 사회보험에 활용된다는 사실을 인식하지 못한 당시의 전문가들이 지역보험의 보험료 부과가 형평성에서 벗어난다고 끊임없는 비판을 쏟아 놓았다[9]. 비판의 표적이 된 대표적인 사례는 지역조합의 능력비례보험료가 15등급이 되어 당시 직장의료보험의 53개 부과등급에 비하여 등급이 적어 재분배효과가 제한된다는 것이었다. 부차적인 비판의 표적은 지역주민이 이사를 하여 조합이 바뀔 때, 소득이나 재산의 상대적인 등급이 달라지기 때문에 보험료가 변동이 있다는 점이다. 이 두 가지 비판 모두 합당하지 못한 것으로 소득 자료가 있는 세대의 비율이 불과 20%에도 미치지 못하는 현실[10]에서 보험료를 소득에 비례하자는 것이야말로 보험을 실시하지 말자는 것과 같은 의미였다. 당시의 현실을 감안하여 지역의료보험을 운영하려면 보험료를 지역사회부과방식으로 하는 것은 불가피한 선택이었다. 지역사회부과방식에서 등급을 무턱대고 세분화하는 것이 오히려 불형평을 증폭시키는 문제를 야기한다는 점을 당시로써는 이해하지 못하였던 것이다. 그러다 보니 도시지역의료보험은 실시 1년 후인 1990년 6월에 [표 4-6]에서 볼 수 있는 바와 같이 소득비례나 재산비례보험료는 각각 30등급으로 더욱 세분화하고, 자동차에 대해서도 5개 등급을 정하여 보험료를 추가로 부과하게 되었다(이규식, 2012).

---

8) 일본에서 사용한 응능할(割) 보험료를 능력비례보험료로 번역한데서 잘못이 시작되었다. 할(割)이라는 의미는 지역사회의 보험료 부담을 일정 비율로 안분(按分)한다는 개념이다. 부담의 안분 단위는 마을 단위의 위원회 등에서 대략적 등급을 매겨 나누어지도록 하였기 때문에 할(割)이란 용어를 사용하였다. 그런데 우리는 할(割)을 비례로 번역함에 따라 근로자와 마찬가지로 소득에 정률을 곱하여 보험료를 부과할 수 있는 것으로 착각을 하여 등급을 세분화할수록 소득비례가 정확해지는 것으로 생각하였다.

9) 의료보험의 통합을 주장한 사람들은 지역사회부과방식의 이러한 특성을 이해하지 못하고 지역의료보험의 보험료 부과체계가 불합리하다는 비판만 지속적으로 하게 되었다.

10) 1988년 9월 소득과세자료 보유 세대 조사결과를 보면 서울(11.5%), 춘천(5.3%), 천안(20.4%)으로 자료 없는 세대가 대부분을 차지하고 있었다(의료보험연합회, 1997).

[표 4-6] 의료보험통합 전의 지역의료보험 보험료 부과요소 및 등급

구분	부과 대상	등급
능력비례보험료	소득비례부분	30등급
	재산비례부분	30등급
	자동차소유부분	5등급
기본보험료(수익자부담부분)	피보험자 비례부분	1인당 정액(가구원 4인까지)
	세대 평등할	세대당 정액

출처: 이규식(2012)

(2) 의료보험 통합 이후

지역의료보험이 1998년 10월에 통합되면서 각 조합별로 독립적으로 부과하던 보험료를 전국 단일구조의 부과체계로 바꾸어야 할 필요가 있었다. 그런데 통합을 주장하던 사람들의 생각보다 빨리 지역의료보험부터 통합이 이루어지자 지역주민들의 소득을 정확히 알 수 없었기 때문에 전국 단일의 보험료 부과체계를 마련할 수가 없었다. 그러다 보니 전국 단위로는 사용할 수 없는 지역사회부과방식을 변용하여 보험료를 부과함에 따라 많은 문제가 제기되었다. 아이러니한 것은 통합 전에 지역보험의 부과방법을 그렇게 비판하던 사람들이 통합하고는 정작 사용해서는 안 될 지역사회부과방식을 약간 조정하여 사용함에 따라 통합보험제도 자체가 모순이 되도록 만들었다.

① 부과체계 현황

지역주민에 대해서 통합 전에는 능력비례보험료와 인두정액방식의 기본보험료를 병행하였다. 통합 후 지역가입자에 대한 보험료 부과는 개념이 완전히 달라져야 한다. 즉 지역가입자들에게 지역사회부과방식이라는 지역을 단위로 상대적인 순위에 기초한 보험료 부과방식은 사용할 수가 없고, 전국 단위로 모든 가입자에게 공통적으로 적용하기 위해서는 절대소득(신고소득)액을 기준으로 보험료를 부과해야만 하였다. 그러나 현실은 지역주민의 소득신고율이 낮았기 때문에 절대소득액을 구할 수 없는 문제가 있었다. 이와 같은 경우에는 지역주민에게는 근로자 보험료의 평균액에 상응하는 정액을 부과하는 것이 원칙이다[11]. 그런데 우리나라에서는 전문성이 없는 관료들과 통합주창

11) 대만은 전국민을 건강보험에 적용하면서 소득신고가 제대로 안 되는 지역주민에게는 정액보험료를 부과하였다.

자들에 의하여 지역사회부과방식에서 사용되었던 소득비례보험료와 재산비례보험료의 상대적인 등급에 아무런 근거가 없는 점수를 부여하여 절대소득액으로 치환시키는 기상천외의 발상으로 보험료를 산출하는 모순을 저질렀다[12].

통합 후에 지역가입자에게 부과하는 보험료 산출기준은 [그림 4-1]과 같이 매우 복잡하다. 먼저 지역가입자의 보험료를 부과하는 기준은 소득, 재산, 자동차의 세 가지로 각 항목별로 등급을 나누고 등급별로 점수를 부과하여 세대별로 점수를 산정하고, 세 가지 점수를 합한 총점을 부과점수로 하고, 이 부과점수에 점당 부과액을 곱하여 보험료를 산출하게 된다. 이 과정을 면밀히 살펴보면 세 가지 항목의 등급이라는 상대소득이 절대소득액으로 요술 같은 변전을 이루어 보험료를 산출하게 된다.

그런데 소득이 신고된 경우, 신고액이 500만원 이상이면 50등급(2002년부터 75등급이 됨)으로 구분되어 등급별 점수가 주어진다. 즉, 신고된 절대소득액을 등급으로 치환시켜 등급별 점수를 부과하여 여기에 점당 부과액을 곱하여 보험료를 산출하는데 등급별 점수로 책정하는 것이 절대소득액을 산출하는 것과 같다[13].

소득신고액이 500만원 미만일 경우에는 평가소득[14]이라 하여 30등급으로 구분하여 등급별 점수가 주어진다. 평가소득은 성, 연령, 재산, 자동차의 4요소를 고려하여 30등급으로 나누었는데, 이것은 소득보험료보다 더 기가 막힌 모순된 제도이다.

2000년 이후 지역가입자들이 부담하는 보험료의 부과요소별 구성비의 변동을 보면 [표 4-7]과 같다. 2000년만 하여도 소득신고를 하는 지역가입세대의 비율이 낮아 소득에 부과하는 보험료 보다 평가소득을 기준으로 부과하는 보험료의 구성비(51.4%)가 가장 높았고, 다음이 재산에 부과하는 보험료(30.5%)였다. 그러다 점차 소득을 신고하

---

12) 어떤 사람들은 「국민기초생활보장법」에서 수급자 선정을 위하여 '소득인정액'의 산출에 재산 등을 사용하는 것이나 보험료 부과를 위하여 재산, 자동차 등을 사용하는 것이 동일하다고 주장하고 있다. 이것은 두 제도의 근간을 이해하지 못한데서 생겨난 발상이다. 소득인정액은 정부가 저소득층에 시혜를 베풀기 위하여 대상자를 구분하는 정도로 자산조사(means test)의 발전된 형태이고, 보험료는 세금 징세와 같은데 이를 '소득인정액' 개념으로 접근한다는 것은 있을 수 없는 개념의 혼동이다.

13) 지역가입자 가운데 신고소득액이 500만원 이상이 되면 다음과 같은 절차를 거쳐 신고소득액이 갑자기 높아진 부과소득액으로 변전되어 보험료가 부과된다. 즉, 신고소득액 → 등급으로 구분하여 상대소득으로 치환 → 등급별 점수를 부과 → 점당 부과액을 곱하여 절대소득으로 변환 → 여기에 보험료율을 곱하여 보험료 산출이라는 비합리적 절차를 거친다. 필자는 이 과정이 마치 요술을 보는 것과 같은 변전이라고 부르고 싶다. 왜냐하면 등급 구분을 위한 급간 간격도 각 등급에 따른 점수 부과도 어떠한 기준이나 이론도 없이 임의적으로 정하고 있기 때문이다.

14) 평가소득은 약칭이며 원명은 생활수준 및 경제활동참가율 등급점수라 부른다.

는 세대의 비율이 높아짐에 따라 2013년에는 소득보험료(27.9%)와 평가소득보험료(27.4%)가 거의 비슷한 비중을 보였다. 2017년에는 소득보험료(33.3%)가 평가소득보험료(20.9%)를 앞지르게 되었다. 그런데 특이한 점은 재산보험료의 비중이 매년 높아지고 있는 점이다.

[표 4-7] 지역가입자의 보험료 부과요소별 구성비 변화 (단위: %)

연도	소득보험료	평가소득보험료	재산보험료	자동차보험료
2000	11.8	51.4	30.5	6.3
2006	19.8	36.6	38.0	5.5
2013	27.9	27.4	39.2	5.5
2017	33.3	20.9	40.8	4.0

주: 지역가입자 보험료 부과체계가 2018년 1단계로 바뀌고 2022년에 2단계로 바뀌기 때문에 2017년까지만 수록하였음

출처: 국민건강보험공단, 건강보험심사평가원, 건강보험통계연보

지역가입자 보험료의 부과 점당 부과금액은 [표 4-8]과 같다. 부과점수의 인상률은 지역가입자의 보험료율 인상인데, 특이한 점은 2018년 보험료 부과체계 개편이후 인상률이 급격히 높아지다 2021년에 낮아졌다는 점이다.

[표 4-8] 지역가입자 보험료 부과점당 부과금액 (단위: 원)

연도	2011	2012	2013	2014	2015	2017	2018	2019	2020	2021
금액	165.4	170.0	172.7	175.6	178.0	179.6	183.3	189.7	195.8	201.5
인상률	-	2.78	1.59	1.68	1.37	0.90	2.06	3.49	3.22	2.91

② 부과체계의 문제점

통합 이후 지역가입자에 대한 보험료 부과체계는 이론적 근거도 없고, 외국의 사례에도 없는 독특한 한국형의 모순된 구조를 지녔다. 이와 같은 모순된 구조로 보험료를 징수함에 따라 대부분의 지역가입가가 불만을 갖게 되어 보험료 부과체계는 항상 개혁의 주제가 되었다. 여기서는 통합 이후의 지역가입자에 대한 보험료 부과체계의 문제점을 열거해 보기로 한다.

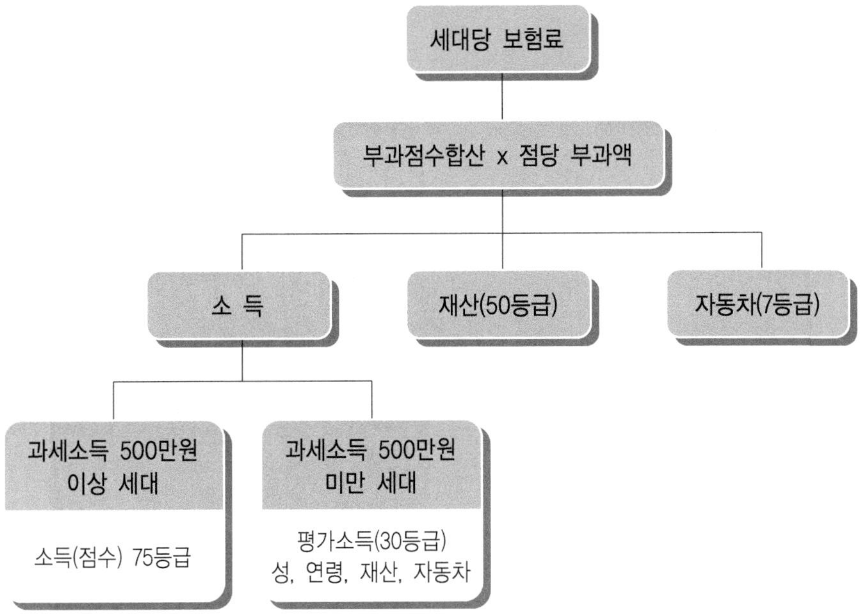

주 : 1) 공식적으로는 평가소득이라는 용어가 아니라 경제활동 등 점수라는 용어를 사용
2) 이 등급은 2002년부터 적용하였고, 그 이전에는 소득은 50등급으로 하였음

[그림 4-1] 통합 이후 지역가입자의 보험료 부과 틀

첫째, 사회보험 통합 원리를 실현하지 못하고 있어 반쪽 통합이란 비판에 직면하고 있다. 사회보험에서 보험재정을 같이 사용하여 의료를 이용할 경우, 보험료를 부담하는 방식이 같아야 사회연대가 이루어짐은 말할 필요가 없는 원칙이다. 왜냐하면 보험급여로 불리는 의료이용은 보험자(구매자)가 정하는 필요도를 토대로 모든 가입자가 동일한 규정에 의하여 평등하게 이용하게 된다. 그렇다면 재정을 부담하는 보험료 부과도 가입자가 동일한 방법으로 해야만 사회연대가 이루어진다. 그런데 근로자에 대하여는 임금을 기준으로 정률로 보험료를 부과하고, 지역가입자는 지역사회부과방식을 변형시켜 보험료를 부과하여 두 집단 간의 보험료 부과방법이 달라 사회연대를 이룰 수단이 없어졌다. 따라서 현재는 관리기구만 통합이 되었지 건강보험의 사회연대가 붕괴되어 진정한 의미에서 통합을 기하지 못하는 문제가 있다. 특히 지역가입자에 대하여 재산을 소득으로 전환하여 보험료를 부과하는 기상천외의 방법까지 동원함에 따라

부과체계는 부담능력에 따른 재정조달이 아니라 보험재정을 꾸려 가는데 급급한 재정조달 수단으로 전락하게 되었다.

둘째, 지역가입자에 대한 보험료 부과체계의 근본적 문제는 통합 전에 보험을 지역별로 관리할 때 사용 가능하던 부과방식을 통합 후에 부과요소를 세분화하고, 상대소득을 절대소득으로 바꾸는 등 이론적으로 성립할 수 없는 방법을 사용하여 부과체계의 원칙을 무너뜨렸다는 점이다. 지역주민의 소득이 제대로 신고되지 못하는 현실에서 보험료 부과를 1인당 정액으로 부과하는 방식은 건강을 기준으로 사회연대를 이루는 방식이기 때문에 사회보험에서도 사용 가능하다. 그리고 『베버리지 보고서』도 para 17에서 사회보험원칙의 하나로 정액의 보험료 기여원칙(flat rate of contribution)을 제시하고 있다. 한국에서 이와 같은 정액부과를 지역사회부과방식으로 활용한 것이 1차 지역의료보험 시범사업이었다. 2차 시범사업에서부터 지역사회부과방식에 능력비례란 용어를 사용하여 소득비례, 재산비례보험료를 도입한 것도 논리는 약하였지만 변형된 지역사회부과방식으로 이해할 수 있었다. 그런데 지역사회부과방식을 전 지역에 확대하여 전국적으로 단일의 부과체계로 활용한 것 자체가 불합리한 정책이었다. 2차 지역의료보험 시범사업에서 능력비례라는 용어를 사용한 것도 매우 부적절하였다. 일본에서 사용한 소득할(割), 재산할(割)이란 개념은 능력비례를 의미하는 것이 아니라 재정을 안분(按分)하기 위한 상대소득 개념이었다. 이것을 일본색을 없앤다고 소득비례, 재산비례란 용어로 바꾸어 사용함으로써 근로자와 같이 소득에 비례하여 보험료를 부과할 수 있는 것으로 오해하도록 만들었다. 그러다 보니 통합 이후에 소득비례, 재산비례의 등급을 전국적으로 확대 사용하여 지역가입자의 보험료 부과체계를 논리도 형평성도 없도록 만들었다.

셋째, 재산은 소득을 발생시키지 못하기 때문에 재산에 보험료를 부과하는 것은 있을 수 없는 일이다. 지역의료보험 때 사용한 지역사회부과방식은 재산을 소득으로 간주한 것이 아니라 지역사회(즉, 보험조합)가 필요로 하는 재정을 재산의 많고 적음에 따라 부담시키는 안분(按分)이란 할(割)개념이었다. 재산을 소득으로 환산한다는 것은 어느 나라에서도 볼 수 없는 방법이다. 불가능한 방법을 등급으로 구분하고 점당 부과액을 적용한다고 가능한 방법이 되는 것은 아니다. 따라서 전혀 논리가 없는 부과방법이다. 그리고 지역가입자 재산의 대부분이 주거용 집이나 아파트인데, 이를 소득으로 환산하여 보험료를 부과한다는 것은 기가 막히는 일이다. 더구나 집이 없어 전·월세를 살게 되면 이것을 재산으로 간주하고 소득으로 환산하여 보험료를 부과하는 것은 더욱 어불성설이다. 도시지역은 집값은 물론 전월세가 꾸준히 올라 집 없는 가입자들의 생활을 어렵게 만들고 있는데 보험료까지 높아지니 문제가 더욱 심각해진다. 특히 지역가입자들 가운데 많은 사람들이 은퇴한 고령자들인데, 연금액이 부실하여 생활이 어려운 데다가 살고 있는 집값이 올랐다고 보험료를 인상하는 것은 고령자를 더욱 빈곤으로 몰고 가는 일이다. 통합 전에 지역사회부과에서 재산을 하나의 요소로 간주한 것은 보험료 부담 능력의 상대적 수준을 알기 위한 것이었는데 절대소득으로 환산하는 모순에 따른 문제점을 살펴보면 다음과 같다.

㉠ 재산과표액을 기준으로 50개 등급을 나누고 등급별 점수를 부여하여 보험료를 부과하는데 등급 간의 과표액 차이를 만든 기준이 없다. 통합 전에는 등급 구분을 위하여 [식 4.1]과 같은 공식이라도 있었으나, 통합 이후 50개 등급을 어떻게 구분하였는지 논리가 없다.

㉡ 등급 구분에 논리가 없다 보니 등급별로 부과되는 점수가 어떻게 산출되었는지 역시 주먹구구식이다.

㉢ 이상의 두 가지 문제로 인한 결과는 재산보험료가 심각한 역진성을 갖는다는 문제다. 재산에서 소득이 발생한다고 가정하고, 재산의 예상수익률을 따져 보험료를 부과할 경우, 현재의 역진성은 [표 4-9]에서 여실히 나타나고 있다. [표 4-9]에서 재산의 예상수익률을 기준으로 재산보험료율을 계산해보면 재산이 적은 사람들에게는 과히 보험료 폭탄이라고 볼 수 있을 정도의 높은 보험료가 부과되고 있다. 2015년 기준으로 한국은행 기준 금리가 연간 1.5%이며, 시중은행의 1년간 정기예금 금리가 통상 1.5~2.0%로 되어 있어, 여기서는 연간 2%를 재산의 예상수익률로 가정하여 보았다. 예상수익률 2%를 적용하여 현재 보험료와 대비하여 보험료율을 산정해보면 재산 1등급에서는 무려 85.4%라는 높은 보험료를 부과하고 있다. 그리고 재산가액이 높아질수록 보험료율이 낮아지는 심각한 역진 현상도 나타나고 있다. 예상수익률을 3%로 상향하더라도 1등급에서는 보험료율이 무려 57.0%나 되며, 24등급에서도 21.6%가 되는 엄청난 보험료율을 보이고 있다. 이와 같은 모순된 부과체계로는 재정조달의 공정성(financing fairness)은 결코 달성할 수 없다.

[표 4-9] 재산보험료의 역진성(2015년 기준)

등급	재산금액(만원)	구간 중앙값(만원)	월 기대 수익(원)		현재보험료(원)[1]	예상수익별 보험료(%)[2]	
			2% 적용	3% 적용		2% 적용	3% 적용
1	100~450	275	4,583	6,874	3,916	85.4	57.0
24	18,300~20,400	19,350	322,500	483,750	104,308	32.3	21.6
50	300,000 이상	300,000	5백만원	750만원	262,550	5.3	3.5

주 : 1) 현재보험료는 등급의 점수에 점당 부과액 178원을 곱하여 산출함
2) 2015년 한국은행 기준 금리는 1.5%임

넷째, 소득보험료는 재산보험료에 비하여 더 논리성이 없다. 여기서는 주민이 신고한 절대소득을 75개 등급으로 구분하여 상대소득으로 변환시킨 후에 각 등급별로 점수를 부과하고 여기에다 점당 환산금액을 적용하여 절대소득으로 바꾸어 보험료를 부과하는 도대체 이해할 수 없는 방법을 도입하였다. 이렇게 한 이유는 보험료를 더 많이 부과하겠다는 의도에서 이루어진 행위로써 또 다른 문제를 야기하였다. 지역가입자의 신고소득을 등급으로 구분하고 점수화시켜 부과하는 보험료를 [표 4-10]에서 보면 심한 역진성이 일어나는 문제가 있다. 저소득층의 보험료는 무려 10%가 넘는 높은 요율을 적용하는데 반하여 1억 5천만 원 이상의 고소득자는 보험료율이 불과 2.8%에 불과한 역진성을 보인다는 문제이다. 2015년도의 근로자 보험료율이 6.07%인데, 등급으로 구분한 보험료율과 비교해 보면 26등급 이하의 저소득 지역주민의 보험료 부담이 얼마나 무거운지 알 수 있다.

[표 4-10] 지역가입자의 과세소득 보험료의 역진성(2015년 기준)

등급	소득 구간(만원)	구간 중간값	월 소득(천원)	점수	점당 금액(원)	월 보험료(원)	보험료율(%)
1	500 ~ 600	550	458.3	380	178	67,640	14.8
27	3,860 ~ 4,100	3,980	3,316.6	1,124	178	200,070	6.0
50	15,000 ~ 15,800	15,400	12,833.3	2,020	178	359,560	2.8
75	49,900 이상	49,900	41,583.3	11,625	178	2,069,250	5.0

다섯째, 소득 자료가 없거나 소득 자료가 있어도 과세소득금액이 연간 500만 원 이하인 세대에 대해서는 소득점수표를 사용하지 않고 가입자의 성, 연령, 재산 및 장애정

도를 감안한 평가소득표라는 한국식의 보험료 부과방법을 개발하여 사용하고 있다[15]. 평가소득을 구성하는 항목에서 재산과 자동차는 평가소득에도 그리고 재산보험료 및 자동차 보험료 산정에도 사용되어 중복사용의 문제도 낳게 되었다. 그것보다 더욱 큰 문제는 보험료도 일종의 세금인데, 징세자인 건강보험공단이 납세자의 소득을 평가하여 보험료를 징수하는 방식이다. 세금은 어떠한 종류라도 납세자가 소득을 신고하고 징세자인 국세청은 이를 확인하여 세금액을 결정하는 것이다. 국세청이 신고소득을 확인할 방법이 없으면, 신고소득에 세금을 부과 징수하는 것이 원칙이다. 평가소득보험료는 이와 같은 국세 원칙을 완전히 몰각한 행태라 하겠다. 평가소득은 보험료 납부 대상세대가 인정하는 것이 아니라 보험료의 징수기관이 소득을 추정하여 부과하는 것으로 대상자의 실소득과 차이가 있으며, 대상자가 인정할 수 없는 것을 부과자(건보공단)의 잣대로 부과하는 것은 다른 나라의 사례에서도 찾아볼 수 없다. 과거 우리나라에서 1973년 이전에 자영자들의 소득세 부과에 사용하였던 인정과세(세무서 직원이 자영자의 소득을 임의적으로 추정하여 소득세 부과하던 방법)와 같은 방식인데, 건보공단이 평가소득이라는 역사에 역행하는 부과방식을 사용한 기막힌 일이 벌어졌다[16].

여섯째, 직장가입자는 근로소득을 포함하는 종합소득을 기준으로, 지역가입자들은 소득, 재산, 자동차 등을 기준으로 보험료를 부과하기 때문에 직장에서 퇴직 후 연금으로 생활하는 지역가입자들에게 연금액, 재산, 자동차 등에 보험료를 부과하여 직장에 근무할 때보다 더 많은 보험료를 내는 문제가 있다. 통합을 할 때 명분의 하나가 재정을 통합함에 따라 직장에 다닐 때는 보험료를 많이 내더라도 지역가입자가 되면 소득이 줄어들기 때문에 적게 내게 되어 생애 소득재분배가 된다고 주장하였으나(사회보장연구회, 1988; 차흥봉, 1997), 통합 이후 현실은 생애 소득재분배가 아니라 역분배가 되는 문제가 있다. 심지어 어떤 퇴직자는 보험료 때문에 아파트를 파는 일까지 벌어져

---

15) 공식적으로는 생활수준 및 경제활동 참가율 점수라는 복잡한 용어를 사용하고 있다. 여기서 평가소득을 한국식이라 표현한 것은, 보험료 징수자가 대상자의 소득을 자의적인 방법으로 평가하여 보험료를 부과하고 있기 때문이다. 보험료도 세금과 유사한 성격을 갖고 있기 때문에, 세금 징수자가 대상자의 소득을 평가하는 제도는 한국에서만 볼 수 있다. 소득은 모두 신고를 통하여 과세부과자의 확인으로 확정하여 세금을 부과하는 것인 원칙인데, 세금과 같은 성격의 보험료를 부과자가 대상자의 소득을 연령, 성을 따져 평가한다는 것은 한국만이 택하는 기상천외의 방법으로 많은 문제를 가지고 있다.

16) 인정과세는 세무공무원의 자의적 판단이 심하다는 비판에 따라 1973년 5월부터 점차 실사 과세로 전환되어 현재는 완전히 사라지고 자영자가 신고한 소득을 세무서는 그 진위를 검증하여 확인함으로써 소득이 확정된다. 이러한 현실에서 평가소득은 있을 수 없는 방법이었다.

퇴직자들의 생활을 보험료가 위협하는 문제까지 있다.

일곱째, 피부양자 인정이 차별적이다. 직장가입자에게는 피부양자를 인정하여 재산이 많은 부모도 보험료 없이 무임승차할 수 있는데 반하여[17] 지역가입자는 피부양자 제도가 없어 평가소득의 산정에 가구원 수가 포함되고 재산이 많은 부모와 함께 거주하면 부모의 재산도 모두 보험료 부과대상이 되는 모순이 있다. 이러한 모순이 재정조달의 공정성을 해치고 있다.

③ 지역가입자 보험료 부과체계의 개편

지역가입자의 보험료 부과체계에 대한 비판이 끊어지지 않자 정부는 2018년 6월 2단계에 걸친 개편안을 발표하였다. 1단계 개편안은 2018년 7월부터 시행하고 2단계 개편안은 2022년 7월부터 시행한다는 계획이었다. 개편되는 부과체계의 틀은 [그림 4-2]와 같다. 먼저 소득보험료에 평가소득방법은 폐지하고 그 대상자는 신고소득액이 100만 원 이하 세대로 하고 최저보험료를 적용하도록 바꾸었다. 2018년에는 최저보험료가 13,100원이었으나, 2021년에 14,380원이 되었다. 과세소득보험료는 연간 소득신고액 500만 원 이상 세대에게 적용하던 것을 신고소득액이 100만 원 이상 세대로 하고 등급을 75개에서 97개로 세분화하였다. 2022년부터는 연간 신고소득 336만원을 기준으로 그 이하 세대는 정액 17,460원을 부과하고 그 이상 세대는 과세소득보험료 부과를 위한 등급을 폐지하고 직장가입자와 동일하게 정률로 부과하도록 하였다.

2018년에는 재산보험료는 1,200만 원 이상의 재산에 대하여 부과하되 등급은 60등급으로 늘렸다. 재산보험료 부과에 대하여 공제제도를 두어 1,201~2,700만 원의 재산에 대해서는 850만 원을 부과대상에서 공제하도록 하였고, 2,701~5,000만 원의 재산에 대해서는 500만 원을 부과대상에서 공제하였다. 2022년 7월부터는 등급표는 그대로 사용하되 5,000만 원 이상의 재산에 대해서만 보험료를 부과하도록 하였다. 자동차에 대한 보험료도 2018년에는 배기량 1,600cc 이상의 승용차로 사용연수 9년 미만에 한정하여 부과하고, 2022년 7월부터는 배기량 기준이 아니라 4,000만 원 이상 승용차만 부과대상으로 하였다.

---

17) 그렇다고 직장가입자의 부모 재산을 보험료 부과대상으로 하자는 의미는 아니다. 다만 직장가입자와 지역가입자 간의 보험료 부과방식의 차등화에 따른 공정성 측면에서 문제의 하나로 무임승차자를 논의한 것이다.

피부양자 기준도 강화하여 2018년에는 소득요건으로 연간 소득 4,000만 원 이하, 그리고 재산요건으로 재산 9억 원 이하를 피부양자로 인정하던 것을 2018년 7월부터 소득요건은 연간 소득 3,400만 원 이하, 재산요건으로 재산 5억 4천만 원 이하 혹은 재산이 5억 4,000만 이상 9억 원 이하이면서 연소득 1,000만 원 이하로 낮추어 피부양자의 범위를 좁혔다. 2022년 7월부터는 소득 2,000만 원, 재산 3억 6천만 원으로 제한하였다. 그리고 형제자매는 몇 가지 예외 사항을 제외하고는 원칙적으로 피부양자에서 제외시켰다.

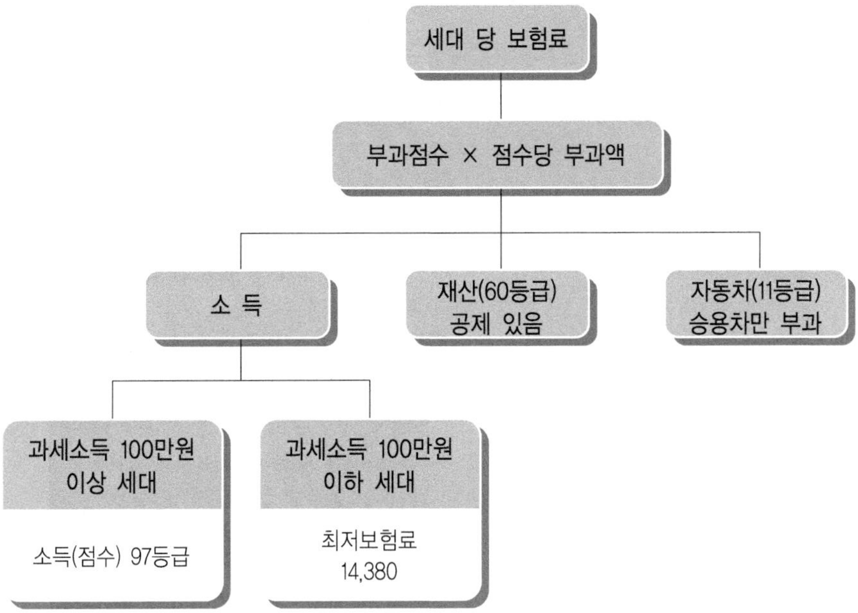

최저보험료: 13,100원(2018년), 14,380원(2021년)
2022년부터 소득보험료 부과에 등급을 없애고 신고소득액에 정률로 부과할 예정
재산보험료의 공제
　1,200만원 이하: 전액면제, 1,201~2,700만원: 850만원 공제,
　2,701~5,000만원: 500만원 공제
　* 5,000만원 초과: 전월세만 500만원 공제
점수당 금액: 183.3원(2018년), 201.5(2021년)
장기요양보험료: 건강보험료 × 7.38%(2018년), 11.52%(2021년)

[그림 4-2] 2018년 7월 보험료 부과체계 개편 후의 지역가입자 부과체계 틀

개편안이 평가소득을 폐지하고 2단계에서는 소득보험료를 등급 구분을 없애고 정률로 부과하도록 하는 등 현재의 문제점을 상당히 개선하고 있다. 그러나 2022년이 지나도 소득이 발생하지 않는 자동차와 재산에 대한 보험료를 존속시켜 근본적인 문제는 해결하지 못하고 있다.

4. 한국의 보험재정관리

1) 보험자에 의한 위험분산

비스마르크가 질병보험을 도입할 당시의 이념은 사회연대였다. 사회연대란 위험이 유사한 집단을 하나의 공동체로 구성하여 보험료를 능력에 따라 갹출하고 사용은 동일한 기준에 의하여 평등하게 함으로써 위험을 공동으로 부담할 때 이루어진다. 독일 사회의료보험은 사회연대와 자치경영의 이념이 지배하고 있다. 사회연대와 자치경영을 원칙으로 할 경우에는 사회의료보험의 관리 단위는 조합 혹은 금고 중심으로 하게 된다. 이와 같은 독일 사회의료보험의 원칙이 일본으로 전수되고, 일본의 사회의료보험 원칙이 한국에도 전수되어 일본이나 한국은 조합을 설립하여 사회의료보험을 관리하여 왔다.

일본은 독일에 비하여 상당히 복잡한 형태로 일반 근로자 가운데 대기업 근로자는 조합관장 건강보험으로 기업 단위로 조합을 구성하여 관리하고 있다. 중소기업은 사회보험청에서 정부관장 건강보험이라는 명칭으로 전국적으로 단일 관리하다 2008년 10월 도・도・부・현 단위로 분리하여 전국건강보험협회에서 관리하고 있다. 일용근로자와 선원은 전국건강보험협회에서 각각 분리하여 별도로 관리하고 있다. 국가 공무원은 각 부처별로 공제조합을 결성하여 관리하고 있고, 지방공무원은 별도의 지방공무원 공제조합을 사립학교 교직원은 사립학교 공제사업단에서 관리하고 있다. 지역주민은 국민건강보험으로 명칭을 달리하여 시・정・촌이라는 최하위 행정조직이 관리하고 있으며, 일부 특수직 자영자는 전국 단위로 조합을 구성하여 관리하고 있다. 그리고 근로자가 퇴직을 하면 시・정・촌 단위로 퇴직자 보험에서 관리하고 있다.

한국은 제7장의 [표 7-1]에서 볼 수 있는 바와 같이 조합 단위로 관리하되 독일이나 일본보다는 훨씬 단순하게 직장 근로자는 근로자대로 직장조합을 구성(단독 및 공동조합)하여 관리하였고, 지역주민은 시・군・구 중심의 거주지를 단위로 지역조합을 구성하여 관리를 하였다. 그리고 공무원과 사립학교 교직은 전국 단위로 하나의 '공교공단'을 설립하여 관리하였다.

보험자를 이렇게 분산 관리할 때의 이점은 위험도가 유사한 집단을 하나의 단위로 관리함에 따라 사회연대 의식을 제고할 수 있고, Busse et al. (2017)이 주장하는 보험자의 자치경영이 가능하게 된다. 그러나 분산관리를 할 때의 문제점은 1개 보험자가 관리할 수 있는 대상자가 적어 위험분산기능이 제약된다는 것이다. 예컨대 2~3만 명이 가입된 보험조합에서 1년에 1억 원 이상의 고액의료비를 사용하는 가입자가 100여명만 있어도 그 조합의 재정은 불안정해지는 문제가 발생하게 된다. 특히 인구고령화가 되면서 수진횟수가 증가하고, 장기 입원환자가 증가하는 등의 문제는 조합단위 관리의 위험분산기능을 위협하게 된다.

2) 제도 도입과 정부 재정지원

(1) 보험제도 도입 초기의 관리운영비에 대한 정부 재정지원

사회의료보험에 소요되는 비용은 크게 보험급여비와 관리운영비로 구분할 수 있고, 그 재원은 가입자가 부담하는 보험료와 정부의 국고지원 등으로 조달되고 있다. 정부의 재정지원은 그 목적이 가입자와 피부양자의 보험급여비, 의료보험사업을 위한 관리운영비를 보조하고, 농어민, 실·휴직자 등의 보험료를 지원하여 보험재정의 안정을 도모하기 위함이다.

한국에서는 1963년에 「의료보험법」이 제정되면서부터 국고지원 규정을 두고 있었으나 의료보험제도를 운영하지 않았기 때문에 사실상 사문화되었다. 그러다 1977년 7월 당연적용방식으로 의료보험을 직장근로자에게 처음 적용하면서부터 [표 4-11]에서 볼 수 있는 바와 같이 보험제도 초기인 1984년까지 관리운영비의 일부를 일반재정에서 지원하였다. 1979년 1월 공교의료보험을 실시하면서 역시 관리운영비의 일부를 1982년까지 지원하게 되었다. 그 이후 직장의료보험과 공교의료보험에서 각각 적립금이 쌓이고 독립적 운영이 가능하게 되자 정부는 재정지원을 중단하게 되었다.

한국에서 본격적으로 정부가 재정을 지원하게 된 것은 지역주민에 대한 의료보험 시범사업실시가 계기가 된다. 지역주민들에 대하여 의료보험을 적용하기 위하여 정부는 1981년 7월부터 1차 지역의료보험시범사업을 실시하였으며, 1982년 7월부터 2차 지역의료보험시범사업을 실시하게 되었다. 시범사업이기 때문에 당연히 관리운영비는 국고에서 지원하였다. 그런데 시범사업을 실시한 첫해에는 의료이용이 높지 않았으며, 환자의뢰체계[18]가 잘 가동되어 재정에서 큰 문제가 없었다. 그런데 [표 1-9]에서 본 바와 같이 1982년부터 일부 시범지역에서 적자가 나타나기 시작함에 따라 국고지원은 증가하게 되었다. 특히 1983년부터는 지역주민이 환자의뢰체계에 반발하여 이를 적용할 수 없게 됨에 따라 6개 지역에서 모두 재정적자가 나타나기 시작하였다. 시범사업에서의 재정적자는 국고지원으로 메꾸어 나감에 따라 의료보험에 대한 국고지원이 본격화되는 계기가 되었다. [표 4-11]은 지역의료보험 시범사업이 끝날 때인 1987년까지 정부 재정지원 현황인데 1984년 이후부터 지역의료보험에서 적자가 매년 증가하게 되어 정부지원도 따라 증가하게 되었다.

[표 4-11] 제도 초기 보험종별 정부 재정지원 현황 (단위: 백만원)

보험	1977	1979	1982	1984	1985	1986	1987
직장	267.6	812.0	965.3	826.3	–	–	–
공교	–	937.7	893.4	–	–	–	–
지역	–	–	569.4[1)]	1,109.8	1,370.6	1,617.9	1,827.6

주: 1) 1982년에는 제2차 지역시범사업이 7월부터 실시되어 정부 재정지원이 적었음
출처: 의료보험연합회, 의료보험통계연보(1984~1985), 공교의료보험관리공단, 의료보험통계연보(1985), 의료보험연합회, 시범지역의료보험 연도별실적(1981.7~1987.12)

시범사업이 적자를 기록함에 따라 정부는 지역의료보험을 확대하지 못하고 있는 가운데, 제1장에서 본 바와 같이 1986년 상반기에 역사상 처음으로 무역수지 흑자를 기록함에 따라 9월 3일에 국민복지증진대책을 발표하여 정부가 보험료 지원을 통하여 지역의료보험을 도입하기로 하였다. 이에 따라 1988년 1월부터 시범사업을 종료하고 농촌지역 주

---

18) 1차 시범사업에서의 환자의뢰체계는 지역주민의 1차 의료 이용은 반드시 보건지소, 보건진료소 등을 거치게 하여 외래 이용의 75%를 보건기관에서 수용한다는 것이었다. 2차 시범사업에서는 48.5%를 보건기관에서 수용한다는 환자의뢰체계를 수립하였다. 그런데 실행과정에서 직장이나 공교의료보험에는 적용하지 않는 전달체계를 지역주민들에게만 적용한다는 것은 지역주민을 차별하는 정책이라 하여 크게 반발함에 따라 환자의뢰체계를 제대로 적용하지 못하게 되었고, 이로 인하여 [표 1-9]에서 본 바와 같이 1983년부터 시범사업을 실시한 6개 지역 전부가 심각한 재정적자를 내게 되었다.

민에 대하여 의료보험을 적용하면서 지역주민 가운데 소득이 최하위 1/4 계층에 대해서는 보험료의 50%를, 차상위 1/4 계층에 대해서는 보험료의 25%를 정부가 지원하여 보험을 실시하게 되었다. 그런데 지역주민의 소득을 제대로 알 수 없었기 때문에 소득 수준별로 보험료를 차등 지원하는 것은 불가능하여 1988년 농어촌 주민에 대하여 보험료를 일괄 지원(실 지원율은 보험료의 26.3% 수준: 보험료 지원 및 관리비 포함)하게 되었다. 농어촌 주민에 대한 의료보험을 실시하게 되자 1988년 초부터 농민단체 등이 근로자는 사용자가 있어 보험료의 50%만 내는데 반하여 농민들은 보험료의 73.7%를 내는 것은 부당하다며[19], 6월에는 가톨릭농민회, 기독교농민회 등의 7개 단체로 구성된 '전국의료보험대책위원회'를 중심으로 전남 '함평군'에서 농민대회를 열어 의료보험증을 불사르는 등의 심한 반발을 하게 되었다. 이를 무마하기 위하여 당시 노태우 대통령이 농민에 대해서도 보험료의 1/2을 정부가 지원하겠다는 약속을 하게 되었다.

1988년도의 노태우 대통령의 약속은 정치적인 구두 약속에 불과하여 구속력은 없었으나, 대통령의 약속이라 [표 4-17]에서 볼 수 있는 바와 같이 1988, 1989, 1991년 3년은 지역의료보험 재정의 1/2 정도를 국가가 부담하게 되었고, 국고지원은 지역주민 보험료 일부와 관리운영비 전액을 대상으로 하였다.

(2) 정부지원의 외국 사례

프랑스는 농민금고 등에 한정하여 일반재정으로 보조금을 지불하고 있지만, 질병금고들의 재정적자를 허용하며, 적자는 사회부채세로 해결하는 방식을 취하여 사회보험의 재정조달을 사후적으로 조세로 해결하고 있다. 서유럽에서 사회의료보험제도를 택한 8개국 중 국민의료비에서 사회보험료 수입이 차지하는 비중이 60%가 넘는 국가로는 독일, 네덜란드 그리고 벨기에가 있다. 프랑스, 오스트리아, 룩셈부르크는 보험료 비율이 50% 미만이다. 이스라엘은 1995년 질병금고에 내는 사용자 부담 보험료를 누진적인 국민건강세로 대체함에 따라 보험료는 주로 근로자가 부담하는데 보험재정의 25% 정도에 불과하다[20].

---

19) 보험료 지원을 최하위 25% 주민에게 50%를 지원하고, 차상위 25% 주민에게 25%를 지원할 경우, 가중평균값이 18.75%에 불과하지만 관리운영비 등을 정부가 지원하기 때문에 실제 지원율은 26.3%나 되었다. 그러나 농민들은 보험료 지원율을 18.75%로 생각하고 있었다.

20) 이스라엘은 서유럽국가는 아니지만 Saltman and Dubois(2004)는 편의상 유럽국가로 다루었다.

네덜란드는 2006년 의료개혁을 통하여 보험자간의 경쟁을 강화하기 위하여 가입자에게 부과하는 정액보험료의 비중을 종전의 15%에서 50%로 높였다[21]. 정액보험료가 높아진 만큼 형평성은 불가피하게 떨어질 수밖에 없다. 이를 보완하고 또한 전국민을 단일 제도에 적용시킬 때 저소득층의 보험료 부담을 보조하기 위하여 의료보조금(health care allowance) 제도를 도입하였다. 의료보조금은 가입자의 정액보험료가 소득에 비하여 높은 저소득층을 보조하기 위하여 고안되었으며, 국세청이 피보험자 또는 보험회사에 지급한다(MHWS, 2006). 그 외 정부가 중앙기금에 납부하는 보조금이 있다. 정부 보조금은 18세 이하 가입자들의 정액보험료와 전쟁이나 테러로 인한 의료비로 대략 보험재정의 5% 내외가 된다(Schäfer et al., 2010).

독일은 사회의료보험제도를 개혁하여 2009년 1월 중앙기금을 설치하고 국민이 내는 보험료는 중앙기금으로 통합하였다. 모든 국민은 소득의 14.6%를 보험료로 부담하는데, 근로자 및 사용자는 7.3%씩 보험료를 분담하며, 상병수당을 받기 위해서는 근로자만 0.9%의 추가 보험료를 부담하고 있다[22]. 상병수당을 받지 않는 자영자는 소득(국세청에 신고한 소득, declared income)의 14.6%를 보험료로 납부한다[23]. 정부는 세금으로 보조금을 중앙기금으로 이전하는데, 보조금은 18세 이하 가입자들의 본인부담액, 가계소득의 2%를 초과하는 본인부담액(만성질병인 경우는 1% 초과), 장기적 실업자의 보험료 지원 등에 사용된다.

유럽의 사회보험국가 8개국 가운데 참고로 보험료 외의 수입 비중이 높은 프랑스와 벨기에 2개 국가의 보험재정 수입 구조를 보면 [표 4-12]와 같다. 프랑스는 보험료 비중이 49.2%에 불과하였으며, 벨기에는 66.3%에 이르고 있다. 프랑스는 일반사회기여금에서 36.3%, 벨기에는 부가가치세에서 13.7%를 조달하고 있는 특징이 있다.

21) 정액보험료의 비중이 높아진 만큼 가입자 본인이 보험회사를 선택할 때 정액보험료의 크기가 선택 기준이 되어 보험회사는 경영효율을 제고하여 정액보험료의 크기를 낮추기 위하여 경쟁하게 된다.

22) 근로자의 보험료율은 14.6%에서 상병수당을 위한 0.9%가 추가되어 15.5%가 되었다.

23) 자영자로서 상병수당을 원하는 경우에는 근로자와 같이 소득의 15.5%를 보험료로 납부해야 한다.

[표 4-12] 프랑스와 벨기에의 보험재정 수입요소별 구성(2010년)

프랑스		벨기에	
구 분	구성비	구 분	구성비
보험료	49.2	보험료	66.3
CSG	36.3	부가가치세	13.7
목적세(자동차, 담배 등)	10.7	특별기여금	5.8
정부보조금	0.2	정부보조금	10.4
기타	3.6	조기은퇴자 사용자 기여	3.7
합계	100.0	합계	100.0

주: CSG-소득에 대한 일반적인 사회보장기여금으로 소득 종류 및 소득액에 따라 부과율이 다름
출처: Commission des Comptes de la Sécurité Sociale(2012); Gerkens and Merkur(2010)

3) 의료보험통합과 정부 재정지원

(1) 재정통합의 당위성

의료보험재정을 의료보험조합이나 질병금고 단위로 분산 관리할 때의 이점은 앞에서 간략히 언급한 바와 같이 자율경영이 가능하여 의료비 관리를 위시하여 전반적으로 보험관리의 효율성을 제고할 수 있다는 점이다[24].

그러나 분산관리는 이러한 이점에도 불구하고 치명적인 약점이 있으니 첫째는 인구고령화에 따른 재정관리 문제이다. 둘째는 위험분산기능의 제약이다. 위험분산기능의 제약은 고령화도 하나의 원인이 된다. 앞에서 일본을 위시한 대부분의 분산관리 국가의 사례에서 언급한 바와 같이 이와 같은 취약점을 해결하는 방안이 보험자간의 재정조정이나 재정공동사업이다. 그러나 재정공동사업도 역시 한계가 있기 때문에 가장 좋은 방법이 재정을 통합하는 것이다.

그래서 한국이 2000년 7월에 관리를 통합하고 2003년에 재정을 통합한 것은 불가피한 선택이라고 할 수 있다. 독일도 2009년 의료개혁을 통하여 재정을 통합하여 중앙기금을 설치하여 운영하고 있다.

24) 이 때 효율성을 많은 사람들이 관리운영비만 생각하는데, 그것보다 더 중요한 것은 보험급여비의 관리가 얼마나 잘 되느냐에 있다.

(2) 통합 전 보험종류 간 재정 격차와 재정조정사업

① 의료보험 종류별 재정현황

의료보험이 통합되기 전의 의료보험 전체의 재정현황은 [표 4-13]에 수록하였다. 한편 보험종류별 재정수지 상황은 [표 4-14]에서 별도로 살펴보기로 한다. 전국민의료보험이 1989년 7월에 이루어졌기 때문에 1년분 통계가 있는 1990년의 재정상황을 보면 직장과 공교의료보험은 당기수지에서 흑자를 실현하는 반면에 지역의료보험은 수입의 39.9%를 국고에서 지원을 받고 있음에도 불구하고 135억 원의 적자를 내었다. 1994년은 직장, 공교, 지역보험 모두 흑자를 시현하였다. 이때 지역의료보험에 대한 국고지원은 수입의 32.3%로 1990년보다 낮았다. 1998년은 의료보험 통합을 목전에 두고 3종류의 의료보험 모두 당기수지에서 적자를 내고 있었다. 직장과 공교의료보험은 이미 적립금이 많이 쌓여 있어 통합이 되면 적립금을 지역가입자와 같이 사용해야 하기 때문에 재정관리를 소홀히 하고 보험료율도 낮추는 등의 부작용도 있었다. 특히 직장의료보험은 1997년부터 적자를 내면서 적립금이 급급히 줄어들고 있는 점이다. 공교보험

[표 4-13] 의료보험 재정현황(1990~1998) (단위 : 억원, %)

구분		1990	1991	1992	1993	1994	1995	1996	1998
수입	계	24,321	32,690	37,263	41,162	46,083	54,354	63,255	78,508
	보험료	18,835	22,767	26,236	28,447	31,650	35,613	41,303	50,063
	(증가율)	(-)	(20.9)	(15.2)	(8.4)	(11.3)	(12.5)	(16.0)	(10.6)
	국고지원금	3,639	5,868	5,924	6,381	6,924	7,553	8,723	10,760
	기타	1,847	4,055	5,103	6,334	7,509	11,188	13,229	15,109
지출	계	21,641	24,435	28,792	33,638	38,693	50,537	64,132	87,157
	보험급여비	19,314	20,382	23,880	27,955	32,009	40,209	50,756	68,070
	(증가율)	(-)	(5.5)	(17.2)	(17.1)	(14.5)	(25.6)	(26.2)	(17.1)
	관리운영비	2,327	2,585	2,880	3,243	3,954	4,488	5,595	6,972
	기타	0	1,468	2,032	2,440	2,730	5,840	7,781	12,115
당기차액		2,680	8,255	8,471	7,524	7,390	3,817	▲877	▲8,649
누적적립금		7,326	19,328	27,287	34,580	39,258	41,200	40,200	30,359

주: 현금 흐름 기준으로 결산기준시 수치와 차이가 있음. 1996년 이후 누적적립금이 보험급여비보다 작아진 것은 보험급여가 확대되고, 보험료율은 2%까지 낮출 수 있도록 「의료보험법」이 개정된데 연유함

출처: 보건복지부・국민건강보험공단 내부자료(2010)

[표 4-14] 의료보험 종류별 재정수지 현황 (단위; 억 원)

구 분		1990	'94	'95	'96	'97	'98	'99	2000	2001
지역	재정수지	▲135	2,132	45	▲1,422	123	▲1,572	▲3,283	▲2,989	
	준비적립금		9,928	9,688	8,141	8,850	7,278	3,995	364	
공교	재정수지	435	811	323	▲946	▲1,667	▲3,203	356		
	준비적립금		6,740	7,015	5,804	3,972	769	1,125	▲7,101	
직장	재정수지	2,380	4,447	3,449	1,491	▲2,276	▲3,874	▲5,764	8,825	
	준비적립금		22,589	24,497	26,075	25,029	22,312	17,305		
계	재정수지	2,680	7,390	3,817	▲877	▲3,820	▲8,649	▲8,691	▲10,090	▲24,088
	준비적립금		39,257	41,200	40,020	37,851	30,359	22,425	9,189	▲18,109

주: ▲는 적자를 표시하며, 재정수지는 당해 연도의 수입에 지출을 뺀 흑자액을 의미함
2000년도 이후부터 공교와 직장의 재정을 통합 발표하여 분리가 불가능함
출처: 1999년까지는 국민건강보험공단, 보험재정 전망 및 대책, 2000. 10
2000년 이후는 보건복지부, 건강보험재정안정 종합대책, 2001. 5. 31

은 1996년부터 1998년까지 적자를 내어 적립금이 줄어들었으나 재정규모가 다른 두 보험보다 적어 큰 주목을 받지는 않았다.

② 재정조정사업

1990년 보험재정지출이 2조 1,641억 원이던 것이 1998년에는 8조 7,157억 원으로 4배나 증가하였다. 지출 가운데 보험급여비의 비율을 보면 1990년에 89.2%이던 것이 1998년에 78.1%로 11.1% 포인트나 감소하였다.

[표 4-14]에서 1994년 이후의 지역보험, 공교보험, 직장보험의 당해 연도의 재정 잉여금과 잉여금의 적립금으로 3개 보험제도간의 재정력을 비교해 보기로 한다. 우리나라의 의료보험제도가 비록 사회보험방식으로 운영되지만 보험재정은 의료보험조합이 독립적으로 관리하였다. 결과 조합간의 재정격차가 발생하게 되어 근로자를 대상으로 하는 직장조합은 대체로 재정상태가 건실하였던 데 반하여 지역주민을 대상으로 하는 지역조합의 재정이 부실한 경우가 많았다. 지역조합의 재정이 부실한 가장 큰 이유는 지역주민이 소득신고가 제대로 되지 못하여 보험료를 소득에 따라 적정하게 부과할 수 없었던 데 기인한다. 즉, 1994년의 경우 지역의료보험은 재정에서 2,132억 원의 흑자를 낸데 반하여 직장의료보험은 지역에 비하여 가입자 수도 적은데 4,447억 원의 흑자를 내었다. 진료비 지불에 대비한 준비적립금은 누적이 되는데 지역보험은 1994년까지

9,928억 원을 적립한데 비하여 직장보험은 2조 2,589억 원의 적립금을 갖고 있었다. 물론 직장의료보험은 1977년부터 적립한 것이고 지역의료보험은 1988년부터 적립하여 지역보험의 적립금이 직장보험에 미치지 못하겠지만 격차는 심각한 수준이었다.

특히 직장조합과 지역조합의 재정격차가 의료보험통합을 주장하게 된 배경이 되었다. 그러나 당시 정부는 보험료 부과를 직장과 지역조합 간에 형평을 이룰 방법이 없는데다 통합이 초래할 문제점을 생각하여 통합이 아닌 재정조정사업을 실시하게 된다. 우리나라에서는 일본의 고액의료비 공동사업을 참고하여 사업모형을 1988년에 개발하고, 이 모형을 기반으로 1991년부터 '고액의료비 공동사업', 1995년부터 '노인의료비 공동사업'을 실시하였다. 공동사업의 기준으로 고액의료비 공동사업의 대상은 건당 의료비가 120만 원 이상이 되는 진료, 노인의료비 공동사업 대상은 65세 이상자의 입원비로 하였다.

고액의료비 및 노인의료비 공동사업으로 직장조합의 재정이 지역조합으로 이전되는 결과를 낳았으나 지역조합의 재정문제 해결에는 한계가 있었다. 이에 1997년 하반기부터 공동사업의 범위를 확대하여 고액의료비 기준을 건당 100만 원으로 낮추고 노인의료비 대상도 60세 이상 입원비로 하였다. 그 결과 직장조합의 보험료 수입의 11.4%, 공교공단의 보험료 수입의 4.95%가 지역조합으로 이전되는 결과를 낳았다(의료보험연합회, 2000). 통합전의 재정공동사업을 통하여 지역보험조합에 지원된 재정규모는 [표 4-15]와 같이 1991~2000년간 총 1조 1,325억 원 규모가 되었다. 직장보험에서는 9,869억

[표 4-15] 연도별 의료보험 재정공동사업 현황 (단위: 억 원)

구 분		1991	'92	'93	'94	'95	'96	'97	'98	'99	2000	계
부담금	직장	483	676	899	1,120	2,607	3,463	6,011	5,975	4,712	2,366	28,313
	공교	158	216	288	312	850	1,063	1,660	1,602	1,358	1,173	8,680
	지역	271	459	607	768	1,210	1,519	2,601	3,030	2,737	1,638	14,836
배분금	직장	336	501	617	775	1,653	2,146	3,628	3,825	3,057	1,908	18,445
	공교	118	178	236	290	690	893	1,408	1,513	1,167	732	7,224
	지역	458	697	931	1,187	2,348	3,036	5,083	5,436	4,635	2,720	26,532
차액	직장	-147	-176	-282	-346	-954	-1,317	-2,384	-2,150	-1,655	-458	-9,869
	공교	-40	-38	-51	-23	-160	-170	-253	-89	-191	-441	-1,456
	지역	187	214	333	369	1,114	1,487	2,637	2,239	1,846	899	11,325

출처: 1999년까지는 의료보험연합회, 2000년은 국민건강보험공단 재정관리실

원, 공교보험에서는 1,456억 원이 지역의료보험으로 순 이전이 되었다. 공동사업을 통한 지역의료보험에 재정이전은 국고지원에 비하여 규모가 작았지만 지역보험의 재정관리에 큰 보탬이 되었다.

③ 외국의 재정조정사업

㉠ 독일의 재정조정사업

독일은 다음과 같이 크게 두 가지로 질병금고를 구분하여 사회의료보험을 관리하였다.

첫째, 지역을 중심으로 하는 Primary Funds(RVO-Kassen)가 있다. 여기에는 지역주민을 주 대상으로 하는 지역금고(AOK)와 상시고용 1,000명 이상의 기업 중심의 근로자 금고(BKK), 그리고 수공업자가 중심이 되는 길드금고(IKK) 및 농민금고(LKK)가 있다.

둘째, 전국 단위로 조직되는 Substitute Funds (Ersatz Kassen)[25]가 있는데, 특정 직종을 중심으로 하고 있어 직종금고로 부르고 있다. 여기에 속하는 질병금고들로는 White-collar Substitute Funds와 Technical Substitute Funds가 있다. White-collar Funds는 모든 White-collar에게 문호를 개방하고 있는데 반해 Technical Funds는 회원 자격을 엄격히 제한하고 있다.

의료보험을 조합으로 분산 관리하는 경우, 우리나라와 같이 조합간의 재정격차 문제가 발생한다. 독일도 이와 같은 문제에 대처하기 위하여 보험자간의 재정조정사업을 실시하였고, 2009년에는 근본적 개혁을 통하여 보험재정을 단일화하였다.

독일은 피보험자들의 직업과 지역에 따라 가입이 의무화되어 있으며 White collar substitute funds에게는 경쟁의식을 심어 주기 위해 질병금고의 선택권이 부여되어 있었다. 1993년에는 법 개정을 통하여 금고선택권 부여(1996년부터 발효토록 되었으나 실제는 1997년 1월부터 유효)가 확대되었다. 1997년부터는 지역금고(AOK), 직장금고(BKK), 수공업자금고(IKK)의 적용자에게도 White collar funds와 같이 질병금고 자유선택권을 부여하여 경쟁을 통한 관리에 유념하였다. 독일은

25) Substitute fund는 대체형 민영보험이 아니라 사회보험 금고의 한 종류이다.

질병금고 선택권을 부여하기 전에 질병금고 간의 재정격차 문제를 해결하기 위하여 일본보다 먼저 '재정조정사업'을 실시하였다[26]. 그러다 금고선택권이 부여되면서 '재정조정(위험구조조정)사업'을 1994년 1월부터 연방보험국(Federal Insurance Office) 주관으로 하였다. '위험구조조정사업'의 조정 요소는 소득, 피부양자수, 성, 연령, 1인당 표준 급여비이며, 이는 실질적으로 소득비례보험료 부과와 같은 효과를 지녔으나, 2009년 개혁으로 중앙기금이 설치됨에 따라 재정조정사업은 불필요하게 되었다.

㉡ 일본의 재정조정사업

일본의 건강보험제도는 매우 다양하지만 크게 구분하면 근로자들을 대상으로 하는 건강보험과 지역주민을 대상으로 하는 국민건강보험이 있다. 건강보험은 대규모 사업장은 보험조합을 구성하여 운영하고 있고, 소규모 사업장은 전국건강보험협회에서 운영하고 있다. 국민건강보험은 시·정·촌단위로 운영하고 있다. 보험자 단체로 건강보험조합연합회가 있으며, 국보는 도·도·부·현에 중앙회가 있다.

일본은 1978년 건강보험조합연합회가 가입된 조합(대기업 단독 의료보험조합)에 대하여 '교부금 교부사업(공동사업)'을 자체적으로 실시하다 1981년에 「건강보험법」 부칙 제8조에 명기하여 법적 사업으로 하고 있다. 재정조정기금은 표준보수 월액의 0.12%를 조정보험료로 징수하여 0.1%는 '고액의료비 공동사업'을 실시하였고, 0.02%는 재정궁핍조합에 대하여 교부사업을 시작하였다. 조정보험료 0.12%는 표준율이며 조합의 재정사정에 따라 수정률을 적용하였다. 그리고 지역의료보험인 국민건강보험은 별도로 고액의료비 공동사업을 시·정·촌 간에 실시하였다. 고액의료비 공동사업을 위한 갹출금은 당해년도 일반 피보험자(퇴직자 및 노인보건해당자 제외)들에 대한 예상의료비의 일정률(1%)로 하였는데, 이 비율은 고액의료비 지출액의 크기를 토대로 도·도·부·현에서 경험률로 산정하였다. 고액기준은 법으로 규정하였는데, 1988년 6월 1일 기준액은 80만 엔이었다(문옥륜, 이규식, 양봉민, 1988).

이 두 가지는 '건강보험'과 '국민건강보험'이 각각 별도로 실시한 공동사업이었고, 1983년부터는 「노인보건법」에 의거하여 모든 보험자가 참여하는 '노인의료비 공동사

26) 이 당시의 재정조정사업에 대한 문헌을 찾지 못하여 시행시기와 내용을 소개하지 못한 아쉬움이 있다.

업'이 실시되었다. 이 사업은 70세 이상 노인의 의료비는 모든 보험자가 참여하여 보험종류에 관계없이 공동으로 의료비 재원을 마련하고 사업관리는 시・정・촌에서 담당하도록 하였다. 사업의 내용은 노인들의 의료비와 특정요양비를 지급하고 40세 이상 국민들의 건강교육, 건강진단, 기능훈련, 방문지도 비용을 공동사업비로 부담하도록 하였다. 노인들도 법적으로 정해진 본인부담은 개인이 부담하고 보험자가 부담해야 할 비용은 정부 지원(공비부담 분)을 제외한 재정에 한하여 공동으로 부담하게 된다. 조합의 갹출금 부담률은 당해 조합의 노인 1인당 의료비, 조합의 적용인구, 조합의 노인인구비율을 감안하여 정해진 산식에 따라 결정된다(문옥륜, 이규식, 양봉민, 1988). 이 제도는 2008년 4월부터 전기고령자(65~74세 그룹)를 위한 '재정조정사업'으로 바뀌어 운영되고 있다. 대부분의 고령자들은 젊은 시절에 근로자를 대상으로 하는 의료보험의 가입자였다가 은퇴하면 지역주민을 대상으로 하는 국민건강보험 가입자로 전환되기 때문에 국민건강보험의 재정 부담이 심해지는 문제가 있다. 이 문제를 해결하기 위하여 보험자간 재정조정사업을 고안하여 건강보험의 재정이 국민건강보험으로 이전되도록 하였다. 전기고령자 가운데 80%가 국민건강보험의 가입자로 되어 있어 이들을 위해서는 앞에서 언급한 '노인의료비 공동사업'을 약간 발전시켜 사용하고 있다(KEMPOREN, 2016).

2008년 4월부터는 후기고령자(75세 이상 노인층)들을 위한 독립적인 노인의료제도를 실시하고 있다. '후기고령자 의료제도'의 재정조달을 보면 환자가 10%를 부담하는 반면에, 각 보험자가 재정의 40%를 부담하고, 정부(중앙 정부, 광역지자체, 시・정・촌)가 50% 정도를 부담하도록 설계되어 있다(KEMPOREN, 2016).

그리고 2015년부터 국민건강보험의 '광역화(도・도・부・현화)'를 추진하여 지금까지 시・정・촌 단위로 운영하던 재정관리를 도・도・부・현이 주체가 되어 '재정안정기금'을 설치・운영하였다. 도・도・부・현에서는 시・정・촌의 보험료에 대한 표준보험료율을 산정하여 시・정・촌이 표준율을 토대로 보험료를 부과・징수하도록 하였다. 또한 각 시・정・촌은 징수한 보험료의 일부를 재정안정기금에 납부하여 국민건강보험이 시・정・촌 단위에서 도・도・부・현 단위로 재정관리를 광역화시켰다(加藤智章, 2018).

(3) 건강보험통합 이후의 보험재정과 정부 재정지원의 증가

① 통합후의 보험재정의 급증

건강보험을 통합한 이후 보험재정은 [표 4-16]에서 볼 수 있는 바와 같이 급격히 증가하고 있다. 통합이 이루어지기 전인 1998년의 보험급여비가 6조 8,070억 원이던 것이 2000년에는 9조 321억 원으로 연간 16.34% 증가하였고, 2001년에는 13조 2,447억 원으로 한 해 동안 무려 46.64%가 증가하였다. 보험급여비가 이렇게 급격히 증가함에 따라 2000년에는 당기수지가 1조 90억 원, 2001년에는 당기수지가 2조 4,080억 원의 적자를 내어 2년간 적자만 3조 4,170억 원에 이르게 되어 결국 적립금을 모두 소진하고도 1조 8,109억 원의 적립금 부족이라는 재정파탄이 일어나게 되었다.

보험급여비의 급증으로 보험재정이 악화되었는데, 급여비가 급증한 이유는 대체로 다음과 같이 세 가지로 설명이 된다(이규식, 2012).

첫째, 2000년 7월부터 의약분업이 실시되면서 외래 환자는 병·의원과 약국 두 곳을 방문해야만 의약품을 복약할 수 있어 제도적으로 비용이 올라가는 구조가 되었다. 특히 약국에서 의약품을 조제 받기 위해서는 다섯 가지의 기술료가 부과됨에 따라 보험급여비가 증가할 수밖에 없었다.

둘째, 의약분업이 실행되자 의사들의 반대 파업이 발생하였고, 정부는 이들을 무마하기 위하여 보험의료수가를 2000년에만 4월 1일 6.0%, 7월 1일 9.2%, 9월 1일 6.5%로 세 차례나, 2001년 1월 1일부로 7.08% 도합 네 차례에 걸쳐 인상한 것이 아마 가장 결정적 요소가 되었다고 판단된다.

[표 4-16] 통합 전·후의 건강보험 재정 현황(1998~2019) (단위 : 억 원, %)

구 분	1998	2000	2001	2003	2006	2009	2014	2018	2019
수입(A)	78,491	95,294	116,423	168,231	223,878	311,817	505,155	627,158	691,733
지출(B)	87,092	105,384	140,511	157,437	224,625	311,849	447,515	659,783	720,972
보험급여비	68,070	90,321	132,447	149,522	214,893	301,461	428,275	631,683	711,652
당기수지	-8,601	-10,090	-24,080	10,794	-747	-32	57,640	-32,625	-29,239
수지율(B/A)	110.9	110.6	120.7	93.6	100.3	100.0	88.6	105.2	104.2
누적수지	30,359	9,189	-18,109	-14,922	11,798	22,586	82,203	207,734	205,955

주 : 2014년 누적수지는 2014년 2월 26일 기준 누적 법정준비금임

출처 : 2011년까지는 보건복지부 보도자료(2011.11.15.), 국민건강보험공단 보도자료(2012.1.6.), 2014년 이후 자료는 건강보험통계연보

셋째, 의약분업의 시행으로 약 처방을 받기 위한 의료기관의 외래환자 수가 증가한 것도 원인이 되었다.

급여비가 증가하면서 보험재정 수입이 증가하였다면 재정파탄은 발생하지 않았을 것이다. 그런데 보험재정 수입측면에서도 다음과 같은 문제가 있었다.

첫째, 2000년 7월에 모든 의료보험이 통합이 되기 이전인 1998년 10월에 「국민의료보험법」에 의거하여 지역보험조합을 하나로 통합하고 공교의료보험과 함께 '국민의료보험관리공단'에서 관리하도록 1차 통합이 이루어졌다. 제1장에서 설명된 바와 같이 1997년 정기국회에서 「국민의료보험법」이 통과되면서 통합은 당연히 이루어지는 것으로 되었지만, 이미 1996년경부터 농촌출신 국회의원들이 통합이 되면 농민들의 보험료가 1/2로 줄어들 것이라는 유언비어에 휘말려 사회분위기가 통합으로 기울게 되었다. 이렇게 되자 1996년부터 직장의료보험조합에서는 쌓아둔 적립금을 사용하는 방향으로 흘러 재정수지가 나빠져도 보험료를 인상하지 않았다. 그 뿐만 아니라 1994년 1월의 「의료보험법」 개정으로 이미 보험료 부과의 하한선을 3%에서 2%로 낮추었기 때문에 적립금이 많은 조합은 보험료율을 2%로 낮추고 있었다.

직장조합이 보험료율을 낮추고, 재정관리를 방만하게 한 원인은 의료보험이 통합되면 지금까지 쌓아둔 적립금이 다른 곳으로 가기 때문이었다. 그러한 결과는 [표 4-14]에서 볼 수 있었다. 1996년부터 직장보험의 재정수지가 급격히 낮아지고, 1997년 이후는 적자를 내게 되었다. 공교의료보험은 1996년부터 적자를 내었고, 1998년에는 적자규모가 직장의료보험과 거의 비슷한 수준으로 재정이 악화되었다. 이러한 재정관리의 방만함이 준비적립금을 매년 축소시켜 2000년에는 적립금이 불과 9,189억 원으로 줄어들었다. 통합에 따른 적립금의 축소 외에 2000년 7월 의약분업의 도입에 대한 의료기관의 파업과 이를 무마하기 위한 네 차례에 걸친 보험수가 인상 등이 겹쳐 2001년에는 단기 적자가 무려 2조 4,088억 원에 이르게 되어 보험재정은 파탄되었다.

둘째, 의료보험 통합을 추진하던 실세들이 건강보험통합을 하면 보험료를 인상하지 않고, 국고지원을 늘리지 않아도 보험급여를 획기적으로 높일 수 있다고 주장하거나 지역의료보험료를 1/2로 줄일 수 있다고 주장하였는데, 통합과 함께 보험료를 인상한다는 것은 종래까지의 자신들의 주장을 거스르는 것이기 때문에 보험료 인상도 국고지원 확충도 하지 못하여 재정파탄을 초래하는 원인의 하나가 되었다(이규식, 2012).

② 정부 재정지원 현황

2000년 7월 건강보험을 통합한 직후인 2001년 건강보험은 종래 적립해 둔 적립금을 전부 소진하고도 누적 적자가 무려 1조 8,109억 원에 달하는 재정파탄을 겪게 되었다[27]. 2001년 의료보험 재정파탄이 초래되자 정부는 일반재정 지원만으로 한계가 있다는 판단에서 2002년 건강증진을 위하여 담배판매에 부과하던 특별세 형태의 담배부담금을 인상하고 그 일부를 [표 4-17]에서 볼 수 있는 바와 같이 의료보험재정으로 지원하게 되었다. 통합 이전에는 정부 지원은 관리운영비 외는 법적인 조치가 아니라 행정적 지원이었으나, 2001년 보험재정파탄을 맞이한 이후에는 법적 뒷받침위에 지원을 하게 되었다.

먼저 2002년 「국민건강보험 재정건전화 특별법」을 제정하고, 지역보험재정의 50%(일반회계 35%, 건강증진기금 15%)를 지원하도록 하였다. 이 법률은 2006년 말까지의 한시법이라서 2007년에 「국민건강보험법」과 「국민건강증진법」을 개정하여 보험료 예상수입의 20%를 일반회계에서 14%, 건강증진기금에서 6% 지원하도록 규정하였다. 이 당시는 보험재정을 통합 운영하였기 때문에 지역보험재정이 아니라 전체 보험재정에 대하여 정부가 지원하는 형식으로 바뀌었다. 이 규정 또한 한시적이라 시한이 끝나면 법률을 개정하는 번거로운 절차를 반복하고 있다.

현재는 「국민건강보험법」과 「국민건강증진법」의 개정을 통하여 2022년까지 정부 지원을 지속할 수 있도록 하였다. 건강보험재정에 대한 정부지원액은 [표 4-17]과 같다. 2000년도에 1.5조원 규모이던 정부재정지원액이 2002년에는 3조원에 이르렀고, 2008년도에는 4조원을 넘었고, 2019년에는 7조 7,803억 원을 넘고 있다. 사회의료보험의 통합이 국고지원을 없앨 수 있다는 논리는 허구로 끝났고 보험통합은 가입자뿐 아니라 재정관리자의 도덕적 해이를 초래하여 보험재정을 위협하게 되었다.

---

27) 재정파탄으로 의료기관에 진료비를 제때 지급할 수가 없어 부득이 하게 건보공단은 금융권으로부터 재정을 차입하게 된다. 2001년의 경우 5조 816억 원을 차입하여 진료비를 지급하고, 그해에 3조 2,191억 원을 상환하였다. 이때 이자는 139억 원이었다. 2002년에는 11조 8,731억 원을 차입하고 11조 1,218억 원을 상환하였다. 이와 같은 차입과 상환은 2004년 5월에 종료되었다(최초 차입일: '01.6.29. ; 최종 상환일: '04.5.13.). 종료될 때까지 차입금 누적은 34조 8,795억 원이었으며, 누적 이자는 1,946억 원이었다(국민건강보험공단, 내부자료). 매년 적립금을 은행에 예치하여 이자수입을 누리던 보험재정이 통합 이후 재정파탄을 맞아 거의 2천억 원에 가까운 이자를 금융기관에 지불하게 되었다.

[표 4-17] 일반재정 지원 추이 (단위: 억원, %)

연도	일반회계국고 (A)	담배부담금 (B)	지역보험 재정지출(C)	(A+B)/C	전체 재정지출(D)	(A+B)/D
1988	945	–	1,733	54.5	10,892	8.7
1989	2,205	–	4,339	50.8	15,851	13.9
1990	3,639	–	10,075	36.1	21,640	16.8
1991	5,868	–	11,572	50.7	24,910	23.6
1992	5,924	–	13,988	42.4	29,704	19.9
1993	6,381	–	16,640	38.4	34,635	18.5
1994	6,924	–	19,196	36.1	39,700	17.4
1995	7,553	–	23,649	31.9	50,764	14.9
1996	8,723	–	30,172	28.9	64,642	13.5
1997	9,954	–	36,025	27.6	77,951	12.8
1998	10,760	–	41,610	25.9	87,876	12.2
1999	11,656	–	47,289	24.6	96,101	12.1
2000	15,528	–	49,523	31.4	107,442	14.5
2001	26,250	–	68,299	38.4	141,058	18.6
2002	25,747	4,392	70,525	42.7	147,985	20.4
2003	27,792	6,446	74,370	46.0	159,724	21.4
2004	28,567	6,263	77,019	45.2	173,297	20.1
2005	27,695	9,253	81,844	45.1	199,800	18.5
2006	28,698	9,664	90,320	42.5	228,178	16.8
2007	27,042	9,676	98,513	37.3	258,885	14.2
2008	30,023	10,239	–	–	282,733	14.2
2009	36,566	10,262	–	–	311,892	15.0
2010	37,984	10,631	–	–	349,263	13.9
2015	55,789	15,185	–	–	481,621	14.7
2019	59,721	18,082	–	–	720,972	10.8

출처: 의료보험연합회, 의료보험통계연보 및 국민건강보험공단, 건강보험통계연보

③ 정부 지원책의 정리

1988년부터 지금까지의 정부 지원정책을 요약하면 [표 4-18]과 같이 정리할 수 있다. 1977년 보험제도 도입 초기의 직장의료보험과 공교의료보험에 대한 관리운영비 일부의 지원은 [표 4-11]에서 정리하였다. 지역의료보험은 시범사업이 1981년 7월부터 실시되었으나 재정적자를 보전하기 위한 국고지원은 1982년에 이루어져 1988년 지역의료보험이 확대되기 전까지 계속되었다. 국고지원이 본격적으로 이루어진 것은 1988년 1월 지역의료보험이 농촌주민을 대상으로 확대되면서였다. 그러나 의료보험이 통합

된 이후 2001년 보험재정파동을 거치면서 국고지원의 규모가 더욱 확대되었고, 2002년부터는 일반재정만이 아니라 건강증진기금에서도 지원을 하게 되었다.

[표 4-18] 의료보험에 대한 정부 지원정책의 정리

<table>
<tr><th colspan="2">기간</th><th>지원내용</th><th>비고</th></tr>
<tr><td rowspan="3">의료보험</td><td>1977~84년</td><td>1. 직장의보 관리비 일부지원
2. 공교공단 관리비 일부지원</td><td></td></tr>
<tr><td>1982~87년</td><td>지역의보시범사업 지원</td><td>관리비 및 급여비 일부</td></tr>
<tr><td>1988~통합</td><td>지역의보 보험료 지원</td><td>35~50% 범위</td></tr>
<tr><td rowspan="3">건강보험
(통합이후)</td><td>1998.10.~
2002년</td><td>227개 지역조합이 통합되었으나 지역가입자 지원 계속.
통합 후는 지역가입자에 대한 보험료 일부 지원</td><td>국민의료보험관리공단에 지원</td></tr>
<tr><td>2002년</td><td>「국민건강보험 재정건전화 특별법」 제정을 통하여 지원</td><td>지역보험재정의 50% 지원(일반회계 40%, 건강증진 10%)</td></tr>
<tr><td>2007~현재</td><td>국고지원 규모를 법으로 규정
(2022년까지 한시적으로 「국민건강보험법」과 「국민건강증진법」에 규정)</td><td>지원규모는 보험료 예상수입의 20%
- 일반회계 14%, 건강증진기금 6%</td></tr>
</table>

4) 공공재정과 국민경상의료비

국민경상의료비가 GDP에서 차지하는 비율을 보면 [표 4-19]와 같다. 2019년 기준 GDP에서 차지하는 경상의료비의 비중은 8.2%이다. 2005년에서 2010년 사이에 경상의료비가 1.3%포인트 증가한 것에 비하면 2010년에서 2015년 사이의 0.8%포인트 증가로 증가 속도가 다소 완화되었다고 볼 수 있다. 그러나 2015년에서 2019년 사이 4년간 무려 1.5%포인트나 급속히 증가하고 있어 향후의 국민경상의료비에 대하여 큰 우려를 낳고 있다. 한편 경상의료비 재정의 구성을 2019년 기준으로 보면 공공재정이 61.0%로 2015년의 58.9%에 비하여 2.1%포인트가 증가하고 있다. 공공재정의 비중이 증가함에 따라 가계직접부담의료비의 비중이 2015년에 비하여 3.5%포인트가 낮아진 30.2%로 되었다. 그러나 건강보험재정이 경상의료비에 차지하는 비중이 2010년 44.4%이던 것이 2015년 43.0%로 낮아졌다가 2019년 겨우 44.6%로 회복이 되었다. 그 간 '문케어'를 위하여 인상된 보험료를 감안할 때 보험재정의 비중은 크게 높아지지 않은 것은 통계상에 문제가 있어 보인다. 만약 통계상의 문제가 없다면 보장률 제고는 매우 제한되었을 것으로 추정된다. 한편 민영보험의 가입인구는 많으나 민영보험재정의 비중은 2019년 7.6%에 불과하다. 그러나 민영보험 재정의 비중이 급속적으로 증가하는 문제에 대해서는 정책적인 조치가 필요해 보인다.

[표 4-19] GDP와 경상의료비의 구성 (단위 : %)

	1998	2000	2005	2010	2015	2019
경상의료비/GDP	3.7	3.9	4.6	5.9	6.7	8.2
정부+의무가입보험/경상의료비	52.4	53.9	59.4	60.9	58.9	61.0
건강보험재정/경상의료비	37.9	38.3	43.3	44.4	43.0	44.6
가계직접부담/경상의료비	45.2	43.6	37.7	34.0	33.7	30.2
민영보험재정/경상의료비	1.4	1.6	1.9	4.3	6.4	7.6

주 : 의무가입보험에는 건강보험, 자동차보험, 산재보험 의료비 포함. 정부 지출은 공중보건사업비 포함

자료 : 보건복지부·한국보건사회연구원(2021), OECD Health Statistics

5) 정부 재정지원의 근거와 재정통합의 문제점

(1) 지원의 법적 근거

사회의료보험제도는 국가사업의 하나로 간주되기 때문에 비록 질병금고나 의료보험조합 또는 건강보험공단에서 의료보험사업을 주관하더라도 어디까지나 정부사업을 위탁받아 하는 형태가 된다. 한국도 건강보험은 정부가 수행해야 할 사업인데, 다만 국민건강보험공단이라는 보험자에게 사업을 위탁한 것으로 볼 수 있다. 따라서 국민건강보험의 관리운영비는 물론 보험급여에 따른 보험재정을 유지하기 위하여 필요하면 정부가 일반재정에서 사업비를 지원할 수 있다. 특히 한국도 헌법 제34조에 '① 모든 국민은 인간다운 생활을 할 권리가 있다. ② 정부는 사회보장·사회복지의 증진에 노력할 의무를 가진다...'라고 명시하고 있어 사회의료보험에 대하여 정부가 국고로 지원하는 것은 헌법적 사항이라 할 수 있다. 그리고 제2장에서 본 바와 같이 헌법재판소는 2003.12.18. 사회의료보험의 수급권을 「헌법」 제34조 제1항에 따른 헌법적 권리로 인정하였다.

이러한 헌법 정신에 따라 한국도 1977년 7월 직장근로자에 대하여 당연적용방식의 의료보험을 실시하기 위하여 1976년 정기국회에서 「의료보험법」을 제정하면서 법 제48조에 "국가는 매년도 예산의 범위 안에서 대통령령이 정하는 바에 의하여 조합 및 조합연합회

에 대하여 의료보험사업의 운영에 필요한 비용의 일부를 부담할 수 있다"라고 규정하고, 시행령 제36조에서 다음의 내용으로 지원하도록 규정하고 있다.

1. 의료보험사업의 사무비용
2. 보험급여의 지급에 소요되는 비용
3. 보험자의 보험재정을 조정하기 위한 비용 → 자금의 재원조성을 위한 비용('94.12. 23. 개정)

그리고 1979년 1월 공무원 및 사립학교 교직원에 대하여 의료보험을 적용하기 앞서 1978년 정기국회에서 「공교의료보험법」을 제정하면서 법 제58조에 "국가는 매년도 예산의 범위 안에서 대통령령이 정하는 바에 의하여 공단에 대하여 보험료 이외에 의료보험사업의 운영에 필요한 비용의 일부를 부담할 수 있다"라고 규정하여 공교의료보험에 대해서도 재정의 일부를 국고에서 지원할 수 있는 근거를 마련하였다.

1988년부터 지역의료보험에 대하여 보험료 일부를 국고에서 지원한 것은 대통령의 정치적 약속을 이행을 위한 조치였지만 법적 근거는 「의료보험법 시행령」 제36조에서 찾을 수 있다[28]. 그러다 1998년 10월부터 지역의료보험조합을 공교공단과 통합하게 됨에 따라 지역가입자들의 보험료 지원을 법률에 구체적으로 명문화할 필요성이 제기되었다. 이에 1997년 정기국회에서 「의료보험법」을 개정하고 시행령 제32조(국고부담)에서 국고지원을 할 수 있는 내용을 다음과 같이 구체화하였다.

1. 공단의 관리운영비용
2. 지부의 설치에 소요되는 비용
3. 지역피보험자의 보험급여에 소요되는 비용
4. 「의료보험법」 제27조의 규정에 의한 보험재정안정사업의 실시와 관련하여 공단이 부담하는 비용
5. 천재·지변 등으로 일시에 다액의 지출로 인하여 발생되는 결산상의 부족금의 보전

2000년대에 들어 지역과 직장으로 나뉘어져 운영되었던 의료보험 조직과 재정이 통합되면서 국고지원의 틀이 바뀌게 되었다. 2000년 7월 건강보험을 통합하고 의약분업을 도입한 후 2001년 보험재정파동을 겪게 되자, 재정문제를 해결할 긴급적인 조치가 필요하게 되었다. 이에 한시법인 「국민건강보험재정건전화특별법」을 2002년 1월 임시국회에

28) 국고지원율과 같은 구체적인 조항이 시행령이나 「의료보험법」에 없어 정치적 행위로 해석하지만 포괄적 규정은 시행령에 있다고 보아야 하겠다.

서 제정하고, [Box 4-1]에서 볼 수 있는 바와 같이 제15조에 건강보험에 대한 국고지원 비율을 구체화시켰다.

[Box 4-1] 「국민건강보험재정건전화특별법」에 의한 정부 재정지원 근거

> 제15조(보험재정에 대한 정부지원)
> ① 국가는 매년 당해 연도 지역가입자에 대한 보험급여비용과 지역가입자의 의료보험사업에 대한 운영비(이하 "지역보험급여비용등"이라 한다)의 100분의 40에 상당하는 금액을 국고에서 지역보험급여비용등에 충당하기 위하여 공단에 지원한다.
> → 100분의 35에 상당하는 금액으로 개정('04.12.30.)
> ② 보건복지부장관은 지역보험급여비용등의 100분의 10에 상당하는 금액을 「국민건강증진법」에 의한 국민건강증진기금에서 공단에 지원한다.
> → 100분의 15에 상당하는 금액으로 개정('04.12.30.)
> ③ 공단은 제2항의 규정에 의하여 지원된 재원을 직장가입자 · 피부양자 및 지역가입자중 65세 이상의 노인에 대한 보험급여에 사용하여야 한다.

특별법의 종료에 앞서 2006년에 다시 「국민건강보험법」과 「국민건강증진법」을 각각 개정하여 국가는 매년 예산의 범위 안에서 당해 연도 보험료 예상수입액의 14/100에 상당하는 금액을 국고에서 공단에 지원하며, 건강증진기금에서는 당해 연도 보험료 예상수입액의 6/100에 상당하는 금액을 공단에 지원하되 지원 금액이 당해 연도 부담금 예상 수입액의 65/100를 초과할 수 없도록 하였다. 그러나 동 지원은 2011년까지로 한정하는 한시적 규정으로 하였다. 이 법은 다시 개정을 거듭하여 2022년까지 한시적으로 적용하도록 하였다. 이상의 건강보험 국고지원에 관한 관련 법령을 정리하면 [Box 4-2]~[Box 4-6]과 같다.

[Box 4-2] 정부재정지원에 관한 의료보험법

의료보험법 법률 제1623호 ('63.12.16.)	제43조(국고보조) 국가는 매년도 예산의 범위 안에서 대통령령이 정하는 바에 의하여 의료보험사업의 사무집행에 소요되는 비용의 전액을 보조하고 그 보험급여에 소요되는 비용은 그 일부를 보조할 수 있다.	시행령 제36조(국고보조) ① 보험급여에 소요되는 비용의 100분의 10에 해당하는 금액을 보조할 수 있다. ② 전항의 규정에 의하여 보건사회부장관은 국가보조의 금액을 결정하고 4기로 나누어 매기분을 2월말일, 5월말일, 8월말일 및 11월말일 까지 보험자에게 교부하여야 한다.

의료보험법 법률 제2228호 ('70.8.7.)	제46조(국고보조) 국가는 매년도 예산의 범위 안에서 대통령령이 정하는 바에 의하여 의료보험사업의 사무집행에 소요되는 비용의 전액을 보조하고 그 보험급여에 소요되는 비용은 그 일부를 보조할 수 있다.	
의료보험법 제2942호 ('76.12.22.)	제48조(국고부담) 국가는 매년도 예산의 범위 안에서 대통령령이 정하는 바에 의하여 조합 및 조합연합회에 대하여 의료보험사업의 운영에 필요한 비용의 일부를 부담할 수 있다.	시행령 제36조(국고부담) ① 국고가 의료보험 사업의 운영에 필요한 비용의 일부를 부담할 수 있는 것은 다음 각 호와 같다. 1. 의료보험사업의 사무비용 2. 보험급여의 지급에 소요되는 비용 3. 보험자의 보험재정을 조정하기 위한 비용 → 자금의 재원조성을 위한 비용(개정: '94.12.23.) ② 제 1항의 규정에 의한 국고의 일부 부담액과 기준은 예산의 범위 안에서 보건사회부장관이 매년 이를 정한다.
의료보험법 ('97.12.22.)	법률 제57조(국고부담) 국고는 매년도 예산의 범위 안에서 대통령령이 정하는 바에 의하여 공단에 대하여 의료보험사업의 운영에 필요한 비용의 일부를 부담할 수 있다.	시행령 제32조(국고부담) ① 국고가 의료보험 사업의 운영에 필요한 비용의 일부를 부담할 수 있는 것은 다음 각 호와 같다. 1. 공단의 관리운영비용 2. 지부의 설치에 소요되는 비용 3. 지역피보험자의 보험급여에 소요되는 비용 4. 의료보험법 제27조의 규정에 의한 보험재정안정사업의 실시와 관련하여 공단이 부담하는 비용 5. 천재·지변 등으로 일시에 다액의 지출로 인하여 발생되는 결산상의 부족금의 보전 ② 제 1항의 규정에 의한 국고부담액과 기준은 예산의 범위 안에서 보건복지부장관이 매년 이를 정한다.

[Box 4-3] 정부재정지원에 관한 「공교의료보험법」

공무원 및 사립학교 교직원 의료보험법 ('77.12.31.)	법률 제58조(국고부담) 국가는 매년도 예산의 범위 안에서 대통령령이 정하는 바에 의하여 공단에 대하여 보험료 이외에 의료보험사업의 운영에 필요한 비용의 일부를 부담할 수 있다.	시행령 제35조(국고부담) 법 제58조의 규정에 의하여 국고가 의료보험사업의 운영에 필요한 비용의 일부를 부담할 수 있는 것은 다음과 같다. 1. 공단의 사무비용 2. 지부의 설치에 소요되는 비용 3. 천재·지변 등으로 일시에 다액의 지출로 인하여 발생되는 결산상의 부족금

[Box 4-4] 정부재정지원에 관한 「국민건강보험법」

국민건강보험법 법률 제5854호 ('99.2.8.)	제92조(국가부담) 국가는 매년도 예산에서 공단에 대하여 의료보험사업의 운영에 필요한 비용을 부담할 수 있다.
국민건강보험법 법률 제8153호 제15차 일부개정 ('06.12.30.)	제92조(보험재정에 대한 정부지원) ① 국가는 매년 예산의 범위 안에서 당해연도 보험료 예상수입액의 100분의 14에 상당하는 금액을 국고에서 공단에 지원한다. ② 공단은 「국민건강증진법」이 정하는 바에 따라 동법에 따른 국민건강증진기금에서 자금을 지원받을 수 있다. ③ 공단은 제1항의 규정에 따라 지원된 재원을 다음 각 호의 사업에 사용한다. 1. 가입자 및 피부양자에 대한 보험급여 2. 의료보험사업에 대한 운영비 3. 제66조의2 및 제93조의2제3항의 규정에 따른 보험료 경감에 대한 지원 ④ 공단은 제2항의 규정에 따라 지원된 재원을 다음 각 호의 사업에 사용한다. 1. 건강검진 등 건강증진에 관한 사업 2. 가입자 및 피부양자의 흡연으로 인한 질병에 대한 보험급여 3. 가입자 및 피부양자 중 65세 이상 노인에 대한 보험급여
국민건강보험법 법률 제11141호 ('11.12.31. 전부개정)	제108조(보험재정에 대한 정부지원) ① 국가는 매년 예산의 범위에서 해당 연도 보험료 예상 수입액의 100분의 14에 상당하는 금액을 국고에서 공단에 지원한다. ② 공단은 「국민건강증진법」에서 정하는 바에 따라 같은 법에 따른 국민건강증진기금에서 자금을 지원받을 수 있다. ③ 공단은 제1항에 따라 지원된 재원을 다음 각 호의 사업에 사용한다. 1. 가입자 및 피부양자에 대한 보험급여 2. 의료보험사업에 대한 운영비 3. 제75조 및 제110조제3항에 따른 보험료 경감에 대한 지원 ④ 공단은 제2항에 따라 지원된 재원을 다음 각 호의 사업에 사용한다. 1. 건강검진 등 건강증진에 관한 사업 2. 가입자와 피부양자의 흡연으로 인한 질병에 대한 보험급여 3. 가입자와 피부양자 중 65세 이상 노인에 대한 보험급여 [법률 제11141호('11.12.31.) 부칙 제2조의 규정에 의하여 이 조는 2016년 12월 31일까지 유효함] [시행일: '11.12.31.]
부칙 제2조는 계속 개정함	[법률 제11141호('11.12.31.) 부칙 제2조의 규정에 의하여 이 조는 제108조(보험재정에 대한 정부지원) ① ② ④는 개정 없음 ③ 공단은 제1항에 따라 지원된 재원을 다음 각 호의 사업에 사용[개정 2013. 5.22.] 1. 가입자 및 피부양자에 대한 보험급여 2. 의료보험사업에 대한 운영비

	3. 제75조 및 제110조 제4항에 따른 보험료 경감에 대한 지원 [법률 제11141호('11.12.31.) 부칙 제2조의 규정에 의하여 이 조는 2017년 12월 31일까지 유효함][개정: '16.3.22.] [법률 제11141호('11.12.31.) 부칙 제2조의 규정에 의하여 이 조는 2022년 12월 31일까지 유효함] [개정: '17.4.18.]

[Box 4-5] 정부재정지원에 관한 「국민건강보험 재정건전화법」

국민건강보험 재정건전화 특별법 ('02.1.19.)	제15조(보험재정에 대한 정부지원) ① 국가는 매년 당해 연도 지역가입자에 대한 보험급여비용과 지역가입자의 의료보험사업에 대한 운영비(이하 "지역보험급여비용등"이라 한다)의 100분의 40에 상당하는 금액을 국고에서 지역보험급여비용등에 충당하기 위하여 공단에 지원한다. → 100분의 35에 상당하는 금액으로 개정['04.12.30.] ② 보건복지부장관은 지역보험급여비용등의 100분의 10에 상당하는 금액을 국민건강증진법에 의한 국민건강증진기금에서 공단에 지원한다. → 100분의 15에 상당하는 금액으로 개정['04.12.30.] ③ 공단은 제2항의 규정에 의하여 지원된 재원을 직장가입자・피부양자 및 지역가입자중 65세 이상의 노인에 대한 보험급여에 사용하여야 한다.

[Box 4-6] 정부재정지원에 관한 「국민건강증진법」

국민건강증진법 개정 법률 제6619호 ('02.1.19.)	국민건강증진법 일부를 다음과 같이 개정한다. 법률 제6619호 국민건강증진법 중 개정법률(법률 제7250호 국민건강증진법중 개정법률 및 법률 제8004호 국민건강증진법 일부 개정법률에 따라 개정된 내용을 포함한다) 부칙 제2항을 다음과 같이 한다. ② (기금사용의 한시적 특례) 보건복지부장관은 제25조제1항의 규정에 불구하고 2006년 12월 31일까지 국민건강증진기금을 국민건강보험법의 규정에 의한 보험급여에 사용할 수 있다. 다만, 보험급여에 사용할 수 있는 금액은 당해연도 국민건강증진기금 예상수입액의 100분의 97을 초과할 수 없다.
부칙개정 ('06.12.30.)	② (기금사용의 한시적 특례) 보건복지부장관은 제25조제1항의 규정에 불구하고 2011년 12월 31일까지 유효기간 연장. 개정사항: 보험급여에 사용할 수 있는 금액은 당해연도 국민건강증진기금 예상수입액의 100분의 65를 초과할 수 없다.
부칙개정 ('11.12.31., '16.2.3. 및 '17.4.18.)	② (기금사용의 한시적 특례) 유효기간 2016년 12월 31일까지 연장['11.12.31. 개정] ② (기금사용의 한시적 특례) 유효기간 2017년 12월 31일까지 연장['16.2.3. 개정] ② (기금사용의 한시적 특례) 유효기간 2022년 12월 31일까지 연장['17.4.18. 개정]

(2) 재정통합의 문제점

한국이 2000년 7월 관리조직을 통합하고 2003년 7월 재정을 통합한 것은 두 가지 점에서 문제를 낳고 있다.

첫 번째의 재정통합의 문제점은 통합 자체가 문제가 아니라 재정을 갹출하는 방법이 잘못되어 아직까지도 건강보험 관리에 장애가 되고 있다는 점이다. 즉, 보험재정을 전국민이 같이 사용하면 재정을 부담하는 방법인 보험료 부과방법도 동일해야만 형평성 문제가 없어지고 사회연대가 이루어진다. 그런데 이미 앞에서 설명한 바와 같이 재정을 같이 사용하면서 가입자를 직장가입자와 지역가입자로 구분하고, 보험료 부과 방법을 다르게 하는 국가는 없다.

두 번째의 문제는 재정통합에 앞서 관리조직을 통합함으로써 분산관리 시스템의 장점인 자율경영에 의한 제도 운영의 효율성을 훼손시킨 점이다. 서유럽 국가들의 경우, 중앙기금을 설치하여 재정은 통합하여도, 재정관리조직인 질병금고는 통합하지 않고 그대로 유지하여 보험급여 관리 기능을 유지시키고 있다. 각 질병금고가 징수한 보험료를 중앙기금 재정으로 통합하면, 중앙기금은 통합된 재정을 질병금고에 대하여 가입자 수에 비례하여 배분해 준다. 이 때 가입자의 성, 연령, 장애정도, 지역 등을 감안한 위험조정지수에 의하여 금액을 조정하여 질병금고에 재정을 분산 배분하게 된다. 즉 재정을 통합하여도 관리체계는 분산된 시스템을 유지하여 질병금고간의 경쟁을 유도하고, 자율적인 경영을 통하여 보험급여를 관리하도록 함에 따라 보험제도의 효율성을 유지하고 있다. 한국은 적용인구가 5천만 명이 넘는데도 불구하고 보험자의 단일화로 관리조직을 비대화시켜 관료화를 초래시킨 문제가 있다. 서유럽의 경우를 보면 고령화에 따른 노인의료비 문제나 위험분산의 한계는 재정통합으로 대처하고, 관리는 재정통합 전과 같이 질병금고에 맡겨 분산관리의 이점을 충분히 활용하는데 반하여 한국은 관리조직부터 먼저 통합시켜 분산관리의 이점을 무시한 문제가 있다.

5. 민영보험에 의한 재정조달

1) 민영보험의 종류

(1) 대체형 민영보험

대체형 민영보험은 문자 그대로 강제로 가입해야만 하는 사회의료보험을 대체하여 가입할 수 있는 민영보험(Voluntary Health Insurance, VHI)을 의미한다. 따라서 유럽의 사회의료보험 국가에서 대체형 민영보험(Substitute VHI)을 허용하고 있는 국가의 수는 제한되고 있다. 대체형 민영보험 구매가 허용되는 경우는 다음과 같은 두 가지 경우이다(Mossialos and Thomson, 2004).

① 강제적용 사회의료보험에 가입이 배제되는 사람

② 강제적용 사회의료보험에 탈퇴가 허용되어 보험료 지불이 면제되는 사람

대체형 민영보험 가입을 제한하는 이유는 이 보험의 가입에 자유를 허용하면, 사회의료보험에서 평균보험료 이상을 내는 사람들은 상당수가 사회의료보험을 탈퇴하고 민영보험에 가입하기 때문에 사회의료보험제도가 붕괴될 우려가 있기 때문이다. 따라서 유럽 국가로써 대체형 민영보험을 허용하는 국가는 [표 4-20]에서 볼 수 있는 바와 같이 4개국에 불과할 뿐만 아니라 가입 자격도 엄격히 제한하고 있다. 따라서 대체형 민영보험은 보편적으로 이용되는 제도라 할 수 없다.

독일의 경우를 보면 소득상위 10% 계층은 사회의료보험에 제외시킴으로 대체형 민영보험을 이용하든가 보험 없이 지내든가 하는 것은 개인의 선택에 맡겼으나 2009년 의료개혁을 통하여 상위 10%(2020년 현재 약 11%) 사람들에게는 사회의료보험이나 민영보험 가운데 선택하여 가입하도록 허용하고, 소득이 그 이하인 사람들은 사회의료보험에 강제로 적용하는 방법을 택하고 있었다. 오스트리아에서는 특정 직종에 종사하는 자영자로서 사회의료보험의 탈퇴가 허용된 사람에 한하여 가입을 허용하였다. 스페인은 특이하게 공무원은 공적재정인 NHS에 적용하지 않고 대체형으로 민영보험에 가입을 허용하고 있다.

[표 4-20] 유럽에서 대체형 민영보험이 허용된 국가

국가	급여내용	가입 자격
오스트리아	사회의료보험과 유사	특정 직종에 종사하는 자영자로서 사회의료보험의 탈퇴가 허용된 사람
독일	사회의료보험과 유사	일정 소득수준 이상의 자영자나 공무원
아이슬란드	사회의료보험과 유사	사회의료보험이 적용되지 않는 사람(6개월 체류 이전의 이주자)
스페인	사회의료보험과 유사	공적재정을 적용하지 않는 공무원

출처: Sagan and Thomson eds.(2016)

(2) 보완형과 추가형 민영보험

보완형 민영보험(Complementary VHI)은 사회의료보험에서 제외되거나 충분히 보상하지 않는 서비스에 대하여 전액 혹은 일부를 보상하는 보험이다. 사회의료보험에서 제외되는 서비스는 비급여서비스에 해당되고, 충분히 보상하지 않는다는 것은 사회의료보험 서비스에 대한 환자의 본인부담분을 의미한다. 추가형 민영보험(Supplementary VHI)은 사회의료보험 서비스가 최소 수준을 기준으로 하기 때문에 최소 수준을 넘는 수준의 서비스를 사용하는데 소요되는 비용을 보상하기 위한 것으로 자비부담병상의 이용이나 영리병원을 이용할 때 혹은 진료대기 기간을 단축하기 위하여 특별서비스를 원할 때 발생하는 비용을 보상하는 보험이다(Mossialos and Thomson, 2004).

이 두 가지 민영보험은 대부분의 의료보장국가들이 허용하고 있는 제도라 하겠다. 두 가지 가운데 사회의료보험에 직접적인 영향을 주는 것은 보완형 보험이다. 유럽 국가들도 보완형 민영보험은 사회의료보험에 직접적인 영향을 주기 때문에 매우 신중한 접근을 한다. 왜냐하면 사회의료보험에서 제공하는 보험급여의 미진한 부분을 보완하기 때문에 보완형 민영보험에 가입하게 되면 사회의료보험 서비스를 거의 무료로 이용이 가능하여 의료이용이 증가되어 사회의료보험재정 지출의 증가를 유발하게 된다. 반면에 추가형 보험은 사회의료보험에 큰 영향이 없기 때문에 크게 개의치 않는다. 오히려 추가형 보험은 사회의료보험 재정을 절감시키는 효과가 있다. 예컨대 사회의료보험에서 제공하는 의료서비스의 수준이 낮아 추가형을 이용하여 기준 병실 대신에 특실을 이용하는 경우라던가 사회의료보험과 계약된 병원 대신에 영리병원을 이용하게 되면 사회의료보험 이용을 그만큼 하지 않아도 되어 사회의료보험 재정을 절약하게 된다. 추가형 보험에 가입할 경우에 사회의료보험 가입이 면제되는 것이 아니라 보험료를 부담하는 강제 가입은 지켜야 하기 때문에 추가형 서비스를 이용할수록 사회의료보험 재정이 절감되는 이점이 있다.

(3) 민영보험 현황

유럽 국가들의 민영보험 현황은 [표 4-21]과 같다. 민영보험이 국가 전체 의료비에서 차지하는 비중이 10% 이상이 되는 국가로는 프랑스, 아일랜드, 조지아, 슬로베니아가 있다. 프랑스의 경우, 민영보험 가입률은 2000년 이후 현재까지 90%에 이르고 있다. 유럽 국가들의 민영보험에서 가장 많이 볼 수 있는 형태는 추가형 의료보험이다. 그 이유는 앞에서 설명한 바와 같이 보완형은 사회의료보험재정을 증가시키는 문제도 있지만 사회의료보험의 보장성이 높아 보완형에 대한 필요성이 높지 않았기 때문이다. 대신에 유럽 국가들은 사회의료보험이 필요도 접근과 함께 최소수준원칙을 지키기 때문에 대기문제가 심하고 고급서비스(amenity bed 이용 등)의 이용이 어렵다. 따라서 이러한 문제를 해결하기 위하여 추가형 보험을 많이 활용한다고 볼 수 있다. 즉 『베버리지 보고서』의 para 9에서 언급하는 바와 같이 사회보험에서 최소수준(national minimum)원칙과 함께 본인이나 가족들을 위하여 최소 이상의 서비스를 제공할 여백을 두라는 논리를 지킬 수 있는 길이 추가형 보험을 활용하는 방법이기 때문이다. 따라서 [표 4-21]을 보면, 대부분의 국가가 추가형은 운영하는데, 보완형은 매우 제한된 국가에서 활용되고 있다.

[표 4-21] 유럽 국가들의 민영의료보험 현황(2014)

민영보험의 종류	전체 의료비 지출에서 차지하는 민영보험의 비중			
	1% 이하	5% 이하	10% 이하	10% 이상
추가형 Supplementary	불가리아 헝가리 이탈리아 리투아니아 노르웨이 루마니아 슬로바키아 스웨덴 우크라이나	오스트리아 벨기에 핀란드 그리스 라트비아 몰타 폴란드 러시아 스페인 영국	조지아 포르투갈 스위스	아일랜드
보완형(서비스) Complementary-service		아르메니아 덴마크	네덜란드	조지아
보완형(본인부담의료비) Complementary-user charge		덴마크 핀란드	크로아티아	프랑스 슬로베니아

주: 각국 민영보험 가운데 주된 역할을 하는 보험의 성격만 기술, 덴마크, 핀란드, 조지아에서는 민영보험의 주된 성격을 판단하기 어려워 중복 기술하였음(영국은 보완형도 있으며, 독일의 경우는 추가형, 보완형 모두 있으나, 소득 상위 10%에게 허용하는 대체형이 주 역할을 하고 있음). 프랑스는 국민의 90%가 민영보험에 가입하고 있음

출처: Sagan and Thomson eds.(2016); 프랑스 사례- Dixon and Mossialos eds.(2002) 이규식(2019)에서 재인용

2) 한국의 민영보험

한국에서는 대부분의 유럽 국가와 마찬가지로 대체형 민영보험은 전혀 허용하지 않고

있다. 한국에서와 같이 사회의료보험의 보험료 상한선이 평균보험료의 30배에 이르는 국가에서 대체형 보험을 허용할 경우, 보험료 부담이 높은 계층은 거의 사회의료보험을 탈퇴하고 대체형 보험으로 이동하여 사회의료보험제도가 붕괴되기 때문에 이 제도를 허용할 수 없게 된다.

한국에서 운영되고 있는 실손보험은 보완형 보험으로 비급여서비스와 본인부담을 보상하고 있다. 한국의 사회의료보험제도는 의료기관으로 하여금 환자에게 급여서비스와 비급여서비스를 같이 제공할 수 있는 혼합진료를 허용하기 때문에 추가형 보험의 필요성이 없다. 즉 한국에서는 자비부담병상도 영리병원도 없을 뿐 아니라 수요 접근으로 보험급여서비스가 제공되기 때문에 필요도 접근을 하는 유럽 국가들과 달라 진료대기도 없다. 따라서 한국에서는 추가형 민영보험은 있을 수가 없다.

유럽 국가들은 보완형 민영보험의 확산에 매우 조심성 있게 접근하여 불과 몇 개 국가에서만 활용되는데 반하여 한국은 보완형 보험인 실손 민영보험이 지나치게 확산되어 경상의료비 증가를 부채질하는 요인의 하나가 되고 있다. 즉, 실손보험 가입현황을 [표 4-22]에서 살펴보면 2018년말 기준으로 3,421만명이 가입하고 있어 사회의료보험 적용자 5,107만명의 67.0%에 이르는 높은 가입율을 보이고 있다. 그리고 보험지급액이 2018년 6월 기준 4조 4,600억 원으로 사회의료보험 급여비 65조 9,783억 원의 6.8%에 이르고 있다.

실손형 보험의 확산이 사회의료보험의 급여로 제공되는 서비스 이용에도 영향을 미치기 때문에 이를 최소화하기 위하여 이명박 정부 때 실손형 보험이 본인부담 전액을 보상할 수 없도록 약간의 본인부담제도를 도입하였으나, 큰 제어장치가 되지 못하고 있다. 심지어 의원급이나 중소형 병원의 경우, 초진 환자의 진료에 앞서 실손형 보험의 가입 여부를 환자에게 질문하고 실손형 보험의 가입자에 대해서는 과잉 진료마저 발생하여 경상의료비를 증가시키는 심각한 문제가 있다.

[표 4-22] 한국의 민영의료보험 가입 현황 및 손해율

시점	계약 건(가입자)(만)	손해(지급)액(억원)	손해율(%)
2016년 말	3,330	34,853	136.5
2018년 말	3,421	44,600	121.2

주: 손해율 = 보험지급액 ÷ 보험료 수입액
출처: 이태열(2019)

6. 의료급여와 재정

의료급여제도는 「의료급여법」을 근거로 대상자에게 원칙적으로 의료를 무상으로 제공하고 있다. 그러나 재정의 한계로 입원의료비 전액과 외래의료비의 대부분을 의료급여기금에서 부담하는 1종과 입원의료비의 85~90%와 외래의료비 일부를 기금에서 부담하는 2종으로 나누어지는데 [표 4-23]에서 보면 2018년 기준으로 의료급여에 적용되는 사람(1, 2종을 합침)은 전체 인구의 2.89%에 이른다.

의료급여에서 제공하는 서비스 내용은 법 제7조(의료급여의 내용 등) 제2항에서 질병·부상·출산 등에 대한 의료급여의 내용으로 진찰·검사, 약제(藥劑)·치료재료의 지급, 처치·수술과 그 밖의 치료, 예방·재활, 입원, 간호, 이송과 그 밖의 의료목적 달성을 위한 조치로 규정하여 건강보험의 급여내용과 동일하다.

서비스를 제공하는 의료급여기관은 1차와 2차기관은 「의료법」에 따르고, 3차 급여기관은 2차기관 가운데 복지부장관이 지정하도록 하여 「건강보험법」에서 규정하고 있는 상급종합병원으로 하고 있다. 의료급여기관이 대상자에게 서비스를 제공한 후에 진료비를 심평원에 청구를 하면, 심사를 한 후에 심평원은 심사결과를 건보공단에 통보하여 진료비를 지불할 수 있도록 한다. 공단은 지자체가 의료급여기금에서 예탁한 재정으로 진료비를 지불하게 된다. 의료급여기관은 [표 4-24]와 같이 보험수가표에 등재된 금액에서 가산율을 적용받는데 건강보험환자를 치료할 때에 비하여 가산율이 약간 낮다.

한편 의료급여 기금은 [표 4-25]에서 볼 수 있는 바와 같이 국비와 지방비로 이루어지는데 지역에 따라 국비와 지방비의 분담률에서 차이가 있다. 지자체 재정이 튼튼한 서울시는 지자체가 50%를 부담하지만 여타 지역은 지자체가 20%, 중앙 정부가 80%를 부담한다. 지자체 가운데 서울과 광역시는 구 단위에서는 부담금이 없는데 반하여 도 단위에

[표 4-23] 의료급여사업 현황 (단위: 1,000명, 10억 원)

연도	대상자		진료비 지출			
	적용인구	전인구대비	총액	입원	외래	의약품
2008	1,841	3.73	4,478.9	2,155.2	1,383.2	940.6
2012	1,507	2.99	5,194.9	2,753.5	1,522.5	918.8
2016	1,509	2.95	6,737.5	3,598.4	2,025.2	1,113.9
2018	1,484	2.89	7,807.0	4,226.9	2,322.8	1,257.4

출처: 국민건강보험공단(2019), 의료급여통계연보

서는 기초 지자체인 시・군에서도 4~6%를 부담하고 있다.

의료급여를 포함한 공적재정의 흐름도는 [그림 4-3]과 같이 요약・정리할 수 있다.

[표 4-24] 의료기관 종별 가산율 현황 (단위: %)

	상급종합병원	종합병원	병원	의원
의료급여	22	18	15	11
건강보험	30	25	20	15

[표 4-25] 의료기금의 분담률 (단위: %)

	서울특별시	광역시	도		
			도	시	군
지방비	50	20	14~16	6	4
국비	50	80	80		
계	100	100	100		

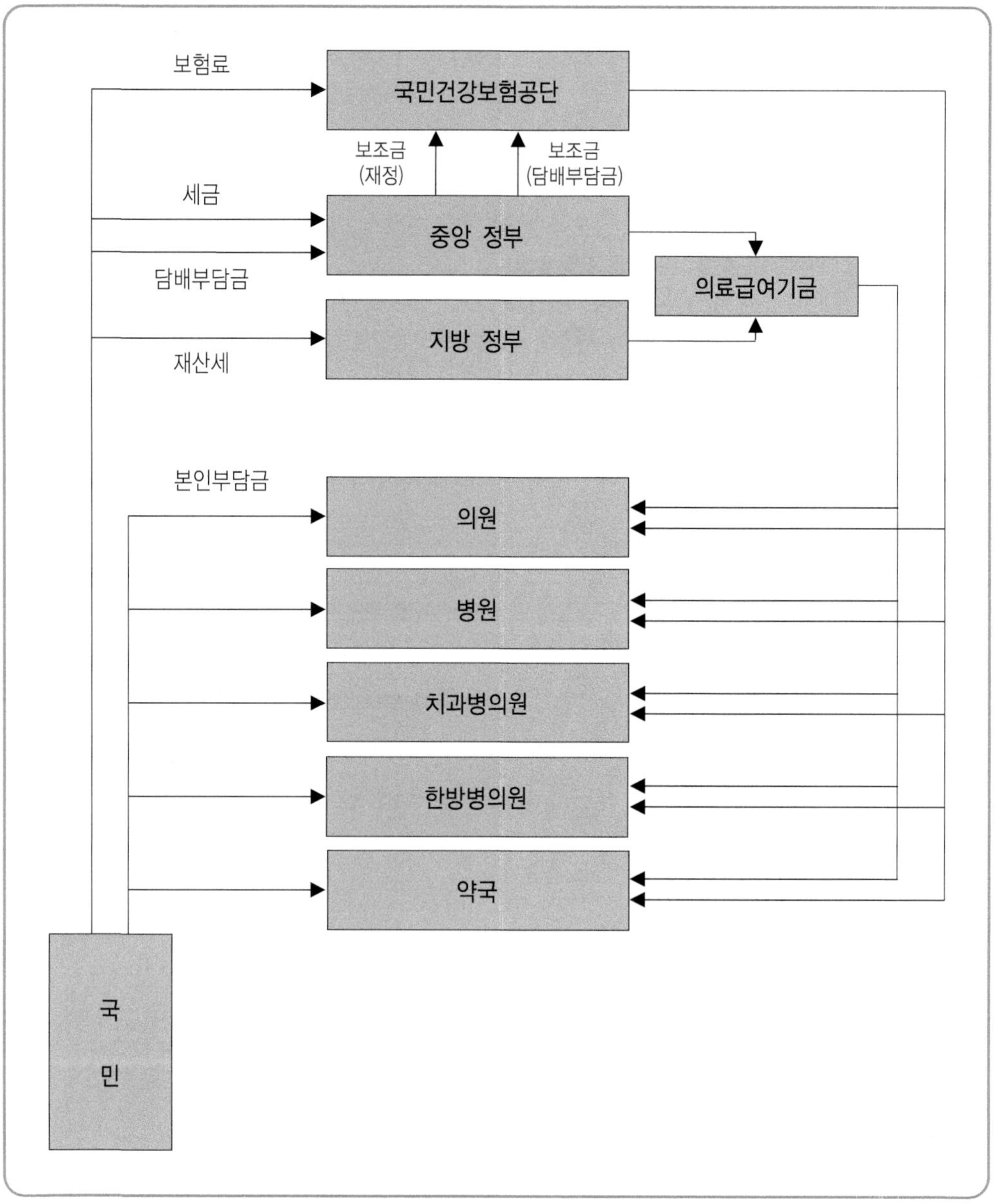

[그림 4-3] 의료보장재정의 흐름도

참고문헌

국민건강보험공단 (2000), 「보험재정 전망 및 대책」, 10월.

김일천 (2015), 『대한민국 건강보험, 이렇게 만들어졌다』. 건강보험심사평가원.

문옥륜, 이규식, 양봉민 (1988), 『의료보험재정안정기금의 조성 및 운용에 관한 연구』, 서울대학교 보건대학원, 연세대학교 보건과학대학.

박종기, 노인철 (1976), 『국민보건의료비 추계: 1970-1974』, 한국개발연구원.

보건복지부 (2001), 「건강보험재정안정 종합대책」, 5월 31일.

사회보장연구회 (1988), 전국민의료보장을 위한 통합일원화 방안, 7월.

의료보험연합회 (1997), 『의료보험의 발자취』.

의료보험연합회 (2000), 『의료보험의 발자취- 추록 자료집』.

이규식 (2012), 『의료보장과 의료체계 (제3판)』, 서울: 계축문화사.

이규식 (2019), 『의료보장론 (개정판)』, 서울: 계축문화사.

이태열 (2019), 실손의료보험제도 현황과 평가, 실손의료보험제도 현황과 개선방안 정책세미나, 보험연구원, 9월 5일.

한달선 외 (1986), 『의료보험 보험료 부과 및 급여의 적정화 방안』, 한림대학 부설 사회의학연구소.

加藤智章 (2018). 2010年代における日本社會保障制度の動向, 건강복지정책연구원 개원 10주년 기념정책토론회, 한국보건의료연구원 대 회의실, 11월 3일.

Busse and Blümel (2014), Germany health system review, *Health Systems in Transition* 16(2), European Observatory on Health Care Systems and Policies Series, Copenhagen: WHO Europe.

Busse R, Blümel A, Knieps F and Bärnighausen T (2017), Statutory health insurance in Germany: a health system shaped by 135 years of solidarity, self-governance, and competition, *The Lancet,* 390: 882-897. (http://dx.doi.org/10.1016/s0140-6736(17)31280-1)

Commission des Comptes de la Sécurité Sociale (2012) (http://www.securite-sociale.fr/)

Dixon A and Mossialos E eds. (2002), *Health Care Systems in Eight Countries: Trends and Challenges,* The European Observatory on Health Care Systems, London: The London School of Economics & Political Science.

Gerkens S and Merkur S (2010), Belgium health system review, *Health Systems in Transition* 12(5), European Observatory on Health Care Systems and Policies, Copenhagen: WHO Europe.

KEMPOREN, Japan (2016), *Health Insurance, Long-term Care Insurance and Health Insurance Societies in Japan 2016.*

Ministry of Health, Welfare and Sport(MHWS), the Netherlands (2006), *New Health*

Insurance System for Everyone(mimio).
Mossialos E and Thomson S (2004), *Voluntary Health Insurance in European Union*, European Observatory in Health System and Policies, Copenhagen: WHO Europe.
Normand C and Weber A (2009), *Social Health Insurance: A Guidebook for Planning (2nd)*, Geneva: WHO & ILO.
Rejda GE (1994), *Social Insurance and Economic Security* (5th), Englewood Cliffs, New Jersey: Prentice-Hall, Inc.
Sagan A and Thomson S eds. (2016), *Voluntary Health Insurance in Europe*, European Observatory in Health System and Policies, Copenhagen: WHO Europe.
Saltman RB and Dubois HFW (2004), The historical and social base of social health insurance systems, In: Saltman RB, Busse R and Figueras J eds, *Social Health Insurance in Western Europe*: 21-32, European Observatory on Health Care Systems and Policies Series, Berkshire, England: Open University Press.
Schäfer W et al. (2010), The Netherlands health system review, *Health Systems in Transition 12(1)*, European Observatory on Health Systems and Policies, Copenhagen: WHO Europe.
OECD 홈페이지 통계자료실
http://stats.oecd.org/ (2014.5.18. 열람)

제5장
구매와 보험급여[1)]

1. 구매이론[2)]

1) 구매이론의 중요성

의료보장제도는 의료이용자가 의료가격을 인지할 수 없도록 만들기 때문에 의료의 이용(배분)을 필요도(need) 기준으로 할 수밖에 없어진다. 필요도에 따른 의료의 배분이란 곧 의료의 배급(rationing)과 같은 의미가 된다. 그리고 의료를 배분(배급)하는 기구는 시장이 아니라 의료재정을 운영하는 보험자(정부)가 된다. 의료보장재정으로 국민에게 의료를 배분하기 위해서는 재정 관리자인 보험자(정부)가 의료공급자로부터 서비스를 구매하여야 가능해진다. 따라서 의료보장제도에서 의료서비스의 구매자는 환자인 국민이 아니라 보험자(혹은 정부)가 되는 특징이 있다[3)]. 즉, 구매자인 보험자(정부)가 제한된 재정에 맞추어 사전에 정해진 필요도(즉, 보험급여)를 구매하여 이를 가입자(즉, 환자)에게 배분(배급)하는 역할을 하게 된다. 이 때 구매자인 보험자(정부)가 효율적으로 그리고 가입자들의 선호를 최대한 반영하여 구매를 해야 소비자가 원하는 방향으로 배급이 원만하게 이루어질 수 있기 때문에 구매이론이 중요해진다(이규식, 2021).

의료보장제도에서 구매이론이 중요한 이유는 구매자가 누구냐에 따라 의료이용 행태나

---

1) 이 장은 졸저(2021), 『의료보장과 구매이론』 제2부의 내용과 일부 중복이 불가피한 점에 대하여 독자들의 양해를 구하고자 한다. 『의료보장과 구매이론』은 주로 현상과 문제점을 위주로 하였고, 여기서는 보험급여제도의 변화를 중심으로 기술하였다.

2) 구매이론의 상세한 내용은 졸저(2021), 『의료보장과 구매이론』에 설명되어 있다.

3) 건강보험제도이면 구매자는 보험자가 되고, NHS나 RHS와 같은 공영제이면 구매자는 정부가 된다. 그러나 정부는 구매자 역할은 물론 건강보험국가의 정부가 하는 기능도 하기 때문에 보험자와 정부를 동일하게 다룰 수는 없다. 여기서 보험자(정부)로 표기한 것은 정부 역할을 구매자에 한정할 때라는 점을 독자들은 이해하여야 한다.

의료서비스 이용경로(care pathway 혹은 patient pathway)가 달라지고 의료정책의 수용도가 달라질 수 있기 때문이다(이규식, 2021). 그러나 우리나라는 의료보장제도를 경제성장에 따라 국민들에게 혜택을 준다는 의미에서 기본권 이념이 아니라 시혜적 차원에서 도입함에 따라 수요 접근을 유지하여 환자를 구매자로 간주함에 따라 의료정책이 시장형 의료체계와 유사하게 이루어지는 문제가 있다. 우리나라 국민들의 의료보장성을 서유럽 국가 수준으로 높게 유지하면서 의료재정이 안정적으로 관리되고, 적정 수준의 의료 질을 유지하기 위해서는 의료서비스 구매자가 환자가 아니라 보험자와 정부(의료급여의 경우)라는 점을 분명히 하는 가운데 구매이론이 제대로 정립되어야만 한다.

2) 필요도 접근과 보험급여 설정 원칙

의료정책을 수립함에 있어서 '수요를 기준으로 하느냐 필요도를 기준으로 하느냐'의 문제는 매우 중요하다. 수요란 다른 사정이 동일하다면(ceteris paribus) 주어진 가격에서 소비자가 구매하기를 원하는 재화(서비스 포함)의 양이라고 경제학에서 정의하고 있다. 가격 외에 수요에 영향을 미칠 수 있는 요소로는 소득, 소비자의 선호, 다른 재화의 가격 등이 있다. 따라서 수요는 경제 변수에 의하여 좌우되기 때문에 미국과 같은 시장형 의료체계일 경우 중요하다(이규식, 2018).

그러나 의료보장제도는 수요가 아니라 필요도가 배분의 토대가 된다. 필요도는 가격과 무관하게 전문가의 자문으로 정부나 보험자가 결정하기 때문에 수요를 토대로 하는 시장형 의료체계와는 전혀 다른 접근이 요구된다(Feldstein, 1979). 필요도는 보험자(정부)가 결정하여 국민들에게 배급하기 때문에 시장과 같은 효율성을 발휘하거나 소비자의 만족도를 충족시키기 어려운 한계가 있다. 비록 그렇다 하여도 구매자가 다음과 같은 치밀한 준비를 할 때 효율적 배급이나 소비자들의 반응성을 어느 정도 시장에 준하는 수준에 이르게 할 수 있다.

첫째, 의료보장에서 제공하는 필요 서비스의 종류와 수량의 결정이다. 즉 필요도를 통한 보험급여의 결정이다. 의료보장재정으로 제공할 수 있는 서비스는 보험자가 급여 패키지로 설정하게 된다. 급여패키지 설정을 위해서는 포괄성 원칙(comprehensiveness)과 최소수준 원칙(national minimum)이 필요해진다. 『베버리지 보고서』는 para 17에서 사회보험의 여섯 가지 원칙 가운데 다섯 번째 원칙으로 포괄성을 설명하고 있다. "The fifth fundamental principle is that social insurance should be comprehensive, in respect both of the persons covered and of their needs." 이 원칙은 적용인구에서도 포괄적이며 보험급여에서도 포괄적이 되어야 함을 뜻한다[4]. 적용인구의 포괄성은 후일 ILO(1952)에서 보편적(universal)이라는 용어를 사용함에 따라 현재는 포괄성 원칙을 보험급여에만 한정하여 사용하고 있다. 포괄성에 대하여 Ettelt et al.(2009)은 임상적으로 유효성이 있는 서비스나 의약품 등은 모두 보험급여에 포함시키는 것으로 해석을 하고 있다[5]. 그러나 의료보장재정의 한계로 포괄성 원칙은 제약을 받을 수밖에 없다. 그리고 필요도를 보다 포괄적으로 제공하기 위해서는 최소수준 원칙을 적용하는 것이다. 즉, 의료보장에서 제공하는 서비스 수준은 국민이 부담할 수 있는 정도로 하고 비용이 비싼 예컨대 특실이나 비싼 고가의 서비스는 제외하는 방법이다. 만약 최소수준원칙을 고수하지 않으면 제한된 재정으로 충족시킬 수 있는 필요도의 범위는 줄어들 수밖에 없게 된다.

둘째, 필요한 서비스를 효율적으로 배급하기 위해서는 필요도 충족의 우선순위 설정이 중요하다. 의료보장재정의 제약이 심해질수록 우선순위가 밀리는 서비스의 종류가 많아지게 된다. 이론적으로는 쉽게 우선순위 설정을 논의하지만 현실적으로 우선순위 설정을 통하여 보험급여에서 배제시키는 것이 쉽지 않다. 그리하여 국가에 따라 우선순위 설정을 명시적으로 할 수도 있고 묵시적으로 할 수도 있다[6]. 명시적으로 할 경우에는 보험급여에 포함되는 모든 서비스의 제공 순위를 설정하고 보험재정이 허용하는 범위에서 서비스를 제공할 수 있다. 묵시적인 경우에는 명시적 우선순위 설정에서와 같이 모든 보험급여를 순서로 정하는 것이 아니라 개략적으로 가장 우선도가 높은 서비스 군을 1차 의료로, 차 순위 군을 2차 의료, 차차 순위 군을 3차 의료로 하던가, 아니면 1차 의료 내지는 외래 서비스 군을 정하고 병원 서비스는 시설 기준 등을 통하여 2차 의료와 3차 의료를 정하여 서비스를 제공할 수 있다(이규식, 2021).

셋째, Melhado(1998)의 주장에 따라 필요로 하는 의료서비스를 사람들에게 효율적으로 제공하기 위하여 공급자 조직의 위계화(hierarchy)와 그와 상응하는 의료계획이 필요하다. 그리고 의료이용자가 위계화된 공급체계를 따라 의료를 이용할 수 있도록 환자의뢰체계가 필요하다.

---

4) 급여의 포괄성은 para 308에서 구체적으로 설명하고 있다.

5) 의료의 안전성(safety)은 기본으로 하고 있어 포괄성의 정의에 포함시키지 않는 듯하다.

6) 명시적으로 한 대표적인 사례가 미국 오리건 주의 Medicaid 프로그램이다.

2. 보험급여

1) 보험급여의 중요성

의료보장제도란 결과적으로 국민들이 의료서비스에 용이하게 접근할 수 있도록 고안된 사회제도라 하겠다. 이것이 보험급여로 표시된다. 따라서 보험급여는 먼저 어떠한 서비스를 급여에 포함시키느냐를 결정하게 된다. 민간보험과 달리 의료보장제도는 기본적인 권리로써 의료를 보장하기 때문에 보험급여를 시장의 수요로 결정할 수 없다. 보험급여의 범위나 종류를 결정하기 위하여 필요도 개념이 필요하고 필요도와 그 우선순위에 의하여 보험급여가 결정된다. 결정된 급여서비스의 가격은 원가를 토대로 결정하여 의료보장이 제공하는 급여로는 초과 이윤을 얻을 수 없도록 유의하여야 한다.

의료보장의 재정은 결정되는 보험급여를 원만히 제공하기 위하여 필요해진다. 즉 재정을 원만하게 조달하기 어려우면 제공할 보험급여의 범위나 종류도 제약을 받게 된다. 그래서 필요도 설정에서 유의하는 중요한 요소의 하나가 가용 재정의 크기이다. 조달 가능한 재정이 클수록 충족 가능한 필요도의 범위가 커질 수 있어 급여범위나 종류가 확대될 수 있다. 그러나 어떠한 국가라도 국민이 원하는 모든 의료서비스를 충족시키는 것이 불가능하기 때문에 급여설정에 앞서 필요도와 그 우선순위를 설정하게 된다.

제한된 재정으로 의료보장제도를 운영해야 하기 때문에 필요도의 우선순위를 설정하여 1차 의료, 2차 의료 및 3차 의료로 구분하게 되고, 공급자 조직을 이러한 우선순위와 조화할 수 있도록 위계화하게 된다. 그런데 의료보장제도는 이용자가 가격을 인지할 수 없도록 하여 접근성을 보장하기 때문에 자칫하면 이용자의 모럴해저드로 과다 이용이 발생하여 재정이 감당하기 어려워진다. 이용자는 가격이 중요하지 않지만 공급자에게는 가격이 중요하다. 따라서 공급자에게 적정보상을 위한 진료비 지불방식도 매우 중요하다. 가격 인식이 없는 이용자의 모럴해저드를 방지하고 가입자가 의료를 공정하게 이용할 수 있도록 필요도의 우선순위에 부합하는 계층화된 공급자조직을 따라 의료를 이용할 수 있도록 진료의뢰체계를 적용하는 것이 중요하다. 여기에서 유의할 점은 제도 운영의 효율성이다. 흔히 의료체계의 성과 향상 등으로 표현되고 있는데, 효율성을 제고하기 위하여 스튜어드십이 강조된다.

우리나라는 건강보험의료를 공공의료로 간주하지 못하고 '공공성이 강한 사적재화'로 취급하여 의료정책을 운영하고 있다. 건강보험의료를 사적재화로 간주함에 따라 필요도 개념은 생각도 못하고, 모든 비급여서비스를 급여로 전환해야만 포괄성 원칙이 지켜지는 것으로 단순하게 생각하고 있다. 그러다보니 보험급여 서비스를 제공함에 있어서 공급자 조직의 위계화에 따라 계층별로 의료기관이 제공할 수 있는 보험급여 서비스 내용이 달라져야 하는데 우리나라에서는 1차, 2차, 3차 의료기관을 구분하지 않고 동일한 보험급여 패키지로 의료서비스를 제공할 수 있도록 하여 의료이용의 과잉을 자초하고 있다. 이 장에서는 보험급여와 관련되어 급여결정 및 등재, 급여의 내용 그리고 급여와 관련된 문제점을 살펴보기로 한다.

2) 보험급여 결정과정 및 보험등재

(1) 급여기준 설정

「국민건강보험법」 제1조(목적)에서 “국민의 질병·부상에 대한 예방·진단·치료·재활과 출산·사망 및 건강증진에 대하여 보험급여를 실시함으로써 국민보건을 향상시키고 사회보장을 증진시키는 것”으로 하고 있다. 따라서 사회의료보험제도의 핵심은 보험급여의 원활한 제공에 있으며 보험급여의 범위는 보험재정 상태와 긴밀한 관계가 있다. 건강보험의 요양급여 패키지는 법에 의하여 요양급여, 선별급여 및 요양비로 정하고 있다. 요양급여로는 질병, 부상, 출산에 대한 요양, 약제 또는 치료재료의 지급, 의료시설에의 수용 및 간호, 이송 등이 해당된다. 사회의료보험의 급여는 원칙적으로 포괄적이어야 한다. 그런데 필요도 개념이 없으니 우선순위 개념이 있을 수 없고, 1차 의원이나 3차 대학병원이나 동일한 급여 패키지를 제공할 수 있도록 허용됨에 따라 중복진료가 발생하고 포괄적인 서비스를 제공하려면 엄청난 보험재정이 소요되는 문제가 있다.

필요도 접근을 할 경우, 모든 의료기관에 동일한 급여 패키지를 적용하여 중복적진료를 허용하는 것이 아니라 필요도의 우선순위에 따라 1, 2, 3차 의료를 정하고, 공급자의 위계화에 따라 의료기관을 1, 2, 3차 기관으로 정한 후 의료서비스를 단계적으로 제공하여 중복진료를 없애고 보장률도 높이게 된다.

2000년 6월 30일에 제정한 「건강보험요양급여규칙」 제2조에서 보험급여 서비스를 1단계와 2단계로 나누고 2단계를 상급종합병원의 진료로 규정하여 환자의뢰체계를 실시할 기반을 조성하였다. 그러나 급여패키지로 정해진 서비스나 의약품 및 치료재료 등은 요양급여 단계의 구분 없이 모든 의료기관에서 동일하게 제공할 수 있게 됨에 따라 1단계

의료기관과 2단계 의료기관의 구분은 상급종합병원 이용을 제한하는 것을 빼고는 별 의미가 없게 되었다.

요양급여를 원활히 제공할 수 있게 「건강보험요양급여규칙」, 「신의료기술평가에 관한 규칙」, 「요양급여의 적용기준 및 방법」, 「선별급여 지정 및 실시 등에 관한 기준」, 「약제의 요양급여대상여부 등의 평가기준 및 절차 등에 관한 규정」, 「치료재료 가치평가 운영규정」 등의 다양한 규칙과 기준들이 있다. 급여 결정을 위하여 중요시 하는 것은 의료행위이든, 의약품이든, 치료재료이든 반드시 비용-효과에 관한 자료, 대체가능성, 국내외 실시 현황, 임상적인 효과성이나 안전성을 입증할 연구논문이나 참고문헌 등을 근거로 하고 있다. 그리고 신의료기술, 의약품 및 치료재료의 경우는 기술혁신성 등도 고려하도록 규정하고 있다. 급여 결정에서 비용-효과성과 근거기반의료(EBM)가 나름대로 고려되고 있기는 하지만 의약품을 제외하고는 명시적인 분석이나 근거 제시가 그렇게 잘 되는 것 같지는 않다.

상기와 같은 급여 규정은 대부분의 국가들도 시행하는 것으로 우리나라도 국제적인 기준에 부합하는 규정을 간직하고 있다. 그런데 우리나라의 보험급여 규정에서 볼 수 없는 것이 필요도 사정(needs assessment)이다. 필요도 사정이 없다 보니 우선순위 설정(priority setting)과 관련되는 규정이 있을 수 없다. 대부분의 의료보장국가들은 필요도 사정과 함께 우선순위가 설정되며, 그 과정에서 경제성 평가(비용-효과성)의 방법이 구체화되고, 이해관계자의 참여, 대중에의 공개, 그리고 근거기반의료의 반영 등이 이루어지는데 우리나라에서는 이러한 측면의 절차는 거의 무시되는 것 같다.

(2) 신의료기술의 보험급여 반영

새로운 급여항목을 추가하기 위해서 신의료기술이나 의약품은 먼저 안전성과 유효성에 대한 사정을 거쳐 보험급여등재를 위한 전문위원회의 평가(appraisal) 절차를 거쳐야 한다. 먼저 새로 개발된 의료기술(새로운 의료기기 사용 포함)은 새로운 치료재료를 수반할 때가 많기 때문에 안전성과 유효성 사정은 '신의료기술평가위원회'가 담당한다. 새로운 의약품은 안전성과 유효성 사정을 '식품의약품안전처(이하 식약처)'에서 담당한다. 그리고 유사등재 치료재료[7]는 식약처에서 사정을 담당한다.

안전성과 유효성 사정이 끝나면 '건강보험심사평가원(이하 심평원)'으로 이관되어 건강

7) 유사등재라 함은 기존 등재품목과 유사한 효능의 품목으로 등재하는 것을 의미한다.

보험급여 등재절차를 밟게 된다. 의료행위와 새로운 치료재료는 '행위전문위원회'에서, 유사치료재료는 '치료재료전문평가위원회'에서 새로운 의약품 및 유사의약품은 모두 '약재급여평가위원회'에서 평가를 거쳐 등재를 결정하게 된다[8]. 등재 결정이 난 의약품과 치료재료는 '국민건강보험공단(이하 건보공단)'에서 제조회사 대표와 가격협상 절차를 거쳐 가격이 결정되며, 의료행위는 보험급여 등재과정에서 상대가치가 부여되는데 최종 결정은 건강보험정책심의회(이하 건정심)에서 하게 된다.

의약품은 2006년 12월 29일자로 등재방식을 포괄등재(네거티브) 방식에서 선별등재(포지티브) 방식으로 전환함에 따라 등재 의약품 선별을 위하여 경제성 평가가 필요하게 되었다. 경제성 평가의 기준은 점증적 비용-효과비(ICER)에 크게 의존하고 있다[9].

(3) 요양비

「국민건강보험법」 제49조(요양비)는 "요양기관이 아닌 장소에서 출산한 경우(예: 재가분만)에는 그 요양급여에 상당하는 금액을 보건복지부령으로 정하는 바에 따라 가입자나 피부양자에게 요양비로 지급한다."라고 규정하여 과거의 분만비를 요양비로 바꾸었다. 요양비에 관한 상세한 내용은 졸저(2021), 『의료보장과 구매이론』, 제2부 제1장에 설명되어 있다. 그런데 요양비와 분만비는 전혀 개념이 다른데 의료보험을 통합하면서 분만비를 요양비로 바꾼 것은 문제가 있다. 요양비는 병이 나서 치료를 받는데 따른 상환이며 분만비는 병이 아니라 건강한 여성의 출산에 따른 상환이기 때문에 유럽의 사회보험국가에서는 이를 분리하여 관리하고 있다. 우리나라도 통합하기 전의 「의료보험법」에는 요양비와 분만비를 별도의 법률 조항으로 관리하고 있었다.

(4) 행위비급여

행위비급여는 2017년 3월 23일부터 실시된 제도로써 졸저(2021), 『의료보장과 구매이론』, 제2부 제1장에 상세히 설명되어 있어 여기서는 '행위비급여'와 다음에 설명될 '선별

8) 모든 신약이 경제성 평가를 통하여 등재여부가 결정되는 것은 아니다. 대략 신약의 25% 내외가 경제성 평가를 거치고 나머지는 투약비용 검토를 거쳐 등재여부가 결정된다.

9) CEA에서 effectiveness 측정을 QALYs에 기초하는 모형으로 정립하여 QALYs 증가분과 비용의 증가분을 비교하는 점증적 비용-효과비(incremental cost effectiveness ratio, ICER)를 지표로 사용한다(Poulsen et al., 2007). 대부분 국가들이 ICER를 산출하여 신의료기술 채택 여부에 활용하고 있다.

급여'의 구분에 대해서만 간략히 설명한다. 보건복지부고시 제2000-74호에 의거하여 2001년 1월부터 상대가치수가제도가 시행됨에 따라 상대가치점수를 정한 일부 기술행위 항목이나 보험급여대상에서 제외한 일부 고가의약품에 대하여 '100/100 본인부담 보험급여'로 고시하였다. '100/100 본인부담 보험급여'라는 제도는 법적 근거가 없는 문제가 생겼다. 이에 2006년 1월 1일부터 '100/100 본인부담' 용어를 버리고 '요양급여의 일부를 본인이 부담하는 항목'으로 고쳐 사용하다가 2008년 1월 1일부터 '제3부 행위 비급여목록'으로 변경하고 상대가치점수도 부여하였다.

(5) 선별급여

2013년 12월 18일 제정한 「요양급여비용의 100분의 100 미만의 범위에서 본인부담률을 달리 적용하는 항목 및 부담률의 결정 등에 관한 기준」을 2017년 3월 23일자로 「선별급여 지정 및 실시 등에 관한 기준」으로 전면 개정하고 예비적 요양급여를 단계적으로 범위를 확대하기 위하여 설정하였다[10]. '선별급여'는 등재된 보험급여와 마찬가지로 상대가치점수를 부여하고 있다. 다만 등재된 급여와 차이가 있는 것은 수가에 대한 본인부담률을 의료행위 및 치료재료에서는 50~90%, 약제에 대해서는 30~80%까지 높게 책정하고 있는 점이다.

3) 보험급여의 확대와 구조 변화

(1) 요양급여의 확대

① 급여항목의 확대

우리나라는 1977년 7월 의료보험제도를 처음 도입할 당시, 1인당 GDP가 겨우 1,043달러에 불과한 저소득 국가였으며, 국제경쟁력을 저해하지 않는 범위에서 의료보험제도를 운영하였기 때문에 저보험료 정책이 불가피하였다. 저보험료 정책은 저수가와 저급여 정책으로 연결되어 1977년에 보험급여 항목 수는 763종, 의약품 수는 2,961개였다. 그러다 전국민의료보험을 달성하고, 국민경제도 지속적으로 성장함에 따라 1995년부터

---

10) 「요양급여 100/100 본인부담」과 관련하여 독자들이 유의할 점은 '100/100전액을 본인이 부담'하는 급여는 2008년부터 '행위비급여'가 되었고, '100/100 미만의 본인부담(100/100의 일부만 본인이 부담)'하는 제도는 '선별급여'가 된 것이다.

급여범위를 확대하여 2020년에는 보험급여 항목 수는 7,858종, 의약품 수는 23,589개로 늘어났다. 2000년대 들어 급여등재항목이 대폭 증가한 것은 2000년 건강보험통합과 함께 상대가치수가제도와 의약분업의 실시, 노무현 정권 때인 2005년부터 모든 정권이 지속적으로 추진한 보장성 강화정책의 실시 등이 그 주된 이유라 하겠다.

[표 5-1]은 개략적으로 보험수가의 적용 확대를 볼 수 있다. 1984년 11월에 한방수가의 제정은 그해 12월에 청주시와 청원군에서 한방급여시범사업을 위한 조치였고, 한방의료의 보험급여는 1987년 2월부터였다. [표 5-2]를 보면 1999년에 치과 및 한방에서 급여가 보다 확대되었음을 볼 수 있다. 그리고 2014년에 치과보철, 2020년에 치과교정치료가 보험급여에 포함되었음을 알 수 있다. 응급의료는 2016년에 수가가 신설되어 보험급여로 제공되었다.

[표 5-1] 요양급여 확대와 수가체계

일시	주요내용	비고
1977.7.	의치과 수가제정 : 7개장으로 시작	
1984.11.	한방수가 제정(시범사업을 위하여)	
1989.7.	13개장으로 확대	전국민의보달성
1989.10.	약국수가 제정	약국의보 실시
1999.11.	16개장으로 확대	
2002.1.	제2편 '질병군 및 급여 상대가치점수' 신설	
2006.6.	제1편 17개장으로 확대	
2008.1.	제3편 '요양병원 급여목록 및 상대가치점수' 신설	
2012.7.	제1편 18개장으로 확대	
2015.7.	제4편 '완화의료급여비급여 목록 및 급여 상대가치점수' 신설	
2016.1.	제1편 19장 '응급의료수가' 신설	
2019.3.	제1편 20장 '치과 교정치료료' 신설	
2020.2.	총 4편, 14부 24장으로 구성	

(1) 제1편 행위 급여·비급여 목록 및 급여 상대가치점수
(2) 제2편 질병군 급여·비급여 목록 및 급여 상대가치점수
(3) 제3편 요양병원 급여목록 및 상대가치점수
(4) 제4편 완화의료급여비급여 목록 및 급여 상대가치점수

출처 : 건강보험심사평가원 홈페이지(2020)

② 행위비급여의 등장

건강보험 수가표(공식명칭은 건강보험요양급여비용)에 등장하는 비급여로 행위비급여가 있다[11]. 2020년 2월 기준 행위급여ㆍ비급여 현황은 [표 5-2]와 같다.

[표 5-2] 주요 연도의 행위 급여ㆍ비급여 목록 및 항목수

급여ㆍ비급여 목록	연도별 항목수						
	'77.7.	'99.1.	'08.1.	'11.1.	'14.1.	'17.1	'20.2.
제1장 기본진료료	5	85	312	349	314	613	893
제2장 검사료	107	834	1,964	2,101	2,232	2,210	1,807
제3장 영상진단 및 방사선치료료	11	461	908	917	917	930	1,079
제4장 투약 및 조제료	3	61	77	77	80	80	80
제5장 주사료	14	34	86	86	86	85	89
제6장 마취료	9	296	94	94	96	98	118
제7장 이학요법료	13	52	80	80	84	88	93
제8장 정신요법료	11	20	27	27	27	27	33
제9장 처치 및 수술료 등	590	1,196	2,222	2,276	2,301	2,437	2,658
제10장 치과 처치ㆍ수술료		114	218	219	259	261	271
제11장 조산료		6	6	6	6	9	9
제12장 보건기관의 진료수가		31	31	31	31	31	31
제13장 한방검사료		3	16	16	17	17	17
제14장 한방시술 및 처치료		25	46	50	50	50	66
제15장 약국약제비		24	58	58	36	37	40
제16장 전혈 및 혈액성분제재료		47	33	39	39	39	39
제17장 입원환자 식대			129	129	129	41	41
제18장 치과의 보철료					126	198	198
제19장 응급의료수가						242	249
제20장 치과의 교정치료							45
기타			2	2	2	2	2
합 계	763	3,289	6,309	6,560	6,832	7,495	7,858
요양병원 급여 목록			866	1,396	1.396	1,296	421
호스피스 급여ㆍ비급여 목록							428

출처 : 건강보험심사평가원 홈페이지(2020)

11) 행위비급여를 선별급여와 구분할 수 있어야 한다.

행위비급여는 앞에서 설명한 바와 같이 2008년 1월 1일부터 법적으로 인정되어 '제3부 행위 비급여목록'으로 수가표에 등재되고 있다. '행위비급여'는 상대가치점수가 부여되지만 비용은 전액 환자 본인이 부담하는 특징이 있다. 2020년 2월 현재의 행위 급여·비급여 목록은 [표 5-2]의 7,858종 가운데 급여행위가 7,447종, 비급여행위가 411종이 된다.

참고로 [표 5-3]에서 일본의 진료보수항목과 비교하면 일본이 우리나라보다 진료항목 수가 많다. 그리고 진료항목은 2012~2020년 기간 중 증가율을 보면 26.7%에 이른다. 우리나라는 2011~2020년 기간 중 증가율은 19.8%에 그치고 있어 일본에 비하여 등재항목의 증가 속도는 느리다고 보아야 하겠다.

[표 5-3] 일본의 진료보수항목 수

진료보수항목	2012	2014	2016	2018	2020
의과진료	6,777	6,747	7,191	7,547	8,704
치과진료	1,663	1,646	1,829	1,960	1,969
조제	84	102	101	118	127
계	8,524	8,495	9,121	9,625	10,800
참고: DPC 코드수	2,927	2,873	4,918	4,955	4,557

주: 청구서 전산처리용 시스템 코드 수
출처: 일본의사회

③ 급여일수의 연장

1977년 의료보험을 도입할 당시 재정 예측을 하는 것이 어려웠기 때문에 연간 급여일수를 180일로 제한하여 재정 관리에 유의하였다. 180일에는 외래진료일수, 입원일수, 외래투약일수를 모두 포함함에 따라 당뇨병, 고혈압, 만성신부전증, 폐결핵, 암과 같은 장기적인 치료가 필요한 만성질환자로써는 180일 제한은 매우 부담이 되는 제도였다. 급여일수는 [표 5-4]에서 볼 수 있는 바와 같이 보험재정이 당초 우려와는 달리 안정을 보임에 따라 1981~94년까지는 180일 제한이라는 기본 원칙 위에 질병별로 점차 제한을 완화하여 급여일수를 연장하였다. 즉, 1981년에는 폐결핵에 대하여 급여일수를 늘리는 것을 시작으로 1988년에는 연간 180일을 초과하더라도 보험자가 부담하는 요양급여비용이 보사부 장관이 정하는 금액(보험자 부담 요양급여비 상한액) 미만일 경우에는 그 금액에 도달할 때까지 급여기간을 연장할 수 있도록 하였다.

[표 5-4] 요양급여 일수의 변동

<table>
<tr><th>년도</th><th>급여일수</th><th>특례조항</th></tr>
<tr><td>1977</td><td>요양급여개시일부터 6월 이내</td><td>• 1인당 상병별 년간급여기간 개념 도입</td></tr>
<tr><td>1981</td><td>동일상병 180일 이내</td><td>• 폐결핵은 급여기간 제한 철폐(이후 같음)</td></tr>
<tr><td>1985</td><td rowspan="7">1인당 연간 180일 이내</td><td>• 폐결핵은 급여기간 제한 철폐</td></tr>
<tr><td>1988</td><td>• 보험자 부담 요양급여비가 30만원 미만일 경우에는 그 금액에 달할 때까지 급여기간 연장</td></tr>
<tr><td>1990</td><td>• 만성신부전증환자의 혈액투석 및 복만투석에 필수적인 내복약제와 신장이식 수술 후 조직이식 거부반응 억제제 투약시에는 내원일수만 산정</td></tr>
<tr><td>1991</td><td>• 보험자 부담 요양급여상한액 45만원으로 상향조정
• 만성신부전증환자의 요양급여기간 산정을 보건사회부 장관이 별도로 정한 바에 의하도록 함(탄력성 있게 운용되도록 함)</td></tr>
<tr><td>1993</td><td>• 보험자부담 요양급여비 상한선 55만원으로 상향조정</td></tr>
<tr><td>1994</td><td>• 같은 날에 양방과 한방 또는 한방과 약국급여를 동시에 받을 경우, 각각 산정에서 1일만 산정토록 완화
• 보험자부담 요양급여비 상한액의 차별화
(1) 65세 미만: 65만원
(2) 65세 이상: 80만원
(3) 장애인: 150만원</td></tr>
<tr><td>1995</td><td>1인당 연간 210일 이상으로 하며 그 기간은 대통령령으로 정함</td><td>• 보험자 부담 요양급여비 상한액 조정('95.4.1.)
(1) 장애인, 국가유공자: 160만원
(2) 기타환자: 90만원
• 다음 해당자는 급여기간 제한을 철폐('95.8.4.)
(1) 65세 이상자
(2) 장애인
(3) 국가유공자
(4) 폐결핵환자
(5) 기타 대통령으로 정하는 중한 질병환자</td></tr>
<tr><td>1996</td><td>1인당 연간 240일</td><td>• 보험자 부담 요양급여비 상한액 120만원을 상향 조정</td></tr>
<tr><td>1997</td><td>1인당 연간 270일</td><td>• 보험자 부담 요양급여비 상한액 150만원으로 조정('97.9.1.)</td></tr>
<tr><td>1998</td><td>1인당 연간 300일</td><td>• 만성신부전증환자에 대한 내원 일수만 급여기간으로 산정하고 있는 복지부장관 유권해석을 고시인 '요양급여기준'에 삽입('91.6.26. 개정이전과 동일내용으로 환원)</td></tr>
<tr><td>1999</td><td>1인당 연간 330일</td><td>• 보험자 부담 요양급여비 상한액 150만원은 동결</td></tr>
<tr><td>2000</td><td>1인당 연간 365일</td><td>• 7월에 급여기간 제한 폐지</td></tr>
<tr><td>2002</td><td></td><td>• 연간 요양급여일수 365일 상한제도 실시
(예외: 고혈압, 당뇨 등 11개 만성질환)</td></tr>
<tr><td>2006</td><td></td><td>• 연간 요양급여일수 365일 상한제도 폐지
(예외자가 97%에 달하여 폐지)</td></tr>
</table>

출처: 이규식, 양명생, 지영건(2010)

그 간의 경제성장으로 의료보험의 재정사정이 호전됨에 따라 급여일수의 기본 틀이 180일을 초과하여 연장되기 시작하였다. 1994년에는 65세 이상 고령자에게 연간 210일로 급여기간을 연장하였고, 1995년부터는 모든 국민에게 연간 210일로 연장하였다. 1996년에는 연간 240일로 연장하면서 향후 매년 30일씩 급여기간을 연장하기로 하여 2000년에 365일로 연장하였다. 2006년 1월부터는 연간요양일수 365일 이상으로 하여 상한제를 폐지하였고, 2009년에는 3개 이상의 요양기관을 방문하여 동일 상병으로 동일 성분 의약품을 처방・조제 받을 수 있는 일수를 6개월 동안 215일 미만으로 제한하였다.

일본은 1회 입원에 대하여 입원일수를 180일까지 급여로 인정하여 본인부담률은 30%로 한다. 180일을 초과하면 환자는 선정요양비를 추가 부담하게 된다. 환자는 기본적인 본인부담률 30%에 추가하여 선정요양비로 1일 당 입원기본료의 15%('21년 기준으로 소비세 포함 2,728엔)를 부담해야 한다. 그러나 난치병 환자, 중증 지체부자유 환자, 척수손상 등 중증장애환자, 인공호흡기 사용 환자, 주 2회 이상 인공투석 실시 환자의 등의 경우에는 180일 이상을 적용하는 예외적인 조항이 있다(일본 후생노동성 홈페이지, 2020).

④ 한방의료의 보험급여

우리나라는 1885년 미국 선교사 알렌이 광혜원을 설립하여 서양의학을 도입하기 이전까지는 전통의학인 한의학(韓醫學)에 의존하였다. 그 후 서양의학이 점차 확산되어 의료의 주류를 이루었으나 전통의학인 한의학이 고사하지 않고 존속함에 따라 1984년 12월부터 청주시에서 시범사업을 거친 후에 1987년 2월부터 한방의료를 보험급여에 포함시켰다. 급여내용은 진찰, 입원, 침, 뜸, 부항의 시술행위 및 약제급여 등이다. 시범사업 때부터 시술행위에 진찰, 입원, 침, 뜸, 부항을 포함시켰으며, 1996년 7월 총관도수법이, 2001년 1월에는 치매검사, 인성검사, 현훈검사가 급여로 추가되었고, 문재인 케어가 실시되면서 2019년 4월부터 한방물리치료의 일종인 추나요법이 급여로 등재되었다.

한편 한방 약제급여는 1984년 12월 시범사업 때부터 단미 엑스산제 68종으로 조제할 수 있는 56개 처방으로 하여오다가 1990년부터 56개 혼합 엑스산제가 추가되었다. 그리고 비급여로 기성 한의서의 처방 등을 근거로 한 한방생약제가 있다. 이와 같은 한방약제는 의약품과 같이 식약처의 안전성과 유효성 검사를 거쳐야 한다. 그리고 수진 시 본인부담률은 양방과 같이 의원, 병원 등 의료기관의 종별에 따라 다르다.

(2) 보장성 강화와 보험급여 확대

의료보험제도를 도입할 당시에는 의료이용에 관한 통계가 없었던 관계로 의료보험이 도입되었을 경우 의료이용이 얼마나 증가할지 예측하기 어려운 상황이었다. 따라서 당시 제도를 설계한 정부 관계자는 어느 정도의 보험료를 징수하여야 적자를 면할 수 있을 것인지에 대하여 짐작하기도 어려운 상황이었다. 더구나 보험료를 너무 높게 책정할 경우, 다음 단계에서 보험을 확대하는 것이 용이하지 않을 것을 우려하여 법률이 정한 하한선인 3%를 기준으로 하고 보험에서 제공할 급여범위를 넓게 정할 수가 없었다.

그러나 다행히 징수한 보험료에 정부가 관리비의 일부를 보조함에 따라 큰 재정적인 어려움 없이 의료보험(공교의료보험 포함)을 정착시킬 수 있었다. 그렇다 하여도 의료보험 미적용인구가 있는데 적용인구에 대해서만 보험료 인상을 통하여 보험급여를 대폭 확대하기 어려웠던 사정도 있었다. 다른 한편에서는 지역주민을 대상으로 시범사업을 하였는데 거의 모든 지역에서 매년 적자를 내고 있어 지역의료보험을 확대 적용할 경우를 감안한다면 직장이나 공교의료보험에서 보험료를 인상하여 급여 확대를 할 수가 없었다. 그 결과 농촌지역에 의료보험이 전면 실시된 1988년까지도 보험급여 확대는 매우 느린 속도로 이루어졌다. 그러다 1989년 전국민의료보험이 이루어진 이후 경제성장의 지속으로 보험급여 확대가 상당히 빠른 속도로 이루어지게 되었다. 1977년 이후 11년간 급여 확대 속도에 비하여 1988년 이후 11년간 급여 확대가 훨씬 빠르게 이루어졌음은 [표 5-1] 및 [표 5-2]가 잘 설명하고 있다.

전국민의료보험이 이루어진 이후에 급여 확대가 빠르게 이루어졌다. 통합후인 2001년에는 상대가치수가제도가 도입되면서 모든 의료행위에 상대가치가 부여되어야 하였기 때문에 1999년에 비하여 불과 2년 만에 급여 항목 수가 크게 증가하여 급여는 더욱 급하게 확대되었다. 건강보험통합 이후인 2001년 보험재정 파동은 통합의 명분 가운데 하나였던 보험급여의 확대를 주춤하게 만들었다. 재정파탄을 해결하기 위하여 보험료 인상, 국고지원 증가, 담배부담금 사용 등의 방법을 동원하여 2005년부터 재정이 안정을 찾게 되자, 당시 참여정부는 2005년 건강보험 보장성 강화 로드맵을 발표하고, 2008년까지 건강보험 보장률을 OECD 국가 평균인 70% 수준으로 끌어 올리는 것을 목표로 보험급여범위를 확대하였다.

이어 2009년 제2차 건강보험 중기 보장성 강화계획(2009~2013)을 발표하고, 중증질환자, 고액질환자 등의 부담경감, 비급여 항목의 급여전환, 저소득・취약계층 진료비 부담 완화, 저출산 등 사회환경 변화에 적극 대응을 하는 정책을 전개하였다. 이 때 암환자의 본인부담률을 10%에서 5%로 낮추고, 본인부담 경감대상 희귀난치성 질환의 확대 등의 정책이 포함되었다.

2013년 복지부는 제3차 중기 보장성 강화계획(2014~2018)을 발표하고 핵심과제로 4대 중증질환에 대한 보장성 강화계획을 제시하였다. 이 때 의학적으로 필요한 필수 의료는 모두 보험급여로 하고, 비용효과성은 떨어지나 의학적 필요성이 인정되는 의료는 '선별급여'로 적용하는 방안을 제안하여 외국에서는 볼 수 없는 특별한 용어도 만들었다. 2018년 1월부터 선택진료비 제도를 폐지하였고, 일반병실의 기준도 6인실에서 4인실로 하고 2, 3인실을 건강보험급여로 하였다. 2013년부터 간호・간병통합서비스에 대한 수가시범사업을 지방의 13개 중소병원에서 시작하여 점차 대상병원을 확대하였고, 2016년 메르스 사태 이후 감염관리를 위하여 상급종합병원과 서울 소재병원으로 확대하기에 이르게 되었다.

이와 같은 정부의 보장성 강화를 위한 노력으로 보험급여항목 수는 2008년 6,309항목이던 것이 2020년에는 7,858항목으로 증가하였다.

① 고가장비 사용 서비스의 보험급여 적용

고가장비가 사용되는 서비스로 [표 5-5]와 같이 CT, MRI 등의 장비 사용에 의한 의료서비스의 급여화를 들 수 있겠다. 의료기술이 발전하게 되면 고가의 의료장비가 등장하는 것은 당연한 현상이며 따라서 이와 같은 고가의 장비를 사용하는 것을 의료보험이 급여로 뒷받침하였다.

② 장애인 보장구의 보험급여 적용

장애인 보장구에 대한 보험급여는 「장애인복지법」에 따라 1997년부터 시작되었다. 그러다 1999년 2월에 제정된 「국민건강보험법」은 「장애인복지법」에 따라 장애인으로 등록된 피보험자나 피부양자에게는 보조기기 지원을 보험급여로서 제공하도록 규정하여 [표 5-6]과 같이 보장구에 대한 보험급여가 확대되었다.

[표 5-5] 고가장비 활용에 따른 서비스의 급여화

일시	적용장비	주요내용
1996.1.	CT	보험급여 전면적 실시
1999.11	Full PACS	영상저장 및 전송
2005.1.	MRI	일부 적응증 보험급여
2005.5.	Full PACS	핵의학 영상진단(방사선 영상진단과 형평성)
2006.6.	PET	일부 적응증 보험급여
2013.	초음파	4대 중증질환에서 점차 적용이후 지속적으로 확대 적용
2018.	문케어에 의하여 MRI, 초음파 검사 등 적용범위 확대	

주: 2018년은 보도 자료를 참조
출처: 건강보험심사평가원 홈페이지(2020)

[표 5-6] 장애인 보장구의 급여확대

일시	주요내용
1997	장애인 보장구 급여 시작 - 지체장애인용 지팡이, 청각장애인용 보청기 등 - 적용대상 품목의 상한액 범위 내에서 구입비용의 80% 지원
1998	장애인 보장구 급여 확대 - 휠체어, 목발, 의수・족 등
1999	지체장애인용 의지와 보조기 의안, 콘택트렌즈 등 확대
2000	뇌변병장애인- 지체장애인과 동일 수준 확대
2005	총 77종, 기준금액 범위 내에서 구입비용의 80% 지원 전동스쿠터, 정형외과용 이동구두 등 추가
2008	고가장비(전동휠체어, 전동스쿠터) 처방기준 세분화
2012	전동보장구관련 기준액 내에서 실구입가의 80%, 기준액초과시 기준액의 80% 지급

출처: 건강보험심사평가원 홈페이지(2020)

③ 임신・분만 관련 서비스의 급여확대

임산과 출산에 관련된 보험급여는 1983년부터 시작되었는데, 당시는 출산억제를 위하여 가족계획사업과 관련되는 서비스를 [표 5-7]에서 볼 수 있는 바와 같이 보험급여에 적용하였다. 그러다 1995년 이후에는 출산억제보다는 건강한 출산과 태어나는 아이의 건강을 위한 여러 가지 검사나 산전 진찰이 보험급여로 인정되었고 최근에는 출산장려를 위한 진료비용의 보조가 급여로 주어지고 있는 특징이 있다.

[표 5-7] 임신분만 관련 서비스의 보험급여 확대

일시	주요내용
1983	자궁내장치, 불임수술 급여 인정
1995	모자 같은 병실 보험급여 인정: 모유수유 장려
1996	3자녀 이상 분만급여 제한 폐지
2000	산전 진찰 급여인정: 초음파, 양수검사제외
2004	풍진검사, 선천성기형검사(트리플테스트) 급여적용, 정관, 난관 복원술 급여 적용
2008	출산 전 진료비용 보조(그 후 지원비용 증가)
2009	산전 기형아감별검사(Quad test) 보험적용

출처: 건강보험심사평가원 홈페이지(2020)

④ 본인부담 산정특례제도

진료비 본인부담을 경감시켜주기 위한 본인부담 산정특례제도는 입원과 외래별로 실시되고 있다. 먼저 입원의 경우는 [표 5-8]에서 중요한 내용만 요약하였다. 산정특례를 도입하게 된 이유는 다양하다. 2005년부터 시작된 보장성 강화 정책에 의한 본인부담 경감이 많았으며, 출산장려를 위한 내용도 볼 수 있다.

[표 5-8] 입원 본인부담률 산정특례제도의 사례

일시	내용	본인부담률(%)	비고
1998.10.7.	고가특수의료장비	외래부담률	MRI, PET 급여등재에 따라 추가
2005.1.1.	자연분만, 조산아, 저체중출산아, 신생아집중치료실	면제	출산장려
2005.9.1.	암, 뇌혈관, 심장질환자	10	중증환자 보장성 강화
2009.12.1.	암	5	
2010.1.1.	뇌혈관, 심장질환	5	
2006.1.1.	6세 미만 소아	면제	2008.1.1. 10%로 상향 조정
2009.7.1.	희귀난치질환	10	중증환자 보장성 강화
2010.1.1.	결핵환자	10	
2010.7.1.	중증화상환자	5	화상환자 의료비 부담경감
2016.7.1.	제왕절개	5	출산장려

출처: 건강보험심사평가원 홈페이지(2020)

산정특례제도 가운데 외래서비스에 대한 것은 [표 5-9]에 정리하였다. 이 제도는 1983년 10월 인공신장투석과 복막관류술에 대하여 외래 진료비의 본인부담률을 20%로 낮춘 것으로 시작하여 다양한 서비스가 있다. 암, 심장 및 뇌혈관질환의 경우는 외래특례가 입원과 거의 내용이 유사하기 때문에 이들 질환을 제외한 다른 질환만 [표 5-9]에 수록하였다. 산정특례 가운데 몇 가지 중요한 내용만 [표 5-8] 및 [표 5-9]에 소개하였는데, 2021년 현재 산정특례 서비스 항목은 1,086종에 이르며, 2022년에는 39개 서비스가 추가되어 모두 1,123개로 확대되었다.

[표 5-9] 외래 본인부담률 산정특례제도의 사례

일시	내용	본인부담률(%)	비고
1983.10.	인공신장투석, 복막관류술	20	2016년까지 총 164질환으로 확대
2011.4.1.	결핵	10	1/2은 국고에서 지원(5%만 본인)
2017.1.1.	조산아, 저체중아	10	출산일로부터 3년간
2017.10.1.	18세 이하 치아홈메우기	10	
2017.10.1.	보조생식술 진료	30	난임가정지원 강화
2018.1.23.	고혈압, 당뇨확진 진찰 및 검사	면제	의원 및 병원 한정
2018.7.1.	노인 임플란트	30	
2019.4.8.	한방 추나요법	해당비용의 50% 또는 80%	
2020.1.1.	조산아, 저체중아	5	출산일로부터 5년간

출처: 건강보험심사평가원 홈페이지(2020)

(3) 의료이용 억제를 위한 본인부담제도의 도입

① 본인부담제도의 도입

의료이용의 남용을 막고 의료보험재정을 보호하기 위하여 의료서비스를 제공받을 때 수진자가 진료비의 일부를 부담하는 제도를 1977년 의료보험 도입과 함께 실시하였다. 우리나라는 일본과 달리 1977년부터 본인부담제도를 간소화하여 입원과 외래 모두 진료비의 30%를 환자가 부담하도록 하였다. 1979년에는 입원은 본인부담률을 20%로 낮추어 현재까지 지속되고 있다. 외래는 30%를 유지하다 보험재정 사정에 따라 1980년 5월에 병원에서 본인부담률을 50%로 인상한 이후 1986년부터 의원과 병원의 본인부담률이 다르고, 질병에 따라 달라지는 등으로 복잡하게 변화되었는데 구체적 내용은 졸저(2021), 『의료보장과 구매이론』, 제2부 제1장에 설명되어 있다.

② 본인부담 상한제

수진 시 외래 진료의 본인부담률을 높이게 됨에 따라 피보험자의 부담이 과중해지는 것을 방지하고자 본인부담금이 일정액 이상이 되면 그 금액을 의료보험에서 상환해주기 위하여 본인부담 상한제를 도입하였다. 본인부담 상환을 위하여 가입자가 부담할 수 있는 진료비 상한을 소득수준 등에 따라 정하도록 하고 있다. 본인부담 상한제 이외 본인부담을 경감시켜주기 위한 제도로 특정 질병에 대하여 앞에서 설명한 바와 같은 산정특례제도가 있다.

③ 입원료 감산제

불필요한 장기입원을 줄이기 위하여 2015년 9월부터 입원기간에 따른 입원료 감산제를 실시하고 있다. 입원료 감산제란 15일까지는 입원료 전액이 급여대상이며, 16일 이상이면 입원료의 90%만 보험급여 대상이 되며, 31일 이상이면 85%로 급여대상이 되어 실질적으로 본인부담률이 높아지게 되었다. 일본도 입원에 대하여 일수에 따른 입원료 차등화를 실시하고 있다. 일본은 우리나라와는 달리 입원기본점수에 대하여 가산율을 적용하는데 가산점수가 14일 입원까지는 1일당 450점, 15~30일간은 1일당 192점으로 하고, 30일 이상은 가산점이 없는 방식으로 하여 입원일수가 길어지면 병원이 수입측면에서 불리하도록 되어 있어, 환자 부담이 늘어나는 우리나라와 다른 특징이 있다.

(4) 건강검진

건강검진은 1980년 5월 15일 공교의료보험에서 피보험자인 공무원 및 사립학교 교직원을 대상으로 처음 실시된 이후 [표 5-10]과 같이 발전되어 왔다. 건강검진에 대한 구체적 내용도 졸저(2021), 『의료보장과 구매이론』, 제2부 제1장에 설명되어 있다.

건강검진의 경제적 효과성에 대한 논란은 뒤에서 설명하기로 한다. 다만 최근 일본 재무성 재정제도등심의회(2021)가 발간한 『재정건전화를 위한 건의』에서 의료비 절감을 위한 예방사업(특정건강진단 · 보건지도)의 경제성이 기대한 수준에 미치지 못하고 있다는 지적에 대하여 우리나라도 귀를 기울어야 할 때이다.

[표 5-10] 건강검진제도의 변천

연도	제도 내용
1980	공무원 및 사립학교 교직원 건강검진 실시
1986	5개 직장조합에서 간염예방사업의 일환으로 건강검진 실시
1986	진료비 지불준비 위한 적립금이 50% 이상인 조합만 예방사업을 할 수 있도록 규정
1992	적립률이 낮은 조합도 형편에 따라 소규모 범위로 예방사업을 시행할 수 있도록 규정
1995	보건예방사업 실시지침 제정하여 전국민 건강검진 실시
2005	국가 5대암 조기검진 체계 구축
2007	생애전환기 건강진단 사업 실시
2008	건강검진기본법 제정: 2011년 이후 국가건강검진종합계획 실행

(5) 부가급여

요양급여 이외에 대통령령으로 정하는 급여를 부가급여라 하고 있다. 부가급여에 관한 구체적 내용도 졸저(2021), 『의료보장과 구매이론』, 제2부 제1장에 설명이 되어 있다.

4) 보험급여의 차등구조

우리나라 수가구조는 종별 가산율의 차등화 이외에 보험급여가 지속적으로 확대되는 가운데 다양한 차등화가 일어났다. 수가산정에서의 차등화는 외래환자 수에 따른 체감제와 진찰료에 대한 것이 있다. 그리고 병원의 간호사 수에 따른 입원료에 대한 차등이 있고 요양기관 종별 수가가산제도가 차등을 야기하고 있다. 또 다른 차등화는 정책적으로 문제가 있는 분야를 지원하기 위한 정책가산제도가 있다.

(1) 요양기관 종별 차등가산율 도입

1977년 의료보험제도를 시작하면서 도입된 차등제도가 요양기관 종별 차등가산율이다. 우리나라의 의료보험수가는 경상비용과 자본비용을 묶어서 보상하는 방법을 택하고 있다. 따라서 요양기관이 대형화 될수록 자본비용이 많이 소요된다는 인식하에 [표 5-11]에서 볼 수 있는 바와 같이 차등가산율을 적용하였다.

의료보험 진료수가기준은 원칙적으로 전문의 취득, 면허취득연도, 학위취득여부, 임상경력연수 등에 불문하고 동일수가를 적용하여야 한다. 이것은 의료보험수가를 행위별수가로 할 경우, 1물1가(1物1價)의 원칙에 따라 의사가 행한 시술에 동일한 보상을 해야 하기 때문이다. 그러나 의료기관 종별에 따른 시설, 장비, 의료기기 등의 차이에 대한 보상

[표 5-11] 요양기관 종별 기술행위료 가산율의 변천

<table>
<tr><th>종 별</th><th>'77.
7.1.</th><th>'79.
1.1.</th><th>'81.
6.15.</th><th>'83.
10.1.</th><th>'89.
7.1.</th><th>'94.
7.1.</th><th>'95.
4.1.</th><th>'98.
7.1.</th><th>'00.
4.1.</th></tr>
<tr><td>상급종합병원</td><td colspan="2">소재지역에 따라
종합병원 가산율
적용</td><td>20
(10)[1]</td><td>20</td><td>30</td><td>30</td><td>30</td><td>30</td><td>30</td></tr>
<tr><td>종합병원
서울
대도시(인구 50만 이상)
중소도시(인구 50만 미만)
농어촌(인구 5만 미만)</td><td>
20
16
12
8</td><td>
20
20
16
16</td><td>20
(10)[2]</td><td>20</td><td>23</td><td>23</td><td>23</td><td>23</td><td>25</td></tr>
<tr><td>병원・치과・한방・요양병원
서울
대도시(인구 50만 이상)
중소도시(인구 50만 미만)
농어촌(인구 5만 미만)</td><td>
10
8
6
4</td><td>
10
10
6
6</td><td>10</td><td>10</td><td>13</td><td>15</td><td>15</td><td>17</td><td>20</td></tr>
<tr><td>의원・치과의원・한의원・
보건의료원
서울
대도시(인구 50만 이상)
중소도시(인구 50만 미만)
농어촌(인구 5만 미만)</td><td>

4
2
–
–</td><td>

10
10
6
6</td><td>4</td><td>4</td><td>7</td><td>9</td><td>10</td><td>13</td><td>15</td></tr>
<tr><td>비고</td><td colspan="2">지역간 차이</td><td colspan="7">지역구분을 없앰</td></tr>
</table>

주: 1) 상급종합병원에 설치된 치대부속병원
2) 종합병원에 설치된 부속치과병원, 한방병원, 국립병원 한방진료부
출처: 이규식, 양명생, 지영건(2010)

수단이 없다면 종합병원, 병원, 의원의 역할 분담이나 진료전달체계의 운용이 불가능하다는 반론이 있었다. 또한, 대학병원은 의료기술 및 의학발전을 위한 연구가 불가피한 측면이 있으므로 이러한 투자를 기피하는 상황을 방지하고 병원 규모가 커질수록 인건비, 시설 및 장비, 설치비, 관리운영비가 상대적으로 더 지출되는 현실을 감안하여 그에 대한 보상책으로 의료보험 진료수가를 제정할 때부터 의료기관 종별에 따른 기술행위료에 가산율을 적용하는 방안을 고안하였다.

가산율제도는 [표 5-11]에서 볼 수 있는 바와 같이 의료보험제도 도입 당시에는 의료기관종별 즉 의원, 병원, 종합병원과 인구 수에 따른 서울, 대도시, 중소도시, 농어촌으로 구분하여 차등 적용하다가 1979.1.1. 제1차 의료보험수가기준 조정 시 의료기관종별은 그대

로 두고 서울과 대도시를 묶어서 대도시(인구 50만 이상)로 하고, 중소도시와 농어촌을 기타 지역(인구 50만 미만)으로 2분화 하였다. 그러다가 1981.6.15. 수가조정 시 교통 도로망의 발달과 1일 생활권으로 도·농간의 생활수준이나 양식이 비슷하게 되고 대도시에 비하여 기타 지역인 지방이 의사 및 의료기관 종사인력의 인건비와 재료비가 오히려 높은 실정이고 의료인력이 지방근무를 기피하는 현상을 감안하여 지역 차등제는 폐지하였다.

1989.7.1. 전국민의료보험 실시와 더불어 환자의뢰체계가 시작되면서 3차 진료기관(당시 400병상 이상의 25개 종합병원)에는 1차 진료가 봉쇄(안과, 이비인후과, 피부과, 가정의학과 및 재활의학과 등 5개과는 제외)됨에 따라 그 보상책으로 10% 포인트의 가산율을 더하여 3차 진료기관은 20%에서 30%가 되었다. 이때에 다른 진료기관도 가산율의 상향조정을 요구하여 종합병원, 병원, 의원은 각각 3% 포인트씩 가산하여 23%, 13%, 7%로 상향 조정되었다.

1994.7.1. 병원과 의원에 대하여 각각 2.0% 포인트씩 가산율을 높여 주었으며 1995.4.1.에는 의원급에만 1.0% 포인트 올렸다. 1995.12.10. 수가기준 개정시에는 의료법에 요양병원이 의료기관 종별에 신설되었으나 정신요양병원은 병원급 가산율을 산정할 수 없도록 하고 병원화 보건소인 보건의료원을 의원급 가산율 10%를 산정할 수 있도록 하였다.

1998.7.1. 보험수가 인상을 할 때 요양기관 종별 가산율의 조문을 정리하였다. 3차 진료기관을 종합전문요양기관으로 고치고 한방진료수가 산정기준과 약국 약제비 산정기준을 양방과 통합하고, 요양병원도 병원급에 분류하여 가산율을 적용하였으나 가산율을 적용하지 아니하는 요양기관(정신요양병원)은 별도로 명시하였다. 또한 가산율도 상향조정하여 병원은 17%로, 의원은 13%로 하였다.

보험의약품 실거래가 청구 및 상환제도를 1999.11.15.부터 시행하면서 약가마진 보상책으로 '의약품관리료'를 신설하고 뒤이어 2000.4.1. 의료보험수가를 6.0% 인상하면서 요양기관 기술행위료 가산율을 상급종합병원은 그대로 둔 채 종합병원 25%, 병원 20%, 의원 15%로 상향 조정하였다.

이와 같이 요양기관 종별에 따라 수가 차등화 적용의 도구로 사용되어온 기술행위료에 대한 종별 차등가산율 산정기준이 1977.7.1. 제정 후 9차례나 바뀌면서 종합병원 중 3차 진료기관인 종합전문요양기관은 20%에서 30%로 10% 포인트 인상되었고 병원은 4~10%에서 20%로 최고 16% 포인트에서 최저 10% 포인트까지 인상되었으며 의원은 0~4%에서 15%로 최고 15% 포인트에서 최저 11% 포인트까지 인상되었다.

요양기관 종별 가산율의 인상은 개별 수가 인상률 못지않게 병・의원 수익에 기여하는 부문이 있는데, 이는 한번 인상되면 그 이후부터는 그만큼 자동적으로 인상되기 때문에 그동안 의료계는 요양기관 종별 인상에 많은 신경을 곤두세웠다. 그러나 자본비용의 보상을 차등가산율로 하는 것은 논리적으로 문제가 있다. 의료수가의 산정은 원가를 토대로 하는데 자본비용은 원가 산정을 할 때 감가상각비로 보상이 되고 있다[12]. 그럼에도 불구하고 자본비용을 차등가산율로 보상한다는 것은 자본비용을 중복 보상하는 문제가 있다.

요양기관 종별 차등가산율의 적용의 또 다른 문제는 차등가산율을 자본비용에 대한 보상 성격이라 인정하더라도 병원관리료가 아닌 자본비용과 무관한 기술료에 가산율을 적용하였다는 것은 논리적으로 문제가 있다. 가산율을 기술료에 적용함으로써 대형병원으로 갈수록 재정관리가 유리해진다. 이와 같은 가산율 제도는 오늘날 의료기관의 양극화를 초래시키는 요인의 하나가 되었다. 이러한 문제에 대하여 개원의사가 중심인 대한의사협회는 의료기관의 규모에 따른 차등가산율을 종별 관계없이 상향조정 통합하든지 수가 항목에 포함시켜야 한다고 주장하여 왔다. 대한의사협회의 별도 수가 항목 주장도 원가산정에 감가상각비가 반영되는 구조를 몰라서 하는 주장이라 하겠다.

요양기관 종별 가산율을 '단순 충수절제술'을 시술하였을 때의 사례를 통하여 구체적인 문제점을 [표 5-12]에서 살펴보기로 한다. '건강보험진료수가표(건강보험요양급여비용)'는 의사, 약사 그리고 간호사 등의 진료행위 또는 조제행위에 대한 보수를 행위별로 정한 일람표인데 의료기관의 크기에 따라 차이가 나는 문제가 있다. 요양기관 간에 차등가산율이 성립하려면 동일한 의료행위를 할 때의 난이도 등이 종합병원은 상급종합병원보다

[표 5-12] 단순충수절제술 시술 시 의료기관 종별 의사에 대한 보수(2019년 기준)

의료기관 종별	단순 충수절제술 상대가치점수(A)	점수당 단가(B)(원)	가산율 (C)	의사에게 지불할 보수(원) (A*B*C)	상급종병 대비 지수
상급종합병원	3,516.69	74.9	1.30	342,420	100.0
종합병원		74.9	1.25	329,250	96.2
병원		74.9	1.20	316,080	92.3
의원		83.4	1.15	337,286	98.5

출처: 김일천(2021)

12) 감가상각비는 건물과 같은 고정자산은 감가상각기간을 40년으로 의료장비와 같은 내구재는 감가상각기간을 5년으로 산정하고 있다.

3.8%가 낮아야 하고 병원은 상급종합병원보다 7.7% 낮아야 하며 의원은 상급종합병원보다 1.5%가 낮아야 한다. 그리고 진료보수는 평균난이도에 대하여 지불하는 것이 원칙인데 '단순 충수절제술'의 난이도가 의료기관 크기에 따라 1.5% 내지 7.7%가 차이가 나게 진료보수를 정한 것은 문제가 있다. 특히 이와 같은 차이는 상대가치점수에 기인한 것이 아니라 환산지수와 가산율에 의하여 결정되었다는데 문제가 있다.

특히 상대가치제도를 택한 이유는 1물1가의 원칙에 의하여 같은 의료행위일 경우, 진료보수를 동일하게 하여 환자의뢰체계가 작동되도록 하는 장점을 갖는 수가제도이기 때문이다. 그리하여 '단순 충수절제술'과 같은 비교적 쉬운 의료행위의 경우 상급종합병원 같은 곳에서 시술을 할 경우 수지가 맞지 않아 병원이나 의원급에서 의료서비스를 제공하도록 상대가치점수가 3,516.69점으로 동일하다. 그런데 종별 가산율을 적용함에 따라 간단한 의료행위라도 상급종합병원이 수가가 1.5~7.7%가 높아져 상대가치제도의 이점도 살리지 못하는 문제가 있다.

(2) 외래환자 수에 따른 진찰료 체감제

의료보험제도가 처음 도입될 때 진찰료를 환자 수에 따라 차등화 하지는 않았다. 2001년 건강보험 재정 파동을 겪으면서 2001.5.31. '건강보험 재정안정화 대책'의 하나로 2001년 7월부터 진찰료와 처방료를 통합하고 환자 수에 따라 차등 지급하는 조치를 취하였다.

차등 지급의 대상으로 의과의원, 치과의원, 한의원, 보건의료원의 의사, 치과의사, 한의사이며 1인당 1일 진찰횟수를 기준으로 진찰료에 대하여 다음과 같이 차등 지급한다고 규정하였다.

① 75인 이하 : 100%

② 75~100인 : 90%

③ 100~150인 : 75%

④ 150인 이상 : 50%

만약 의사 한 명이 하루에 160명의 환자를 진료할 경우 진찰료는 다음과 같이 책정된다. 총 진찰료 = 75인×100% + 25인×90% + 50인×75% + 10인×50%

이 규정은 의약분업 실시로 인하여 보험재정 적자가 발생함에 따라 2001년 7월부터 시행된 편법적인 조치인데 재정여건 때문에 부득이 하게 취한 조치이면 왜 의원급에만 하였는지 논리가 분명치 못하다. 환자 수를 줄여 진료의 질을 향상 시키겠다면 오히려 종합

전문요양기관과 같은 대형병원에 대하여 적용함으로써 진료의 건실화를 추구하는 것이 논리적 타당성이 있다고 하겠다.

차등수가 제도를 합리적으로 운영하려면 76번 째 진찰과 76번 째 처방이 75번 째 진찰이나 75번 째 처방보다 난이도와 노동량이 10% 적어야 한다. 또한 151번째 진찰이나 처방은 75번 째 진찰이나 처방보다 난이도와 노동량이 50% 적어야 한다. 논리적으로나 실제로 이런 일이 있을 수 없다(김일천, 2021).

의원은 병원급 이상 의료기관에 근무하는 의사에 비하여 진찰료에서 차등을 받는데 더하여, 환자 수에 따라 차등을 받아 2중으로 불리한 문제가 있다. 즉, 진찰료가 낮은 의원급에 대하여서만 진찰료를 환자 수에 따라 차등 지급하고 있음은 많은 문제가 있다.

2015년 12월 의과 의원급에 대해서는 차등제를 폐지하였다. 그러나 치과나 한방에서는 어떤 논리로 차등제를 계속 유지 하는지 알 수가 없다.

(3) 환자 수에 따른 조제료 차등화

2001.5.31. 건강보험 재정안정화 대책의 하나로 2001년 7월부터 약국의 조제료에 대해서도 환자 수에 따라 차등 지급하는 조치를 취하여 오늘에 이르고 있다. 한편 약국에 대해서는 1인 1개월을 기준으로 하여 다음과 같이 조제료를 차등 지급하도록 규정하고 있다.

① 1,875인 이하 : 100%

② 1,875~2,500인 : 90%

③ 2,500~3,750인 : 75%

④ 3,750인 이상 : 50%

환자 수에 따른 조제료의 차등화도 보험재정 절감이라는 명분 외는 특별한 합리적인 논리가 없는 문제가 있다.

[표 5-13] 차등 진찰료 현황(2000.4.1.과 2000.9.1. 진찰료) (단위 : 원)

구분	초진료			재진료		
	2000.4.1.	2000.9.1.	2001.1.1.	2000.4.1.	2000.9.1.	2001.1.1.
의과의원	8,400	8,400	8,400	4,300	4,300	5,300
병원, 종합병원, 종합전문	7,400	7,400	8,400	3,700	3,700	5,300
치과의원(병원), 한의원(병원)		7,400	8,400		3,700	5,300

[표 5-14] 2001.7.1. 개정된 진찰료 (단위: 원)

구 분	초진료	재진료
(1) 의과의원, 보건의료원내의 의과		
(가) 가군	11,500	8,400
(나) 나군	10,900	7,800
(다) 다군	10,500	7,400
(2) 의과병원, 요양병원내의 의과		
(가) 가군	11,800	8,700
(나) 나군	11,200	8,100
(다) 다군	10,700	7,600
(3) 종합병원, 종합전문요양기관에 설치된 경우를 제외한 치과대학부속치과병원		
(가) 가군	15,100	12,000
(나) 나군	12,200	9,100
(다) 다군	11,000	7,900
(4) 종합전문요양기관, 종합전문요양기관에 설치된 치과대학 부속치과병원		
(가) 가군	15,700	12,600
(나) 나군	13,000	9,900
(다) 다군	11,900	8,800
(5) 치과의원, 보건의료원내의 치과	9,200	6,100
(6) 치과병원	9,900	6,800
(7) 한의원, 한방병원, 국립병원 및 요양병원내의 한방진료과	8,400	5,300

참고: 「가, 나, 다」군의 구분은 「전문의의 수련 및 자격인정 등에 관한 규정」 제2조의2 및 제17조에 따른 전문의의 전문과목 등에 따라 다음과 같이 구분하였다.

(가) 가군(6개과) : 내과, 소아과, 가정의학과, 신경과, 정신과, 결핵과

(나) 나군(12개과) : 일반외과, 정형외과, 신경외과, 흉부외과, 성형외과, 마취과, 산부인과, 안과, 이비인후과, 피부과, 비뇨의학과, 재활의학과

(다) 다군(11개과) : 진단방사선과, 치료방사선과, 핵의학과, 응급의학과, 임상병리과, 해부병리과, 산업의학과, 예방의학과, 기타 전문과목, 전문의가 아닌 일반의사, 치과(의과요양기관에 설치된 치과에 한함)

(라) 라군(1개과) : 응급의학과

단: 치과병원, 치과의원은 별도로 산정한다. 라고 구분하였다.

(4) 진찰료의 차등화

요양기관의 크기에 따라 진찰료가 차등화되고 있다. 진찰료는 의사의 진찰 행위에 대

한 보수이며, 명확한 진단을 위하여 검사를 하게 되면 거기에 따라 별도의 진료비를 지불하게 된다. 따라서 진찰료는 순수하게 의사의 전문성을 바탕으로 제공되는데 의료기관이 크다고 의사의 진찰료를 더 높게 책정하는 것은 문제가 있다.

1977년 의료보험제도 도입 시의 진찰료는 단일수가제였다. 의료기관은 병상 수, 진료과목 수, 의료인력 수 등에 따라 규정한 종합병원, 병원, 의원으로 구분하고 의료기관 종류에 따른 관리운영비 차이를 보상한다는 뜻에서 진찰료 이외의 수가를 차등화하였다. 진찰료는 [표 5-13]에서 볼 수 있는 바와 같이 단일 수가로 운영하다 의약분업 실시를 앞두고 의원에 대하여 약가마진의 손실을 보상한다는 차원에서 병원보다 진찰료를 높게 책정하기 위하여 2000.4.1.부터 의원과 병원의 진찰료에 차등을 두었다. 그러다 진찰료는 2001.1.1.을 기하여 다시 단일화하였다.

그러다 건강보험통합과 의약분업을 단행한 후 2001년 초부터 보험재정파탄이 일어나게 되자 '건강보험재정 안정화 대책'의 일환으로 처방료를 진찰료에 통합하면서 [표 5-14]에서 볼 수 있는 바와 같이 2001.7.1.부터 진찰료를 의료기관 종별 및 전문과에 따라 가, 나, 다, 라군 등으로 구분하여 차등하다, 2003.3.1.부터 가, 나, 다 군은 통합하고 라군인 응급의학과만 별도로 하여 오늘에 이르고 있다(이규식, 양명생, 지영건, 2010). 전문의 여부나, 전문의 경력에 따라 진찰료가 차등이 난다면 이해가 되지만 시설을 기준으로 차등하는 것은 문제가 있다(김일천, 2021).

① 초진료

진찰료는 기본진찰료와 외래관리료를 합산한 점수에 의과 의료기관별 환산지수(점당 가격)를 곱하여 진찰료를 계산한 이후 '의료질평가지원금'을 합산하여 최종 진찰료를 산정하고 있다. [표 5-15]에서 2020년의 의료기관 종별진찰료를 살펴보면 기본진찰료는 의료기관 종별 구분 없이 155.57점으로 되어 있다. 그리고 외래관리료 점수는 의료기관 종별에 따라 차이가 있는데, 의료기관 종별 진찰료 점수에서 기본진찰료 점수는 동일하게 되어 있다. '의료질평가지원금'은 종래 종합병원 이상 의료기관에서 제공하던 선택진료제도를 없앤 대신에 의료기관의 반발을 없애기 위하여 2019년부터 제도화하였다.

초진 진찰료는 의원에 비하여 종합병원과 상급종합병원은 진찰료 점수도 높은데 '의료질평가지원금'도 있어 종합병원은 의원에 비하여 34.9%, 상급종합병원은 무려 68.9%나 높은 차등화를 보이고 있다. 특이한 점은 의원의 초진 진찰료가 병원에 비하여 높다는 점이다. 소위 수가의 역전현상이 일어나고 있다. 이렇게 된 원인은 상대가치점수의

[표 5-15] 의과 초진 진찰료 산정 순서와 의료기관 간 초진 진찰료 비율(2020년)

의료기관 종별	초진진찰료 점수	기본진찰료 점수	외래관리료 점수	점수당 단가(원)	중간 초진 진찰료(원)	의료질평가 지원금(원)	최종 초진 진찰료(원)
의원	188.11	155.57	32.94	85.8	16,139	-	16,139 (100.0)
병원	208.86		53.29	76.2	15,915	-	15,915 (98.6)
종합병원	232.33		76.76	76.2	17,703	53.47점*76.2원 =4,074원	21,777 (134.9)
상급 종합병원	255.79		100.22	76.2	19,491	102.04점*76.2원 =7,775원	27,266 (168.9)

출처: 건강보험심사평가원(2020), 『2020 건강보험요양급여비용』

환산지수를 의료기관 종별로 결정함에 따라 2010년부터 의원의 환산지수가 병원보다 높았기 때문이다.

② 재진 진찰료

의료기관 종별 재진 진찰료는 [표 5-16]에 제시하였다. 재진 진찰료에서 의원과 병원의 수가역전은 여전하다. 그런데 종합병원은 의원의 50.8%, 상급종합병원은 의원에 비하여 무려 98.4%나 높아 진찰료가 2배 정도 차이가 나고 있다. 재진 진찰료가 초진 진찰료에 비하여 의료기관 종별 간에 차등이 더욱 심한 문제가 있다.

[표 5-16] 재진 진찰료 산정 순서와 의료기관 간 재진 진찰료 비율

의료기관 종별	재진진찰료 점수	기본진찰료 점수	외래관리료 점수	점수당 단가(원)	중간 재진 진찰료(원)	의료질평가 지원금(원)	최종 재진 진찰료(원)
의원	134.47	98.3	36.44	85.8	11,537	-	11,537 (100.0)
병원	151.37		53.34	76.2	11,534	-	11,534 (100.0)
종합병원	174.84		76.81	76.2	13,322	53.47점*76.2원 =4,074원	17,396 (150.8)
상급 종합병원	198.31		100.28	76.2	15,111	102.04점*76.2원=7,775원	22,886 (198.4)

출처: 건강보험심사평가원(2020), 『2020 건강보험요양급여비용』

③ 초진 진찰료 대비 재진 진찰료

우리나라는 초진 진찰료에 대한 재진 진찰료를 [표 5-17]에서 비교하여 보면 최하가 의원급의 71.5%에서 시작하여 병원, 종합병원, 상급종합병원으로 갈수록 재진 진찰료의 비율이 높아지고 있다. 참고로 [표 5-18]의 일본과 비교하면 재진 진찰료가 매우 높은 것을 알 수 있다. 일본은 의료기관 종별로 진찰료의 차등화가 없으며, 재진 진찰료는 초진 진찰료의 25.3%에 불과하다.

[표 5-17] 초진 진찰료에 대한 재진 진찰료의 비율

의료기관 종별	초진 진찰료(원)	재진 진찰료(원)	비율(%)
의원	16,139	11,537	71.5
병원	15,915	11,534	72.5
종합병원	21,777	17,396	79.9
상급종합병원	27,266	22,886	83.9

[표 5-18] 일본의 초진 진찰료에 대한 재진 진찰료의 비율

초진 진찰료(A)	재진 진찰료(B)	비율(B/A)
2,820엔	720엔	25.3%

출처: 일본 후생노동성, 2018~2019 의과 진료보수점수표; 김일천(2021)에서 재인용

(5) 입원료의 차등화

우리나라는 보험수가를 통하여 의료기관의 경상비용뿐만 아니라 자본비용도 보상하는 구조이기 때문에 1977.7.1.부터 입원료는 요양기관 종별에 따라 규모가 클수록 차등적으로 책정하였다. 입원료의 의료기관 종별 및 병실 입원환자 수(2~5인실 및 다인실)에 따른 차등화 및 간호관리료에 따른 차등화는 이미 졸저(2021), 『의료보장과 구매이론』에서 설명하였기에 여기서는 생략하기로 하고 입원료 구성에 따른 차등화에 대하여 설명하기로 한다.

입원료를 처음 책정할 때에는 입원실료, 의학관리료, 환자관리료, 기타 관리료로 구분하였다. 입원실료는 병실공간점유 비용으로, 의학관리료는 의사의 회진, 진료, 처방, 진료기록 등 의사비용으로, 환자관리료는 간호, 급식, 주사, 투약, 처치, 환자복 및 시트교체 등 환자관리에 소요되는 비용으로 그리고 기타 관리료는 침상, 병실, 변기 청소 등에

소요되는 비용이라고 정의하고 그에 상응하도록 배분액을 정한 것이다.

2001.1.1. 상대가치수가제도가 도입되면서 입원료를 의학관리료, 환자관리료 등으로 구분하지 않고 단일수가로 통합하면서 몇 가지 구성 요소를 밝혔다. 즉, 입원료 소정점수의 40%를 의학관리료, 25%를 간호관리료, 35%를 병원관리료로 하였다. 의학관리료는 입원환자 경과 관찰을 위하여 매일 아침, 저녁 2회 회진을 하는데 대한 보수로 하고 있다. 이것은 마치 외래의 재진진찰과 유사한 의사의 보수라 하겠다. 의학관리료에는 의료사무 처리비용 등도 포함된다. 회진 시 처방에 따른 진료행위는 행위가 이루어질 때마다 별도로 진료보수표에 정하여진 보수를 받는다. 간호관리료는 입원환자 간호에 대한 보수라 하겠다. 그런데 병원관리료는 무엇에 대한 보상이나 보수인지 확실치 않으나 추정컨대 병실사용료를 병원관리료라고 한 것으로 생각된다.

먼저 의학관리료의 차등문제를 살펴보기로 한다. 상급종합병원의 병실 1인당 기본입원료와 의학관리료는 [표 5-19]와 같다. 똑같은 입원환자에 대한 경과 관찰 등을 위한 의사의 보수가 병실에 따라 두배 이상 차이가 나는 문제가 있다. 병실을 진찰하는 것이 아닌데 병실에 따라 회진료가 30%~103% 차이가 나는 것은 건강보험수가 차등화의 문제로 보아야 하겠다. 특히 환자들이 2인실, 3인실을 원하여 입원하였다고 볼 수는 없고, 5~6인실이 없어서 원무과에서 배정하는데 따라 부득이하게 2인실에 입원한 환자의 입장에서는 그 만큼 입원에 따른 의학관리료를 많이 부담해야 하는 불공정한 문제가 있다.

[표 5-19] 상급종합병원의 실별 1인당 기본입원료 및 의학관리료 (단위: 점, 원)

실별	입원료점수×점수당 단가	의학관리료 계산			6인실 대비 지수
		입원료	의학관리료 비율	의학관리료	
6인실	561.44×74.9	42,052	40%	16,821	100
5인실	729.87×74.9	54,667		21,861	130
4인실	898.80×74.9	67,320		26,928	161
3인실	1077.96×74.9	80,739		32,296	192
2인실	1437.28×74.9	107,652		34,061	203

출처: 건강보험심사평가원(2019), 『2019 건강보험요양급여비용』

간호관리료는 간호사의 보수에 해당하는데, 의학관리료와 동일한 문제가 있다. 병원관리료는 무엇에 대한 보상인지 분명치 않으나 병실료라면 너무 그 비율이 낮다고 생각된다. 왜냐하면 병원 입원의 주된 역할은 숙박업이기 때문이다.

같은 규모의 병실이라도 [표 5-20]에서 의료기관 종별 입원료를 보면 상급종합병원이 병원에 비하여 30%, 종합병원은 병원에 비하여 15%나 높게 책정되어 있다. 같은 면적, 같은 침대, 같은 침구, TV 등 같은 비품, 국가 면허를 갖고 있는 의사의 진료와 간호사의 간호를 받는데 병원의 크기에 따라 15~30%씩이나 수가가 차이가 나는 것은 수가제정의 원칙을 떠나 사회통념상 있을 수 없다. 참고로 일본 진료보수점수표 중 일반병동 급성기 입원기본료는 7등급이며 등급별시설기준이 정해져 있다. 시설기준에 적합하면 병원의 크기와 관계없이 정하여진 입원료를 산정하고 있다. 일본의 등급은 환자 상태(수술환자와 비수술 등)와 치료 후 일정률 이상의 환자를 자택으로 회송하는 조치 등이 조건이다(김일천, 2021). 일본과 비교할 때 우리나라의 입원료 차등화는 상당한 문제가 있다.

[표 5-20] 4인 입원실의 의료기관 종류별 입원료 점수

병원별	입원료점수	병원에 비교한 지수
병원	690.59	100
종합병원	792.86	115
상급종합병원	898.30	130

출처: 건강보험심사평가원(2019), 『2019 건강보험요양급여비용』

다음은 병실별 입원자 수에 따른 입원료의 차등화에 따른 공평성 문제를 지적하고자 한다. 건강보험제도는 가입자 누구에게나 평등한 보험급여를 향유할 권리를 보장하고 있다. 그런데 동일 상병으로 인하여 병원에 입원하였는데 누구는 2~3인실에 입원하고, 누구는 4~5인실 또는 6인실에 입원하게 되어 형평성을 훼손하게 된다. 이 문제를 [표 5-21]에서 분석하면 보험급여의 형평성이 훼손되고 있음을 볼 수 있다. 2인실이 6인실보다 두 배 이상 입원실료가 비싼 이유는 그만큼 사생활보호가 잘 되고 코골이나 신음소리를 덜 듣기 때문이라 하겠다. 의료보장국가에서 1인실은 특별한 사정이 있는 환자를 위하거나 건강보험 적용을 원치 않는 자비부담 환자를 위하여 두는 국가는 많으나, 건강보험 급여로 제공되는 서비스를 받는 환자를 위하여 병실을 2~6인실로 구분하고 차등 수가를 받는 국가는 없다. 일부에서는 2인실 입원한 환자는 6인실 입원환자보다 두 배 이상의 본인부담을 함으로써 공평하다고 주장할지 모르겠으나, 그렇게 보기 어렵다(김일천, 2021).

상급종합병원 6인실 입원환자의 입원료는 1일당 42,052원이다. 본인부담은 20%로 8,410원이고 공단부담은 33,642원이다. 4인실 입원환자의 1일당 입원료는 67,320원인데, 본인부담은 30%로 20,196원이며 공단부담은 47,124원이다. 4인실 입원료에 대한 공단부담이 6인실보다 13,482원이 더 많다. 3인실 입원환자의 1인당 입원료는 80,739원이며 공단부담은 48,443원이다. 3인실 입원에 대한 공단부담금이 6인실보다 14,801원이 더 많다. 2인실 입원환자의 1일당 입원료는 107,652원이며, 본인부담은 50%로 53,826원이다. 2인실 입원료에 대한 공단부담이 6인실보다 20,184원이 더 많다.

4인실 입원환자는 6인실 입원환자보다 보험재정을 1일당 13,428원을 더 쓰고 3인실 입원환자는 14,801원을 2인실 입원환자는 20,184원을 더 많이 사용하고 있다. 6인실에 입원한 환자는 2인실에 입원한 환자보다 환경이 나쁜 입원실에서 고생을 하면서 2인실 내지 4인실에 입원한 환자의 입원료를 지원하는 꼴이다.

이와 같은 입원료의 차등화가 초래하는 보험재정 지원의 차등화는 건강보험제도의 공평성을 해치는 문제가 있다. 만약 부득이 한 사정으로 2~6일실 제도가 생길 수밖에 없더라도 2~5인실 입원료 보험자 부담은 6인실 보험자 부담금과 동일 액수여야 하며 나머지 입원료는 환자본인이 부담하는 것이 건강보험 원리에 부합한다. 편리함에 따른 이익은 수익자가 부담하는 것이 원칙이고 공평하기 때문이다.

[표 5-21] 상급종합병원 입원료의 본인부담 및 공단부담액

실별	입원료(원)	본인부담률(%)	본인부담액(원)	공단부담액(원)
6인실	42,052	20	8,410(100.0)	33,642(100.0)
5인실	54,667	20	10,933(130.0)	43,734(130.0)
4인실	67,320	30	20,196(240.1)	47,124(140.1)
3인실	80,739	40	32,294(384.0)	48,443(144.0)
2인실	107,652	50	53,826(640.0)	53,826(160.0)

주: 병원 및 종합병원의 본인부담률은 2인실 40%, 3인실 30%, 4인실 20%임
출처: 건강보험심사평가원(2019), 『2019 건강보험요양급여비용』

(6) 간호등급제에 따른 일반병상 입원료 차등제

입원료는 의학관리료, 간호관리료 그리고 병원관리료로 구성되고 있으며, 요양기관 종별에 따라 산정하도록 되어 있다. 간호관리료는 1999년 11월 15일부터 간호인력 확보수준에 따라 6등급으로 차등 지급하도록 하였다. 그러다 2000년 4월 1일부터는 산정기준을 간호관리료의 가산이 아니라 입원료의 가산으로 변경하였다. 2007년 4월 1일부터는 기존의 6등급에 추가하여 입원료를 감산하는 7등급을 신설하여 운영하고 있다. 상급종합

병원과 의원은 입원료를 가산하는 방식을 유지하였고, 종합병원과 병원은 평균 병상 수 대비 당해 병동에서 간호업무에 종사하는 직전 분기 평균 간호사 수(병상 수 대 간호사의 비)에 따라 [표 5-22]와 같이 간호인력 확보 수준을 1등급에서 7등급까지 구분하고 있다. 다만 의원, 한의원은 7등급에 해당되는 경우 6등급을 적용하도록 하였다. 2008년 2월 1일부터는 입원료의 지역차등제를 도입하여 7등급에 대하여 특별시 및 광역시 구(區) 지역에 소재하는 병원은 5% 감산을 유지하되 그 외 지역은 7등급에서 2% 감산으로 완화하였다. 2018년부터는 의원급을 제외하고는 상급종합병원을 포함하여 모든 병원에 대하여 직전 등급 입원료를 가산하는 방식으로 변경하였다.

간호관리료의 차등화 문제는 중소병원, 특히 지방중소병원의 심각한 간호사 부족문제를 야기하는 원인이 되고 있다. 특히 상급종합병원은 간호등급에서 1등급 내지 2등급을 받으면 입원료 수입이 매우 높아지기 때문에 병원 입장에서는 원하는 만큼 간호사 충원이 가능하다. 만약 국내에서 활동하는 간호사 수가 충분하다면 간호등급제에 대하여 중소병원도 환영하겠지만 활동 간호사가 부족함에 따라 지방병원이나 수도권이라도 중소병원의 경우는 간호사를 확보하기 어려운 문제가 있다. 간호사 입장에서는 수도권의 대형병원이 처우가 좋으니 당연히 그러한 곳으로 쏠리게 되었다. 의료기관의 70% 이상이 간호사를 제대로 구하지 못하여 간호등급이 '등급 외' 기관으로 있는 현실(신영석, 2019)을 생각할 때 이 제도는 대형병원과 중소병원 간의 의료수준의 격차를 조장하는 문제가 있다.

[표 5-22] 일반병동 간호인력확보 수준에 따른 입원료 차등제

구분	기준(병상 수 대 간호사)		'99.11.15.	'00.4.1.	'07.4.1.	
	일반	상급종합	간호관리료	입원료	상종 및 의원급	종병 및 병원급
1등급	2.5:1 미만	2.0:1 미만	200%가산	50%가산	입원료 50%가산	2등급입원료 10% 가산
2등급	3.0:1	2.5:1	160%	40%	40%가산	3등급의 10%가산
3등급	3.5:1	3.0:1	120%	30%	30%가산	4등급의 15%종병, 10%병원 가산
4등급	4.0:1	3.5:1	80%	20%	20%가산	5등급의 10%가산
5등급	4.5:1	4.0:1	40%	10%	10%가산	6등급의 10%종병, 15%병원 가산
6등급	4.5:1 이상	4.0:1 이상	소정금액	소정금액	입원료 소정점수	
7등급					6.0:1 이상 입원료의 5% 감산	

출처: 건강보험심사평가원 홈페이지(2020)

(7) '의료질평가지원금'에 의한 차등화

의료질평가지원금제도는 [Box 5-1]에서 볼 수 있는 바와 같이 「건강보험 요양급여비용」 산정지침 제5항 '의료질평가지원금' '가'목의 규정에 의하여 2018년에 도입된 제도이다. 이 제도는 선택진료를 하지 않는 상급종합병원과 종합병원만 산정하도록 되어 상급종합병원과 종합병원들 간의 선택진료를 하는 병원과 하지 않는 병원 간의 차등을 없애 선택진료제도가 없는 병원이 선택진료를 하지 않도록 유도하기 위한 목적이었다.

'의료질평가지원금'의 성격은 2019년도에 와서 변화된다. 2019년부터 선택진료제도가 폐지됨에 따라 선택진료 폐지에 따른 반발을 무마하기 위하여 모든 상급종합병원과 종합병원에 대하여 산정하도록 규정하고 있다. 즉, 의료질평가지원금은 선택진료비 대신 상급종합병원과 종합병원에 지급하는 제도로 새로운 차등화 수단이 되었다. 병원이라면 [Box 5-2]에서와 같이 「의료법」에 따라 당연히 해야 될 행위 또는 법률에 규정되어 있지 않더라도 의료윤리나 도덕상 당연히 수행해야 될 일을 하는데 이를 평가하여 의료질평가지원금이라는 명목으로 별도의 지원금을 주는 것은 있을 수 없는 일이다(김일천, 2021).

'의료질평가지원금'에 따른 차등의 규모를 알기 위해서는 그 전에 사용한 선택진료항목과 추가비용 산정기준을 알 필요가 있다. 선택진료는 「의료법」 제46조에 따라 제정된 「선택진료에 관한 규칙」 제4조에 따라 [표 5-23]에 기재된 진료항목별 추가비용 산정기준(2018년 4월 폐지)을 참고한다면 '의료질평가지원금'이 얼마나 대형병원과 중소병원간의 차등을 야기할 수 있는 것인지 알 수 있다.

[Box 5-1] '의료질평가지원금'에 관한 규정

2018년도 「의료질평가지원금」 '가'목 규정

가. 2018년 1월 1일 이후 「선택진료에 관한 규칙」 제4조에 따른 추가비용징수 의사가 없는 상급종합병원, 종합병원에 한하여 「의료질평가지원금 산정을 위한 기준」의 평가 결과에 따라 3개 분야(의료 질과 환자 안전·공공성·의료전달체계분야, 교육수련분야, 연구개발 분야)별 최종 등급에 해당하는 소정 점수를 산정한다.

2019년도 「의료질평가지원금」 '가'목 규정

가. 상급종합병원, 종합병원에 한하여 「의료질평가지원금 산정을 위한 기준」의 평가 결과에 따라 3개 분야(의료 질과 환자 안전·공공성·의료전달체계분야, 교육수련분야, 연구개발 분야)별 최종 등급에 해당하는 소정 점수를 산정한다.

[Box 5-2] 우리나라와 일본의 「의료법」의 목적

우리나라 「의료법」 제1조(목적)는 "모든 국민이 수준 높은 의료 혜택을 누릴 수 있도록 하기 위하여 의료법을 제정한다"고 규정하고 있다.
일본 「의료법」 제1조(목적)는 "환자의 의료선택을 지원하기 위한 사항, 의료 안전을 확보하기 위하여 필요한 사항, 의료제공시설 상호간의 기능 분담에 필요한 사항을 규정함으로써 의료를 받는 자의 이익을 보호함과 아울러 양질의 적절한 의료를 효율적으로 제공하는 체제를 확보함으로써 국민의 건강유지에 기여함을 목적으로 한다"고 규정하고 있다. 또 제1조의4제1호에 "의료인은 의료를 받는 사람에 대하여 양질의 적절한 의료를 제공하도록 최선을 다하여야 한다"고 규정하고 있고, 제2호에 "의료인은 의료를 제공할 때 적절한 설명을 하여 의료를 받는 자가 이해를 하도록 노력을 하여야 한다"고 규정하고 있다.

[표 5-23] 선택진료 항목과 추가비용 산정기준

진료항목	추가비용 산정기준
1. 진찰(한방포함)	「국민건강보험법」 제45조제4항에 따라 보건복지부장관이 고시하는 요양급여비용의 내역(이하 "국민건강보험 진료수가 기준"이라 한다) 중 진찰료의 40% 이내의 범위에서 해당 의료기관의 장이 정한 금액
2. 입원(한방포함)	국민건강보험 진료수가 기준 중 입원료의 15% 이내의 범위에서 해당 의료기관의 장이 정한 금액
3. 검사(한방포함)	국민건강보험 진료수가 기준 중 검사료의 30% 이내의 범위에서 해당 의료기관의 장이 정한 금액
4. 영상진단 및 방사선치료	국민건강보험 진료수가 기준 중 영상진단료의 15%(방사선치료료는 30%, 방사선혈관촬영료는 60%) 이내의 범위에서 해당 의료기관의 장이 정한 금액
5. 마취	국민건강보험 진료수가 기준 중 마취료의 50% 이내의 범위에서 해당 의료기관의 장이 정한 금액
6. 정신요법	국민건강보험 진료수가 기준 중 정신요법료의 30%(심층분석은 60%) 이내의 범위에서 해당 의료기관의 장이 정한 금액
7. 처치·수술(한방포함)	국민건강보험 진료수가 기준 중 처치·수술료의 50% 이내의 범위에서 해당 의료기관의 장이 정한 금액
8. 침·구 및 부항	국민건강보험 진료수가 기준 중 침·구 및 부항료의 50% 이내의 범위에서 해당 의료기관의 장이 정한 금액

선택진료를 없애는 것이 '문케어'의 목표 중에 하나였기 때문에 이를 달성하기 위한 수단의 하나로 선택진료제도를 변형시켜 '의료질평가지원금'으로 한 것은 국민을 속이는 정치적인 속임수에 지나지 않게 되었다. 왜냐하면 선택진료의 내용은 거의 '의료질평가지원금'에 반영되어 의료기관 간의 수가차등화를 초래하고 있는 문제는 전혀 해결되지 않았기

때문이다. 건강보험제도는 소득에 비례하여 보험료를 부담하나 부담한 보험료의 크기에 관계없이 모든 대상자에게 동질의 의료서비스를 보장하는 것을 이념으로 하고 있다. 그런데 선택진료비 제도는 유능한 의사의 탁월한 의료서비스 능력을 돈을 주고 구매를 하는 제도라 하겠다. 즉, 부자는 유능한 의사를 돈으로 선점하고 가난한 사람은 무능한 의사의 진료를 받으라는 제도라 하겠다. 따라서 선택진료비 제도는 건강보험 이념에 정면으로 반하는 제도이므로 당초부터 없어야 할 제도임에도 불구하고 1977년 의료보험제도가 도입되기 전에 존속하던 특진제도가 변화된 것으로 많은 문제점이 있다. 이러한 문제점은 다음에 설명하기로 한다. 다만 '의료질평가지원금'으로 변형된 선택진료제도는 상대가치수가제도의 핵심논리인 1물1가의 원칙도 무너뜨리는 문제가 있다.

(8) 정책적 가산제도에 의한 차등화

수가 차등제도에는 요양기관 종별 가산율, 간호관리료 차등에 따른 병실입원료 차등제, 진찰료의 차등화와 같은 다양한 방법이 있다. 정책적 가산제도는 보험급여 서비스 제공과 관련되어 사회적으로 문제가 대두되면 원가분석 등 객관적인 타당성 분석 없이 여론을 잠재우기 위하여 편법적으로 도입되어 논란이 되고 있다. 정책적 가산제도의 종류를 보면, 진찰료에서 소아가산, 치과장애인가산, 야간·공휴가산, 심야가산, 토요일 가산이 있다. 이 가운데 소아가산, 치과장애인가산은 초진 및 재진 진찰료에 점수로 가산하고 있다. 야간·공휴가산 및 토요일 가산은 기본진찰료 점수에 30%를 가산하고, 심야가산은 100%를 가산하고 있다. 그 외에도 전문의 가산제도를 비롯하여 다양한 정책적 가산제도가 있으나, 졸저(2021), 『의료보장과 구매이론』에서 다루었기 때문에 여기서는 더 이상의 설명은 생략하기로 한다.

5) 비급여의 등장[13)]

(1) 사회의료보험과 비급여

사회의료보험제도를 운영하는 국가에서 비급여를 공인하는 것은 우리나라에서만 볼 수 있는 매우 특이한 현상이다. 유럽의 건강보험국가나 일본의 경우, 비급여라는 용어를 찾

13) 비급여에 관한 사회적인 논란에 비하여 관련 문헌이 적어 졸저(2021), 『의료보장과 구매이론』, 제2부 제1장의 내용과 다소 중복이 있으나 보충적 설명을 위하여 그대로 두기로 하였다.

아 볼 수가 없다. 사회의료보험을 운영하는 국가에서 보험과 계약한 의료기관은 건강보험에서 허용하는 서비스, 즉 법정보험급여서비스만 제공하는 것이 원칙이다. 보험급여로 인정하지 않는 서비스는 계약 의료기관이 아니라 건강보험과 계약하지 않은 의료기관(주로 영리 의료기관)에서 제공하게 된다.

1977년 사회의료보험제도를 도입할 당시에는 우리나라도 비급여라는 제도가 없었기 때문에 용어조차 없었다. 그러던 것이 2000년 건강보험통합을 하면서 비급여라는 용어가 법적으로 등장하여 오늘에 이르고 있다. 문제는 비급여서비스의 가격은 정부의 통제를 받는 것이 아니라 의료기관이 자유롭게 책정할 수 있게 됨에 따라 초과이윤을 얻을 수 있어 영리적 운영의 원천이 되고 있는 점이다. 정부는 건강보험에서 제공하는 서비스가 아니라는 이유로 관리를 방치하여 새로운 비급여서비스가 끊임없이 등장하여 건강보험의 보장률을 낮추고 있다. 정치적 이유로 보장률 제고가 필요한 정부는 증가하는 비급여서비스를 가급적 보험급여로 전환하겠다고 노력함에 따라 건강보험 재정은 매년 증가하여 이대로 둘 경우 건강보험제도의 지속 가능성을 위협하는 문제도 생기게 될 것이다.

비급여서비스가 이와 같이 큰 문제가 됨에도 불구하고 어떠한 과정을 거치면서 지속적으로 확산되어 왔는지, 그리고 비급여서비스가 의료기관의 영리화를 어떻게 부채질하고 있는지 등에 대한 분석이 거의 없다. 여기서 비급여의 확산 과정과 영리화가 되는 이유 등을 중심으로 살펴보기로 한다.

(2) 비급여의 종류

비급여에 대하여는 구체적인 정의나 종류 등을 기술한 문헌도 부족하다. 특히 2017년에 집권한 문재인 정부는 공약으로 내세운 보장성 강화를 위하여 치료에 필요한 비급여 3,800여개(의료행위 약 800개, 치료재료 약 3,000여개)를 평가하여 급여, 예비급여, 비급여로 분리 접근함으로써 지난 10년간 60%대에 머물고 있는 보장성을 2022년까지 70%로 끌어올리겠다는 보장성 강화대책을 발표하였다. 그러나 구체적으로 어떠한 서비스나 치료재료가 3,800여개의 비급여에 해당되는지는 아무도 모르는 문제가 있다.

비급여란 건강보험에 적용을 받지 않는 것으로 요양기관이 자율적으로 정한 가격을 환자가 전액을 부담하는 의료서비스, 치료재료, 의약품 등을 의미한다. 비급여에 대한 법적 근거는 뒤에 나오는 [Box 5-7]에서와 같이 1999년 2월 8일 제정된 「국민건강보험법」 제39조와 2016년 2월 3일 개정된 동법 제41조제4항, 그리고 2000년 6월 30일 제정된 「건강보험요양급여규칙」 제9조 등이 토대가 된다. 「건강보험요양급여규칙」 제9조의 [별표 2]가 정한 비급여대상이 되는 경우 또는 '특정행위 · 약제 · 치료재료'는 다음과 같다.

① 업무 또는 일상생활에 지장이 없음

② 신체의 필수 기능개선 목적이 아닌 경우

③ 예방진료로서 질병 · 부상의 진료를 직접 목적으로 하지 않음

④ 보험급여시책 상 요양급여로 인정하기 어려운 경우(상급병상 등)

⑤ 건강보험급여원리에 부합하지 아니함(비용-효과성 등 진료 상 경제성이 불분명한 경우)

⑥ 건강보험제도의 여건상 요양급여로 인정하기 어려운 경우(한방 첩약이나 생약제제의 일부 경우에 해당)

⑦ 약사법령에 따라 허가를 받거나 신고한 범위를 벗어난 약제

이상의 근거를 토대로 의료기관에서 제공하는 몇 가지 경우의 비급여를 설명하면 다음과 같다. 그런데 특이한 것은 앞에서 본 [표 5-2]에 수록된 행위비급여로서 건강보험 수가표(공식명칭: 건강보험요양급여비용)에도 등장하고 있다. 따라서 행위비급여는 여기에서 설명하는 비급여의 종류에서 제외하기로 한다.

① 기준비급여

「건강보험요양급여규칙」 제9조의 [별표 2]에 제시된 7종의 비급여는 법적으로 허용되기 때문에 기준비급여라는 명칭으로 제공되고 있다.

② 등재비급여

신의료기술 평가 과정에서 법적으로 인정하는 비급여는 등재비급여라는 명칭으로 사용되고 있다. 신의료기술의 평가는 보험급여 목록에 등재하기 위해서 거쳐야 할 단계이다. 신의료기술을 보험급여로 등재하기 위해서는 먼저 안전성과 유효성에 대한 사정을 거쳐야 한다. 안전성과 유효성에 대한 사정이 끝나면 심평원에 보험급여등재를 신청하게 되며, 신청과 동시에 등재비급여로 인정을 받게 된다. 심평원의 평가결과는 급여등재, 판정유예(비급여 지속), 현행기술 준용, 반려라는 네 가지로 나누어진다. 심평원에서 급여등재로 판정이 되면 비급여에서 급여로 전환이 된다. 판정이 유예되면 당분간 등재비급여로 남게 된다. 현행기술 준용이면 신기술이 아니라 기존 기술로 간주

되어 종래의 유사한 항목으로 존치된다. 그리고 반려가 되면 이 기술은 사용이 불가능하며, 만약 반려된 기술을 사용할 경우에는 불법이 된다.

③ 제도비급여

1977년 의료보험제도가 시작되기 이전부터 존재하던 서비스로 보험제도가 도입되면서 폐지하기 어려워 존속시킨 선택진료비와 상급병실료 등이 분류된다. 선택진료비는 2018년 1월부터 폐지되고 상급병실료가 남아있다. 그 외 보험재정형편상 급여로 할 수 없는 보장구(안경, 보청기)나 장기이송 비용 등이 여기에 속한다. 제도비급여에 관해서는 뒤에서 등장배경에서부터 오늘에 이르기까지의 과정을 상세히 설명하기로 한다.

④ 선택비급여

일상생활에 지장이 없기 때문에 필수적이지는 않으나 예방목적 등으로 이용되는 서비스나 선택비급여 혹은 에피소드 비급여로 불리는 비급여가 있다.

⑤ 자격 · 절차 미충족 비급여

자동차보험이나 산재보험 해당자가 건강보험으로 의료를 이용하거나 보험료 체납자로 자격이 정지된 사람이 의료를 이용하는 경우, 진료의뢰서 없이 제2단계 의료기관을 이용하는 경우 등은 비급여로 처리된다. 이 때 비급여를 지영건(2017)은 자격 · 절차 미충족 비급여로 분류하고 있다.

이상을 요약하면 비급여의 발생 원인에 따라 등재비급여, 기준비급여, 선택비급여, 제도비급여, 자격 · 절차 미충족 비급여로 분류할 수 있다. 비급여의 구체적인 설명은 본장의 마지막 부분 [참고 표 1]에 수록하였다. 지금까지 설명한 비급여는 법적으로 인정받는 법정비급여로 간주할 수 있다.

그러나 의료현장에서 의료공급자가 자의로 제공하는 서비스나 의약품의 경우는 임의비급여가 되며 불법으로 간주된다. 심평원 홈페이지(2020)에서는 임의비급여를 다음과 같이 정의하고 있다. ① 요양기관이 사위(詐僞) 기타 부정한 방법으로 가입자 등으로부터 요양급여 비용을 받거나 가입자 등에게 이를 부담하게 한 경우, ② 요양기관이 진료비를 자의적 판단에 따라 비급여로 처리하는 행위, ③ 요양기관이 요양급여기준에 해당하지 아니하고, 법령이 규정한 비급여대상에도 해당하지 아니한 진료행위를 시행하고 환자 측으로부터 그 비... (하략). 임의비급여는 법적으로 불법이기 때문에 의료현장에서 제공할 수 없는 것이 원칙이다.

그런데 비급여와 관련하여 문제가 되는 점은 뒤에 구체적으로 설명하겠지만 의료기관이 자율적으로 책정하는 수가를 기준으로 진료비를 자유롭게 받을 수 있도록 함에 따라 의료의 영리화가 가능하게 되었다는 점이다.

그리고 불법적인 임의비급여가 의료현장에서 제공되고 있는 현실이다. 임의비급여는 공식적인 진료비 통계에서 얻을 수 없고 의료기관에 대한 실태조사를 통해서도 밝히기 쉽지 않다. 「국민건강보험법」에서는 임의비급여를 불법으로 간주하지만 「의료법」에서는 뒤에 설명되는 바와 같이 임의비급여를 인정하고 있다고 판단된다. 실질적으로 의료현장에서 임의비급여가 이루어지는 양태는 [표 5-24]와 같다. 한 나라에서 건강보험 관련 법규와 의료 관련 법규가 서로 달라서 '임의비급여서비스'가 공인되는 결과가 초래된 모순점을 볼 수 있다.

[표 5-24] 소위 '임의비급여'의 유형

유형	정의	발생기전
급여·비급여 목록에 없는 항목	급여·비급여 목록에 등재되어 있지 않은 행위 및 치료재료에 대한 비용징수	• 신의료기술 도입 과정에서 발생하는 경우 또는 • 신의료기술 절차를 무시하고 불법적으로 시술을 하는 경우
급여기준 초과 부분	급여기준 초과 시 별도로 비급여가 명시되지 않은 부분을 비급여로 징수	• 의학적으로 합리성 있게 급여기준이 마련되지 못하거나 재정의 한계로 급여기준이 이에 미치지 못해 발생하는 경우 또는 • 합리성 있게 기준이 설정되었음에도 환자의 요구나 의사의 과잉 대응으로 발생하는 경우
별도산정 불가 항목	약제·치료재료 비용이 행위료에 포함되어 있는 것을 별도로 비용징수	• 불법이지만 현실적으로 이루어짐 • 치료재료 및 약제, 의료행위에 수반되는 각종 기자재들의 발전과 고가화를 이유로 비급여로 징수하는 경우
약제·치료재료의 허가사항 초과	식약처의 허가범위를 초과하여 사용한 약제·치료재료의 비용 징수	• 불법이지만 현실적으로 이루어짐 • 신규 약제 및 치료재료의 축적 속에서 적용대상의 확대와 급여기준의 불일치에 따라 발생하는 경우
급여항목을 비급여로써 처리	심사 삭감을 우려하여 급여기준에 해당하는 항목에 대한 비용 징수	• 불법이지만 현실적으로 이루어짐 • 의료 공급자의 방어적 의료를 목적으로 제공하는 경우

출처: 이규식(2021)

(3) 제도비급여 논의 Ⅰ: 선택진료제도

제도비급여에 속하는 것으로 선택진료와 상급병실료가 있다[14].

① 선택진료제 도입과 변천

선택진료제도는 의료보험제도가 실시되기 이전인 1958년 세브란스병원이 환자 요구에 따른다는 이유로 특진제도라는 명칭으로 실시한 것이 최초의 사례라 할 수 있다. 그런데 당시 서울대 의과대학 부속병원을 위시하여 전국 국립대 의과대학 부속병원들의 봉직의사들에 대한 보수 수준이 사립대 의과대학 부속병원에 비하여 매우 낮아 박봉으로 교수직 유지가 어렵다는 핑계를 대고, 일부 교수들이 개업하여 업무 시간이 아닌 야간이나 주말에 진료하는 사례가 많았다. 이러한 개업 사례를 1961년 군사정부가 불법으로 단속하자 국립대 의과대학 교수들이 이직하는 사태가 발생하였다. 이에 정부는 국립대 의과대학 교수 이직 방지 및 확보 수단의 일환으로 낮은 보수를 보충하기 위하여 '특진료' 제도를 공식화하게 되었다. 이 제도가 확대되어 전국의 모든 국립대학교 부속병원과 치과병원에 적용되었다. 서울대 의과대학 부속병원에서는 '특진료'를 받을 수 있는 법적 근거가 필요하여, 당시 문교부는 1962년 2월 12일 「국립대학교 의과대학 부속병원 특진규정」을 제정하고 1963년 1월 1일부터 특진제가 공식화되었다. 이때는 서울대 의과대학 부속병원만 특진제도를 실시하였다. 이후 1969년 11월 25일 특진규정을 한차례 개정하였다가 형평성을 고려하여 1971년 5월 3일 대통령령을 전문 개정하여 다른 국립대 의과(치과)대학 부속병원 의사들에게도 특진규정을 적용하였다.

한편, 문교부와는 별도로 1967년 10월 13일 보건사회부에서는 대통령령 제3247호로 「국립의료원 특진규정」을 제정 공포하여 1968년 1월 1일부터 시행하였다[15]. 국립의료원의 특진제도도 국립대학교 병원과 같은 사정으로 의사의 이직 방지를 위하여 도입되었으며, 1973년 3월 20일 1차 개정된 대통령령 제6576호의 내용을 보면 제1조(목적), 제2조(특진의 절차), 제3조(특진료), 제4조(특진보상금)으로 구성되어 「국립대학교 의

---

14) 당시에는 비급여란 용어가 사용되지 않았다. 여기에서 제도비급여라고 한 것은 2001년부터 비급여가 공인됨에 따라 선택진료와 상급병실료를 제도적으로 발생한 것이라는 점에서 명명하였다. 건강보험이 통합되기 전에 선택진료는 「의료법 시행령」에 근거하여 제공하게 되었고, 상급병실료는 의료보험의 「요양급여 산정지침」에 의하여 제공하게 되었다.

15) 2009년 보건복지가족부가 지정진료제도의 개선을 위한 회의 자료에서 지정진료제도의 출발점을 1968년 국립의료원으로 본 것은 보건복지부의 자료를 토대로 작성된 것이며, 문교부가 1963년에 이미 서울대학교 부속병원을 대상으로 실시하고 있었다.

과대학 및 치과대학 부속병원 특진규정」을 모방한 것으로 보인다. 1967년 보건사회부에서 대통령령으로 특진제도를 국립의료원에 도입한 배경은 다음과 같다.

첫째, 1963년 1월 1일부터 서울대 의과대학 부속병원에서 특진제도를 이미 실시하고 있는데서 직접적인 영향을 받은 것으로 보인다.

둘째, 1965년 185병상의 고려병원(현 강북삼성병원)이 개원되었을 때 병실 등 시설이 제일 좋다고 평판이 날 정도가 되어 환자들의 선호 대상이 되었다. 같은 해 서울 필동에 사단법인 의과학연구소가 200병상의 부설 성심병원을 개원하였고, 60병상의 영등포 연합병원을 잇따라 개원하면서 시설이 국립의료원 보다 좋았다. 이러한 병원들은 환자 유치를 목적으로 이름난 의사를 확보하기 위하여 국·공립병원의 의사보다 2배 이상의 높은 보수를 제시함에 따라 국·공립 병원의 유능한 의사들이 자리를 옮기는 사태가 일어났었다. 이때 의사의 이직으로 심한 타격을 입은 곳이 '국립의료원'이었다. 6.25전쟁에 병원선으로 참전한 스칸디나비아 3국의 군의관 및 간호장교 등이 1953년 휴전으로 본국에 철수하면서 을지로 6가에 '국립의료원'을 무상으로 지어줌과 동시에 병원선의 의료장비와 의약품도 넘겨주었고, 군의관이나 간호장교가 아닌 많은 민간 의료인력은 '국립의료원'에 남도록 하였다. 당시에는 '국립의료원'은 우수한 의료진에 의한 진료와 좋은 의약품으로 치료 잘하는 병원으로 유명하여 전국에서 환자가 집중될 정도였다.

1960년대 하반기에 정부가 '국립의료원'을 인수하여 국립병원으로 전환됨에 따라 의사들의 보수를 공무원의 신분으로 지급할 수밖에 없어 유능한 의사들이 새로 생기는 민간병원으로 이직하게 되었다. 이를 방지하기 위하여 보사부에서 「국립의료원 특진규정」을 만들게 되었고, 뒤이어 '국립정신병원', '국립원호병원', '철도병원' 등에도 특진제도가 확대되었다. 그러나 의료보험 도입 이후인 1980년대에도 의과대학병원이나 민간병원으로의 이직을 막을 수 없어 '국립의료원'을 위시한 다른 국립병원들의 특진규정이 유효하였다.

그 뒤 특진규정은 1973년 8월 23일 대통령령 제6819호로 일부 개정하고 1989년 8월 7일 대통령령 제12773호로 「의료법 시행령」에 관련 조항을 개정하여 운영하여 오다가, 특진이라는 용어가 위화감을 조장한다고 하여 1991년 3월 29일 보건사회부령 제867호로 「지정진료제도에 관한 규칙」을 제정 공포하여 문교부에서 제정한 특진규정을 폐지하고 보사부의 지정진료제도와 단일화하였다. 「지정진료에 관한 규칙」의 제정으로 특진이 종전보다 오히려 확대되어 400병상 이상의 레지던트 수련병원과 치과대학 병원까지 적용하게 되었다. 「지정진료에 관한 규칙」은 환자가 의사를 지정한다는 식으로 인식되어 용어가 좋지 않다하여 2000년 9월 5일 「선택진료에 관한 규칙(보건복지부령 제174호)」으로 변경하여 시행되었다.

② 특진제도를 "비급여화"한 배경

의료보험 시행초기인 1977년도에는 특진제를 실시하는 서울대학병원이나 세브란스 병원 등은 직장의료보험조합과 요양기관 계약을 맺지 않았기 때문에 특진료가 사회적 문제로 되지 않았다. 1979년 1월부터 공무원과 사립학교 교직원 그리고 피부양자인 그 가족까지 보험적용이 되고 직장조합은 300인 사업장까지 확대하면서 전국의 모든 의료기관을 강제 지정하도록 「의료보험법」을 개정하였다.

모든 병원이 요양기관으로 강제 지정되자 특진료가 문제되어 특진의료를 보험에서 인정할 것인지 여부에 대하여 논의한 결과, 1980년 3월 보사부는 특진비를 보험급여에서 제외시켜 '비급여 대상'으로 하고 특진대상 및 특진료율 등은 해당 의료기관의 자체 규정에 의하도록 결정을 하였다. 1980년 3월 당시 특진료 외에 상급병실차액, 요양급여 180일 제한 문제가 가장 많은 민원사항으로 꼽혔다. 그리고 고소득자를 의료보험 적용대상에서 제외시키는 문제도 거론되었다. 보사부는 기준 병상을 50% 이상 확보할 것을 강제함과 동시에 고소득자 의료보험적용 제외는 불가함을 결정하였다.

특진제도를 인정하는 결정을 할 당시, 보사부의 검토보고서는 특진제도가 없는 종합병원(예: 경희대병원, 서울위생병원, 지방소재 일부 종합병원 등)도 있어 특진제도를 비급여로 할 경우, 특진제도가 없는 의료기관에 환자가 집중할 것으로 판단하였다. 왜냐하면 특진제도가 있는 종합병원은 환자가 진료비가 높다고 기피하여 병원이 경영 악화로 도산될 것이기 때문에 병원 스스로 특진제도를 폐지할 것으로 보사부는 예측하였다. 그런데 이러한 예측은 빗나갔다. 만약 1980년에 특진서비스를 받을 경우 모든 의료서비스를 보험급여에서 제외시켜 진료비 전액을 환자 본인에게 부담시키는 조치(혼합진료 금지)를 하였더라면 아마 특진제도는 사라졌을 것이다. 그런데 특진료만 환자본인부담으로 하고 다른 서비스는 보험에 적용을 하였기 때문에 특진을 이용하여도 환자들은 진료비에 큰 부담을 느끼지 않았기 때문에 특진제도가 사리지지 않았던 것이다.

그런데 특진을 실시하고 있는 의료기관의 특진수입이 당시 병원 총 수입의 8~10%

에 이르고 있어 특진을 없앨 경우, 수가 인상을 요구할 가능성이 높다고 판단하여 보사부는 특진을 없애지 못하였던 것이다. 문제는 보사부의 예측과는 달리 오히려 특진이 확대 적용되어 특진의사의 진료행위에만 한정하는 것이 아니라 다른 서비스까지 적용하게 되었다.

③ 특진제도에 대한 논란

특진제도는 출발할 당시부터 국립대병원이나 국립의료원 등 국립의료기관의 추가적인 수입원으로 간주되었던 것이다. 보사부는 1982년 6월 1일자로 보험수가를 7.1% 인상 조정할 때 '요양급여기준 Ⅱ-1-바'에 '특진료'항을 다음과 같이 보완하였다.

㉠ 특진은 일반환자에 대하여 특진제도가 있는 종합병원인 요양기관에 한정

㉡ 특진은 피보험자가 지정한 특진의사가 직접 행한 진찰, 처치, 수술 등에 한정

㉢ 특진은 피보험자가 원하는 경우에 한하며, 당해 요양기관이 특진신청인의 서명 날인을 받아야 함. 이 경우 특진료는 본인이 부담한다(보건사회부 고시 제82-26호, 시행일 '82.6.1.)라고 고시하게 되었다.

당시만 하여도 특진 규정은 주로 국립대병원, 국립의료원, 국립정신병원과 같은 국립의료기관에 해당되었고, 사립대학병원은 자체 원무규정으로 특진을 실시하고 있었다. 특진제도가 문제가 된 이후인 1989년도에 특진을 실시하는 기관 현황을 보면 전국에 36개 병원에서 실시되고 있었으며, 그 가운데 25%인 9개 병원은 국립병원과 국립대학병원이었다. 그런 가운데 특진제도는 점차 확대되어 1989년 7월 1일 전국민의료보험 실시에 앞서 특진제도의 문제점이 심각하게 제기되었다.

특진제도에 관한 문제가 계속 이어지고, 국회와 감사원 등에서도 문제점을 해결해야 한다는 압력이 들어오자 보사부에서는 민간병원(사립대병원 포함)이 자체 내규로 하는 것은 문제가 있다는 시각에서 관련단체와의 의견수렴 과정을 거쳐 특진제도를 지정진료제도로 바꾸고 1991.4.1.부터 시행하였다.

지정진료제도로 변경하면서 제5조제2항에 "지정진료의사로 임명된 자는 자신의 당해 연도 총진료건수의 70%를 초과하여 지정진료를 할 수 없다"라고 규정하여 적어도 30% 환자에게는 지정진료비(소위 특진비)를 받지 못하도록 정하였다. 그러나 이는 실제적으로 그렇게 운영하였는지 확인할 수도 없고 감시·감독이 가능한 조항이 아닌 병원 자체의 양심에 맡기는 선언적 용어에 불과하였다.

④ 지정진료를 선택진료로 변경

2000.9.5. 지정진료제도를 선택진료제도로 이름을 바꿀 때「선택진료에 관한 규칙」 제4조에 "선택진료 의사의 요건을 갖춘 재직의사의 80%의 범위 안에서 추가비용을 징수할 수 있는 선택진료를 담당하는 의사 등을 지정하여야 한다"라고 규정하였다. 선택진료가 가능한 의사의 자격으로 다음과 같이 정하였다[16].

㉠ 법 제5호에 따른 면허 취득 후 15년이 경과한 의사, 치과의사 및 한의사

㉡ 법 제77조에 따른 전문의 자격 인정을 받은 후 10년이 경과한 의사

㉢ 대학병원 또는 대학부속 한방병원의 조교수 이상인 의사 등

그러다 2009년 선택진료에 대한 개선을 위한 위원회를 구성하고, 이 위원회에서는 조교수라도 전문의 취득 이후 5년이 경과해야 한다는 규정을 넣어 선택의사수를 제한하였다. 선택진료를 받을 수 있는 의사의 비율도 처음에는 70%로 하다가 2000년 80%로 늘렸다. 그리고 선택진료를 할 수 있는 의사의 순위는 전문의 취득연수로 하든지 연령순으로 하든지 아니면 어떤 방법으로 하든지 간에 병원 자체에서 결정하도록 하였다. 어느 진료과든 선택진료의사 자격을 가진 수가 적어도 3명은 되어야 소수점 이하를 반올림하여 2명은 선택진료비를 받을 수 있고 1명은 선택진료비를 받을 수 없게 된다. 대학병원이 아닌 일반 종합병원에서는 선택진료비는 그림의 떡이 될 수밖에 없었다. 대학병원도 진료과에 따라 선택진료비 수입이 없을 수도 있었다.

그래서 또 다시 고심해서 만든 아이디어가 2008년 11월 28일「선택진료에 관한 규칙」 제4조를 전문 개정하여 종전 내용은 제1항으로 하고 제2항과 제3항을 신설하여 실제 진료를 하지 아니하는 교육 · 연구에만 종사하거나 6개월 이상 연수 또는 유학중인 의사 수는 빼도록 하였고 제3항에는 "진료과목별로 1명 이상의 추가비용을 징수하지 아니하는 의사 등을 두어야 한다"라고 강화하였다. 그리고 선택진료의사의 비율을 다시 70%로 제한하였다. 지정진료의사는 모든 환자에게 특진료를 부과하는 것을 못하게 하기 위하여 "자신의 당해연도 총 진료건수의 70%를 초과하여 지정진료를 할 수 없다"라고 제5조제2항에 정하였다. 그러나 이는 명목상 선언적 의미일 뿐 실제적으로 30%의 환자에 지정진료료를 받지 않았는지 또는 어떤 환자에게 적용하였는지 관리나 규제

16) 1991.3.29.「지정진료에 관한 규칙」 제정 당시 조교수 이상 전문의만 지정진료의사로 하는 것으로 초안이 마련되었으나, 내부 논의과정에서 군의관으로 복무한 의사는 군에 가지 않은 동기생보다 교수 임용이 상대적으로 늦어지는 불이익을 받게 된다는 지적이 있어 의사 면허 취득 후 15년, 전문의 자격 취득 후 10년으로 하는 규정을 만들게 되었다.

를 하기 어려운 것이 현실이었다.

처음 예견한 바와 같이 관리 불가능한 조건을 규정한 것이 무리수인 것을 인정하고 2008년 11월 28일 선택진료규칙을 개정할 때 "진료과목별로 1명 이상의 추가비용을 징수하지 않는 의사 등을 두어야 한다"라고 하였다. 그러다 선택진료를 허가 병상 수 400 이상으로써 수련병원이어야 하던 것을 「선택진료규칙」 제2조에서 병상 수에 관계 없이 모든 종합병원(100병상 이상)과 병원·치과병원·한방병원 심지어 요양병원까지 요건만 갖추면 '선택진료 의료기관'이 될 수 있도록 대폭 완화하였다.

⑤ 선택진료제도의 문제점

1977년 7월 사회의료보험이 도입되었으면, 특진제도는 보험급여의 최소수준 원칙(national minimum)에서 벗어나기 때문에 폐지되었어야 했는데 당시는 요양기관 계약제를 실시하였기 때문에 특진제도는 그대로 두었다. 1979년 1월 공무원 및 사립학교 교직원에 대하여 의료보험이 실시되면서 요양기관 계약제가 당연지정제로 바뀜에 따라 모든 병원이 요양기관으로 강제 지정되자 특진제도가 문제로 제기되었다. 그러자 정부는 1980년 3월 특진대상 및 특진료율 등은 해당 의료기관이 자체적으로 규정을 정하여 실시할 수 있도록 하였다(이규식, 양명생, 지영건, 2010). 문제는 특진이 특진의사의 진료행위에만 한정되는 것이 아니라 앞에서 설명한 바와 같이 각종 검사료나 증명서 발급에도 적용된다는 점이다.

1989년 7월 1일 전국민의료보험 실시에도 불구하고 특진제도는 그대로 존속되었기 때문에 특진이 남용되는 사례가 문제점으로 지적되었다. 그리하여 정부는 특진을 지정진료제도 그리고 선택진료제도로 변경하여 운영하였지만 다음과 같은 문제점이 계속 제기되었다(이규식, 양명생, 지영건, 2010).

첫째, 사회보험제도를 택한 국가에서 본인이 좋은 의사를 선택하여 진료를 받을 경우에는 본인이 추가비용만 부담할 것이 아니라, 모든 서비스를 전액 자비부담하는 pay patient로 구분하는 것이 타당하다. 왜냐하면 사회보험의 급여는 최고수준을 지향하기보다는 최소수준을 지향하는 것이기 때문이다. 최고수준의 의료를 원하는 경우는 사회보험제도 밖으로 나가는 것이 원칙이다.

둘째, 선택진료제도는 처음부터 특진이라는 명칭으로 병원의 수입보전책으로 채택되었다. 따라서 병원수입 보전을 위한다면 일부 의료기관을 대상으로 하는 선택진료제도를 운영할 것이 아니라 모든 의료기관에 적용될 수 있는 수가인상이 타당한 방법이다.

셋째, 종별가산제도가 있어 대학병원급에 대해서는 수가의 30%를 가산하여 주고 있다. 이와 같은 대형병원에 선택진료비까지 인정해 준다는 것은 논리적 모순이 있다.

선택진료제는 사회의료보험 급여의 최소수준 원칙에 부합하지 못하기 때문에 2018년 1월을 기하여 폐지하였다.

(4) 제도비급여 논의 II: 상급병실제도

사회보험을 운영하는 국가에서 상급병실을 비급여로 인정하여 차액을 본인 부담시키는 경우는 흔하지 않다. 서유럽의 사회보험국가나 공영의료제도를 택한 국가들도 1~2인실을 운영하고 있다. 이들 국가가 1~2인실을 운영하는 방안은 대체로 두 가지 경우이다.

첫째는 의사가 환자의 진료상 1~2인실에 입원시키는 것이 필요하다고 인정하는 경우이다. 이때는 1~2인실을 이용하더라도 보험급여로 인정하여 환자에게 추가 비용을 부과하지 않는다. 우리나라도 이와 같은 규정은 있지만 잘 지켜지지 않고 상급병실료를 내어야지만 1~2인실 이용이 가능하다.

둘째는 환자의 희망에 의하여 1인실을 이용하는 경우이다. 환자가 희망하여 특별히 단독 병실을 사용하는 경우에는 본인부담병상(pay bed)으로 하여 병실료 뿐만 아니라 진료비 전액을 환자에게 부담시키는 것이 사회보험의 운영 방법이다. 본인부담병상은 모든 의료기관이 갖추고 있기 보다는 돈 많은 환자가 찾는 병원(소위 유명병원)에 주로 설치되어 있다. 지방 중소병원의 경우 본인부담병상을 갖추는 것을 금지하는 것은 아니지만 이용하는 환자가 없기 때문에 통상 큰 병원들이 갖추고 있다. 본인부담병상에 더 나아가 사회보험 환자를 전혀 받지 않는 영리병원(pay hospital or private hospital)도 허용하는 것이 유럽 의료보장국가들이 택하고 있는 방법이다.

우리나라는 상급병실을 이용하는 사람에게도 보험급여를 적용하면서 차액 병실료만 본인부담으로 하는 특이한 방법을 사용하고 있다. 우리나라에서 상급병실제도가 허용된 것은 의료보험제도 도입 이전으로 거슬러 올라가야 한다. 의료보험제도가 도입되기 이전에는 정부가 의료기관에 대하여 간섭을 거의 하지 않았기 때문에 대부분의 병원들이 기준병실과 상급병실을 동시에 운영하고 있었다. 의료보험이 도입되어도 상급병실을 없애기 어려웠기 때문에 상급병실도 보험급여로 하되 기준병실과의 차액만 본인에게 부담시키는 제도로 자연스럽게 굳어졌다. 그런데 상급병실이 제도적으로 허용된 것이 아니라 관행적으로 인정됨에 따라 상급병실에 대한 여러 가지 민원이 초기 단계부터 제기되었다.

이에 1980년 3월 당시 보사부는 기준병실의 범위를 설정하여 상급병실의 무분별한 운영을 차단하려고 하였다. 그러나 상급병실을 없앨 수는 없고 상급병실의 설치 기준을 어느 선까지 허용하느냐와 상급병실 이용자를 보험에 적용하느냐가 논의의 대상이었다. 먼저 상급병실의 허용범위를 결정하기 위해서 기준병상의 설치범위를 병원의 전체 병상 기준으로 50% 이상으로 결정하였다(이규식, 양명생, 지영건, 2010). 그러다, 2010년에는 상급종합병원에서 병상을 10% 이상 증축한 경우, 증축하는 병실은 기준병상을 70%까지 의무적으로 확보하도록 하였고, 2015년 9월에는 모든 병원에 적용하여 기준병상을 70% 이상 의무적으로 갖추도록 하였다.

다음은 상급병실의 이용료 전부를 보험급여로 하지 못하지만 상급병실 이용자도 보험료를 내었기 때문에 기준병실료 만큼은 보험급여로 상환해야 하지 않느냐는 논리에 따라 차액만 본인부담으로 하였다. 상급병실 이용에 따른 차액을 보험급여에서 제외하면 사용희망자가 감소할 것으로 판단하였다. 그런데 현실은 의료기관들이 기준병실을 50% 범위에서만 설치(기준병상 의무확보율을 높이기 전)하고 기준병상이 모자란다는 이유로 환자의 의사와는 달리 상급병실에 입원시키는 점이다(이규식, 양명생, 지영건, 2010).

이와 같은 문제를 해결하기 위하여 2014년 9월부터 기준병실의 기준을 4인실로 바꾸고, 2018년 7월에는 종합병원과 상급종합병원에 대하여 2~3인실을 건강보험 급여로 전환하였다. 종합병원은 2인실의 본인부담률을 40%, 3인실은 30%로 하였고, 상급종합병원은 2인실을 50%, 3인실을 40%로 하였다. 그리고 2019년 7월부터는 병원 급이나 의원에 대해서도 2~3인실을 건강보험 급여로 전환하였는데 본인부담률을 종합병원과 같은 수준으로 하였다. 2~3인실을 보험급여로 적용함에 따라 기준병실과 같이 취급되었기 때문에 병원의 기준병실 의무 확보율을 80%로 높였는데 종합병원 이상은 2018년 7월부터 그리고 병원 급은 2019년 7월부터 이 규정을 적용하였다.

그러나 1인실 및 특실은 그 전과 같이 기준병실료를 제외한 차액을 환자부담으로 하고 있다. 그러다 보니 소위 Big 5로 불리는 대형병원들의 특별입원실은 입원료가 1일 기준 백만 원을 상회하는 경우도 있다. 이렇게 고가의 입원실을 이용하는 환자에게도 건강보험의 급여를 제공해야 하는지 의문이 든다. 일본은 특별진료는 용인하지 않고 1인실과 같은 편의적 병상(amenity bed)은 허용되고 있으나 차액병상의 비중은 2013년 전체 병상의 19.1%이며 병실료를 보면 1일당 5,918엔(二木立, 2014)으로 우리나라에 비해 낮다.

3. 진료비 지불과 의료수가

1) 행위별수가제도(Ⅰ)

(1) 점수제와 금액제

① 점수제의 채택

우리나라는 의료보험제도를 시작하면서 점수제 방식의 행위별수가제를 택하였다. 의료보험제도를 도입하기 위한 준비기간이 짧아서 서유럽의 건강보험 국가들이 진료비를 어떠한 방식으로 지불하는지 연구할 틈이 없었다. 그러다 보니 자연스럽게 많은 국가들이 사용하고 일본도 사용하고 있는 행위별수가제를 사용하게 되었다[17]. 행위별수가제란 서비스 행위 하나 하나에 대하여 항목별로 가격을 책정하는 진료비 지불방법으로 가장 보편적이며 가장 시장접근적인 방법이다. 우리나라는 의료보험제도를 도입하기 이전부터 관행수가라는 명칭으로 수가가 존재하였는데, 의원급에서는 대체로 행위별로 수가를 책정하여 받았고, 병원급에서는 질병에 따라 포괄적으로 수가를 책정하여 받기도 하였다. 의료서비스 공급자는 각각의 치료행위나 자신이 제공하는 산출물에 대해 진료비를 지불받는다. 이러한 진료비나 가격은 보험제도가 없을 때 의료시장에서 공급자는 받을 수 있을 만큼 가격을 책정하게 된다. 따라서 수가는 의료기관마다 달라질 수 있었으나, 의료보험제도가 도입됨에 따라 보험자가 공급자에게 지불하려니 전국적으로 표준화된 진료항목과 수가가 필요하였다. 이에 우리나라에서는 보험의료수가를 제정하기 위하여 여러 가지 노력을 하게 되었다.

② 점수제에서 금액제로 전환

행위별수가제에는 점수제와 금액제가 있는데 1977년 의료보험 도입 당시는 점수제 방식을 택하게 되었다. 점수제란 의료행위간의 상대적인 가치를 토대로 점수가 결정되고 이 점수에 환산지수인 점당 가격을 곱하여 수가가 정해지는 방식이었다. 당시의 점

---

17) 유럽의 의료보장 국가의 경우, 개업전문의에 대해서는 대부분 국가에서 행위별수가를 사용하고, 개업 1차 의사에 대해서도 행위별수가를 적용하는 국가가 더 많은 실정이다. 독일의 경우, 개업의(보험)들은 주 단위로 질병금고연합회와 총액을 계약하여 진료비를 받아 개별 의사에 대한 배분은 행위별수가로 하고 있다(Paris, Devaux and Wei, 2010).

당 가격은 10원으로 하여 금액제로 전환할 때까지 그대로 유지하였다.

진료비 청구는 점수로 하게 되었다. 그런데 점수제를 시행 후 의료기관들 가운데는 점수제를 제대로 인식하지 못하였는지 진료비 청구를 점수에 점당 가격을 곱하여 하는 사례가 보사부 직원의 조합에 대한 감사에서 발견되었다. 당시는 의료기관이 환자진료비를 의료보험조합에 청구하고, 조합에서 청구내용을 심사[18]하여 지급하는 방법이었는데 보험조합의 직원도 점수제를 제대로 이해하지 못하는 문제가 있었다[19]. 이에 정부는 점수제의 점당 가격에 대한 인식이 제대로 되어 있지 못하다고 판단하여 1981년 6월 15일 시행규칙을 개정하여 7월부터 점수에 10원을 곱한 금액으로 청구하는 금액제로 바꾸게 되었다(양명생, 1993).

③ 점수제의 이점

점수제는 수가표에 등재된 의료행위의 상대가치를 나타낸 것이다. 따라서 점수제 수가표의 총 점수가 반드시 100.0점이 되어야 한다. 그러나 수많은 행위량의 점수 합계를 100.0점으로 하여 각 행위의 가중치를 계산하는 것은 쉽지 않다. 그 대안으로 어떤 기준행위를 선정하여 이 행위의 점수를 100.0점으로 하고 다른 행위들은 이 행위와 비교하여 상대가치를 산정하는 방법을 사용하였다.

점수제가 갖는 이점은 의료기술의 변화와 같은 여건 변화에 따라 새로운 행위가 추가되거나 진료행태가 바뀔 때만 점수표를 조정하고 인플레이션이 있을 경우에는 환산지수(점당 가격)만 조정하여 수가를 쉽게 바꿀 수 있는 데 있다. 수가를 보험자와 공급자가 협상으로 결정할 경우에도 점수는 협상의 대상이 될 수 없고, 보험재정, 의료기관의 경영수지를 감안하여 환산지수인 점당 가격만 협상하면 되는 편리한 점이 있다(이규식, 2019). 점수제에서 점당 가격은 인플레이션에 따라 인상률이 결정되도록 하였으나, 당시에는 물가상승에 대응하기 위하여 점당 가격을 조정한 것이 아니라 점당 가격은 고정하여 두고 점수를 조정하였다[20].

---

18) 처음에는 조합이 심사를 하였으나, 1979년 7월 1일부터 보험자 단체인 전국의료보험협의회 내에 의료보험요양비용 심사위원회를 설치하고 심사를 전담하게 되었다(의료보험연합회, 1997).

19) 진료비 청구를 점수로 하는데 점당 가격을 곱하여 청구하는 사례(진료비가 10배가 됨)가 밝혀져 문제가 되었으나, 당시에 청구 의료기관이나 조합 직원 모두 점수제를 제대로 인식하지 못한 실수라고 해명함에 따라 부당 청구로 간주하지 않고 제도상의 문제로 인식하게 되었다.

20) 이 방식은 일본 의료보험의 점수제 운영방식이다. 일본은 1943년 4월 '진료보수계산규정'에 점수제를 채택하여 환산지수를 점당 의과 20전, 치과 10전으로 하고 환산지수인 점당 단가를 점차 개정

금액제는 의료기술의 변화로 새로운 의료행위를 등재할 때 상대가치를 기존의 행위와 비교하여 조정해야 하는 것이 쉽지 않기 때문에 원가개념에 입각하여 새로 등재되는 의료행위의 가격만 단순하게 추가하는 방법이다. 그런데 인플레이션 요인이 있을 때 기존의 등재된 행위의 가격(보험수가)도 모두 조정해야만 새로 등재되는 서비스와 균형이 이루어진다. 그런데 당시 의료수가는 물가당국인 경제기획원(현 기획재정부)이 통제하고 있었기 때문에 기존 서비스의 가격을 인플레이션에 맞추어 모두 조정하기란 사실상 불가능하였다. 따라서 금액제에서 기존 서비스와 새로 추가되는 서비스간의 상대적인 중요도를 반영한 가격 설정이 어려웠다. 즉, 수가표의 조정은 새로운 의료행위가 추가되거나 인플레이션의 요인이 있을 때이다. 그런데 두 요인이 혼재되기 때문에 수가의 조정에서 각 진료행위들의 원가를 정확히 반영하기 어려워 의료행위의 왜곡이 일어나는 문제가 생겼다(이규식, 2019).

각 행위간의 원가반영이 정확하지 못하면, 원가보다 가격이 유리하게 책정된 행위는 공급자들이 가급적 더 많이 시술하고자 하는 반면에 원가보다 낮게 가격이 책정된 행위는 공급자가 시술을 기피하게 되어 의료행위의 왜곡이 발생한다. 이와 같은 의료행위의 왜곡은 점수를 가격으로 전환하는데 따른 불편성(비용)과 비교할 때 오히려 손해가 더 많다는 것을 깨닫게 됨에 따라 1994년 보사부에 설치된 '의료개혁위원회'에서 다시 점수제 방식의 하나인 상대가치수가제도로 환원을 결정하게 되었다.

(2) 행위별수가의 구성과 산정

① 의료행위의 수가 구성과 산정

의료행위에 관한 수가는 의료기관의 경상비용과 자본비용으로 구성된다. 건강보험에서 보험자가 공급자에게 행위에 따른 보상을 할 때 경상비용만을 보상하는 방법과 경상비용에다 자본비용까지 모두 포함시켜 보상하는 방법이 있다. 우리나라와 일본에서 사용되는 행위별수가제는 경상비용과 자본비용을 모두 포함하고 있다. 반면 유럽에서는 수가에 경상운영비만 반영하고 자본비용은 별도의 방법으로 보상하는 국가가 많다.

행위별수가제의 수가는 원칙적으로 각 의료행위에 투입되는 자원소모량(의사 인건

하여 오다가 1948년 8월 갑지(甲地) 10엔, 을지(乙地) 9엔을 하였으며, 1958년 10월부터 모두 10엔으로 통일한 후 현재까지 유지하고 있다(양명생, 1993).

비, 보조원 인건비, 사무실 임대료와 같은 기타 간접비)을 기준으로 1물1가의 원칙에 따라 산정되며 가장 큰 비용 항목은 의사의 인건비가 된다. 각 의료행위의 수가 산정에서 기본 원칙은 그 행위를 수행하기 위하여 필요로 하는 의사의 최소 훈련 인건비를 기준으로 한다. 만약 어떠한 의료행위가 의과대학을 갓 졸업한 일반의가 수행할 수 있으면, 비록 전문의가 수행하더라도 수가는 일반의 인건비를 기준으로 책정된다는 뜻이다(Feldstein, 2005). 따라서 간단한 의료행위를 대학병원의 전문의사가 수행하게 되면 수지가 맞지 않게 된다. 만약 행위별수가가 제대로 자원투입량을 기준으로 개발된다면 간단한 질병의 환자가 대학병원에 집중될 수 없고, 의료기관의 수준에 따라 환자가 배분될 것이다. 그런데 우리나라는 [표 5-11]에서 본 바와 같이 의료기관 종별로 가산율이 적용됨에 따라 간단한 의료행위가 3차 의료기관인 상급종합병원으로 가면 수가가 높아지기 때문에 3차 기관에서도 제공되는 문제가 있다.

수가의 산정은 통상 세 가지 방법으로 이루어진다. 첫째, 보험자가 보건부와 협의를 거쳐 일방적으로 결정하여 고시하는 방법으로, 우리나라는 1999년 이전까지 이 방법을 사용하였다. 둘째, 보험자가 공급자와 협상을 통하여 결정하는 방법으로 일종의 단체협정(concerted action)인데 독일을 위시한 건강보험제도를 택한 많은 국가들이 이 방법을 사용하고 있다. 셋째, 두 가지 방법의 혼용이다. 먼저 수가에 대한 협상을 보험자와 공급자가 한 후에 이를 보건부가 승인하는 방법으로 일본에서 사용되고 있다. 우리나라는 2000년 7월부터 발효된 「국민건강보험법」에 수가의 결정을 계약방식으로 결정하고 복지부에 설치된 건정심의 승인을 받도록 하고 있다[21].

② 의약품의 수가 산정

의약품에 대한 수가 산정은 매우 복잡한 절차를 거친다. 신약의 경우 제네릭 의약품과 혁신적 신약으로 구분되어 의약품 가격이 산정된다. 먼저 의약품의 급여 결정 및 가격 협상 절차 및 소요기간은 [그림 5-1]과 같다.

제약회사가 식약처에서 안전성, 유효성 심사가 완료된 약제를 등재 신청하면 심평원에서는 신약의 경우 120일 이내, 위험분담신청 약제의 경우 150일 이내에 급여 여부를 평가해야 한다. 심평원은 의약품 요양급여 대상 여부를 평가하기 위해서 약제급여평가

21) 우리나라는 수가협상이 이루어지지 못하면 정부가 건정심의 심의를 거쳐 일방적으로 고시할 수 있도록 규정하고 있다.

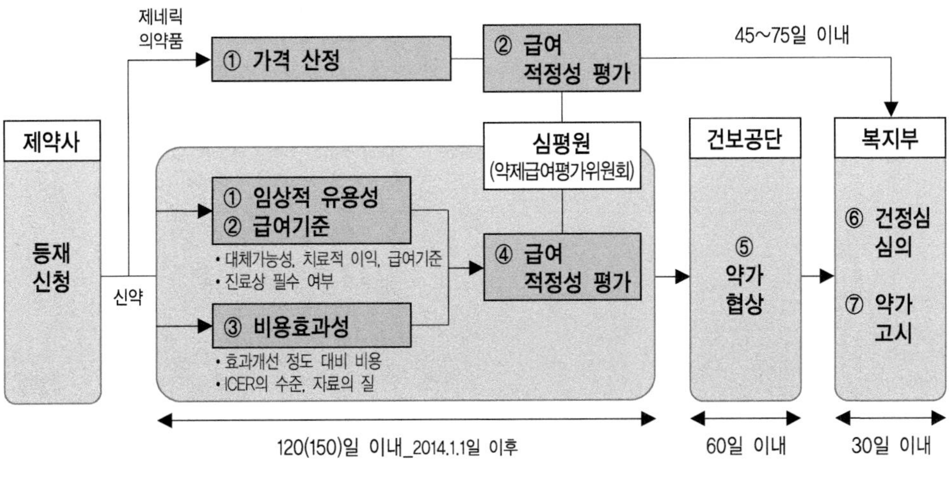

출처 : 이규식 외(2015)

[그림 5-1] 신약의 급여 및 가격결정 과정 및 소요기간

위원회(약칭 약평위)를 운영하고 있으며, 약평위는 임상적 유용성과 급여기준, 비용효과성을 종합적으로 판단하여 급여 적정성을 평가한다.

제네릭 의약품을 등재 신청한 경우 가격 산정과 급여 적정성 평가 절차를 밟아 약가가 고시된다. ① 특허 기간이 만료되면 오리지널 의약품은 가격이 70%로 인하되고, ② 첫 번째 제네릭 의약품은 이 가격의 85%(최초 오리지널 의약품 등재가의 59.5%)를 받게 되며, ③ 가산기간 1년이 지나면 오리지널 의약품과 제네릭 의약품 모두 최초 오리지널 의약품 등재가의 53.55%로 약가가 인하된다.

신약에 대한 보험급여 등재 업무 흐름도는 [그림 5-2]에 제시하였다. 신약이 등재 신청되면, 먼저 '급여기준자문위원회'와 '암질환심의위원회'에서 각각 일반약과 항암제의 임상적 유용성 등을 고려하여 급여기준을 설정한다. 진료상 필수약제가 아닌 경우, 경제성 평가 자료 등을 통한 비용효과성 입증이 요구된다. 진료상 필수약제란 ① 대체 가능한 다른 약제(치료법)가 없는 경우, ② 생존을 위협할 정도의 심각한 질환에 사용되는 경우, ③ 희귀질환 등 소수의 환자집단을 대상으로 사용되는 경우, ④ 생존기간의 상당기간 연장 등 임상적으로 의미 있는 개선이 입증된 경우로 「약제의 요양급여대상 여부 등의 평가기준 및 절차 등에 관한 규정」 제6조에 해당하는 약제를 말한다.

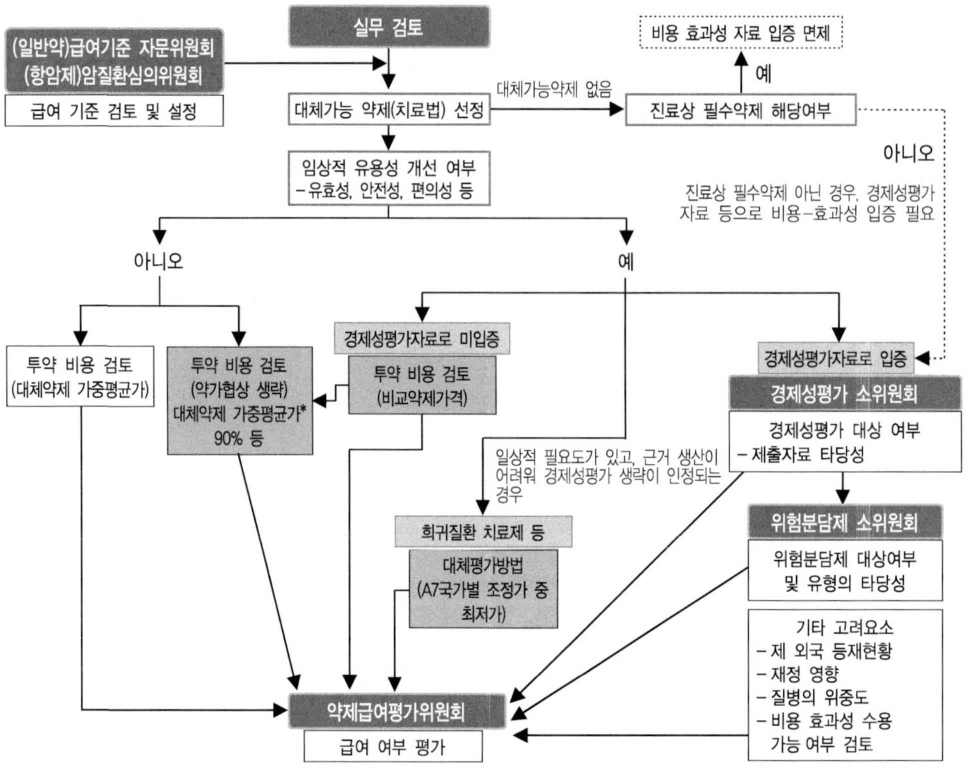

출처 : 이규식 외(2015)

[그림 5-2] 신약의 보험등재 업무절차(2015.5.29. 기준)

대체약제가 있는 경우는 유효성, 안전성, 편의성 등의 임상적 유용성이 개선되었는지를 평가한다. 임상적 유용성이 유사하거나, 임상적 유용성의 개선은 있으나 비용효과성을 입증하지 못한 경우 '투약 비용 검토'를 통해 대체약제 가중평균가에 해당하는 약가를 받을 수 있다. 대체약제 가중평균가는 개별 성분별 1일 투약비용을 보정청구량으로 가중하여 산출된다. 2015년 5월 29일 개정된 신약 보험급여 업무 흐름도에서는 환자의 신약에 대한 접근성 향상을 위해 '신속등재절차(fast track)'가 추가되었다.

대체약제 가중평균가의 90% 등을 받고 건보공단과의 약가협상을 생략할 수 있는 추가 신속트랙의 신설로 인해 제약회사는 신약을 2개월 정도 더 빠르게 시장에 출시할 수 있게 되었다. 비교약제 대비 신청가격이 고가이나 임상적 유용성이 개선되었을 경우에는 비용–효과/비용–효용 분석(cost–effectiveness/cost–utility analysis), 비교약제 대비 임상적 유용성이 비열등한 경우에는 비용–최소화 분석(cost–minimization analysis)에 해당하는 경제성 평가 자료를 통해 비용효과성을 입증해야 한다. 비용효과성의 지표인 점증적 비용–효과비(incremental cost–effectiveness ratio, ICER) 값이 1인당 GDP보다 낮으면 등재될 가능성이 높지만 ICER의 임계값(threshold)은 명시적으로 정해져 있지 않으며, 질병의 위중도, 재정영향 등을 고려하여 탄력적으로 평가되고 있다.

제약회사는 보험등재신청서를 제출하기 전에 경제성 평가에 대한 사전 상담을 신청할 수 있다. 임상적 유용성이 개선되었지만 경제성 평가 자료로 경제성을 입증하지 못한 경우 투약 비용 검토 방법으로 비교약제가격에 해당하는 약가를 받을 수 있다. 임상적 유용성이 개선되었기 때문에 경제성 평가 자료로 경제성을 입증하지 못하였더라도 비교약제가격 수준에서는 비용–효과적이기 때문이다. 한편 2015년 5월 29일 개정된 급여평가기준에서는 희귀질환 치료제 및 항암제 등의 경제성 평가 면제 절차가 신설되었다. 진료상 필수약제에는 해당하지 않지만 임상적 필요도가 있고, 근거 생산이 어려운 희귀질환 치료제 등의 약제는 경제성 평가를 생략하고 A7 국가[22]의 조정가 중 최저가에 해당하는 약가를 받을 수 있게 된다. 경제성 평가 자료 제출 생략 가능 약제는 「약제의 요양급여대상여부 등의 평가기준 및 절차 등에 관한 규정」 제6조의2에 그 조건이 명시되어 있다.

이상과 같은 절차로 심평원에서 가격이 설정되면 마지막 단계는 [그림 5–1]에 제시된 바와 같이 건보공단과 약가 협상을 거쳐, 건정심의 심의를 거쳐 고시된다.

(3) 의료수가 기준의 제정[23]

우리나라에서 의료보험제도를 시행하기 이전에는 의료수가를 각 의료기관이 자체적으로 '수가표'를 정하여 사용하였으며 국·공립병원 및 대학병원은 예산을 관리하는 주무부처의 승인을 받기 위하여 '수가표'라는 형식을 가졌다. 1977년 7월 1일 의료보험제도를 시행하기 위하여 표준적 수가표가 필요하여 '의료수가표'를 제정한 것이 '의료보험진료수

22) 우리나라에서 수입하는 신약의 가격을 결정할 때 7개 국가의 약 가격을 참고하고 있어 이들 국가를 A7 국가로 부르는데, 미국, 영국, 독일, 프랑스, 이탈리아, 일본, 스위스가 속한다.

23) 이 부분은 이규식, 양명생, 지영건(2010)을 재정리하였다.

가기준액표'이며 그동안 많은 변천을 거쳐 현재는 '건강보험요양급여비용'이라는 명칭으로 의료수가를 표시하고 있다.

비급여서비스를 논의하기 위해서는 먼저 「의료법」에서 규정하고 있는 의료수가의 변천과정부터 살펴보는 것이 중요하다.

① 「의료법」상 의료수가기준(임의수가) 제정

㉠ 개요

「의료법」은 정부 수립 후 처음으로 1950년 부산 피난국회에서 제정되어 1951.9.25. 법률 제221호로 「국민의료법」이 공포되었다. 「국민의료법」은 "국민의 보건향상과 국민의료의 적정을 기함을 목적"으로 제정된 것이다. 전문 10장 66조로 구성된 이 법 제4장(의료기관), 제5절(의료보수) 제44조에 "의료업자가 환자로부터 징수하는 의료보수에 관하여는 소관 지방행정의 장의 허가를 받아야 한다."라고 하여 지방 정부의 허가업무로 규정하였었다. 이때 사용한 "의료보수"란 용어는 최근인 2009.1.30.(시행 2010.1.31.) 「의료법」을 일부 개정하여 제45조에서 "의료보수"란 용어는 삭제하고 대신 그 조항을 "비급여 진료비용등의 고지"로 바꾸었다.

「의료법」상의 '의료수가기준'에 대한 변천과정을 요약해 보면 다음과 같다.

ⓐ 소관 지방행정기관장 허가제(1951.9.25.)

ⓑ 서울특별시장 또는 도지사 허가제(1962.3.20.)

ⓒ 보건사회부장관 인가제(1965.3.23.)

ⓓ 관할 도지사(서울특별시장 · 직할시장 · 도지사) 인가제(1973.8.17.)

ⓔ 관할 시 · 도지사 또는 시장 · 군수 · 구청장에게 신고제(2000.7.13.)

- 종합병원 · 병원 · 치과병원 · 한방병원 · 요양병원은 관할 시 · 도지사에게 신고
- 의원 · 치과의원 · 한의원 · 조산원은 관할 시장 · 군수 · 구청장에게 신고
- 다른 법률(「국민건강보험법」, 「의료급여법」, 「산재보험법」, 「자동차손해배상법」 등)에서 정한 경우는 그 법에 따름

ⓕ 의료기관의 고지 및 게시제(2010.1.31.)

- 건강보험 및 의료급여 대상에서 제외되는 "비급여진료비용"과 "제증명 수수

료의 비용"은 보건복지가족부령으로 정하고

- 비급여진료비용은 환자 또는 보호자가 쉽게 알 수 있도록 "고지"
- 제증명 수수료의 비용은 "게시"
- 「의료법」 제45조(의료보수)는 제45조(비급여 진료비용 등의 고지)로 대체
- 1951.12.25.부터 사용한 의료법상 "의료보수"라는 용어는 2010.1.31.부로 59년 만에 "비급여진료비용"과 "제 증명 수수료의 비용"으로 바뀜

주목할 점은 전국민이 의료보험에 적용된 1989.7.1.이후에도 「의료법」상의 '의료수가기준' 조항을 존속시켰으며, 결과적으로 존속된 「의료법」이 비급여서비스 제공을 위한 근거가 되었다. 전국민이 의료보험에 적용되었다는 것은 모든 국민이 보험급여를 받을 수 있게 되었음을 뜻하며, 「의료법」의 수가기준을 적용할 대상자가 없어지게 된 것이다. 그럼에도 불구하고 「의료법」상의 '의료수가기준'에 대한 조항을 폐지시키지 않음에 따라 후일 비급여서비스를 제공할 수 있는 법적 근거가 되었다.

ⓛ 「국민의료법」 제정

대한민국 정부 수립 후 1951.9.25. 최초로 만든 「국민의료법」에 의료를 '의료업'으로 규정하면서 의료수가를 "관할 지방행정의 장의 허가"를 받도록 한 것은 국가가 의료수가를 통제할 의지가 있었기 때문이 아니라 일본 식민지 시대에 사용하였던 법률을 인용하다 보니 지방자치제를 실시하지 않았던 우리나라가 지방자치제를 실시하고 있는 일본 법령 내용을 그대로 모방한 것으로 보인다.

「국민의료법」 제2조에서 제1종 의사·치과의사, 제2종 한의사, 제3종 보건원·조산원·간호원의 3종으로 구분하고, 제6절 의료기관의 세금면제, 제45조에서는 "의료업자에 대하여는 영업세를 면제한다."라고 규정하였다.

ⓒ 「의료법」으로 개칭

1962.3.20. 법률 제1035호로 「국민의료법」을 전면 개정하면서 「의료법」으로 개칭하고 12장, 70조로 구성하였다. 의료수가와 관련하여서는 제51조(의료보수)를 "의사, 치과의사, 한의사 또는 조산원이 환자, 임부 또는 해산부로부터 징수하는 의료보수에 관하여는 서울특별시장 또는 도지사의 허가를 받아야 한다."라고 하여 지방정부의 허가 업무로 정하였었다.

그러다 1965.3.23.(시행 1965.5.24.) 법률 제1690호로 「의료법」을 일부 개정하면서 제51조(의료보수)를 "의사, 치과의사, 한의사 또는 조산원이 환자, 임부 또는 해산부로부터 징수하는 의료보수에 관하여는 보건사회부 장관의 인가를 받아야 한다"라고 중앙 정부의 인가 업무로 하였다.

㉣ 「의료법」 전면 개정

「의료법」을 1973.2.16. 전부 개정(시행 1973.8.17.)하고 제37조(의료보수)에 "의료기관이 환자로부터 징수하는 의료보수에 관하여 그 지역을 관할하는 도지사의 인가를 받아야 한다"라고 다시 지방 정부로 환원하였다(도지사=서울특별시장, 직할시장, 도지사). 그러나 "허가제"나 "인가제"를 도입한 이후 지방이든 중앙이든 정부가 단 한건도 인·허가한 사례가 없었다. 따라서 이때까지 「의료법」상의 '의료수가' 관련 조항은 명목상의 법률이었을 뿐 실질적으로는 사문화된 조항이었다고 하겠다.

㉤ 「의료법」 일부 개정

2000.1.12.(시행 2000.7.13.) 법률 제6157호를 일부 개정하면서 제37조(의료보수) "의료기관이 환자 등으로부터 징수하는 보수에 관하여는 종합병원·병원·치과병원·한방병원 또는 요양병원은 그 지역을 관할하는 시·도지사에게 신고하여야 하고, 의원·치과의원·한의원 또는 조산원은 시장·군수·구청장에게 신고하여야 한다. 다만 다른 법률에 의하여 징수하는 의료보수에 대하여는 그러하지 아니하다."로 하여 병원급과 의원급의 신고 관청을 구분하고 "인가제"를 "신고제"로 바꾸었다. 그리고 「국민건강보험법」, 「의료급여법」, 「산재보험법」, 「자동차손해배상법」 등에서 정한 경우에는 그 법에 따르도록 함으로써 지금까지 법률에 정한 "인가" 직무를 방치해온 지방자치단체들을 해방시켜 주었다. 신고제 역시 형식주의에 지나지 않을 뿐만 아니라 각종 보험관련 법률이나 「의료급여법」에 정하지 아니한 소위 비급여 대상 항목에 대해서는 광역 또는 기초자치단체장의 관리 책임으로 방치되었다. 그런데 문제는 1999년 「국민건강보험법」을 제정하면서 비급여서비스가 가능하도록 함에 따라, 2001년 1월 16일 개정된 「의료법」 제37조는 이와 같은 비급여를 제공하고 이에 대한 진료비를 받을 수 있는 법적 장치 역할을 하게 되었다.

ⓑ「의료법」 2차 전면개정

2007.4.11. 법률 제8366호로「의료법」이 전면 개정되면서 특별자치도에 개설한 의원 · 치과의원 · 한의원 또는 조산원은 시장 · 군수 · 구청장 대신 도지사에게 신고하도록 하였다(허가제에서 신고제로 변경).

ⓢ「의료법」 일부 개정

2010.1.16.「의료법」을 일부 개정하면서 제45조(의료보수) 내용을 전문 삭제하고 대신 제45조(비급여진료비용 등의 고지)로 명칭을 변경하였다.

제45조(비급여진료비용 등의 고지) ① 의료기관 개설자는「국민건강보험법」 제41조 제4항에 따라 요양급여의 대상에서 제외되는 사항 또는「의료급여법」 제7조 제3항에 따라 의료급여의 대상에서 제외되는 사항의 비용(이하 "비급여 진료비용"이라 한다)을 환자 또는 환자의 보호자가 쉽게 알 수 있도록 보건복지가족부령으로 정하는 바에 따라 고지하여야 한다.

② 의료기관 개설자는 보건복지가족부령으로 정하는 바에 따라 의료기관이 환자로부터 징수하는 제증명수수료의 비용을 게시하여야 한다.

③ 의료기관 개설자는 제1항 및 제2항에서 고지 · 게시한 금액을 초과하여 징수할 수 없다.

「의료법」 제45조의 전문 개정으로 '의료보수'라는 용어가 사라지게 되었으며「건강보험법」에 사용되어온 '비급여진료비용'이란 새로운 용어가 등장하게 되어 의료비, 치료비, 진료비, 병원비 등의 생활용어가 '진료비용' 또는 '진료비'로 법률적 용어가 통용하게 되었다.

또한, 의료기관은 정부가 고시하지 아니한 '의료수가표'를 일일이 광역 또는 기초자치단체장에게 신고하지 않아도 되고 해당 공무원은 그 업무 관리에 대한 직무소홀이나 직무유기라는 멍에를 벗어나게 된 것이다. 다만, 각 의료기관이 환자 등에게 쉽게 알 수 있도록 고지 또는 게시하도록 규정이 바뀌었다. 그러나 '의료수가'를 신고제도 아니고 고지 또는 게시제로 규정하여 실질적으로 의료기관은 비급여서비스의 가격을 완전히 자율로 결정하여 이를 환자로부터 징수할 수 있도록 허용하게 되었다.

그러나 제45조제2항은 의료기관은 제증명발급수수료에 대해서는 보건복지가족부령으로 정하겠다는 의지를 「의료법」에 명시하여 이러한 비용은 관치수가(官治酬價)로 전환되게 되었다.

② 「의료보험법」 제정과 의료수가기준(고시제)

㉠ 개요

의료보험제도가 없을 때 의료수가는 공공서비스에 대한 관리가격의 성격을 지녔다. 즉, 의료서비스도 목욕탕 요금이나 버스 요금과 같이 공공요금이라는 생각에서 가격을 책정할 수 있다고 여겼다. 그러나 의료서비스는 의료기관에 따라 제공하는 서비스 내용이 다르고, 의원과 병원이 시설이나 장비도 달라 목욕탕이나 버스와 같은 단순한 공공요금으로 간주하기 어려웠다. 따라서 의료에 관하여 전문성이 전혀 없는 시・도와 같은 지자체에서 가격을 허가하거나 승인할 수가 없어 「의료법」에서 규정하는 의료수가는 의미가 없었다.

1963.12.2. 법률 제1623호로 「의료보험법」(임의가입을 규정)이 공포되고, 1964. 12.2. 보건사회부 예규 제210호로 '의료보험요양급여기준'을 정하면서 제18조(수가규정) 및 제19조(수가조절)에 '진료비 수가'라는 용어는 사용하였으나 실질적으로 「의료보험법」에 따른 의료서비스 제공이 없었기 때문에 수가기준을 정하지는 않았다.

그러다 1965년 9월 '한국종합화학(당시 호남비료)'에서 최초로 피용자 의료보험조합을 설립하고 임의의료보험사업을 시작하게 되었다. 1966년 3월 봉명 흑연 광업소 의료보험조합이 설립되어 직장의료보험조합은 2개가 되었다. 자영자 의료보험조합은 1965년 전주 예수병원에 근무하는 외국인 및 그 가족을 대상으로 한 전주대한의료보험조합과 1969년 4월 부산지역주민을 대상으로 한 부산청십자 의료협동조합 설립을 시발로 보건사회부의 인가를 받은 옥구, 춘성, 거제 청십자 의료보험조합과 정부의 인가를 받지 아니한 서울, 대한, 전주, 인천, 수원, 제주, 협성, 동해, 경주, 인덕 청십자 의료보험조합이 설립되어 의료비 공제사업을 실시하였다. 이렇게 임의보험이 시작되었으나 당시에는 표준적인 의료수가가 없어 불가피하게 각 의료보험조합이 인근 의료기관과 진료비기준을 상호 협약을 책정하여 조합가입자에 대한 의료서비스를 제공하였는데, 가장 손쉬운 방법이 가입자에게 각 의료기관이 보험조합과

맺은 협정에 따라 치료비를 할인해주는 방법이었다.

ⓛ 임의의료보험 도입과 수가협의제

ⓐ '청십자의료보험조합'과 희망 의료기관간 당사자 협의제 실시

- 의료기관에 지불하는 진료비기준은 '진료비 수가'라는 용어를 신설하고 「의료법 제51조」의 규정에 의한 '의료보수'를 기준으로 보험자와 협의 결정하여 필요에 따라 수시 조절할 수 있도록 함. [예규 제18조(수가규정) 및 제19조(수가조절)]
- '의료보수'는 의료기관과 의료보험조합 간 요양취급기간 지정과 진료비기준을 상호 협의하여 실시하여 왔음

ⓑ 단체계약이라는 명분으로 일반관행수가(의료기관 마다 수가가 다름)보다 낮은 수준으로 상호 협의로 할인율을 결정

(예시): 부산청십자 의료보험조합과 부산청십자병원 초량분원간의 수가 계약

– 수술비와 검사비는 50%, 입원비·약대·방사선촬영 비용은 20% 할인

ⓒ 수가고시제 시행 – 사회의료보험제도 도입

임의보험은 모두 조합 인근의 의료기관과 수가할인 계약을 통하여 가입자들에게 의료서비스를 제공하였다. 그러다 1977년 7월부터 500인 이상을 상시 고용하는 사업장부터 사회의료보험을 강제적으로 실시하도록 정책이 정해짐에 따라 가입자들에게 의료서비스를 원활히 제공하기 위해서는 표준적인 보험수가가 필요하였다. 이에 따라 아래와 같은 정책조치가 이루어지게 되었다.

ⓐ 1976.12.22. 법률 제2942호로 「의료보험법」을 전문 개정하여 1977.7.1.부터 500인 이상 상시 고용사업장과 공업단지 입주사업장을 대상으로 당연적용방식의 직장의료보험(당시는 제1종 의료보험으로 명명)을 시작하면서 보건사회부 장관이 고시하는 '의료보험진료수가기준'을 정하고 수가를 고시하도록 함

- 486개 의료보험조합 1,748개 사업장, 피보험자수 1,160천명, 피부양자수 1,938천명, 합계 3,098천명 적용(전인구 대비 8.9%)
- '의료보험진료수가기준' 제정 고시(1977.6.8.)

• 486개 의료보험조합과 계약 의료기관 간에 보험환자 진료에 적용

ⓑ 1979.1.1. 공무원 및 사립학교 교직원과 그 가족에 대하여 의료보험을 확대 실시함과 동시에 전국의 모든 의료기관을 의료보험 요양기관으로 강제지정

• 그러나 의료보험에 적용받지 못하는 사람들에게는 소위 '일반수가'를 「의료법」 제37조(의료보수)에 의거하여 의료기관에서 적용. 일반수가는 당시의 「의료법」상으로는 도지사의 인가를 받도록 되었으나 이것은 형식적인 조치에 불과하였음

ⓒ 1989.7.1. 전국민의료보험이 달성됨에 따라 모든 의료기관은 '의료보험수가기준'에 의존할 수밖에 없게 됨에 따라 「의료법」 제37조(의료보수)는 무력화되었음

㉣ 수가계약제 도입

1999.2.8.(시행 2000.7.1.) 법률 제5854호로 「국민건강보험법」이 제정되고, 이때 처음으로 「국민건강보험법」 제42조(요양급여비용의 산정 등)에 '수가계약제'가 등장하게 되었다.

ⓐ 2000.7.15. 제1차 년도(2001년) 수가계약제의 계약체결 시한(시행령 제5조)

• 보험자인 국민건강보험공단 이사장과 의약계 대표자간 상호 협의하여 수가(요양급여비용)를 계약하기로 함

• 2001.1.1. 새로 계약된 수가 적용(법 제42조 및 부칙 제11조)

ⓑ 보험자 측과 의약계 측간 계약기간 만료일 전 3월 이내에 체결이 이루어지지 아니하면 보건복지부 장관이 종전처럼 직권으로 '건강보험심의위원회'의 심의를 거쳐 수가를 결정 고시하도록 정함(법 제42조3항)

ⓒ 계약기간 만료일 전 3월 이내에 대하여 '9월 30일 이전' 이라는 주장과 '10월 1일부터 12월 31일까지' 라는 해석상의 이견으로 인하여 "계약은 그 계약기간 만료일의 75일 전까지 체결하여야 하며---"로 「국민건강보험법」 제45조제2항을 2006.12.30. 개정하여 해마다 늦어도 10월 15일 이전까지 다음해 1월 1일부터 적용할 수가계약을 끝내도록 함

(4) 보험의료수가의 산정[24)]

① 개요

사회의료보험제도를 통하여 가입자에게 원활한 의료서비스를 제공하기 위해서는 보험급여 패키지를 설정하고, 급여서비스의 가격 설정이 매우 중요하다. 그런데 급여 패키지 설정을 위해서는 필요도의 설정과 같은 절차가 중요하지만, 우리나라는 현재에도 이미 제2장에서 살펴본 바와 같이 수요 접근을 함에 따라 급여 패키지 설정에는 그렇게 고민이 없는 것 같다. 1977년 사회의료보험제도를 도입할 당시에도 의료기관에서 제공하는 의료서비스를 위주로 급여항목을 설정하되 일본의 '진료보수점수표'에 있는 급여항목을 참고함으로써 쉽게 결정할 수 있었다. 따라서 여기서는 보험급여 패키지에 관한 사항보다는 설정되는 급여항목의 가격(즉, 보험수가) 설정을 중심으로 설명하도록 한다.

우리나라에서 의료보험제도를 도입하기 이전에는 각 의료기관이 자체적으로 '수가표'를 정하여 사용하였으며, 1977년 7월 1일 의료보험제도를 시행하기 위하여 수가표를 제정한 것이 '의료보험진료수가기준액표'이며 그동안 많은 변천을 거쳐 현재는 '건강보험요양급여비용'이라는 명칭으로 보험의료수가를 표시하고 있다.

일부 사업장에서 임의보험으로 의료보험이 실시됨에 따라 앞에서 본 바와 같이 보험조합과 의료기관이 관행수가를 할인하는 형태로 운영되었다. 그러나 보사부는 1963년 「의료보험법」이 제정됨에 따라 1964.12.2. 예규 제210호로 "의료보험요양급여기준"을 제정하였고, 이 예규에 맞추어 의정국 지방의정과에서 진료수가 기준제정을 위한 준비를 하였다.

② 보험의료수가 기준 책정을 위한 조사연구

보건사회부에서는 대한의학협회(현 대한의사협회)에 의료수가산정기준을 제출토록 요청하였으나 대한의학협회는 일부 의료기관이 각기 임의 적용하고 있는 의료수가표를 통합 평균하여 '의료수가산정표'를 제출하였다. 보건사회부는 이러한 수가표는 실제 적용하기 어렵다는 판단에서 1966년에 고려대학교 경영대학원에 『진료비 수가 원가계산 연구』를 의뢰하였다. 이 연구가 우리나라에서 병원경영상태를 분석한 최초의 연구라

24) 이 부분은 이규식, 양명생, 지영건(2010)을 수정하여 작성하였다.

하겠다. 이 보고서는 세브란스병원, 수원도립병원, 한격부외과병원 등 3개병원에 대한 '원가계산보고서'를 토대로 매우 상세하게 조사·기술하였으나 전국 병원에 적용할 수 있는 통일된 의료수가기준으로 사용하기에는 미흡하였다. 이 연구에서는 대한의학협회가 작성한 '의료수가산정표'를 원칙적으로 준용하였다.

수가와 관련된 두 번째 연구는 1968년 10월 서울대학교 보건대학원에 의뢰하여 이루어졌다. 서울대학교 보건대학원은 시범병원의『의료원가계산을 중심한 의료수가기준 책정에 관한 연구』를 하였다. 이 연구에 대한 계속 사업으로써 1969년 (사)한국병원관리연구소(연구반장 인천도립병원장 김영언)에『의료수가기준 책정에 관한 연구』를 의뢰하였다. 이 연구보고서는 입원료 기준, 수술료 기준, 외래환자 1인 1일 진료원가, 외래환자 초진료, 그리고 "의료수가=의료원가+α"에 있어서의 α에 관한 고찰 순으로 작성되었다. 'α'란 사업으로써의 계속성 유지 재원을 뜻하며, 확대재생산을 위한 투자비의 의미를 지녔다.

1970년에도 (사)한국병원관리연구소에서 계속 연구를 진행하였다. 1970년 연구는 전국의 의료수가 실태를 파악하고 의료보수의 이론적 분석을 하여 새로운 의료수가체계에 접근하는데 중점을 두어 의료보수의 구조를 약품을 포함한 '물건에 대한 대가'와 진료 및 치료에 대한 비용인 '기술료'로 구분하였다. 약품에 대한 대가에는 재료, 설비, 전기, 수도료 등을 통합시켰다. 그리고 기술에 대한 보수는 경제학적·사회학적 평가를 기준으로 결정하고, 물건에 대한 대가의 하한선은 원가라야 한다고 주장하였다. 또한 통일된 회계제도와 계정과목을 설정하여 의료기관의 의료경영실태를 정확히 파악하는 것이 중요하다는 건의를 하였다. 이 보고서는 1968년 이후의 연구결과를 종합적으로 고찰하여 병원부문별 의료원가계산을 하고 몇몇 행위별 원가를 계산하였다. 그리고 "α=의료원가의 43%"라는 수치를 산출하였다. "물건"에 대한 보수 책정에 있어서는 가격형성 과정을 고찰하고 공정보수 개념을 채택할 것을 주장하였다. 의료의 공공성을 감안하여 의료수가는 [식 5.1]과 같은 공정보수방식의 수식을 따라야 한다고 주장하였다. 그리고 공정보수방식을 의료보수 기준 산정과정에 도입할 때 의료비에서는 "총수입 = 의사기술료 + 물건부문원가 + 공정보수"라는 식으로 기준설정의 기초로 삼아야 할 것이라고 주장하였다.

[식 5.1] $R = E + (V - D) + \delta$

여기에서 R : 총수입

E : 지출(인건비, 조세, 감가상각비를 포함한 관계비용 포함)

V : 건설당초의 사업재산

D : 사업재산의 감모액(減耗額)

δ : 사업재산에 대해서 허용될 공정보수율

③ 일본출장보고서(일본의 의료보험치료수가 및 보험제도)

우리나라에서 1966년 이래 몇 차례의 수가연구가 이루어졌으나, 사회의료보험에 적용하는 것은 문제가 있었기 때문에 불가피하게 1976년 11월 일본 출장을 통하여 일본의 '진료보수점수표'를 참고하도록 하였다.

㉠ 행위별 진료비 점수 결정 방식

일본의 경우 물(物)과 기술(技)을 분리하여 기술을 중시하고 사무의 간소화를 원칙으로 하고 있으며 보수기준은 난이도, 시술시간, 빈도에 의하고, 의료경제 및 병의원 경영분석을 통한 전문과별로 기준 행위를 선정한 후 점수를 부여하여 타 행위는 기준 행위와 비교 배점하고 있었다. 우리나라에서는 일본의 의료보수점수 결정 원칙과 기준을 수가결정에 적용하되 일본식으로 행위를 과다하게 세분하지 말고, 시설 및 장비투자를 수가결정 참고 요소로 할 것을 건의하였다. 그리고 보험의료수가는 기술의 평균치이므로 기술에 대한 차등을 둘 수 없다는 점과 기술료는 의사가 사회적 지위에 상당하는 생활을 유지할 수 있도록 책정하고 점수제의 모순점을 지적하여 의료행위 심사제도의 확립을 건의하였다.

㉡ 진료보수점수표 제정

당시 일본의 진료보수점수표는 의료기술 발전에 따라 치료가 용이해지는 질병이 많아지는데도 불구하고 기존 점수는 존치한 채, 새로 개발된 치료행위의 점수를 첨가함으로써 행위간의 균형 배점이 이루어지지 못하였고, 전반적인 인상이 불가능할 경우 의료공급자 측의 압력 해소를 위하여 행위를 세분하거나 새로운 항목을 추가하는 등의 편법을 사용하고 있었다. 우리나라에서는 점수표를 제정할 때부터 행위를 세분하는 것을 피하고 행위간의 균형 배점은 불가능하지만 이해관계에 따른 불합리한 수가 개정을 피할 것과 개정 기간과 연동폭 등의 기준을 제정하여 각종 경제지표와 의료수가 개정을 연동시킬 것을 건의하였다.

㉢ 약가기준 제정

일본에서는 도매가격(都賣價格)을 참고로 구입가에 따라 고시가격을 정하고 있었으나 구입가 조사가 번잡하고 의사회 및 의료기관의 협조가 있어야 하기 때문에 실효성이 없었다. 우리나라에서는 표시가를 기준으로 하는 것이 가능하며 현재 병의원 약가가 표시가의 3~10배인 점을 감안하면 표시가를 기준으로 하여도 과잉투약 및 주사요인이 많이 없어질 것으로 보았다.

㉣ 요양급여의 제한

당시 일본에서는 과잉수진(過剩受診) 방지를 위하여 초진시 본인부담을 200엔, 입원시 1개월 동안은 1일당 60엔을 본인 부담시키고, 피부양자에 대해서는 진료비의 30%를 본인 부담시키고 있었다. 그리고 1개월간 본인부담 진료비 총액이 39,000엔을 초과할 때는 고가진료비로 취급하여 초과금액은 조합 또는 국가가 부담하고 있었다. 우리나라에서는 의료보험 실시 초기에는 피보험자와 피부양자 부담분의 폭을 넓히되 외래환자는 입원환자보다 본인부담을 높게 하여 과잉수진을 방지하고 보험급여남용을 방지할 것을 건의하였다. 그리고 과잉진료 방지를 위하여 투약, 주사, 치료방법 등의 제한을 고려하고 진료비 청구·심사를 철저히 할 것을 건의하였다.

④ 보험의료수가 산정방법 시안

1976년 11월 10일 보건사회부에 '의료보험수가제정 조정위원회'가 설치되어 1977년 3월에 '의료보험수가 책정방법 시안'을 보건사회부 장관에게 보고하였다. 이 시안에서는 보험수가를 7개 항목으로 분류하고 다음과 같은 기본방향을 제시하였다.

첫째, 보험의료는 의학 및 의료기술에 부합되어야 하는 반면 의료비 지불에 제약을 받으므로 낭비를 배제하는 것이 의료보험 육성의 관건이다.

둘째, 보험의료를 담당할 의료기관의 경영실태에서 유리(遊離)된 의료수가 정책은 있을 수 없으므로 의료보험사업의 출발시점의 경영 자료를 기반으로 수가를 책정하여야 한다.

셋째, 행위별수가제란 성과불(成果拂)로 의료비를 지불하는 의료보험 형태에서는 의약품의 남용 및 과다진료 등의 문제가 발생할 수 있으므로 의약품의 과잉사용을 억제할 수 있는 의료수가체계가 수립되어야 한다.

넷째, 기술과 물건을 분리하는 것을 원칙으로 하여 분리가 용이한 투약, 주사, 입원행위에서는 의약품을 완전히 분리시켜 남용을 방지하도록 하여야 한다.

다섯째, 의료기관의 수입을 "의료원가+α"로 볼 때, 'α'에 대한 적정한 산정을 기해야 한다.

여섯째, 의료보험수가는 사회적·경제적 변동에 따라 해마다 자동적으로 조정되는 제도를 미리 마련해야 한다.

일곱째, 먼저 의료기관의 경영 자료를 가지고 의료수가를 금액으로 산출한 후 점당단가(點當 單價)를 내정하고 의료행위별로 점수를 표시해야 한다.

이 시안을 토대로 의료보험수가의 책정을 위하여 대한의학협회의 각 학회에서 추천한 전문의 자격취득 후 1~2년 된 의사들에게 의뢰하여 서울시내 소재 국립의료원 등 종합병원에 대한 관행수가를 조사하는 한편 난이도, 빈도, 시술시간에 의한 비율을 조사하여 관행수가와 조사항목들의 비율 배점표를 작성하였다.

당시 주된 수가 항목 수는 203개 항목으로 분류하였으며, 난이도는 해당과의 진료행위 중 하나를 표준행위로 하여 100.0점으로 하고 다른 행위는 표준행위에 비례하는 방식으로 점수를 구하였다. 1977년 의료보험을 도입할 당시의 점수제도는 이와 같은 방법으로 도입하여 난이도는 해당과의 진료행위 가운데 기술적으로 시술이 가장 어려운 행위 하나를 표준행위로 선정하여 1,000점을 부여하고 다른 행위의 점수는 표준행위와 비교하여 도출하는 방법을 택하였다(일반외과의 경우 위전절제술을 1,000점으로 함). 그리고 빈도는 동일가의 모든 진료행위의 빈도를 분기 또는 연간으로 일정기간의 건수를 기재하도록 하였으며, 시술시간은 마취시간 및 수술 전 후를 제외한 실 수술시간을 기재하도록 하였다. 이와 같은 방법을 통하여 행위의 난이도, 행위빈도, 시술시간 등을 감안하여 상대가치를 산출하였다(이규식, 양명생, 지영건, 2010).

관행수가 조사는 서울대학병원, 국립의료원, 연세의료원, 가톨릭의대성모병원, 서울적십자병원, 고려병원 등 6개 종합병원을 기준으로 하였으며, 난이도·빈도·시술시간

조사는 국립의료원, 연세의료원, 가톨릭의대성모병원, 고려병원, 순천향병원, 백병원, 필동성심병원, 을지병원, 한양대부속병원, 국군통합병원 등 10개 종합병원을 기준으로 하였다. 병원 수입비율조사는 국립의료원, 연세의료원, 가톨릭성모병원, 고려병원, 순천향병원, 백병원, 필동성심병원 등 7개 종합병원을 기준하였으며, 약가이윤조사는 연세의료원, 고려병원, 백병원 등 3개 종합병원 자료를 근거로 하였다.

이렇게 작성된 수가는 의료계의 동의를 얻었으나 1977년 6월 8일에 제정·공포된 보험수가에 대해 대한병원협회는 보건사회부가 시안대로 적용하지 않고 표준병원을 추가하였다고 불만을 표시하였다. 그러나 보건사회부 입장에서는 전국적으로 인건비와 진료비가 높은 병원만을 기준으로 할 수 없었기 때문에 표준병원을 추가하여 평균값으로 수가를 산정하였던 것이다.

⑤ 보험진료수가기준 제정

우리나라에서 최초로 제정된 '보험진료수가기준'의 주요 내용은 다음과 같았다.

첫째, '제정 목적'은 보험수가를 의료행위별로 체계적으로 책정함으로써 「의료보험법」의 규정에 의한 피보험자가 사용한 요양급여 및 분만급여에 소요된 표준화된 비용을 산정하기 위해서이다.

둘째, 보험수가 제정 작업은 보건사회부가 대한의학협회 및 대한병원협회와 공동으로 관행수가를 조사하고 행위별 비례 배점을 작성하였다. 보험제도 도입하기 전에 관행수가를 모든 의료행위별로 조사하고 행위 간의 수가 균형을 맞추기 위하여 각 행위별로 난이도, 시행시간, 빈도를 조사하여 이를 토대로 보험수가를 작성하였다. 조사된 부문별 의업수입비율과 관행수가에 의하여 수가수준을 책정하였으며, 의업수입비율은 기술행위료 47.31%, 진찰료 1.49%, 투약·주사료 32.86%로 조사되었다. 또 관행수가의 수입구성 부문별 증감조정률을 보면 상한수가에서 관리료 11.0%p, 진찰료 1.46%p가 증가하였고 투약·주사 24.22%p, 기술행위 13.24%p가 감소하였다. 그리고 하한수가는 기술행위 9.00%p, 관리료 20.00%p가 감소하였다. 이에 따라 보험수가는 당시 관행수가에서 45%를 감소시킨 수준으로 결정하였다.

셋째, 보험수가체계는 물건(의약품, 치료재료)과 기술(의료행위)을 분리하고 물건에서는 의료기관이 이윤을 얻을 수 없도록 하였다. 의약품 가격은 의료기관에서 진료에 사용될 의약품의 도매가격을 조사하여 기준으로 삼았다. 당시 의약품 가격은 의약품의 유통구조 및 거래요인에 따라 달랐다. 당시 거래실태를 보면 제약업소의 직거래와 도매거래의 거래물량은 약 50:50의 비율이었다.

2) 행위별수가제도(Ⅱ): 상대가치수가[25)]

(1) 미국 Medicare의 상대가치수가제

미국은 민간보험에 의하여 의료서비스가 보장되는 시스템이었기 때문에 의료서비스에 대한 표준수가는 생각도 하지 못하였다. 1965년 사회보장법을 개정하고, 1966년부터 Medicare 및 Medicaid제도를 도입하여도 한동안은 관행수가(customary, prevailing, and reasonable, CPR)[26)]를 사용하고 있었다(AAP, 2021). 1970년대 두 차례에 걸친 오일 쇼크로 세계 경제가 스태그플레이션(stagflation)이라는 장기침체기에 접어들자 미국에서도 1980년대에 경기침체와 함께 의료비 인플레이션이 Medicare 재정을 위협하게 된다.

이와 같은 의료비 인플레이션에 따른 Medicare 재정 위협에 대처하기 위하여 병원 진료비는 비용토대상환방식에서 뒤에 설명하는 DRGs제도로 전환하게 된다. 뒤이어 의사 진료비에 대한 절감 방안을 고민하게 된다[27)]. 당시 의사들의 진료비 지불을 위하여 사용되던 관행수가는 효율성과 의료행위간의 형평성이 결여된 문제점들이 제기되었다(Feldstein, 2005). 이러한 문제를 극복하기 위하여 Harvard 대학의 Hsiao et al.(1988)은 각 서비스의 비용을 추계하기 위한 상대가치(Relative Value Scale)를 개발하였다[28)]. 상대가치 개발을 위한 전제는 완전경쟁시장에서 장기적으로 가격은 생산물의 평균 비용과 일치한다(P=AC)는 미시경제학 이론이 토대가 되었다(Feldstein, 2005). 상대가치 개발을 위한 의료행위를 미국에서는 CPT(current procedural terminology) 코드에 따라 분류하고, 행위간의 상대가치는 세 가지 비용으로 구분하여 산출하였다(AAP, 2021).

첫째는 의사의 업무(physician' work, PW)로 2021년 기준 상대가치의 50.9%를 차지하는데 여기에는 네 가지 요소가 포함된다. ① 서비스를 제공하는데 소요되는 의사 시간,

---

25) 이 부분은 이규식(2021)을 참고하여 수정하였다.

26) 관행수가를 미국에서 UCR(usual, customary, and reasonable) fee라 부르기도 한다(Koch, 2002).

27) 미국 Medicare는 의사와 병원에 대하여 진료비를 별도로 지급하고 있다. 이것은 미국의 병원시스템이 개방형(open staff)으로 되어 병원에는 개업의사가 attending으로 입원 환자를 진료하기 때문이다.

28) RBRVS는 Hsiao 교수 팀이 1985년 12월에 개발하여 1988년 9월에 JAMA에 발표하였다.

② 의사의 기술과 노력(technical skill and physician effort), ③ 정신적 노력과 판단(mental effort and judgment), ④ 환자의 의원성 위험에 대한 의사의 심리적 스트레스(psychological stress associated with physician's concern about the iatrogenic risk to the patient)로 구성되었다.

둘째는 개업을 통한 환자진료를 위한 비용(practice expense, PE)으로 상대가치의 44.8%를 차지하고 있다. 여기에는 임대료, 직원임금, 장비에 대한 감각상각비가 포함되는데, 몇 차례의 비용 측정을 위한 개선이 이루어졌다. 현재는 개업의 실태조사(physician practice information, PPI) 자료를 사용하고 있다.

셋째는 의료사고 보험 비용(professional liability insurance, PLI)으로 상대가치의 4.3%를 차지하고 있다.

다음 절차는 지역별 비용의 변이지수(geographic practice cost indices, GPCIs)를 반영하여 상대가치를 조정한다. 여기에도 ① 의사업무 비용지수(Cost of Living GPCI), ② 환자진료 비용지수(Practice Cost GPCI), ③ 의료사고 보험 비용지수(Professional Liability Insurance GPCI)라는 세 종류가 있어 이를 평균하여 적용하고 있다.

마지막으로 상대가치점수를 금액으로 환산하는 환산지수(conversion factor, 점당 가격) 부분이 있다. 상대가치수가의 적용 첫해인 1992년도의 환산지수는 점당 31.0010달러로 하였다. 그 후 1997년까지는 환산지수를 1차 의료부분, 외과부분, 기타 비외과부분의 세 영역으로 나누어 결정하다 1998년 다시 전체를 하나로 하여 점당 36.6873달러로 하였다. 특이한 것은 [표 5-25]에서 볼 수 있는 바와 같이 시간이 지남에 따라 환산지수를 항상 올리기만 한 것이 아니라 상대가치 점수가 증가하면 전년도와 재정중립적 조정을 위하여 환산지수 값을 내리기도 하여 2021년에는 34.8931달러로 1997년보다 낮아졌다(AAP, 2021).

[표 5-25] 미국 환산지수의 변화 추이 (단위: US $, %)

연도	1992	1998	2002	2007	2011	2016	2019	2021
금액	31.0010	36.6873	36.1992	37.8975	33.9764	35.8043	36.0391	34.8931
전년비 증가율	–	–	–5.3	0	7.9	–0.36	0.0039	–0.0332

주: 증가율은 직전 연도와 비교한 수치이기 때문에 이 표에서는 계산하기 어려움
1992년에서 2021년까지 환산지수 값은 [참고 표 2]에 수록하였음

출처: AAP(2021)

이렇게 산출한 상대가치 수가는 Medicare를 위시한 공적 지불은 물론 민간보험의 사적 지불을 포함하여 의사 진료비 지불의 77%나 적용하고 있다(AAP, 2021).

(2) 우리나라의 상대가치수가제

① 등장배경

우리나라는 의료보험제도 도입 시 행위별수가를 점수제로 운영하다, 1981년 7월부터 금액제로 전환함에 따라 행위간의 수가 불균형 문제가 심각하게 제기되었다. 행위간의 진료비 지불의 불균형이 누적됨에 따라 진료행위가 왜곡된다고 판단한 의료계는 1990년대 초부터 금액제의 문제점을 검토하게 되었다. 특히 1992년 연세대 '보건정책 및 관리연구소'에서 미국 Medicare 의료수가와 우리나라의 보험수가를 비교하여 수가 간의 불균형이 47배까지 존재한다는 것을 분석하여 우리나라에서 사용되고 있는 금액제의 문제점을 지적하였다. 그리고 금액제의 대안으로 미국 Medicare에서 사용하고 있는 자원기준 상대가치제도(resource based relative value scale, RBRVS)의 도입을 주장하였다(김한중 외, 1992). 이 연구는 행위별수가제의 금액제가 갖는 문제점을 사회적으로 공론화시키는 계기가 되었다. 이러한 논의가 있던 가운데 1994년 정부에 구성된 '의료보장개혁위원회'에서 상대가치를 이용한 의료보험수가 구조개편을 채택하기에 이르렀다[29]. 이 위원회의 결정에 따라 1995년 7월 정부는 '의료보험수가구조개편협의회'를 구성하고 수가제도 개편을 위한 구체적인 절차에 들어가게 되었다.

② 상대가치수가의 법적 근거

정부는 2001년 수가개정에서부터 상대가치수가를 적용하였다. 상대가치수가의 법적 근거는 [Box 5-3]에서 볼 수 있다. 「국민건강보험법」 제45조(요양급여비용의 산정 등) 및 2001년 7월 1일 시행된 「국민건강보험법 시행령」 제24조(현재는 제21조, 계약의 내

29) 1994년 구성된 보건복지부의 '의료보장개혁위원회'는 수가와 관련하여 두 가지 정책을 제안하였다. 첫째는 행위별수가제를 유지하면서 수가구조를 개편하는 것으로 구체적으로는 상대가치와 환산지수의 개념도입 및 수가수준의 현실화, 의학 및 의료기술의 발전에 따른 수가 항목과 용어의 적절한 분류 등을 내용으로 하였다. 이 작업을 위하여 1995년 7월 '의료보험수가구조개편협의회'를 구성하고 연세대학교 인구 및 보건개발연구소에 상대가치연구를 의뢰하였다. 둘째는 입원에 대하여 행위별수가제를 DRGs로 바꾸는 것이다. 이를 위해 1995년 1월 'DRG지불제도 도입검토위원회'를 구성하여 일부 보편적인 질병군에 대해 DRGs 도입을 결정하였고 1997년 초에 1차 시범사업을 시행하였다.

용 등) ①항에서 상대가치점수의 점당 가격에 관하여 규정하였고, ②항에서는 상대가치의 산출근거를 '요양급여의 상대가치점수는 요양급여에 소요되는 시간·노력 등 업무량, 인력·시설·장비 등 자원의 양과 요양급여의 위험도를 고려하여 산정한 요양급여의 가치를 각 항목간에 상대적 점수로 나타낸 것으로 하되, 보건복지부장관이 심의조정위원회의 심의를 거쳐 보건복지부령이 정하는 바에 의하여 이를 고시한다'. 라고 규정하였다. 이 규정은 2017년 3월 20일 개정되어 상대가치 결정요인에 요양급여에 따른 사회적 편익이 추가되었다.

한편 요양병원에 대해서는 2008년 1월 1일 시행된 「국민건강보험법 시행령」 제24조 ④제2항 및 제3항에도 불구하고 「의료법」 제3조제5항에 따른 "요양병원의 입원에 대한 요양급여의 상대가치점수는 요양급여 각 항목의 점수 및 약제·치료재료의 비용을 합산하여 환자의 경중도의 구분에 따른 1일당 상대가치점수로 산정할 수 있다."라고 하여 요양병원의 진료보수 지불을 1일당 정액 진료비로 하는 근거를 마련하였다.

상대가치수가의 고시는 「건강보험요양급여규칙」 제8조(요양급여대상의 고시) ②항에서 요양급여행위를 규정하고 ⑤항에서 하나의 행위 또는 하나의 포괄적인 행위의 경우 "시행령 제21조제2항에 따른 요양급여의 상대가치를 함께 정하여 고시한다." 라고 규정하여 DRGs도 포함하여 고시하게 되었다. 그리고 시행규칙 제12조(상대가치점수등의 조정 등) ① 제10조제1항 및 제10조의2제1항에 따른 "요양기관, 의약관련 단체, 약제·치료재료의 제조업자·위탁제조판매업자(약제의 경우만 해당한다)·수입자(치료재료가 인체조직인 경우에는 「인체조직 안전 및 관리 등에 관한 법률」 제13조에 따른 조직은행의 장) 또는 가입자등은 이미 고시된 요양급여대상의 상대가치점수·상한금액, 요양급여대상·비급여대상의 조정을 보건복지부장관이 정하여 고시하는 바에 따라 보건복지부장관에게 신청할 수 있다." 라고 규정하여 상대가치점수의 개정에 관한 내용을 담고 있다.

여기서 투입되는 자원은 시간, 정신적 노력, 육체적 노력, 스트레스와 같은 의사업무량과 보조 인력의 임금, 장비, 기구, 재료, 약품 등의 비용, 임대(리스)료, 시설, 진료를 위한 관리나 사무비용을 포함하는 진료비용으로 구분되어진다. 따라서 상대가치점수는 각 의료행위에 사용되는 자원의 양을 상대적으로 비교하여 단위가 없는 점수로 표현한 것이다.

절대적 가치가 아닌 상대적 가치로 접근하는 이유는 전문직업인인 의사들이 시행하는 의료행위에 대한 보수를 결정하는 것이 용이하지 않기 때문이다. 그러나 상대가치가 의료내적 특성(의학의 발달, 의료기술의 발전 등)은 반영되어 있다 할지라도, 의료

외적 특성(임금 및 물가의 변동 등)은 반영이 안 되었기 때문에 환산지수를 통하여 이를 반영해 주고 있다. 따라서 상대가치에 의한 수가는 먼저 상대가치 부분과 이를 금액으로 바꾸는 환산지수 부분으로 구분하고 다시 상대가치를 의사업무량에 대한 상대가치와 진료비용에 대한 상대가치, 의료사고 위험도의 상대가치로 구분하고 있다.

[Box 5-3] 상대가치의 산정에 대한 법적 근거

「국민건강보험법」 제45조(요양급여비용의 산정 등) ① 요양급여비용은 공단의 이사장과 대통령령으로 정하는 의약계를 대표하는 사람들의 계약으로 정한다. 이 경우 계약기간은 1년으로 한다. ⑦ 제1항에 따른 계약의 내용과 그 밖에 필요한 사항은 대통령령으로 정한다.
「국민건강보험법 시행령」 제24조(계약의 내용 등) ① 법 제42조제1항의 규정에 의한 계약은 공단 이사장과 제23조 각 호에 따른 대표자가 요양기관의 유형별로 체결하되, 제2항의 규정에 의한 각 요양급여의 상대가치점수의 점수당 단가를 정하는 것으로 한다.〈개정 2007.9.27.〉 ② 요양급여의 상대가치점수는 요양급여에 소요되는 시간·노력등 업무량, 인력·시설·장비등 자원의 양과 요양급여의 위험도를 고려하여 산정한 요양급여의 가치를 각 항목간에 상대적 점수로 나타낸 것으로 하되, 보건복지부장관이 심의위원회의 심의를 거쳐 보건복지부령이 정하는 바에 의하여 이를 고시한다.〈개정 2006.12.30.〉 ③ 제1항의 규정에 불구하고 법 제39조제1항제2호의 약제·치료재료(제2항에 따른 상대가치점수가 적용되는 약제·치료재료는 제외한다. 이하 이 조에서 같다)에 대한 비용은 보건복지부장관이 심의위원회의 심의를 거쳐 정하여 고시하는 금액의 범위안에서 요양기관이 당해 약제 및 치료재료를 구입한 금액으로 하되, 약제 및 치료재료 구입금액의 결정기준·결정절차 기타 필요한 사항은 보건복지부장관이 정하여 고시한다. 다만, 약제·치료재료중 한 약제에 대한 비용은 보건복지부장관이 심의위원회의 심의를 거쳐 고시한 금액으로 한다.〈개정 2001.6.30., 2001.12.31., 2006.12.30., 2007.12.27.〉 ④ 제2항 및 제3항에도 불구하고 「의료법」 제3조제5항에 따른 요양병원의 입원에 대한 요양급여의 상대가치점수는 요양급여 각 항목의 점수 및 약제·치료재료의 비용을 합산하여 환자의 경중도의 구분에 따른 1일당 상대가치점수로 산정할 수 있다.〈신설 2007.12.27.〉 ⑤ 제1항의 규정에 의하여 계약을 체결할 때 상대가치점수가 고시되지 아니한 새로운 요양급여항목의 비용에 대한 계약은 제2항의 규정에 의하여 동 항목의 상대가치점수가 고시되는 날에 계약이 체결된 것으로 보되, 요양기관이 동 항목에 대한 요양급여를 최초로 실시한 날부터 이를 적용한다.〈개정 2007.12.27.〉

③ 상대가치수가의 산정: 2001년 시행[30)]

1994년 의료개혁위원회의 결정에 따라 대한의사협회는 1995년 5월부터 1년 동안 상대가치수가 연구를 위한 준비에 들어가 대한의학회 산하 24개 분과 학회를 참여시켜

30) 이 부분은 이규식, 양명생, 지영건(2010)의 내용을 요약하였다.

한국표준의료행위분류(Korean Classification of Procedures in Medicine, KCPM)를 제정하였다.

그리고 보건복지부, 대한의사협회, 대한병원협회, 대한치과의사협회가 공동으로 연구비를 출연하여 1996년 6월 의료보험 수가구조개편을 위한 상대가치 개발 연구 용역을 연세대학교 보건정책 및 관리연구소에 의뢰하여 1997년 10월 연구를 완료하였다. 동 연구소에서 개발한 상대가치(의료보험 수가구조개편을 위한 상대가치 개발 연구)는 1996년에 마련된 한국표준의료행위분류(대한의사협회)의 8,687개의 항목과 한국표준치과의료행위분류(대한치과의사협회)의 1,321개 항목을 대상으로 산출하였다. 이때의 상대가치는 의사업무량 상대가치와 진료비용 상대가치를 각각 구분하여 산출한 후에 합산하였다.

업무량 시간은 의료행위를 수행하는데 실제 소요되는 시간을 측정하였고, 업무량 강도는 육체적 노력, 정신적 노력, 스트레스의 세 가지 요소를 강도 추정(magnitude estimation) 방법으로 측정하였다. 의사업무량 상대가치는 3,259명의 설문 결과를 분석한 1차 조사와 1,944명의 설문 결과를 분석한 2차 조사를 토대로 산출하였다.

진료비용 상대가치는 8개 표본병원(3차 기관: 4곳, 종합병원: 3곳, 병원: 1곳)의 조사를 통해 산출하였다. 진료비용의 산출방법은 각 병원에서 조사된 총 비용을 원가중심점(cost center)으로 배분하고, 각 원가중심점의 비용을 해당 원가를 구성하는 행위의 의사업무량에 비례하여 진료비용을 배분하는 것이었다. 1997년 상대가치연구의 점수를 근거로 한 의료보험 재정중립(상대가치 도입 전후의 보험재정의 크기는 변동이 없음을 전제)을 토대로 산출한 환산지수는 32.923원이었고, 원가분석에 의한 환산지수는 50.784원으로 추정되어, 원가보전율(原價補塡率)은 64.8%라고 보고되었다.

1997년에 개발된 상대가치를 건강보험수가에 그대로 적용하기에는 다음과 같은 몇 가지 문제가 있었다. 첫째, 한국표준의료행위(치과 포함)분류의 항목수가 지나치게 많았고, 둘째, 급여 및 비급여의 구분이 없었으며, 셋째, 항목의 정의가 명확하지 않았으며, 넷째, 급여의 단위 정립이 미흡하였다.

이러한 문제가 발생한 이유는 1997년에 보건복지부의 '의료보험수가구조개편협의회'에서 상대가치개발을 위한 의료행위의 기준으로 '한국표준의료행위(치과 포함)분류'를 사용하였기 때문이다. 한국표준의료행위(치과 포함)분류는 의료보험의 적용에 목적을 둔 것이 아니라 우리나라에서 이루어지고 있는 의료행위들을 망라하여 표준화하는데 목적이 있었다.

이러한 문제점들을 보완하기 위하여 복지부의 '의료보험수가구조개편협의회'는 한국표준의료행위(치과 포함)분류를 이용하여 의료보험에서 적용하고 있던 진료수가분류를 개편하는 연구(의료보험 수가구조개편을 위한 2차 연구, 1998)와 개편된 진료수가분류에 상대가치를 산출하는 연구(의료보험 수가구조개편을 위한 3차 연구, 1999)가 추가로 이루어졌다.

한편, 1999년 10월 대한의사협회 '상대가치개정위원회'에서는 각 전문학회에서 요청한 한국표준의료행위분류 3,357개 항목에 대한 개정을 심의·의결하였는데, 개정이 의사업무량 상대가치에만 국한된 것이 아니라 전체 상대가치를 대상으로 하였기 때문에 의사업무량 상대가치와 진료비용 상대가치를 구분할 수 없게 되었다. 따라서 2001년의 진료수가산정을 위해서 2000년 12월에 보건복지부에서 고시한 진료수가분류에 대한 상대가치는 이전의 상대가치와 차이점이 있다. 당시 건강보험에 적용하고 있던 진료수가산정금액을 55.4원(환산지수로 가정)으로 나누어 금액을 점수화하고, 이전 상대가치 연구의 결과와 비교하여 점수를 조정하여 상대가치로 고시한 것이다. 즉, 환산지수를 먼저 55.4원으로 고정하여 놓고, 상대가치점수를 조정하여, 건강보험수가로 사용하였다. 그 결과 2001년 1월에 상대가치수가를 적용할 때의 환산지수는 [표 5-26]과 같이 55.4원으로 하였고, 2002년에는 건강보험재정 파탄으로 인하여 환산지수를 2.9% 인하한 53.8원으로 하였다. 환산지수는 2003년에 다시 55.4원으로 회복하여 그 이후는 매년 인상되고 있다.

그런데 흥미로운 점은 앞의 [표 5-25]에서 미국의 상대가치 환산지수를 보면 1992년에 점당 31.0010달러에서 시작한 것이 2007년 37.8975달러로 인상되었다가 2011년 33.9734달러로 인하되었고, 2019년 36.0371달러로 다시 인상된 후 2021년에 34.8931달러로 떨어진 점이다. 우리나라에서는 [표 5-26]에서 볼 수 있는 바와 같이 2002년 53.8원에서 2007년에 62.1원으로 되었으며, 2008년부터 의료기관 종별로 계약을 별도로 함에 따라 2021년 의원급이 87.6원으로 결정되어 매년 인상되고 있는 점이다.

[표 5-26] 상대가치 환산지수(점당 가격)의 변동 (단위: 원)

연도	2001	2002	2003	2005	2007	2013	2019	2021
점당 가격	55.4	53.8	55.4	58.6	62.1	70.1	83.4	87.6

주: 2008년부터는 유형별로 환산지수를 계약하여 7종으로 됨. 그 가운데 의원급만 수록함

이러한 상대가치의 연구와 적용과정을 살펴보면, 우리나라에서는 네 가지의 '의료행위 및 상대가치'가 존재함을 알 수 있다.

첫째, 한국표준의료행위(치과 포함)분류와 상대가치

둘째, 1997년 연구결과에 의한 것(1998년 2월 수정판 발간)과 1999년 대한의사협회의 상대가치 개정에 의한 것

셋째, 진료수가분류의 개편안과 상대가치

넷째, 2001년에 건강보험에서 적용하고 있는 진료수가분류와 상대가치

이들 중에서 의사업무량과 진료비용 상대가치를 각각 구분한 것은 1997년 연구결과에 의한 것이며 나머지는 구분이 되지 않고 있다. 2001년부터 시행된 상대가치점수의 가장 큰 문제점은 아이러니 하게도 법[31]에서 명시한 방법에 근거하여 산출한 상대가치가 아니라는 것이다. 2001년에 건강보험 행위 수가의 상대가치제도를 도입하면서 보건복지부는 2000년의 수가 금액에 55.4로 단순히 나눈 값을 상대가치점수로 고시하였기 때문에, 법에 명시한 것과 같이 행위에 소요되는 의사 업무량, 진료비용, 위험도를 반영하였다고 보기는 어렵다[32].

(3) 미국과 우리나라의 상대가치체계 비교[33]

우리나라와 미국의 상대가치체계는 [표 5-27]에서 비교하였다. 미국은 상대가치수가를 의사들의 비용에 대한 보상체계로 사용하는 반면, 우리나라는 의사의 인건비를 포함한 병원비용 전체에 대한 보상체계로 사용되고 있는 점에서 큰 차이가 있다. 이렇게 된 이유는 미국 병원들은 의사들이 상주하는 것이 아니라 바깥에서 개업하면서 병원에는 attending하는 개방형 제도를 택하는데 반하여 우리나라는 모든 병원이 폐쇄형으로 병원 봉직의사들은 병원에 상근하기 때문이다. 따라서 attending 제도로 병원을 운영하는 미국에서는 진료비용 상대가치가 업무량 상대가치에 비해 적지만, 우리나라에서는 병원비용이 모두 상대가치로 보상되기 때문에 전체 상대가치에서 진료비용 상대가치가 차지

---

31) 건강보험법 시행령 제24조 ② 요양급여의 상대가치점수는 요양급여에 소요되는 시간・노력 등 업무량, 인력・시설・장비 등 자원의 양과 요양급여의 위험도를 고려하여 산정한 요양급여의 가치를 각 항목 간에 상대적 점수로 나타낸 것으로 .... (이하 생략): 2001년 당시의 시행령으로 현재는 시행령 제21조제②항임)

32) 일부 행위의 점수는 연구된 상대가치점수를 근거로 조정하였으나, 행위 전반에 걸쳐서 법에 근거한 상대가치를 반영하였다고 볼 수는 없다.

33) 이 부분은 이규식, 양명생, 지영건(2010)의 내용을 요약하였다.

하는 부분이 클 수밖에 없다.

우리나라는 병원에 대한 보상이 상대가치수가에 포함되어 있기 때문에, 상대가치 산정 과정이 훨씬 더 복잡하다. 진료비용에 간호사나 의료기사 등 병원 인력들의 인건비가 포함되어야 하고, 병원의 고가 장비나 시설에 대한 보상이 포함되어야 하기 때문에 복잡한 원가분석 방법론이 필요하다. 미국에서는 고려할 필요가 없었던 의료기관 종별 가산율도 우리나라 상대가치 체계에서는 고려되어야 할 사항이다.

또한 미국에서 상대가치체계는 의과에만 적용되고 있지만 우리나라에서는 의과뿐만 아니라 치과, 한방, 약국 부분에도 적용되고 있기 때문에 각 부분의 상대가치를 조정해야 하는 복잡한 과제도 있다. 그리고 미국은 행위의 단위가 CPT 코드를 기반으로 하여 매우 세분화되어 있지만, 우리나라는 건강보험 행위수가코드로 되어 의료행위의 수가 미국에 비하여 1/3정도로 적게 분류되어 있다.

[표 5-27] 미국과 우리나라의 상대가치체계의 비교

구분	미국 Medicare 상대가치체계	우리나라 상대가치체계
단위 의료행위	• CPT(Current Procedural Terminology) • HCPCS(Healthcare Common Procedure Coding System) • 12,693항목(2003년 기준)	• 건강보험 행위수가코드 • 4,379개(2003년 기준)
적용부분	• 의과에만 적용	• 의과, 치과, 한방, 약국 모두에 적용
사용 목적	• 개업의에 대한 진료수가 기준으로 사용 • 병원 진료시 의사서비스에 대한 보상 기준으로 사용(병원서비스에 대해서는 DRGs로 별도 보상)	• 전체 병원 및 개업의(의원)의 진료수가 산정을 위한 기준으로 사용
상대가치 구성요소	• 의사업무량 상대가치 • 진료비용 상대가치 • 의료사고 위험도 상대가치	• 단일 상대가치(상대가치 연구 시에는 의사업무량과 진료비용을 구분하여 계산하였지만, 이후 통합함)

출처: 이규식, 양명생, 지영건(2010)에서 재인용

* 제1차 상대가치 개편(2008년 1월 시행), 제2차 상대가치 개편(2017년 7월 시행), 환산지수의 산정 및 조정에 관하여 구체적 내용을 알고 싶은 독자들은 졸저(2021), 『의료보장과 구매이론』 제2부를 참고하기 바랍니다.

3) 입원서비스와 DRGs 도입[34)]

(1) 개요

우리나라에서는 행위별수가제도가 갖는 문제점을 개선하기 위한 방안의 하나로 1983년 10월부터 미국 Medicare에서 병원진료비 보상에 사용하고 있던 DRGs를 입원진료비에 적용하자는 것이었다. 이 주장은 서울대학교 신영수 교수가 1986년 공·교의료보험공단의 의뢰로 K-DRGs 적용모델(약 470개 군)을 개발하면서 시작되었다(신영수 외, 1986 및 1987). 그 사이에 미국은 합병증 및 동반상병을 고려하여 보다 세분화된 Refined DRGs로 발전시켰고, 우리나라도 미국의 R-DRGs를 참고하여 중증도 등을 반영하여 1991년에는 1,199개의 K-refined DRGs로 발전시켰다.

(2) DRGs 지불제도의 실시

한편 1994년 '의료보장개혁위원회'에서 DRGs 지불제도의 단계적인 도입을 건의함에 따라 'DRGs 지불제도 도입 검토협의회'를 구성하여 본격적으로 DRGs 제도를 도입할 준비를 시작하였다. 의료보장개혁위원회의 건의에 따라 1997년부터 2001년까지 세 차례에 걸쳐 몇 가지로 제한된 질병군에 대하여 DRGs 도입을 위한 시범사업을 실시하였다.

시범사업 결과를 토대로 2001년부터 DRGs를 전면적으로 실시할 예정이었으나 의약분업 파동에 밀려 시범사업이 2001년 말까지 연장되었다. 그 이후 의료계의 반대로 전면적 실시는 하지 못하고 2002년 1월부터 희망 의료기관에 대해서만 DRGs를 실시하게 되었다. 2012년 7월부터 정부는 의료계의 반대를 무릅쓰고 7개 질병군에 대하여 DRGs를 의원 및 병원 급에 전면적으로 실시하였다. 그 이듬해인 2013년 7월부터 종합병원 및 상급종합병원도 전면적으로 실시하였다.

(3) DRGs 수가의 법적 근거

DRGs 제도의 도입은 [Box 5-4]에서 볼 수 있는 「국민건강보험법 시행령」에 근거하고 있다. 2012년 7월 1일 시행된 「국민건강보험법 시행령」 제24조제④항은 제1호와 제2호로 개정하였는데 1호는 요양병원에 관한 것으로 기존의 조항을 1호로 수정하였을 뿐이다. 제

34) 이 부분은 이규식(2021)을 참고하여 수정하였다.

2호는 시행령을 개정하면서 추가한 것으로 DRGs에 관한 근거가 되는 조문이다. 제24조제④항제2호는 『의료법』 제3조제2항제1호 가목에 따른 의원, 같은 항 제3호 가목에 따른 병원, 같은 호 라목에 따른 요양병원, 같은 호 마목에 따른 종합병원, 같은 법 제3조의4에 따른 상급종합병원 또는 「지역보건법」 제8조에 따른 보건의료원에서 보건복지부장관이 정하여 고시하는 질병군(진단명, 시술명, 중증도, 연령 등을 기준으로 분류한 환자집단을 말한다)에 대하여 입원진료를 받는 경우: 해당 진료에 필요한 요양급여 각 항목의 점수 및 약제・치료재료의 비용을 포괄하여 입원 건당 하나의 상대가치점수로 산정' 이라고 제시하였다. DRGs에 의거한 진료비는 행위료의 점수뿐만 아니라 약제, 치료재료의 비용도 모두 포괄하도록 규정하였다.

특이한 점은 DRGs와 관련된 수가고시나 변동을 모두 상대가치수가의 고시나 변동과 동일하게 취급하고 있다는 점이다.

[Box 5-4] 포괄수가제의 법적 근거(2012.7.1. 시행)

> **국민건강보험법 시행령 제24조(계약의 내용 등)** ④ 제2항 및 제3항에도 불구하고 다음 각 호의 경우에는 다음 각 호의 구분에 따른 방법으로 요양급여의 상대가치점수를 산정할 수 있다. 〈개정 2012.6.12.〉
>
> 2. 「의료법」 제3조제2항제1호 가목에 따른 의원, 같은 항 제3호 가목에 따른 병원, 같은 호 라목에 따른 요양병원, 같은 호 마목에 따른 종합병원, 같은 법 제3조의4에 따른 상급종합병원 또는 「지역보건법」 제8조에 따른 보건의료원에서 보건복지부장관이 정하여 고시하는 질병군(진단명, 시술명, 중증도, 연령 등을 기준으로 분류한 환자집단을 말한다)에 대하여 입원진료를 받는 경우: 해당 진료에 필요한 요양급여 각 항목의 점수 및 약제・치료재료의 비용을 포괄하여 입원 건당 하나의 상대가치점수로 산정

(4) 신포괄수가제의 실시

포괄수가제인 DRGs는 앞에서 본 바와 같은 여러 가지 문제점으로 인하여 대안이 모색되었다. 특히 DRGs를 실시할 때 예상하였던 효과가 제대로 나타나지 않고, 의료계의 반발이 끊이질 않아 7개 질병군에서 더 이상 확대하지 못하고 있다. 한편 일본은 DRGs를 변용하여 행위별수가 부분과 포괄 부분을 결합한 DPC(Diagnosis Procedure Combination)를 사용하여 의료계의 반발이 없도록 하였다. 이에 우리나라 의료계도 일본과 유사한 방법의 도입이 요구되는 등의 분위기로 인하여 신포괄수가제 도입을 검토하게 되었다.

① 도입 과정

2008년 신포괄수가모형을 개발한 이후 2009년부터 시범사업이 실시되었다.

㉠ 2009년 4월부터 국민건강보험공단 일산병원의 건강보험 입원환자를 대상으로 20개 질병군 대상으로 신포괄수가제 시범사업을 시작하여, 2010년 7월에는 76개 질병군, 2011년 7월부터는 553개 질병군으로 확대하였다.

㉡ 3개 지역거점 공공병원(부산광역시의료원, 대구광역시의료원, 전라북도 남원의료원)의 건강보험 입원환자를 대상으로 76개 질병군을 대상으로 시범사업을 시작하였으며, 2012년 7월 1일부터 의료급여를 포함하여 국민건강보험공단일산병원, 모든 지역거점 공공병원(39개 지방의료원)으로 확대하여 시범사업을 시행하였다.

㉢ 2015년 8월 1일부터는 국립중앙의료원 입원환자를 대상으로 시범사업을 확대 실시하였다.

㉣ 시범사업은 국민건강보험공단일산병원, 국립중앙의료원 및 39개 지방의료원을 포함하여 총 41개 기관을 대상으로 실시하고 있으며, 2016년 현재 시범사업에 적용되는 질병군은 559개(연령 세분화 질병군 669개, 합병증 및 동반상병 세분화 질병군 1,765개에 해당)이다.

② 수가산정

신포괄 요양급여비용 = {기준수가 + (환자 입원일수 - 평균 입원일수) × 일당수가} + 비포괄수가(행위별수가×80%)

* DRGs의 실시내용, 도입과정, 분류체계 및 수가결정 방법, 신포괄수가제에 관하여 구체적 내용을 알고 싶은 독자들은 졸저(2021), 『의료보장과 구매이론』 제2부를 참고하기 바랍니다.

4. 비급여서비스와 의료의 영리화 : 요양기관 당연지정제 포함

의료기관의 영리화(간단하게 의료의 영리화로 표현)와 같은 문제는 우리나라 건강보험제도가 갖는 뿌리 깊은 문제점이다. 의료의 영리화는 경상의료비를 증가시키는 큰 요인이 되는 심각한 문제가 있다. 따라서 의료의 영리화 문제를 해결하지 않으면 건강보험제도의 지속 가능성이 위험해진다. 우리나라 의료가 영리화가 되는 계기는 비급여의 일반화와 요양기관 당연지정제에서 찾아야 한다[35]. 비급여가 영리화의 직접적인 원인이 되고 있는 현실임에도 불구하고, 비급여를 제공하는 모든 의료기관을 건강보험 요양기관으로 당연 지정함에 따라 공공의료기관을 포함하는 모든 의료기관이 의료의 영리화 늪에 빠져 있는 문제가 있다.

1) 통합 전「의료보험법」시대

(1) 의료보험 도입과 '의료보험진료수가기준액표'

1977년 의료보험제도를 도입할 때만 하여도 사회보험제도의 원칙을 지켜 비급여라는 용어를 몰랐다. 그럴 수밖에 없었던 이유는 의료보험제도를 매우 급하게 도입하였기 때문에 불가피하게 일본 의료보험에서 사용하던 '진료보수점수표'를 참고하여 수가기준액을 정하였기 때문이다. 먼저 일본의 진료점수표를 토대로 하여 진료행위를 진료과별로 분류하고 각 진료행위의 난이도, 시술 시간, 진료행위의 빈도를 조사하였다. 먼저 행위별로 난이도, 시술시간 및 행위의 빈도를 조사할 수 있게 조사표를 만들어 11개 병원[36]을 대상으로 1주일 내에 조사표 작성을 요청하였다. 조사표 기재 요령은 다른 진료과의 난이도는 고려하지 않고 조사대상 진료과의 진료행위 중 가장 난이도가 높은 표준행위에 1,000점을 부여하고 나머지 행위는 1,000점을 부여한 표준행위와 비교해 평균 난이도를 하향 배점토록 하였다. 시술 시간은 동일상병이라도 시술 시간이 상이하기 때문에 동일상병의 월간 건수의 평균 시술 시간을 기재하도록 하였다. 마지막으로 빈도는 1개월 간 시술한 건수로 하였다. 조사에 응답한 9개 병원의 진료행위별 난이도, 시술 시간, 빈도를 조사한 후 평균치를 산출하였다. 시술 시간의 행위별 평균치의 1분당 점수를 정하여 시술 시간의 행위별 점수를 산출한 후 난이도 점수와 합산하여 시술행위별 점수를 정한 후 시술빈도가 높은 순서로 시술행위를 5그룹으로 나누고 시술빈도가 가장 높은 그룹은 기존 점수에서 5%를 삭감하고 그 다음 그룹은 4%를 삭감하는 식으로 시술빈도가 높은 행위의 점수

35) 경상의료비 증가는 의료의 영리화 외에의 다른 요인도 있기 때문에 여기에서는 영리화에 집중하여 설명하기로 한다.

36) 11개 병원은 국립의료원, 서울대학교병원, 연세대세브란스병원, 가톨릭의대성모병원, 적십자병원, 고려병원, 한양대부속병원, 순천향병원, 백병원, 필동성심병원, 을지병원이었고, 이 중 2개 병원은 조사표를 회수할 수 없었다.

를 감점하여 행위별 최종 점수를 정하였다. 치과는 일본도 상당히 포괄적 수가라 보철부분만 제외하고 치과의사들의 의견을 참고하여 일본의 점수표를 그대로 사용하였다. 이와 같은 절차를 통하여 '의료보험진료수가기준액표(이하 진료수가기준액표)'를 작성하여 의료보험을 시작할 수 있었다(김일천, 2021).

[Box 5-5] '진료보수점수표'와 '진료수가기준액표'의 의미

일본에서 보험수가를 '진료보수점수'로 표현하는 것은 상당한 의미가 있다. 사회의료보험제도가 도입되면 의료수가는 환자에게는 의미가 없고 소비자 시장은 성립하기 어렵다. 그러나 의료공급자에게는 수가가 원가보전을 위하여 매우 중요하다. 가격이 환자에게 의미가 없기 때문에 보험수가는 공급자의 의료공급에 대한 원가보상의 역할만 남아 진료보수로 표현하는 것이 정확하다. 특히 일본이 1922년 건강보험법을 제정하고 1927년 근로자를 대상으로 보험을 시작할 때 본인부담제도가 없었으니, 환자는 수가를 의식할 필요가 없었다. 따라서 보험수가라 표현하기보다는 공급자에 대한 보상이란 의미에서 진료보수란 용어가 매우 적합하였다.

우리나라는 사회의료보험제도가 도입되기 이전인 임의보험시대에 보험의 역할은 '수가할인'이었기 때문에 사회의료보험제도가 도입되어도 보험수가가 환자에게도 중요하다고 생각하였다. 따라서 공급자에 적용될 진료보수라는 용어가 수용되기 어려웠다. 그러나 사회의료보험제도란 의료의 접근성을 높이기 위하여 환자가 가격을 인지하지 못하도록 하는 제도이다. 그런데 '진료수가'라 표현하면 사회의료보험에서 소비자 시장이 있는 것으로 착각을 하게 되고, 사회의료보험제도를 수요를 토대로 하는 시장접근방식으로 운영하게 되어 건강보험제도의 본질과 어긋나는 문제가 있다.

우리나라도 1951년에 제정된 「국민의료법」에서부터 '의료보수'라는 용어를 사용하였다. 이 때 '의료보수'라는 용어를 사용한 것은 「국민의료법」이 일본의 법령을 모방하였기 때문이라 여겨진다. 그 후에 「의료보험법」에서는 '진료수가기준액'이라는 용어를 사용하였는데 반하여, 「의료법」에서는 의료보수라는 용어를 계속 사용하였다. 그러다 2010.1.1.부로 개정된 「의료법」에서부터 '비급여진료비용'이라는 용어로 바꾸었다. 그런데 진료비용은 수가에 진료량을 곱하여 산출되는데 이를 「의료법」에서 사용하는 것이 적절한 용어인지 의문이 생긴다.

(2) '진료수가기준액표'의 제한적 적용

① 비급여가 없는 '진료수가기준액표'

일본에서 사용하고 있는 '진료보수점수표'에는 비급여가 전혀 없다. 일본은 현재에도 비급여라는 용어가 없다. 우리나라는 일본의 '진료보수점수표'를 활용하여 '진료수가기준액표'를 제정・고시하였기 때문에 일본과 같이 비급여라는 개념이 처음에는 없었다.

② 진료수가기준 산정 방법

1977년부터 사용한 '진료수가기준액표'를 작성하면서 서비스 행위를 일본에 비하여 상대적으로 포괄적으로 하였기 때문에 의료기관들이 서비스를 제공하면서 '진료수가기준액표'의 어느 항목을 적용해야 할지 고심하는 경우가 많았다. 이와 같은 의료현장의 애로사항을 해결하기 위하여 '진료수가기준액표'에 등재되지 않은 서비스의 경우, [Box 5-6]의 「진료수가기준 산정 방법」을 사용하게 되었다. 산정방법 제7항은 "분류되지 아니한 항목과 비슷한 진료행위는 가장 비슷한 분류 항목에 준용하여 산정[37]할 수 있으나 준용하기 곤란한 특수 또는 새로운 진료행위에 대하여는 보건사회부장관이 별도로 인정하는 기준에 의한다." 라고 하여 '진료수가기준액표'에 등재되지 못한 서비스의 진료비를 청구하고 지불하기 위한 기준을 제시하였다. 특히 이 규정에서 새로운 진료행위란 신의료기술을 의미하는 것으로 이것은 보건사회부장관이 별도로 인정하는 기준에 의하여 치료비를 청구하도록 하여, 비급여서비스를 원천적으로 인정하지 않았다(김일천, 2021). 따라서 보건사회부장관이 인정하지 않은 항목의 진료를 하고 환자에게 진료비 전액을 징수하는 행위는 부정행위로 간주하여 법적 제재를 하였다. 다만 의료보험제도가 도입되기 전부터 존재하였던 선택진료와 상급병실료만 환자가 가격을 전액 부담하는 서비스로 인정하였다.

[Box 5-6] 「의료보험법」에 근거한 진료수가기준 산정 방법

제5항 : 진료용 재료대는 요양기관의 실구입가에 의한다. 다만 특수하거나 새로운 진료용 재료(형태, 재질 등의 변경 포함)에 대하여는 보건사회부장관이 별도로 정하는 바에 의한다.
제6항 : 진료비심사지급기관이 진료재료대를 적정하게 심사 지급하기 위하여 관련 단체와 협의하여 협약가를 정한 경우에는 그 가격으로 산정한다.
제7항 : 제2장 내지 제10장 및 제13장에 분류되지 아니한 항목과 비슷한 진료행위는 가장 비슷한 분류 항목에 준용하여 산정할 수 있으나 준용하기 곤란한 특수 또는 새로운 진료행위에 대하여는 보건사회부장관이 별도로 인정하는 기준에 의한다.

---

37) 1977년 의료보험의 진료수가기준을 정할 때 일본의 진료보수 점수 결정방법을 참고하면서 세운 여러 가지 원칙 중의 하나가, 일본식으로 행위를 과다 세분(예: 실료, 기준간호료 5등급, 의료관리료, 침구료, 환자복(服)료, 각종 가산제)을 하지 말자는 원칙을 정함(양명생, 1993)에 따라 분류되지 않은 항목은 비슷한 분류항목에 준용하는 산정방법이 제시된 것으로 추정된다.

의료기관의 영리화는 건강보험의 이론과는 맞지 않는다. 건강보험에서는 진료에 따른 보수를 기술과 물품을 분리하고 진료비 지불원칙으로 技(의료기술)는 서비스 생산에 투여된 의료인력의 노력에 대해서는 적정 수준으로 보상하고, 의약품이나 치료재료와 같은 物(물품)은 구매 원가를 토대로 초과이윤을 얻을 수 없도록 하고 있다. 그런데 비급여서비스는 수가를 보험급여서비스와 달리 의료기관이 임의로 정하기 때문에 원가 이상의 초과수익을 누릴 수 있어 의료기관을 영리적 기관이 될 수 있도록 허용하는 문제가 있다.

그러나 의료보험이 통합되기 전에는 [Box 5-6]의「진료수가기준 산정 방법」제7항에 의거하여 비급여서비스 제공을 원천적으로 봉쇄하였다. 비록 의료계로서는「진료수가기준 산정 방법」제7항이 불만이 많았으나 이를 따르지 않으면 진료비 심사에서 삭감되었다. 그리고 수가표에 등재되지 않은 행위로 시술하려면 사전에 보사부에 신고하여 장관으로부터 수가를 인정받아야 하는데 이를 위반할 경우 불법의료로 간주되어 요양취급기관 지정이 취소당하는 일이 벌어져 비급여가 발붙이기 어려웠다. 당시 보사부는 의료보험연합회 및 공·교의료보험공단의 협력을 받아 요양취급기관의 부당한 행위를 적발하여 지정을 취소하였다[38]. 이렇게 요양취급기관에 대하여 지정 취소를 한 근거는「진료수가기준 산정 방법」제7항이었다. 요양취급기관 지정을 받을 때의 법률상 조건은 의료보험 진료수가와 약가기준에 따라 의료기관이 보험환자 진료비를 징수하는 것이었다(김일천, 2021).

이렇게 엄격하게 의료기관을 감시함에 따라 의료보험제도 도입 초기에는 비급여를 제공할 엄두를 내지 못하였고, 이 당시는 의료기관의 영리적 운영은 생각할 수도 없었다. 그러던 것이 1988년 1월 지역의료보험이 실시되고, 2월에는 직선제로 선출된 노태우 정부가 출발하면서 사회분위기는 민주화 열기와 함께 시민단체들이 의료보험통합을 위한 연대회의를 구성하고 통합주장을 하는 등으로 바뀌게 되었다. 그리고 지역주민의 보험료에 대하여 정부가 사용자 기능을 해야 한다는 주장을 가톨릭농민회 및 기독교농민회 등의 단체가 주도하면서 보험증을 불태우는 사태가 발생하기도 하였다. 거기에 더하여 신임 보사부 차관은 1989년 1월에 도시지역에 확대할 보험제도는 도 단위 광역

38) 당시 보사부에서 의료보험 급여를 담당하였던 책임자의 기억으로는 요양취급기관 취소가 많았던 연도를 정확히 기억은 못하고 있으나 어떤 해는 전국의 210개 정도의 의료기관이 요양취급기관 지정 취소를 당할 정도로 비급여를 엄격히 관리하였다는 것이다.

조합 내지는 전국 단위 단일조합을 설립하자는 주장을 함에 따라 보사부는 생소한 조합설립에 매달리게 되었다. 이와 같은 환경변화로 정부는 시민단체 활동에 대응하기 바쁘게 되어 의료기관이 임의적으로 제공하는 비급여서비스에 대한 감시를 제대로 할 수 있는 행정인력이 부족하였다. 이와 같은 상황은 2000년에 건강보험을 통합할 때까지 이어져 임의비급여가 의료현장에서 상당한 범위로 확산되었다.

1989년 이후부터 의료기관이 임의적으로 제공하는 서비스가 얼마나 늘어났는지를 [표 5-1] 및 [표 5-2]에서 유추할 수 있다. 건강보험 통합을 한 후 상대가치수가제를 도입하기 위하여 복지부와 심평원은 2000년 12월말까지 의료기관이 제공하는 서비스를 모두 신고하도록 하였다. 신고 받은 의료행위에 상대가치점수를 부여하여 보험급여표에 등재한 행위 수는 2001년도에 모두 4,158종이었다. 1999년의 등재항목 3,289종에서 869종이나 증가하였다. 그리고 보험급여로 제공할 수는 없으나 상대가치점수를 부여하여 서비스 가격을 통제하려고 만든 제도가 100/100 본인부담 보험급여였는데 이것이 683종으로 두 가지를 합하면 1999년에서 2001년 사이에 증가한 항목이 모두 1,552종이었다. 1,552종 모두를 통합 이전에 임의비급여로 의료현장에서 제공되던 서비스로 간주할 수는 없으나 적어도 100/100 본인부담 급여인 683종보다는 많았을 것으로 유추할 수 있겠다.

통합 후에 행위료는 상대가치에 의한 점수를 부여받아야 진료보수를 받을 수 있어 「진료수가기준 산정 방법」 제7항을 폐기하고 많은 서비스가 등재되었다. 그리고 등재되지 못한 서비스는 「건강보험요양급여규칙」에 의하여 비급여로 공인을 받게 되었다. 그러나 법적으로 인정하지 않는 임의비급여는 [표 5-24]의 임의비급여 유형에 따른다면 상당수에 이르고 있었을 것으로 추정되었다. 그리고 2000년 건강보험이 통합될 때 이미 임의비급여가 683종 이상은 되어 임의비급여서비스 제공이 상당히 확산되었다고 추정해 볼 수 있다[39].

39) 정형선 외(2010)의 추계에 의하면 통합 전인 1999년도의 의료보장률이 49.2% 수준에 불과하였다는 사실은 의약분업의 미실시와 임의비급여가 상당한 수준으로 제공되어 보험 적용자의 본인부담이 높았기 때문이라고 유추할 수 있다.

2) 건강보험통합과 비급여서비스 제공의 일반화

(1) 비급여서비스 제공의 법적 근거 마련

의료기관들은 [Box 5-6]에 있는 진료수가기준 산정 방법 제7항의 '분류되지 아니한 항목과 비슷한 진료행위에 관하여 보건사회부장관이 별도 인정하는 기준'이 매우 애매하다는 점에 대하여 불만이 많았다. 즉, 비슷한 분류 항목에 준용하거나 새로운 진료행위에 대한 장관이 인정하는 기준에 대하여 상세한 내용을 알지 못한 의사들이 나름대로 해석하여 서비스를 제공한 후에 진료비를 청구하면 심사과정에서 삭감되는 등의 일이 흔하게 일어났다. 즉, 의료기관으로서는 제7항이 주관식 답안을 작성하는 것과 같아서 당시의 심사기관이었던 의료보험연합회 심사부의 심사에 불만이 팽배하였다.

이에 건강보험통합을 위하여 1998년 구성된 조직인 '의료보험통합추진단'에서는 의료기관의 이와 같은 불만을 잠재우기 위하여 [Box 5-7]에서 볼 수 있는 바와 같이 비급여를 인정하는 결정을 하게 된다. 즉, 1999년 2월 8일에 제정한 「국민건강보험법」 제39조(요양급여)제3항에 "보건복지부장관은 제2항의 규정에 의하여 요양급여의 기준을 정함에 있어 업무 또는 일상생활에 지장이 없는 질환 기타 보건복지부령이 정하는 사항은 요양급여의 대상에서 제외할 수 있다." 라고 규정하였다. 이 조항은 분류되지 않은 항목을 요양급여대상에서 제외할 수 있는 서비스(즉, 비급여)로 할 수 있는 법적 근거가 되어 의료계의 불만을 잠재울 수 있었다.

이 법을 토대로 통합 직전인 2000년 6월 30일, 보건복지부고시 제2000-74호(2001. 1.1.시행)로 「건강보험요양급여규칙」을 제정함에 따라 비급여를 공식적으로 제공할 수 있는 법적 장치를 완벽하게 마련하게 되었다. 즉, 이 규칙 제9조제1항은 "법 제39조제3항에 따라 요양급여의 대상에서 제외되는 사항(이하 "비급여대상"이라 한다)은 [별표 2]와 같다"라고 규정하였다. 여기에서 한 단계 더 나아가 [Box 5-7]에 볼 수 있는 바와 같이 2016년 2월 3일에 개정한 「국민건강보험법」 제41조(요양급여)제4항은 "보건복지부장관은 제3항에 따라 요양급여의 기준을 정할 때 업무나 일상생활에 지장이 없는 질환에 대한 치료 등 보건복지부령으로 정하는 사항은 요양급여대상에서 제외되는 사항(이하 "비급여대상"이라 한다)으로 정할 수 있다."라고 하여 비급여라는 용어를 「국민건강보험법」에 버젓히 명기하기에 이른다[40]. 앞에서 설명된 바와 같이 법정 비급여가 다양한데 임의비급여까지 인정됨에 따라 우리나라 건강보험제도는 사회의료보험의 원칙에서 벗어나 건강보험의료가 영리화의 길로 들어설 수 있는 무서운 결과를 초래하게 된다.

[Box 5-7] 비급여에 대한 법적 근거

「국민건강보험법」(1999.2.8 제정)	제39조(요양급여) ③ 보건복지부장관은 제2항의 규정에 의하여 요양급여의 기준을 정함에 있어 업무 또는 일상생활에 지장이 없는 질환 기타 보건복지부령이 정하는 사항은 요양급여의 대상에서 제외할 수 있다.
「국민건강보험법」(2016.2.3. 개정)	제41조(요양급여) ③ 요양급여의 방법·절차·범위·상한 등의 기준은 보건복지부령으로 정한다. ④ 보건복지부장관은 제3항에 따라 요양급여의 기준을 정할 때 업무나 일상생활에 지장이 없는 질환에 대한 치료등 보건복지부령으로 정하는 사항은 요양급여대상에서 제외되는 사항(이하 "비급여대상"이라 한다)으로 정할 수 있다.
「국민건강보험요양급여의 기준에 관한 규칙」(2000.6.30. 제정)	제9조(비급여대상) ① 법 제39조제3항에 따라 요양급여의 대상에서 제외되는 사항(이하 "비급여대상"이라 한다)은 [별표 2]와 같다.

(2) 비급여서비스의 가격 인정으로 영리화 뒷받침: 「의료법」 제37조

① 건강보험통합 전

비록 「국민건강보험법」 제39조와 「건강보험요양급여규칙」 제9조가 비급여를 용인하더라도 진료수가를 징수할 수 있는 법적 장치가 없다면, 비급여서비스 제공이 불가능하다. 그런데 보험급여와 상관없이 진료수가를 받을 수 있는 법적 장치가 「의료법」에 존재하고 있어 이 법률이 토대가 되어 비급여서비스를 의료기관들이 마음 놓고 제공할 수 있었다.

의료서비스 가격에 대한 규정은 의료보험제도가 도입되기 이전인 1951년 「국민의료법」을 제정하면서 의료서비스 가격을 공공요금과 유사하게 판단하여 의료기관이 위치한 지역의 행정기관장 허가제로 규정하였다. 1962년 3월 「의료법」으로 전면 개정되면서 제37조에 시·도지사의 허가제로 하였다.

그러다 1973년 「의료법」을 개정하면서 제37조(의료보수)로 규정된 조문을 토대로

40) 비급여라는 용어는 2000년 6월 30일 제정한 「건강보험요양급여규칙」에서 처음 사용되었고, 「국민건강보험법」에서는 2016년 2월 3일 개정을 통하여 사용되었다.

[Box 5-8]에서 볼 수 있는 바와 같이 소위 일반수가를 도지사의 인가사항으로 하였다. 비록 의료보수를 법적으로 규정을 하였지만 당시 지자체 장이 수가를 정하고 관리할 능력이 없었기 때문에 이 조문은 현실성이 있기 보다는 의료보험에 적용되지 않는 국민들에게는 정부가 관리하는 수가가 있다는 선언적 의미밖에 없었다.

[Box 5-8]「의료법」제37조(의료보수)

(1973년) **제37조(의료보수)** 의료기관이 환자 등으로부터 징수하는 의료보수에 관하여 그 지역을 관할하는 도지사의 인가를 받아야 한다.
(2000년 시행) **제37조(의료보수)** 의료기관이 환자 등으로 부터 징수하는 의료보수에 관하여는 종합병원・병원・치과병원・한방병원 또는 요양병원은 그 지역을 관할하는 시・도지사에게 신고하여야 하고, 의원・치과의원・한의원 또는 조산원은 시장・군수・구청장에게 신고하여야 한다. 다만, 다른 법률에 의하여 징수하는 의료보수에 대하여는 그러하지 아니하다.
(2007년 시행) **제45조(의료보수)**로 조문 번호가 바뀌고, 특별자치도에 개설한 의원・치과의원・한의원 또는 조산원은 도지사에게 신고하여야 한다.
(2010년 시행) **제45조 (비급여 진료비용 등의 고지)** ① 의료기관 개설자는「국민건강보험법」제39조제3항에 따라 요양급여의 대상에서 제외되는 사항 또는「의료급여법」제7조제3항에 따라 의료급여의 대상에서 제외되는 사항의 비용(이하 "비급여 진료비용"이라 한다)을 환자 또는 환자의 보호자가 쉽게 알 수 있도록 보건복지가족부령으로 정하는 바에 따라 고지하여야 한다.
② 의료기관 개설자는 보건복지부령으로 정하는 바에 따라 의료기관이 환자로부터 징수하는 제증명수수료의 비용을 게시하여야 한다.〈개정 2010.1.18.〉
③ 의료기관 개설자는 제1항 및 제2항에서 고지・게시한 금액을 초과하여 징수할 수 없다.[전문개정 2009. 1.30.]

더구나 1989년 7월 전국민의료보험이 실시됨에 따라「의료법」제37조의 적용 대상이 되는 국민(미적용자)이 없어졌기 때문에 이 조항은 삭제되어야 마땅하였다[41]. 그런데「의료법」의 관장은 의료보험국에서 하는 것이 아니라 의정국에서 하였다. 의정국 입장에서는 당시의 일반수가에 대하여 정부가 개입하지도 않았고, 관행적으로 의료기관이 정하여 일반환자를 진료한 후에 수가를 받았기 때문에 제37조에 대하여 아무런 관심이 없었다. 그리고 의료보험국도 전국민이 의료보험에 적용을 받았기 때문에 제37조가 의료현장에서 적용할 일이 없어 사문화된 수준이었다.

한편 이 때까지도 의료보험환자 진료 시 의료기관은 신의료기술, 신약, 새로운 치료재료 등에 대한 수가를 보건사회부장관에게 정하여 줄 것을 신청하고, 장관이 수가를

41) 일본은「의사법」이나「의료법」에 의료수가 규정이 별도로 없다(김일천, 2021).

정해주지 않은 상태에서 의료기관이 시술을 하고 의료수가를 징수하면 부정 청구로 간주하여 요양취급기관 지정을 취소하는 방식으로 운영이 되었다. 따라서 이 당시는 비급여가 공인된 것이 아니라 의료기관이 불법적으로 비급여서비스를 제공하고 환자가 수가가 높다고 보건사회부에 문의하거나 고발할 경우, 조사를 거쳐 의료기관이 임의적으로 서비스를 제공하였을 경우, 요양취급기관 지정이 취소되는 위험이 수반되었다.

② 건강보험통합 후

전국민의료보장이 되면서 「의료법」 제37조가 삭제되었더라면 의료의 영리화 문제가 제기되지 않았을 것이다. 그러나 앞에서 설명한 바와 같이 「의료법」 제37조가 존속되었고, 전국의료보장이 된 이후 보사부의 업무 과다 등으로 임의비급여 단속이 소홀한 틈을 타고 비급여가 제공되기도 하였다. 그러다 2000년 건강보험 통합과 함께 [Box 5-7]에서 본 바와 같이 비급여가 공인됨에 따라, 사문화되었던 「의료법」 제37조는 비급여서비스를 제공하고 이에 대한 대가로 일반수가를 받을 수 있는 근거로 활용되었다. 특히 비급여가 공인되기 이전에는 도지사의 인가사항으로 된 수가가, [Box 5-8]과 같이 2000년 비급여가 공인되면서 비급여서비스에 대한 일반수가는 지방자치단체장에게 신고만 하고 받을 수 있도록 되었다. 더욱 기가 막힌 일은 2007년 4월 11일 「의료법」 개정을 통하여 제37조 조문을 제45조(의료보수)로 조문 번호를 바꾸었고, 2010년 1월 18일 「의료법」을 개정하여 제45조를 (의료보수)에서 (비급여 진료비용 등의 고지)로 명칭마저 변경하여 의료기관이 자율적으로 고지하고 수가를 받을 수 있도록 하여 사실상 비급여서비스의 가격자율화와 같은 조치를 취하였다. 이와 같은 법률 조항의 변경에 따라 비급여서비스의 가격자율화로 의료기관은 비급여서비스의 공급을 늘려 높은 수익을 창출할 수 있게 되는 일이 벌어지게 되었다.

「국민건강보험법」에 비급여가 규정되었고, 「의료법」에 비급여서비스의 가격을 의료기관이 임의대로 책정할 수 있게 됨에 따라 대부분 의료기관들이 임의적으로 비급여서비스를 제공하여도 이를 막을 수가 없게 되었다. 비록 건강보험심사평가원 홈페이지에는 임의 비급여를 사위(詐僞) 또는 부정한 방법으로 간주하여 불법이라고 공지하고 있지만, 의료현장에서 임의적으로 비급여를 제공할 경우, 환자들이 법정비급여와 구분할 수 없어, 사실상 처벌이 어려운 현실이다. 비급여서비스는 가격을 의료기관이 임의로 책정하기 때문에 통상 원가를 상회하여 초과이윤을 얻을 수 있어 의료기관은 비급여를 통하여 영리를 취할 수 있는 심각한 문제를 낳고 있다.

(3) 비급여서비스 관리의 부실

문제는 비급여를 공인하여 통합 전과는 전혀 다른 환경을 만들어 놓고 정부는 비급여 관리를 제대로 하기 어려워 의료기관의 영리적 운영을 방치할 수밖에 없는 문제가 있다. 우리나라는 비급여를 법적으로 공인한데다 「의료법」 제37조는 수정을 거쳐 비급여 가격을 의료기관이 고지만 하는 조항은 민간이냐 공공이냐 구분 없이 모든 의료기관이 비급여서비스 가격을 자유로 책정할 수 있게 만들었다. 건강보험 통합 이후 비급여서비스가 법적으로 인정되면서 빠르게 확산되었고, 비급여서비스의 수가가 자율화됨에 따라 비급여서비스를 용인하는 혼합진료가 공공의료기관에서도 횡횡하여 모든 의료기관의 영리화라는 바람직하지 못한 일들이 벌어지고 있다.

그럼에도 불구하고 정부는 우리나라 의료기관이 민간자본 중심으로 되어 영리화가 된다는 잘못된 처방을 믿고 공공의료기관을 늘리기에 온갖 노력을 쏟고 있다[42]. 우리나라와 유사하게 민간의료기관이 많은 일본의 경우, 매우 제한된 범위의 비급여서비스를 허용하는데다 후생노동성이 원가수준으로 가격을 관리함에 따라 초과이윤을 누리지 못하도록 하고 있다. 그러다 보니 일본은 「공공보건의료에 관한 법률」은 고사하고 유사한 법률조차 없어도 의료기관의 영리화는 생각할 수도 없다.

(4) 비급여로 인한 보장성 강화 정책의 실효성 상실

건강보험통합 이후 비급여의 법적 인정으로 비급여서비스가 확대됨에 따라 역대 정부의 보장성 제고를 위한 노력의 실효성이 없게 되었다. 보장성 강화정책은 노무현 정부 때인 2005년부터 시작하여 그 후 정권이 바뀔 때마다 실시되어 현재는 소위 '문케어'라는 명칭으로 보장성을 제고하기 위한 정책을 실시하였으나 건강보험의 보장률은 [표 5-28]에서 볼 수 있는 바와 같이 큰 개선이 이루지지 않고 있다. 2004년 보장률이 61.3%이던 것이 2006년 64.5%로 3.2%포인트 높아졌으나 2010년에 63.6%로 0.9%포인트 낮아졌고, 2019년에 기껏 64.2%가 되어 0.3%포인트가 낮아졌다. 앞장의 [표 4-19]에서 본 바

42) 2021년 6월 2일 복지부는 '제2차 공공보건의료기본계획'에 2025년까지 지역공공병원 20개소 이상을 신·증축할 것을 발표하였다. 이미 병상 수가 OECD 국가 가운데 가장 많고, 공공병원도 비급여서비스 제공으로 영리화가 되었는데 공공병원을 신·증축하겠다는 정책은 도저히 납득되지 않는다.

와 같이 보험재정이 경상의료비에서 차지하는 비중이 2010년 44.4%에서 2019년 44.6%로 겨우 0.2%포인트 증가에 그치고 있음을 볼 때 향후 보장률의 제고는 거의 기대하기 어려울 것으로 보여진다.

건강보험 보장률은 정권이 바뀌면서 새 정부가 추가재정을 투입하면 조금 높아지다, 재정을 매년 지속적으로 추가로 투입하지 못하면 다시 62%대로 낮아지고 있다. 이렇게 되는 이유는 추가재정을 투입하여 비급여를 급여로 전환하면 보장률이 조금 높아지지만 추가재정이 지속적으로 투입되지 못하면 의료기관이 임의적으로 비급여를 개발하기 때문에 보장률이 다시 떨어져 보장성 강화 정책의 실효성이 없어지기 때문이다.

유럽이나 일본이 높은 보장률을 지속적으로 유지하는 것은 비급여서비스의 제공이 건강보험 요양기관에서 거의 금지되거나 허용이 되어도 매우 엄격하게 제한된 범위에서 하고 가격을 정부가 통제하기 때문이다. 우리나라는 비급여서비스의 관리를 현재와 같이 느슨하게 하거나 가격 설정을 의료기관에 일임하여서는 보험재정 지출만 늘릴 뿐 조금 높아진 보장률을 지속적으로 유지하는 것은 불가능하다. 즉 [표 5-28]에서 2006년에서 2019년 동안에 근로자 보험료율이 1.98% 포인트 높아졌고, 보험료율의 증가율은 무려 44.2%나 되었다. 그럼에도 불구하고 비급여 본인부담률은 오히려 2.7% 포인트 높아지고 있으며, 그 결과 보장률이 0.3% 포인트 낮아졌다. 즉, 정부의 보장성 강화정책은 가입자의 보험료율만 높였을 뿐 보장성은 크게 개선하지 못하고 있다. 건강보험의 보장률을 높이기 위해서는 보장성 강화정책보다는 뒤에서 설명할 예정인 비급여서비스의 허용을 통제하고 허용되는 비급여의 경우 수가를 원가기준으로 관리하는 것이 중요하다.

[표 5-28] 건강보험의 보장률과 보험료 비교 (단위 : %)

	2006	2008	2009	2010	2012	2014	2016	2019
보장률	64.5	62.6	65.0	63.6	62.5	63.2	62.6	64.2
법정본인부담률	22.1	21.9	21.3	20.6	20.3	19.7	20.2	19.7
비급여본인부담률	13.4	15.5	13.7	15.8	17.2	17.1	17.2	16.1
근로자 보험료율	4.48	5.08	5.08	5.33	5.80	5.99	6.12	6.46

주: 보장률 = 건강보험부담/(건강보험부담+법정본인부담+비급여본인부담)
출처: 국민건강보험공단(2020), 건강보험환자 진료비 실태조사

3) 요양기관 당연지정제를 통한 의료기관 영리화 확산

(1) 요양기관 지정제의 변천[43)]

① 강제지정제의 채택

1963년 12월 16일 「의료보험법」이 제정・공포되면서 「의료법」에 의한 병원이나 의원 명칭이 「의료보험법」에서는 '보험의료기관'으로 표현되었다. 이 법에서는 보험자(의료보험조합)가 의료기관 중 보험의료기관을 지정하고자 할 때에는 '보험의료기관신청서'를 작성하여 보건사회부장관에게 제출하면 장관이 지정하는 완전 명령식 강제 지정하는 방법을 택하였다. 그러나 모든 의료기관을 강제로 지정한 것이 아니라 보험조합과 합의된 의료기관만 지정신청서를 제출하기 때문에 현재의 당연지정제와는 내용이 전혀 달랐다.

② 계약제의 채택

1965년도부터 몇몇 사업장에서 '임의의료보험조합'을 설립한 후, 가입자들에게 의료서비스를 제공하기 위해서 의료기관과의 서비스 제공 계약이 필요하였다. 그리하여 의료보험조합 직원이 인근의 병원과 의원을 방문하여 승인을 얻은 후 상호지정계약서를 작성, 이를 첨부하여 보건사회부장관에게 지정 요청하면 장관 명의로 지정을 하는 계약제 방식으로 전환하였다. 의료보험조합과 의료기관 간에 수가 할인 방식으로 서비스를 제공하였기 때문에 계약에는 할인율이 의료기관별로 명시되어야 했다. 따라서 서비스 제공이 표준화된 일률적 방법이 아닌 관계로 강제 지정은 불가능하였다.

1977년 사회의료보험제도의 도입을 앞두고 1976년 12월 법률 제2942호로 전문 개정한 「의료보험법」 제29조제2항, 제32조, 제33조에서 '보험의료기관'을 '요양취급기관'으로 명칭을 변경하였다. 보험자인 의료보험조합이 「의료보험법 시행규칙」에서 정한 기준에 따라 해당의료기관과 "요양취급기관 지정계약서"를 작성하여 서울특별시장・부산시장 또는 도지사에게 제출하여 보사부장관의 승인을 얻어 '요양취급기관'을 지정하도록 변경하여 계약제 방식으로 지정하였다.

---

43) 이 부분은 이규식, 양명생, 지영건(2010) 및 이규식(2021)의 내용을 수정・보완하였다.

③ 당연지정제의 채택

1979년 1월 1일부터 공무원과 사립학교 교직원에 대한 의료보험을 '공교공단'에서 관리하게 됨에 따라 전국적으로 산재해 있는 관공서와 학교에 근무하는 공무원과 교직원 및 그 가족의 보험급여 서비스를 손쉽게 받을 수 있도록 전국의 모든 의료기관과 함께 보건소, 보건지소, 보건진료소, 모자보건센타 등 보건기관까지 요양취급기관으로 해야 할 필요성이 생겼다. 따라서 단일 형태의 '공교공단'으로서는 1977년 7월부터 유지하여 온 '요양취급기관'과의 계약은 매우 번거로운 일이 되었다. 이에 따라 보험자인 '공교공단'이 일방적으로 전국의 모든 의료기관과 보건기관을 '요양취급기관'으로 강제 지정하는 방법(당연지정제로 명명)을 택하게 되었다.

한편, 직장의료보험의 근로자 및 피부양자는 공무원 및 사립학교 교직원과 그 피부양자에 비교하여 의료기관의 접근성에서 차별이 생기는 문제와 함께 직장의료보험조합과 의료기관이 개별적으로 일일이 계약을 하는 것은 행정적 낭비가 심하다는 문제가 제기되어 요양취급기관 지정・취소업무를 당시 보험자단체인 '전국의료보험협의회'가 일괄 담당토록 하여 당연지정방식으로 전환하였다.

1979년 7월 직장의료보험에서 당연지정제를 채택한 또 다른 배경은 다음과 같다. 의료보험실시와 함께 적용한 보험수가가 원가에 미치지 못한다는 의료계의 불만과 함께, 1979년 보험적용률이 전 인구의 21.2%에 불과한데다 보험환자에 대하여는 진료비를 받기 위하여 청구・심사과정을 거치기 때문에 의료기관으로서는 업무의 복잡성, 진료비 지급의 지연 등으로 인하여 계약을 기피하였다. 정부는 1979년 보험수가를 20.75% 인상하였지만 여전히 관행수가보다 낮아[44] 대부분의 대학병원 및 대형종합병원은 환자 확보에 자신이 있었기 때문에 요양기관 계약이 오히려 경영을 어렵게 할 것으로 판단하여 계약을 기피함에 따라 불가피하게 정부로써는 당연지정제를 채택할 수밖에 없었다.

1994년 1월 7일「의료보험법」이 전문 개정(법률 제4728호) 될 때 '요양취급기관'의 명칭을 '요양기관'으로 바꾸었으나 '당연지정제'는 그대로 유지되었으며, 1997년 12월 31일「공무원 및 사립학교의료보험법」을 폐기하고「의료보험법」중 지역보험가입자 관

44) 보험수가를 제정할 당시의 수가수준은 관행수가의 55%였으나, 이것은 당시 서울의 종합병원을 기준으로 한 수가였고, 가산율이나 약가 마진 등을 감안할 때 75% 수준은 되었다고 의료보험연합회(1997)는 기록하고 있다.

련조항을 일부 발췌하여 「국민의료보험법(법률 제5488호)」을 제정·공포할 때도 보험자에 의한 일방적 '당연지정제'가 그대로 존속되었다. 1999년 2월 8일 제정·공포된 「국민건강보험법(법률 제5854호)」은 2000년 7월 1일부로 '의료보험'이 '건강보험'으로 용어가 바뀌고 「국민의료보험법」과 「의료보험법」은 자동 폐기되면서 의료보험관리체제의 통합된 건강보험시대가 시작되는 새로운 법이 등장하였다. 새로운 건강보험시대를 맞이하는 「국민건강보험법」 제42조(요양기관)는 요양급여를 제공하는 기관으로 보건기관(보건소, 보건의료원, 보건지소, 보건진료소), 의료기관(양·한방 포함), 그리고 약국과 한국희귀의약품센터로 규정하고 있다.

한번 정해진 정책은 경직성이 있어 의료기관의 수가 증가하고, 농촌의 면사무소가 있는 지역에도 의원이 개업할 정도로 사정이 좋아졌으나, 여전히 당연지정제를 고수하고 있는 문제가 있다.

(2) 당연지정제와 위헌문제

자본주의 국가에서 모든 의료기관으로 하여금 건강보험 환자를 보도록 법으로 강제화하는 요양기관 당연지정제가 헌법에 위반하지 않느냐 하는 문제에 대하여 의료기관은 2002년 이래 세 차례에 걸쳐 위헌소청을 하였다. 이에 대하여 헌법재판소는 모두 합헌으로 판시하였다. 구체적인 헌재 판결내용은 이규식(2021)에 설명되어 있기 때문에 여기서는 생략하기로 한다.

(3) 당연지정제와 비급여서비스 제공의 문제점

① 의료보험 요양기관의 비급여서비스 제공의 부당성

의료보험의 요양기관이 되었다면 법이 정하고 있는 보험급여서비스만 제공하는 것이 원칙이다. 따라서 비급여서비스는 요양기관이 아닌 의료기관에서 제공하여 급여서비스와 비급여서비스 제공을 분리하여야 한다. 만약 의료보험 요양기관이 비급여서비스를 제공할 경우에는 급여서비스를 포함한 모든 서비스의 진료비 전액을 환자에게 부담시켜야 한다. 일본에서는 요양기관이 보험급여서비스와 비급여서비스를 같이 제공하는 것은 혼합진료라 정의하고 있다. 혼합진료를 할 경우에는 진료비 전액을 환자에게 부담시키고 있다. 요양기관이 혼합진료를 하고 진료비 전액을 환자에게 부담시키는 방식으로 운영한다면 당연지정제를 유지하여도 아무런 문제가 없다.

우리나라와 같이 의료보험 요양기관으로 지정된 의료기관에서 비급여서비스를 급여서비스와 같이 공식적으로 제공할 수 있게 허용한 것은 많은 문제가 있다. 왜냐하면 의료보장에서 제공하는 급여서비스란 법적으로 인정하는 기본권 보장을 위한 의료이다. 따라서 이러한 서비스는 필요도에 따라 결정되는 서비스이다. 반면에 비급여서비스는 기본권과는 상관없는 상품으로써의 의료이다. 필요도를 토대로 권리로써 제공되는 의료와 상품으로써의 의료를 하나의 의료기관에서 같이 제공한다는 것은 사회의료보험의 기본원칙을 위배하는 것이다.

우리나라에서 의료보험 요양기관으로 지정된 의료기관이 비급여서비스를 급여서비스와 같이 혼합하여 제공하도록 허용한 것은 의료보장제도의 가장 근본이 되는 의료에 대한 이념 설정을 못하였기 때문이다. 『베버리지 보고서』는 기본권으로써의 의료를 제공하더라도 본인이나 가족을 위하여 더 안락하거나 나은 의료를 이용할 수 있는 여백을 남겨두라는 뜻은 별도의 이용경로를 통하여 상품으로써의 의료를 허용하라는 의미이다.

우리나라는 1979년 7월부터 전국의 모든 의료기관이나 보건기관을 의료보험 요양기관을 당연 지정하였다. 그리고 당연지정된 의료기관에서 비급여서비스 제공은 허용하지 않았다. 그러나 의료보험 요양기관이 비급여서비스를 제공하지 않는다면 당연지정 방식을 택하더라도 전혀 문제가 없다. 문제는 2000년 건강보험을 통합하면서 앞에서 본 바와 같이 「국민건강보험법」과 「건강보험요양급여규칙」에서 비급여를 용인하면서 요양기관 당연지정제를 계약제로 바꾸지 못한 잘못을 저지르게 되었다. 그러다 보니 건강보험 요양기관들이 기본권 보장을 위한 급여서비스와 상품으로써의 비급여서비스를 함께 제공하는 문제를 야기하게 되었다. 이렇게 됨에 따라 환자들은 '건강보험증'만 믿고 의료기관에 가지만 의료에 관한 지식이 없는 환자로서는 건강보험 요양기관이 비급여서비스를 제공하여도 거절하기 어렵게 되었다[45]. 특히 의료기관이 비급여서비스에 대한 가격을 자율로 결정할 수 있기 때문에 비급여서비스의 가격을 원가보다 더 높게

45) 혼합진료는 보험가입자인 환자의 입장에서는 어떠한 의료기관을 방문하더라도 급여서비스와 비급여서비스를 동시에 제공받을 수 있기 때문에 매우 편리한 제도가 될 수 있다. 특히 우리나라와 같이 실손형 민영의료보험제도가 발달하고 있는 현실에서 환자가 여기에 가입하면 의료이용 시 큰 부담을 느끼지 않고 비급여서비스도 마음껏 이용할 수 있게 된다. 공급자 측면에서는 당연지정제가 유리한 제도이다. 왜냐하면 한계공급자가 시장에서 퇴출될 염려도 없고, 수익을 극대화하여 영리를 취할 수도 있어 매우 유리한 제도가 되기 때문이다.

책정할 수 있어 비급여서비스 제공을 통한 영리적 유혹에 빠지게 된다.

우리나라에서 더욱 심각한 문제는 한 의료기관에 급여서비스와 비급여서비스라는 두 가지의 이질적 시장의 허용과 동시에 두 가지의 이질적 보험(건강보험과 실손보험)마저 허용한다는 것이다. 혼합진료와 함께 실손보험의 도입은 가입자의 의료이용을 증가시켜 건강보험재정은 물론 국민 경상의료비 증가를 부채질하게 된다. 특히 현재와 같이 실손형 보험과 연계하여 공급자가 의료이용을 유인하는 도덕적 해이에 빠질 때 건강보험재정 보호는 매우 어려워진다.

② 의료기관의 영리화를 촉진시키는 당연지정제

요양기관 당연지정제의 문제점은 여러 가지가 있다. 요양급여 비용을 결정하는 상대가치점수의 단가인 환산지수는 보험자와 의약계 대표자간 쌍방 계약제를 하면서 보다 원천적인 요양기관은 강제 지정하는 논리적 모순이라든가, 자본주의 국가에서 민간자본에 의하여 설립된 의료기관의 서비스를 비록 사회보험이라 하여 정부가 법으로 강제 징발하는 있을 수 없는 일을 저지르는 문제가 있다. 자본주의 국가라도 전시와 같은 비상사태가 발생한다면 정부가 강제 징발을 할 수가 있지만, 상시적으로 강제 징발을 하는 당연지정제는 비록 위헌은 아니라 하더라도 재산권 침해라는 자본주의 정신과 배치되는 문제가 있다.

국민을 건강보험에 의거하여 법률로 강제 적용하는 것과 의료기관을 당연 지정하는 것은 논리적으로 차원이 다르다. 건강보험의 강제 적용은 국민들의 기본권 보장을 위하여, 즉 혜택을 부여하기 위한 의료의 사회화를 위한 조치이기 때문에 모든 의료보장 국가가 용인하는 것이다. 따라서 의료보장 의료는 의료의 사회화를 통한 공공재가 되는 것이다. 그런데 요양기관 당연지정제는 요양기관에 혜택을 주는 것이 아니라 제도 운영의 편의를 위한 강제 징발로 재산권 침해에 속하기 때문에 자본주의 의료보장국가에서는 택하기 어려운 제도이다. 국영의료제도(NHS)를 택한 영국도 희망하지 않는 의료기관은 영리병원으로 남을 것을 허용하고 있다. 모든 의료기관을 건강보험 요양기관으로 강제 징발하여 당연 지정하는 것은 사회주의 의료체계로 자본주의 국가의 의료사회화와는 근본적으로 다르다.

당연지정제의 논리적 문제 등은 이규식(2021)에서 상세히 설명하였기 때문에 더 이상 설명은 생략하기로 한다. 여기서 강조하고자 하는 점은 당연지정제가 의료의 영리화를 일반화시키는 촉매제가 되었다는 점이다. 앞서 언급한 바와 같이 비급여서비스가 인정되지 않을 경우는 영리화를 걱정할 필요가 없으니 당연지정제가 논리적 문제만 있을 뿐 제도 운영에 큰 걸림돌이 되지 않았다. 그러나 비급여서비스가 영리화의 원인이 되는데도 불구하고 요양기관 당연지정제의 지속은 모든 의료기관들의 영리적 행위를 정부가 보증하는 것과 같은 결과를 초래하고 있다.

③ 당연지정제라는 규제가 낳는 소비자 보호의 역행

모든 의료기관을 요양기관으로 법에 의하여 당연히 지정하는 것은 강력한 정부 규제에 속한다. 규제의 경제이론에 따르면 규제란 소비자를 보호하기보다는 규제 대상자를 보호하기 위한 목적으로 등장하는 것(Stigler, 1971; Posner, 1974; Peltzman, 1976)이라는 이론이 당연지정제에 잘 들어맞는다. 요양기관 당연지정제를 도입한 1979년 당시에는 의료기관이 부족하였기 때문에 당연지정제는 의료보험 적용자에게 의료기관에 대한 지리적 접근성을 보장하여 소비자를 보호하는 역할을 하게 되었다. 그러나 의료자원이 많아진 오늘날에는 당연지정제가 한계 의료기관을 보호하는 기능을 하여 소비자의 보호에 역행하는 문제가 있다. 현재의 당연지정제에서는 부당 청구가 잦은 의료기관, 의료사고가 빈발한 의료기관, 비윤리적인 행위를 하는 의료기관, 의료서비스의 수준이 낮은 의료기관을 퇴출시키는 것이 거의 불가능하다. 요양기관 계약제가 이루어지면 보험자(구매자)는 의료기관인증제를 통하여 인증받지 못한 서비스 수준이 낮은 기관은 계약에서 제외시키고, 비윤리적 행위를 하는 의료기관도 계약에서 제외시킴으로써 소비자를 보호할 수 있을 것이다.

(4) 요양기관 계약제의 이점

요양기관 계약제는 의료서비스 시장을 분리할 수 있는 이점이 있다. 즉 계약병원은 의료보험 급여패키지만 제공하여 기본권으로써의 공공의료를 보장하고, 비계약병원은 모든 서비스를 비급여로 하여 상품으로써의 의료만을 제공하도록 하여 시장을 분리할 수 있다. 비록 요양기관 당연지정제가 위헌은 아니라 하더라도 의료를 기본권으로 간주하는 것은 규범적 판단에 따른 것이기 때문에 실증적인 판단에 따른 상품으로서의 의료를 별도로 인정하는 것이 의료보험을 운영하는 대부분의 유럽 국가들이 지키는 원칙이다. 심지어 영국은 정부 재정으로 기본권 보장을 위하여 의료를 보장하면서도 상품으로써의 의료를 인정하여 영리병원을 허용하고 있다. 사회보험제도를 운영하는 국가는 모두 요양기관 계약제를 통하여 상품으로써의 의료를 인정하는데 예외적으로 네덜란드는 영리병원의 설립을 법으로 금지하였다. 그러나 현실에서는 영리병원이 등장하여 2012년 현재 259개 병원 가운데 79개 병원이 영리병원으로 운영되고 있었다. 이에 네덜란드 하원에서 2014년 영리병원 설립을 허용하는 법률을 제정하기에 이르렀다(Barua and Esmail, 2015).

요양기관 계약제를 하게 된다면 보험자와 계약하는 의료기관은 비급여서비스를 제공하더라도 일본에서처럼 극히 일부 서비스에 제한된다[46]. 제공하는 의료서비스는 최소수준 원칙을 지켜 특실과 1인실과 같은 서비스는 제한된 범위로 자비부담 병상을 이용하여야 한다. 계약병원이라도 자비부담 병상을 이용할 경우에는 건강보험의 적용에서 배제된다. 그리고 계약의료기관은 민간이 운영하더라도 건강보험에서 정한 다양한 규제를 적용하고, 각종 세금은 면제 받게 한다. 왜냐하면 국가적 사업을 민간의료기관이 수행해주기 때문에 공공의료기관과 차별은 있을 수 없다. 그리고 이와 같은 의료기관에서 제공하는 건강보험의료는 당연히 공공재가 되며, 공공의료로 인정되어야 한다. 따라서 요양기관 계약제를 하게 되면 요양기관은 비급여서비스를 제공할 수 없기 때문에 영리적 운영은 생각할 수 없고, 우리나라의 건강보험제도가 정상적으로 운영 가능하다.

그리고 의료기관을 영리적으로 운영하고자 할 때는 영리병원으로 전환하여 각종 세금을 다른 서비스 기관과 동일하게 납부하도록 해야 한다. 그렇지 않고 현재와 같은 당연지정제는 영리의료와 기본권 의료가 혼재되어 공급되기 때문에 모든 의료기관을 영리화로 몰고 가게 된다.

요양기관 계약제를 통하여 급여서비스를 공급하는 의료기관과 비급여서비스를 공급하는 의료기관을 분리하는 것이 제도 관리측면에서 매우 편리하다. 두 시장이 완전히 분리됨에 따라 의료기관이 비급여를 급여서비스와 혼합하여 제공할 수 없기 때문에 의료이용의 통제도 용이하고 또한 건강보험의 재정 절약에도 유리하다. 더구나 비급여서비스만 제공하는 영리병원을 이용하는 사람도 건강보험료는 납부해야 되기 때문에 건강보험료를 내고 영리병원에서 의료문제를 해결하게 될 경우, 건강보험 재정을 절감시켜 건강보험의 지속가능성을 높이게 된다.

46) 일본에서 제한된 범위의 비급여가 허용되는 내용은 제7장에서 상세히 설명된다.

(5) 요양기관 계약제와 건강보험의 붕괴

혹자는 요양기관 계약제가 실시되면 부자들은 비계약병원을 이용하고, 부자라도 비계약병원을 이용할 경우 일시적으로 목돈이 소요되는 의료비 부담 문제로 민영의료보험에 가입하게 되기 때문에 건강보험에서 탈퇴하여 건강보험이 붕괴된다는 가설을 주장하며 요양기관 당연지정제를 고수해야 한다는 주장을 하고 있다.

이러한 주장은 전혀 사실과 다른 이념적 선동에 불과하다. 요양기관 계약제와 건강보험 계약제는 전혀 다른 제도이다. 사회보험 국가 가운데서 건강보험제도를 계약제로 하고 있는 국가는 독일뿐이며, 다른 국가는 전국민을 강제로 건강보험에 적용시키고 있으며 우리나라도 예외가 아니다. 독일도 전국민에게 건강보험 계약제를 적용하는 것이 아니라 소득수준 상위 10% 정도의 주민에게만 선택권을 부여하고 있다. 이렇게 하는 이유는 건강보험에는 정부의 지원이 있기 때문에 고소득층을 건강보험에 강제 가입시켜 정부 지원 혜택을 줄 수 없다는 논리와 함께, 고소득층을 건강보험에서 제외시키고, 이들에게 높은 수가를 적용하여 의료기관이 부가적인 소득을 올린다면 건강보험의 통제 가격에서 오는 의료서비스의 질 저하를 막을 수 있는 이점이 있기 때문이다(이규식, 2012).

만약 우리나라가 요양기관 계약제를 택하더라도 건강보험을 계약제로 전환할 하등의 이유가 없다. 왜냐하면 독일은 소득수준에 따른 보험료 격차가 매우 적다. 즉 최고소득층의 보험료가 2010년 기준으로 평균보험료의 1.2배 정도에 불과하다(Busse and Blümel, 2014). 따라서 고소득층을 건강보험에서 배제시키는 것이 오히려 유리할 수 있다. 그런데 우리나라는 근로자 기준으로 최고소득층의 보험료는 평균 보험료의 30배에 이르기 때문에 고소득층을 건강보험에서 배제시킬 경우 보험재정이 위협을 받게 되는 문제가 생긴다.

만약 요양기관 계약제를 도입하여 부유한 계층이 비계약병원을 이용하게 되면, 그들은 건강보험료는 보험료대로 내고, 비계약병원을 이용하게 되기 때문에 건강보험재정이 그만큼 절약되어 오히려 절약되는 재정으로 일반 국민들을 위한 건강보험의 보장성 제고에 사용할 수 있는 이점이 있다. 2019년 기준으로 이미 건강보험적용자의 67.0%가 민영보험에 가입(이태열, 2019)되어 있기 때문에 비계약병원 이용자가 많아져도 의료접근성 문제는 없을 것이다. 국가가 운영하는 건강보험이 잘 되어 있어 거의 대부분의 서비스를 커버하는데도 불구하고 높은 가격을 전액 본인이 부담하면서 비계약병원을 이용하려는 사람까지 굳이 막을 필요는 없기 때문에 요양기관 계약제 도입이 필요하다.

(6) 외국의 사례

법률로 모든 의료기관은 건강보험 환자를 의무적으로 진료해야 한다고 규정하는 국가는 없다. 먼저 영국을 보면 전국민에게 국가의 일반예산으로 의료를 보장하는 국영의료제도(NHS)를 1948년 도입하였다. 이 제도에 의하여 대부분의 병원은 국유화되어 있으며, 1991년부터 시작한 의료개혁을 통하여 국영병원은 책임경영병원(NHS Trust)으로 전환하였다. 그러나 영국은 1948년 NHS 제도를 도입하면서, NHS로 편입되는 것을 꺼리는 일부 민간병원에 대해서는 환자들이 진료비를 전액 자비로 부담하는 민영병원(private hospital)으로 허용하였다. 자비부담병원은 영리병원으로 되었기 때문에 세금 혜택은 없다. 그 뿐만 아니라 국영병원에도 병상의 10% 범위 내에서 진료비 전액을 환자 본인이 부담하는 자비부담병상의 운영도 허용하고 있다.

[표 5-29] 유럽 국가들의 병원소유 형태별 비중(2008) (단위 : %)

국가	공공병원	민간비영리 병원	민간영리 병원
오스트리아	73	19	9
벨기에*	60	40	0
프랑스	66	9	25
독일	49	36	15
이스라엘*	49(13%는 질병금고 소유)	26	25
룩셈부르크*	50	50	0
네덜란드	0	100	0
폴란드	95	0	5
포르투갈	86	7	8
스페인	74	17	9
스웨덴	98	0	2
핀란드	86	0	11
아일랜드	88	0	12
영국**	96	4	주 참조

주 : * 는 Busse, Saltman and Dubois(2004)에서 발췌

** 영국은 공공병원에서도 자비부담 병상을 운영하고 있고, amenity bed라는 차액병상을 허용하여 환자 본인이 amenity에 대한 직접 보상을 하고 있음. 민간병원은 NHS 환자를 받지 않으며, 민간병상의 65%가 영리법인(for-profit company)에 의하여 운영(European Observatory on Health Systems and Policies(1999), *Health System in Transition: England*)되고 있음. 영국 자료는 출처에 따라 영리병원에 대한 해석의 차이가 있음

출처 : Paris et al.(2010), 이규식(2018), 보건의료정책에서 재인용

유럽의 의료보장국가는 대부분 요양기관 계약제를 실시하여 영리병원을 허용하고 있다. [표 5-29]에서 유럽 국가들의 병원 소유 형태를 보면 벨기에, 룩셈부르크 및 네덜란드를 제외하고는 모두 영리병원을 허용하고 있다. 네덜란드도 앞에서 본 바와 같이 2014년 하원에서 영리화 법안을 통과시키기까지 하여, 계약제가 이루어지고 있음을 알 수 있다.

싱가포르의 경우를 보아도 영국과 유사하다. 싱가포르는 1983년 의료개혁(National Health Plan)을 통하여 의료재정 조달체계와 공급구조를 대폭 개혁하였다. 개혁의 배경은 출산율이 대체수준(합계출산율이 2.1일 때를 의미)에 도달하자 곧 인구고령화에 직면하여 재정난을 초래하게 될 의료체계의 지속가능성을 보장하기 위한 리콴유 수상의 대비책이었다. 개혁의 핵심은 모든 국민들이 국영병원에서 진료비의 10%만 내고 의료를 이용할 수 있는 무상에 가까운 시스템을 전면적으로 바꾸어 본인부담률을 대폭 인상하여 의료이용을 억제하도록 하였다. 공공병원에도 특실이나 1인실과 같은 쾌적도가 높은 병실을 설치하고, 이와 같은 고급병실을 이용하는 경우에는 진료비 전액을 환자 본인이 부담하도록 하였다. 2~3인실이나 다인실을 이용할 경우에는 정부가 진료비를 소득수준에 따라 20~80% 수준으로 차등 지원하여 의료이용률을 낮추도록 유도하였다(싱가포르 보건부, 2015). 그리고 1차 의사의 80%, 병원의 20%를 민간부문으로 전환하고 이곳을 이용하면 전액 환자의 본인부담으로 하였다. 2015년을 기준으로 할 때, 민간영리병원의 1일당 입원비가 공공병원 입원비의 약 10배 정도 되었다. 우리나라에 널리 알려진 레플즈 그룹, 파크웨이 그룹 등은 영리병원[47]으로 이러한 병원들이 해외환자 유치에 앞장 설 뿐만 아니라 의료산업화를 위한 전초 기지 역할을 하고 있다.

우리나라보다 전국민의료보험을 늦게 1995년에 실시한 대만의 경우도 요양기관 계약제를 실시하고 있다(대만 중앙건강보험국, 2004). 전민건강보험 실시 10년째인 2004년의 의료기관 종별 계약률을 보면 병원은 97%가 계약을 하였으며, 우리나라의 상급종합병원급인 의학중심병원과 종합병원급인 구역병원은 계약률이 100%인 것으로 알려지고 있어 계약제를 실시하여도 건강보험의 요양기관 확보에는 아무런 문제가 없다.

---

47) 우리나라에서 논의되고 있는 영리병원은 논리적으로 문제가 있다. 영리병원이 되면 건강보험의 당연지정에서 벗어나야 하는데, 당연지정제를 고수하면서 영리병원을 허용하겠다는 것은 모순된 정책이다. 건강보험수가가 통제되고 진료내역이 심사를 받는 현실에서 어떻게 의료공급을 통하여 이윤이 날 것인지가 의문이며, 당연지정제에서 영리병원을 하겠다고 나설 투자가가 나올지도 의문시된다. 그리고 영리병원을 건강보험제도 안에서 하겠다는 것은 건강보험의 기본이념과도 상치될 뿐만 아니라 건강보험의료가 공공의료라는 사실을 망각한 처사이다.

5. 보험급여 관리의 부실과 의료의 영리화

1) 수요 접근에 따른 영리화

의료기관의 영리화를 가능케 한 원인의 하나로 많은 사람들이 행위별수가제에서 찾고 있다. 즉, 행위별수가제의 실시로 의료기관이 유인수요를 남발함에 따라 의료이용량을 늘려 수익을 높일 수 있다는 것이다. 이 진단은 [표 5-30]을 본다면 잘못 되었음을 알 수 있을 것이다. 이 표에서 보면 유럽의 대부분 국가들도 개업의사에 대한 진료비 지불은 행위별수가제로 하고 있다. 따라서 행위별수가제에서 의료기관이 영리적 운영을 한다는 실마리를 찾기는 어렵다. 물론 병원진료비를 행위별수가제로 하는 국가는 유럽에서 찾기 어렵다. 따라서 우리나라의 병원들이 행위별수가제를 통하여 과잉진료 내지는 유인수요를 통하여 영리적 수익을 높일 가능성은 유추가 가능하다. 그렇다고 행위별수가가 영리화의 근원적 원인이라는 분석을 하기는 어렵다.

우리나라 의료기관들이 과잉진료를 할 수 있는 근본 원인은 행위별수가제가 아니라 사회의료보험제도를 운영하면서 필요도 접근을 하지 않고 수요 접근을 한데서 찾아야 한다. 의료보장제도로 환자가 의료서비스 가격을 인지하지 못하도록 설계를 해놓고 의료이용을 시장수요에 의존함에 따라 환자들은 당연히 도덕적 해이에 의하여 의료이용이 과다해 질 수밖에 없다. 유럽 의료보장 국가들은 모두 의료서비스 제공을 가격과 무관한 필요도를 토대로 하기 때문에 어떠한 지불제도를 택하든 의료이용의 통제가 가능하다. 그러나 우리나라에서는 본인부담제도만으로 의료이용을 관리함에 따라 이용을 통제할 기전이 매우 약한 문제가 있다. 여기에 더하여 환자 보호기능이 강하여 의료기관이 환자의 요구를 거부하였을 경우에는 어떤 처벌을 받을지 모르는 상황이기 때문에 공급자들은 방어적 진료를 하게 되어 의료서비스 제공이 많을 수밖에 없는 현실이다.

물론 진료비 지불을 행위별수가제를 유지하는 것도 영리화에 일정 부분 기여하였다고 볼 수 있다. 왜냐하면 의사들의 방어적 진료나 유인수요는 행위별수가제도가 아니면 하기 어렵기 때문이다. 유럽 국가들도 의사는 행위별수가를 주로 택하고 있으나, 병원의 경우는 1980년대까지는 주로 총액예산제나 일당진료비 제도를 택하다, 1990년대 의료개혁 시기에 많은 국가들이 일당진료비제를 DRGs로 전환시켰다. 우리나라는 수요 접근을 바탕으로 함에 따라 이용률이 높은데 더하여 병원까지 행위별수가제를 유지함에 따라 영리화의 길이 상대적으로 쉬워진 것이다.

[표 5-30] 유럽 국가들의 의사에 대한 진료비 지불제도

국 가	1차 진료의사	전문의 외래진료	전문의 입원진료
오스트리아	FFS/Cap	FFS	Salary
벨기에	FFS	FFS	FFS*
캐나다	FFS	FFS	FFS
체코	FFS/Cap	FFS/Salary	Salary
덴마크	FFs/Cap	Salary	Salary
핀란드	Salary/Cap/FFS	Salary	Salary
프랑스	FFS	FFS	Salary
독일	FFS	FFS	Salary
헝가리	Cap	Salary	Salary*
아이슬란드	Salary	FFS	Salary
이탈리아	Cap	Salary	Salary
룩셈부르크	FFS	FFS	FFS*
네덜란드	FFS/Cap	FFS	FFS
노르웨이	FFS/Cap	FFS/Salary	Salary
폴란드	Cap	FFS/Salary	Salary
슬로바키아	Cap		Salary
스웨덴	Salary/Cap/FFS*	Salary	Salary*
스위스	FFS	FFS	Salary*
영국	Salary/Cap/FFS	Salary	Salary

주: Cap = capitation, FFS = fee-for-service
In-patient specialist가 salary로 진료비를 받는 나라는 병원이 폐쇄형이며, FFS로 된 국가는 미국처럼 개방형으로 전문의들이 병원외부에 개업을 하고 병원과는 계약을 통하여 환자를 입원시킴.
Out-patient specialist에서 전문의가 개업을 하면 FFS로, 병원에 봉직하면 salary를 받음.
Poland 외래 전문의사의 약 반은 우리나라와 같이 자유개업을 하며, 나머지 반은 병원 봉직의임.
* OECD Survey 자료를 필자가 보완한 내용임.
출처: Paris, Devaux and Wei(2010), 이규식(2019), 의료보장론(개정판)에서 재인용

2) 의료기관 관리의 구조적 문제와 영리화

앞에서는 의료의 영리화 문제를 비급여서비스의 확대와 요양기관 당연지정제에 초점을 두고 분석하였다. 여기서는 의료기관 관리의 구조적 문제와 관련하여 발생하는 영리화 문제를 살펴보기로 한다.

의료기관 관리의 구조적 문제와 관련된 영리화 요인을 모두 찾아내는 것이 용이하지는 않지만 대표적으로 생각할 수 있는 문제들만 살펴보기로 한다.

(1) 의사의 성과급제도와 의료기관의 영리화

의료기관이 영리화로 가는 구조적 원인의 하나로 대형법인병원과 대학병원 등에서 의사들에 대한 성과급 지급을 들 수 있겠다. 이들 대형병원들의 대부분이 의사들의 보수 규정을 복수로 정하여 운영하고 있다. 하나는 기본급 보수규정이고 다른 하나는 의사 개개인의 월간 진료성과, 즉 진료수입에 비례하여 지급하는 성과급 지급 규정이다(김일천, 2021). 성과급은 의사의 진료실적(진료비 총액으로 산출)을 토대로 보수를 차등화하는 것이다. 그러다 보니 성과급을 다른 동료 의사들보다 더 받기 위하여 재진 횟수 늘리기, 과잉검사 및 처치 그리고 의약품 등의 과잉처방을 유도하는 문제가 발생한다. 그리고 행위별수가제는 이러한 성과급제도의 촉진에 간접적으로 기여하는 문제가 있다.

사회의료보험을 운영하는 국가에서 의사의 행위는 순수한 의사의 기술을 바탕으로 하여 난이도, 투입시간 등을 감안하여 결정할 따름이지 성과에 따라 보너스 성격의 특별보수를 지급하고 있는 국가는 없다. 특히 보험수가는 원가를 기준으로 산정하기 때문에 의사들에게 성과급을 별도로 산정할 재정적 여유가 없다. 결국 성과급을 지불할 병원의 재정적 여유의 상당 부분은 비급여서비스 제공에 있다고 보아야 하겠다. 그러다 보니 비급여제공이 상대적으로 어려운 중소병원이 성과급을 지급하기는 어렵다. 결과적으로 종합병원급 이상의 대형병원 중심으로 실시되고 있는 의사에 대한 성과급제도는 비급여서비스 제공을 늘려 의료기관의 영리화와 함께 의료이용량을 늘려 경상의료비 증가를 유도하는 원인이 되고 있다.

(2) 화상진단 검사와 영리화

의료의 영리화에 비급여서비스만 기여한 것이 아니라 보험급여서비스에서도 영상진단을 위한 검사수가의 비합리적 책정도 큰 기여를 하고 있다. 우리나라는 CT촬영의 진료점수를 부위별로 정하여 48종의 점수가 책정되어 있다. MRI 촬영에 따른 진료점수도 신체부위별로 정하여져 219종의 점수가 책정되어 있다. 2018년까지는 CT를 해상도가 높은 값비싼 기기로 촬영을 하든 해상도가 낮은 값싼 기기로 촬영을 하든 같은 부위면 같은 보수를 지불하였다. MRI의 경우도 동일한 방법으로 보수를 산정하였다. 화상판독료는 CT

[표 5-31] 일본의 CT촬영의 종류별 점수

기종	점수
가. 64열 이상 멀티슬라이드 기기	1,000
나. 16열 이상 - 64열 미만 멀티슬라이드 기기	900
다. 4열 이상 - 16열 미만 멀티슬라이드 기기	750
라. 가, 나, 다 이외의 기기	560
라. 뇌조CT(조영 촬영 포함)	2,300
마. 전신 촬영	2,350

주: 점당 10엔
출처: 후생노동성(2018), 2018~2019 의과진료보수점수표; 김일천(2021)에서 재인용

와 MRI 공히 소정 점수의 30%이며 촬영료가 70%이다.

2019년도 MRI수가를 개정하면서 일본 화상진단수가를 참고하여 1.5~3데스라 기기로 MRI촬영을 한 경우는 점수는 그대로 두고, 3데스라 이상 기기의 상대가치점수는 10% 인상하였다. 0.5~1.5데스라 기기의 상대가치점수는 10% 감점을 하였고 0.5데스라 기기의 상대가치점수는 20%를 감점하였다. MRI는 해상도별로 상대가치점수를 조정하면서 무슨 일이 있었는지 몰라도 CT는 해상도와 무관하게 상대가치점수를 조정하지 않았다(김일천, 2021).

우리나라의 CT와 MRI 수가와 일본의 수가구조를 비교하여 보면 우리나라가 영상진단을 위한 검사 비용이 매우 높다는 것을 알게 해준다. 먼저 일본의 CT촬영에 대한 진료수가를 [표 5-31]에서 보면 6종으로 매우 단순하다.

한편 우리나라의 CT촬영에 대한 진료수가를 보면 [표 5-32]와 같이 8개 부위별로 차이가 있다. 그리고 조영제 사용에 대하여 일본은 500점을 소정 점수에 가산하는데 반하여 우리나라는 조영제 사용 가산을 두부 376.04점, 안와 559.27점, 부비동 425.88점, 경부 425.19점으로 부위별로 차이를 두고 있다. 일본은 CT 및 MRI의 종류 및 회수를 불문하고 월 1회만 판독료를 450점으로 산정하고 있다. 그런데 우리나라는 CT촬영 판독료를 부위별 상대가치점수의 30%로 정하고 있으며 촬영할 때마다 판독료를 산정하고 있다. 전신 촬영의 경우, 일본은 2,350점인데 우리나라는 조영제를 사용하지 않을 때 10,888.63점이기 때문에 일본에 비하여 무려 4.6배가 높다. CT만 비교하여도 수가가 이렇게 높은데, 촬영부위수가 CT에 비하여 훨씬 많은 MRI의 경우를 비교하면, 영상진단에 따른 비용이 일본을 크게 능가한다.

여기에 더하여 2018년부터 '문케어'가 실행됨에 따라 MRI 검사의 적용 확대는 이용을 크게 부추기고 있다. 예컨대 뇌 MRI는 보험적용 전인 2017년 7,899건이던 것이 2020년에는 무려 10배 이상 증가한 82,802건으로 증가하였다(의협신문, 2021). 그러나 같은 기간 중에 뇌질환자는 904만명에서 925만명으로 소폭증가에 그쳤음을 볼 때, 높은 MRI 검사 수가에 보험 적용까지 더해짐에 따라 의료기관은 고가장비를 통한 검사 횟수를 증가시켜 영리를 취할 수 있는 문제가 있다.

[표 5-32] 우리나라의 부위별 CT촬영 수가

<table>
<tr><th colspan="3">부위별 CT 촬영</th><th>점수</th></tr>
<tr><td rowspan="2">가. 두부</td><td colspan="2">조영제를 사용하지 않은 경우</td><td>808.66</td></tr>
<tr><td colspan="2">조영제를 사용한 경우</td><td>1,184.70</td></tr>
<tr><td rowspan="8">나. 안면, 두개기저</td><td rowspan="2">안와</td><td>조영제를 사용하지 않은 경우</td><td>1,016.88</td></tr>
<tr><td>조영제를 사용한 경우</td><td>1,576.15</td></tr>
<tr><td rowspan="2">부비동</td><td>조영제를 사용하지 않은 경우</td><td>1,016.88</td></tr>
<tr><td>조영제를 사용한 경우</td><td>1,442.76</td></tr>
<tr><td rowspan="2">측두골</td><td>조영제를 사용하지 않은 경우</td><td>1,016.88</td></tr>
<tr><td>조영제를 사용한 경우</td><td>1,442.70</td></tr>
<tr><td rowspan="2">기타</td><td>조영제를 사용하지 않은 경우</td><td>1,016.88</td></tr>
<tr><td>조영제를 사용한 경우</td><td>1,442.76</td></tr>
<tr><td rowspan="2">다. 경부</td><td colspan="2">조영제를 사용하지 않은 경우</td><td>979.38</td></tr>
<tr><td colspan="2">조영제를 사용한 경우</td><td>1,404.57</td></tr>
<tr><td rowspan="2">라. 흉부</td><td colspan="2">조영제를 사용하지 않은 경우</td><td>1,012.54</td></tr>
<tr><td colspan="2">조영제를 사용한 경우</td><td>1,400.96</td></tr>
<tr><td rowspan="2">마. 복부</td><td colspan="2">조영제를 사용하지 않은 경우</td><td>999.78</td></tr>
<tr><td colspan="2">조영제를 사용한 경우</td><td>1,388.16</td></tr>
<tr><td rowspan="2">바. 척추</td><td colspan="2">조영제를 사용하지 않은 경우</td><td>1,052.13</td></tr>
<tr><td colspan="2">조영제를 사용한 경우</td><td>1,452.09</td></tr>
<tr><td rowspan="2">사. 상지</td><td colspan="2">조영제를 사용하지 않은 경우</td><td>984.35</td></tr>
<tr><td colspan="2">조영제를 사용한 경우</td><td>1,366.73</td></tr>
<tr><td rowspan="2">아. 하지</td><td colspan="2">조영제를 사용하지 않은 경우</td><td>984.27</td></tr>
<tr><td colspan="2">조영제를 사용한 경우</td><td>1,366.64</td></tr>
<tr><td rowspan="2">전신 촬영</td><td colspan="2">조영제를 사용하지 않은 경우</td><td>10,888.63</td></tr>
<tr><td colspan="2">조영제를 사용한 경우</td><td>15,468.22</td></tr>
</table>

출처: 건강보험심사평가원(2019), 『2019 건강보험요양급여비용』

3) 건강검진사업과 영리화

질병을 조기에 발견하여 조기에 치료하고, 질병상태는 아니나 질병에 걸릴 확률이 높은 사람도 조기 발견하여 건강관리를 할 수 있도록 하여 의료비를 줄일 목적으로 우리나라는 앞에서 본 [표 5-10]에서처럼 1980년부터 의료보험에서 건강검진서비스를 제공하고 있다. 특히 2008년에는 「건강검진기본법」까지 제정하고, 2011년부터 5년 단위의 국가검진종합계획을 실시하였으며 2021년에는 제3차 계획을 실행하고 있다. 건강보험에서는 국가의 기본계획에 맞추어 일반건강검진, 생애전환기 건강진단, 암검진, 영유아건강검진을 실시하고 있다. 건강검진에 쏟아 붓는 보험재정을 보면 2019년에 무려 1조 6천억 원 정도로 전체 보험급여비 71조 1,652억 원의 약 2.25%가 지불되는 무시하기 어려운 사업이 되어 있다.

건강검진 문제는 두 가지 각도에서 살펴볼 수 있다.

첫째, 건강검진제도의 효과에 대한 문제이다. 현재 전 국민을 대상으로 건강검진제도를 시행하고 있는 국가는 잘 알려져 있지는 않다(Screening(medicine), wikipedia, 2021). 다만 건강보험국가로는 일본과 한국이 건강보험에서 무료로 실시하고 있는 것으로 알려져 있다. 영국 NHS는 40~74세 층을 대상으로 5년에 1회 무료 건강진단(health check)을 실시하고 있다(NHS 홈페이지, 2021). 일본은 제2차 세계대전 직후인 1945년 결핵퇴치사업을 위하여 검진을 실시하였다. 1978년부터 제1차 '건강만들기 운동'을 시작하여 그 이전부터 건강보험조합 단위로 실시하던 건강검진을 보다 충실히 하는 것을 목표의 하나로 하였다. 그러다 2000년부터 제3차 '건강만들기 운동'을 '건강일본 21'로 사업 명칭을 바꾸고 2008년 4월부터 대사증후군(metabolic syndrome) 건강검진을 시작하여 오늘에 이르고 있다.

우리나라와 달리 일본에서는 건강검진사업의 효과에 대한 의문이 계속 제기되고 있었다. 佐藤敏信(2018)은 중의협(中医協) 보고서에서 대사증후군에 대응하기 위한 '특정건강진단'의 예방효과가 매우 제한적일 수 있음을 지적하고 있다. 사례로 Prasad, Lenzer and Newman(2016)이 발표한 논문 인용을 통하여 개별 암에서 사망률은 줄어들고 있지만, 전체 사망률은 변화가 없다면서 특정건강진단의 효과에 회의를 나타내고 있다. 암 검진사업이 암을 조기 발견할 것처럼 보여도 사실은 조기에 발견하든 말든 그 사람의 생명연장에 영향을 주지 않는다는 것이다. 그리고 암 검진이 아닌 일반검진에 대해서도 효과가 있다는 보고가 적음을 지적하고 있다. Krogsbøll et al.(2012)이 Cochrane systematic review and meta-analysis에 의한 검증을 실시하고 그 결과를 발표한 논문에 따르면 원래 증상이 없는 사람들을 대상으로 한 건강진단은 이환율, 입원, 장애, 걱정거리, 추가 의사 진료, 결근에 대해 유의한 효과는 발견되지 않았다고 한다. 또한 암이나 순환기 질환에 의한 사망률을 줄이는 효과도 없다고 했다. 그러나 역 효과로 건강진단이 과잉진단(over-diagnosis)과 과잉진료(over-treatment)를 낳게 하였다는 것이다(Wikipedia, 2021). 이러한 결과를 바탕으로 Braillon et al.(2015)은 영국 NHS의 건강검진은 낭비라는 논문을 발표하게 된다. 그리고 Krogsbøll et al.(2019)은 2012년 발표한 논문의 재검증을 위하여 발표한 논문에서 건강진단이 전체 사망률, 암사망률, 심혈관질환의 사망률, 그리고 국소성빈혈이나 뇌졸중의 사망률에 거의 효과가 없음을 밝히고 결론으로 건강진단의 효과성에 의문을 나타내고 있다.

문제는 건강검진의 효과에 대한 명확한 근거가 결여됨에도 불구하고 검진이 무료로 제공될 때, 일반 대중은 검진을 좋아한다는 점이다(Oboler et al., 2002). 그리고 건강검진 지침에서는 매년 정기적인 검진을 반대함에도 불구하고 많은 가정의들은 검진을 하고 있다는 점이다(Prochazka et al., 2005). 특히 행위별수가제 의료체계에서 이와 같은 행위가 장려되고 있다는 점이다(Gordon and Senf, 1999).

이러한 연구결과는 주로 유럽에서 나온 것이다. 이와 같은 발표에 자극받아 검진을 비롯한 조기발견·조기치료의 의학적, 사회학적 의의에 대해 일본에서도 재검토가 필요하다는 연구가 발표되었다. 비록 의미 있는 건강검진을 할 수 있다고 해도 장기적으로 의료비 절감이 가능할 것인가 하는 문제이다. 도쿄대학 康永秀生 교수(2017)는 『일본경제신문』의 연재시리즈 '예방의료로 의료비를 줄일 것인가'(1월), 시리즈 4호 '비용이 들어가는 시기의 연기'(1월 9일자 조간) 등을 발표하여 의료비 억제효과가 없음을 발표하였다. 발표의 일부를 인용하면 "많은 예방의료에 의료비 억제효과는 없다. 이것은 의료경제학 전문가들의 공통된 인식이다. 의료경제학의 대가인 밀턴 와인슈타인 미 하버드대 교수가 2008년에 발표한 논문에 따르면, 예방의료의 비용효과에 관한 1,500편의 연구결과 중 의료비 절감 효과를 인정하는 예방서비스는 20% 이하에 지나지 않았다. 이 비율은 치료적 서비스와 동일하며, 같은 질환에 대한 예방이 치료보다 특별히 의료비를 억제하는 것은 아니라는 사실도 나타났다"고 하였다. 또한 "메타보릭 검진(특정건강검진)이 단기적으로 의료비를 낮출 가능성을 나타내는 데이터는 몇 가지 있다. 진료비 청구서의 정보·특정건강검진 등 정보 데이터베이스(NDB)를 이용하여 2014년에 실시한 분석에 의하면, 특정 건강지도를 받은 그룹은 받지 않은 그룹에 비해 다음 해의 고혈압・지질 대사 이상・당뇨병에 지출된 1인당 외래의료비가 남성은 5,340 엔(34.8%), 여성은 7,550 엔(34.0%) 낮아졌다. 그러나 (중략) 메타보릭 건강검진에 의해 고액의 의료비나 간병비용의 소요 시기가 지연되는 것이지 평생의 총액으로 보면 의료비・개호비용의 억제로 이어지는 것은 아니다"라고 하였다.

이와 같은 주장이 뒷받침되어 2021년에는 일본 재무성의 '재정제도등심의회'는 2022년도부터 3년간 세출 개혁을 위하여 작성한 "재정건전화를 위한 건의(2021.5.21. 발표)"에서 특정건강진단・건강지도실시를 위하여 투입된 예산에 비하여 사업효과는 그에 미치지 못하는 문제가 있음을 지적하고 있다. 일본의 건강검진에 대하여 OECD(2019)에서도 비판을 하고 있으며, 2020년 말의 '행정개혁추진회의'도 특정건강검진・건강지도의 효과성에 의문을 표시하면서 사업효과에 대해 재차 검증을 한 후에 기본방향을 검토하라고 지적하였다. 재무성의 '건의'는 상당한 의미가 있는 것으로 스가(菅義偉) 내각은 6월 18일 '경제 재정 운영과 개혁의 기본방침 2021'을 각의에서 결정하였는데, 아베 내각 시대의 '기본방침'에는 거의 매년(2014년을 제외) 등장하였던 '예방・건강 만들기' 항목(제목)이 '기본방침 21'에서는 사라졌다는 점이다. 이는 결코 우연이 아니며, 예방・건강 만들기를 통한 의료비 억제 방침에 일관되게 회의적이었던 재무성의 영향력이, 아베 내각 말기부터 점차 강해진 결과로 여겨진다(二木立, 2021).

이상과 같이 건강검진사업의 실효성이 일본에서 제기되고, OECD에서도 일본에서 제기되는 비판을 뒷받침하는 보고서가 발간되었음을 감안할 때, 일본 보험자가 시작한 건강검진사업을 우리나라가 본 받아 1980년부터 보험자가 시행하고 있는 건강검진사업의 경제성을 재검토 해 볼 필요가 있겠다. 우리나라는 현재 5년 단위의 국가검진종합계획을 추진하고 있어 일본을 능가하는 확대된 건강검진사업을 하고 있다. 검진대상자의 연령도 일본은 74세까지로 한정하는데 우리는 연령 제한도 없이 건강검진을 실시하고 있다. 우리나라도 건강검진사업의 경제성과 건강수명 연장효과 등에 대한 연구를 거쳐 사업의 지속 여부를 결정할 필요가 있겠다. 앞에서 지적된 건강진단의 역효과가 과잉진단과 과잉치료로 연결되어 우리나라 의료비 증가를 낳고 있지나 않는지 검토가 되어야 할 것이다.

둘째, 건강검진사업의 내용과 관련된 문제이다. 우리나라에서 건강검진의 부작용으로 오명을 떨쳤던 것이 갑상선암 진단이었다. 갑상선암 진단에 초음파 검사가 사용되었는데, 1993년부터 2011년 사이에 갑상선암 발견자수가 15배가 증가하였다. 인구가 5,000만(당시) 인데 연간 4만 명이 전염병처럼 갑상선암으로 진단을 받은 것이다. 세계의학계에서는 한국에서의 갑상선암 유행 또는 한국에서 발생한 갑상선암 과잉진단 비극 등으로 조롱 아닌 조롱을 하였다. 당시 초음파 검사로 조그만 혹이 발견되면 암으로 진단하여 수술을 실시함에 따라 갑상선암 환자가 급증한데 대하여 우리나라 의료계 스스로 반성함으로써 갑상선암에 대한 진단과 치료에 변화가 일어났다.

여기서 문제시 하려는 것은 고혈압에 대한 것이다. 의과대학에서 수축기 혈압정상치는 자기연령에 90 또는 100을 더한 수치가 정상혈압이라고 1970년대에는 가르쳤다. 따라서 1970년대의 70세의 수축기 혈압정상치는 160~170이 되었다. 사람은 나이가 많을수록 동맥이 좁아지기 때문에 젊을 때 혈압으로는 우리 신체 중 가장 중요한 뇌에 혈액을 충분히 공급할 수 없기 때문에 우리의 몸은 스스로 혈압을 조절하여 높게 함으로써 뇌혈류를 확보한다. 따라서 혈압기준치를 정하려면 연령에 따라 정하는 것이 합리적이다. 이와 같은 사실은 의사들은 다 알고 있을 것이다.

그럼에도 불구하고 WHO는 1978년에 모든 연령의 혈압기준치를 160/95로 정하였다. 1978년 이후 의사들은 수축기 혈압이 160 이상 이완기 혈압이 95 이상이면 고혈압으로 판정하였는데 이 기준치가 정확하다는 시험결과는 없었다. 그러다 1999년 WHO의 '혈압기준치작성위원회'는 혈압기준치를 140/90으로 낮추었다. WHO 결정에 대하여 58개국의 1,000여명에 가까운 전문가들이 이 기준치의 부당함을 연명으로 지적하였으나 기준치는 변경되지 않았으며 이 기준이 세계적으로 적용되었다. 그 결과 미국에서만 혈압강압제가 5배 이상 판매되었다고 한다. 일본에서도 고혈압 기준치에 대한 논란이 제기되고 있다. 일본의 인간도크학회는 2011년 인간도크(전액본인부담건강진단)를 받은 313만 명 중 '이상 없음'으로 판정받은 사람은 불과 7.8%에 지나지 않는다는 발표를 하였다. 이것은 WHO가 정한 고혈압 기준치를 적용하였기 때문이다. 이 문제에 대하여 일본의 의사나 매스컴에서 많은 비판이 제기되었다. 이에 일본 고혈압학회는 2012년 7월 "고혈압 기준치 140/90은 국내외 의학논문을 근거로 합리적 판단을 하여 작성한 것이며 시대에 뒤떨어지지 않도록 수년마다 개정을 하고 있다"라는 내용의 반박문을 발표하였다. 고혈압학회의 반박문에 대하여 '수정이 왜 항상 하방수정이냐? 그리고 수정 이유에 대한 설명도 없고, 저혈압에서도 뇌혈관장애나 뇌경색이 증가하였다면 이해하겠으나 그러한 사례의 제시도 없이 단지 안전을 고려하였다는 것만 이유로 제시하고 있다'라는 비판이 제기되고 있다(久坂部羊, 2012).

그런데 우리나라에서는 WHO 혈압기준이나 공단의 혈압기준치에 대하여 이의를 제기하거나 비판을 하는 학자나 의사가 한 사람도 없는 문제가 있다. 다른 나라에서는 WHO 혈압기준이나 자국의 건강검진 혈압기준치에 대하여 끊임없이 의사들이나 매스컴이 이의를 제기하고 있는 점과 대조를 이룬다. "일본의 요미우리신문은 2004년도에 발표된 고혈압치료 가이드라인 작성에 관여한 위원 9명 전원이 제약회사로부터 합계 9억 2천만 엔의 기부금을 받았다."라고 보도한 바 있다(久坂部羊, 2012). 우리나라에서는 아마 제약회사가 교묘한 방법을 사용하여 기부금을 제공하였다고 생각할 수 있겠다. 정상혈압기준치를 140/90 즉, 수축기 혈압을 160에서 140으로 20을 낮추고 이완기 혈압을 5를 낮추었는데 미국에서 1,300만명의 새로운 고혈압환자가 생겼다고 한다. 우리나라도 미국과 동일한 혈압기준치를 사용하였다면 새로운 환자가 206만명이 생긴다는 계산이 된다. 그런데 우리나라 건강검진에서는 수축기 혈압을 120 미만 이완기 혈압 80 미만을 정상, 120~139/80~89를 고혈압 전단계로 분류를 할 뿐만 아니라 이런 내용은 근거에 기반 하였다고 보기 어려운 문제가 있다. 그럼에도 불구하고 고혈압 전단계로 분류된 사람들에게 강압제를 처방하는 사례가 다반사로 행하여지고 있다. 혈압기준치가 낮아질수록 환자는 기하급수적으로 증가를 한다. 미국과 일본의 기준치보다 더 낮은 혈압기준치를 사용하는 우리나라에서 혈압강압제는 얼마나 더 많이 판매가 이루어졌을 것인가? 이러한 문제에 대하여 구체적인 통계마저 없는 것이 우리의 실정이다(김일천, 2021).

또 다른 문제는 혈압강압제를 복용하지 않아도 될 건강한 수백만 명의 사람들이 혈압강압제를 복용함으로써 일어나는 약화 사고이다. '강압제로 혈압을 정도 이상 낮추면 뇌혈관중의 혈액이 덩어리가 되기 쉬워 혈액이 잘 흐르지 못하여 뇌 조직이 사멸하게 된다. 뇌경색은 뇌졸중의 일종이다. 일본에서 비교 시험을 한 바에 의하면 수축기 혈압이 150~80, 이완기 혈압이 90~100인 사람들을 두 그룹으로 나누어 한쪽은 강압제를 복용하게 하고 다른 한쪽은 위약을 복용시켰더니 강압제를 복용한 그룹에서 뇌졸중이 50% 더 생겼다고 한다(瀧下修一, 河野雄平, 尾前照雄, 2000). 강압제의 다른 부작용은 혈류가 감소되어 뇌 활동력이 떨어져 기억력이나 판단력이 저하되어 무기력한 상태가 되는 것이다. 일본에서 조사한 바에 의하면 수축기 혈압을 강제로 120 미만으로 내렸더니 식사, 입욕, 옷 갈아입기, 배설 등 일상생활에 지장을 받는 사람이 70%나 되었다 한다.

이렇게 무서운 부작용을 가지고 있는 강압제를 복용하지 않아도 될 수백만의 정상인이 복용하고 있을 수 있다는 것은 무서운 일이다. 우리나라에서도 이와 같은 부작용에 대한 임상적 연구를 통하여 건강검진이 건강관리에 유익한 작용을 할 수 있도록 하는데 유의하여야 할 것이다. 이와 같은 건강검진제도의 문제점은 과잉진단과 과잉치료로 연결되어 의료의 영리화 문제와 함께 경상의료비를 증가시키는 요인으로 작용하고 있다.

4) 공공의료정책과 영리화

정부는 의료기관의 영리적 운영을 방지하는 유일한 정책으로 공공의료의 확충을 추진하고 있는데 이 정책으로 의료기관의 영리적 운영을 방지할 수 없다. 현재의 공공의료 확충 정책으로 의료기관의 영리화를 막을 수 없는 이유는 다음과 같다.

첫째, 공공의료의 개념이 잘못됨에 따라 정책대상을 제대로 정할 수 없다. 「공공보건의료에 관한 법률」 제2조제1호에 따른 정의를 보면 “공공보건의료”란 국가, 지방자치단체 및 보건의료기관이 지역・계층・분야에 관계없이 국민의 보편적인 의료이용을 보장하고 건강을 보호・증진하는 활동을 말한다”라고 정의를 하고 있다. 따라서 국민들의 보편적인 의료이용을 보장한다면 건강보험의료가 당연히 공공의료가 된다. 그런데 우리나라는 법률의 정의와는 다르게 공공보건의료기관이 생산하는 의료만 공공의료로 간주하는 우를 범하고 있다. 이처럼 민간의료기관을 제외하고 비급여 관리를 한다는 것은 불가능하여 의료의 영리화에서 벗어날 수 없을 것이다.

둘째, 의료기관의 영리적 운영은 민간의료기관만이 하고 있다는 것은 현실 인식을 잘못하는데서 등장한 논리이다. 2000년에 「공공보건의료에 관한 법률」을 제정한 배경이 민간의료기관이 영리적인 운영을 하기 때문에 이러한 잘못을 고치기 위한 것이었는데 앞에서 언급한 바와 같이 이미 당시에도 공공의료기관들이 영리화의 길에 들어섰던 것이다. 2000년에 공공의료에 관한 법률을 제정하고 4년 후인 2004년에 대통령자문 ‘고령화및미래사회위원회’가 펴낸 『보건의료체계 개편방안』이란 보고서를 제2장에서 분석하였는데, 당시의 잘못된 현실 인식을 볼 수 있다. 이와 같이 잘못된 현실 진단을 통하여 공공의료기관이 생산한 의료만 공공의료로 간주하여 현재까지 20여 년 동안 공공의료정책을 추진하였으니, 해가 갈수록 공공 및 민간의료기관의 구분 없이 모든 의료기관의 영리적 운영이 심해질 수밖에 없게 되었다. 그리고 공공의료를 강화하겠다는 국립중앙의료원의 ‘공공의료사업단’은 공공의료를 위한 조직이 아니라 공공병원 위에 별도로 군림하는 의료권력기관으로 변하고 있을 뿐이다.

셋째, 민간의료기관을 공공의료정책에서 배제한 결과 정부가 의료정책을 펴는데 있어서 민간의료기관에 대한 관리를 스스로 포기하는 우를 저질렀다. 유럽뿐만 아니라 일본도 공공의료를 별도 정의하지 않고 건강보험의료를 생산하는 모든 의료기관을 공공의료 생산자로 간주하여 의료정책을 적용함으로써 정책효과를 거두는데 반하여 우리나라는 공공의료기관만 배타적으로 공공의료생산자로 함에 따라 건강보험정책이나 의료정책의 효과를 스스로 제약하고 있다.

따라서 의료기관을 영리적 경영에서 벗어나게 하려면, 요양기관 당연지정제를 버리고 계약제를 도입하여 건강보험과 계약한 의료기관은 비급여서비스 제공을 할 수 없도록 하고, 대신에 계약하는 민간의료기관에 대해서는 세금 면제, 수련의 양성비용의 부담을 위시하여 보험수가 인상과 같은 인센티브를 제공하여야 한다. 그리고 「공공보건의료에 관한 법률」을 폐기하고 건강보험과 계약한 모든 의료기관을 공공의료기관으로 간주하여야 한다. 그리고 「의료법」 제45조(비급여 진료비용 등의 고지)는 건강보험과 계약하지 않는 의료기관에만 적용하도록 제한하여야 한다. 이와 같은 조치를 통하여 의료기관의 영리적 운영을 막지 못한다면 2030년대에 이르면 의료보장제도는 물론 의료체계가 붕괴될 위험이 있음을 유의하여야 할 것이다.

6. 의약품 가격 및 지불제도

우리나라의 의약품 가격구조는 매우 복잡하다. 의약품은 의사의 처방이 불필요하여 보험급여 대상에서 제외되는 일반의약품[48]과 의사 처방에 의하여 사용될 수 있는 전문의약품으로 보험급여 대상이 되는 의약품이 있다.

일반의약품은 과거 표준소매가격제도[공장도 가격(70%)과 유통마진(30%)]라 하여 정부가 가격을 고시하는 형태를 취하였는데 정부의 가격 규제가 오히려 생산자에게 유리한 제도라는 비판에 직면하자 정부는 1999년 1월부터 '판매가격표시제(open price system)'라는 '자율가격제도'로 전환하였다(이규식, 2001).

그러나 보험급여대상이 되는 의약품은 정해진 가격이 있어야 보험자가 의료기관이 사용한 의약품의 비용을 상환을 해 줄 수 있기 때문에 자율가격제 방식으로 운영할 수는 없다. 만약 보험급여 의약품에 대한 가격 설정을 시장에 맡길 경우 동일한 의약품이라 하더라도 의료기관마다 구입가격이 다를 것이기 때문에, 구입가를 기준으로 보험자가 상환하

48) 일반의약품도 통상 두 가지로 나누어진다. 한 가지는 편의점이나 슈퍼마켓 등에서 팔 수 있는 일반약이며, 다른 한 가지는 약국에서만 팔 수 있는 OTC약으로 외국에서는 통상 Pharmacy Only라는 라벨을 붙이고 판매하는 의약품이다.

는 것은 거의 불가능하다. 따라서 의료보험에서 약제급여를 실시하기 위해서는 단일의 상환가격을 책정할 필요가 있어 보험급여 대상이 되는 전문의약품은 보험자(정부)가 가격을 사전에 정하는 고시가제도를 택하였다. 고시가제도가 문제가 많다는 비판이 비등하는 가운데 2000년 7월부터 의약분업을 실시하기로 예정됨에 따라 1999년 11월 15일을 기하여 세계 어떤 국가에서도 실시하지 않는 실거래가제도를 도입하여 오늘에 이르고 있다(이규식, 2001).

1) 의약품 등재제도

유럽의 의료보장국가들의 경우 과거에는 처방약 목록에 등재된 의약품을 의사가 처방하면 약값의 전액 내지는 일부를 보험에서 상환해 주었다. 그러다 1960~1970년대 의료비 지출이 급증하자 보험자들은 정부의 일반적인 가격통제보다도 더 구체적인 조치들을 적용하였다. 각국이 경험하는 일반적인 문제는 처방약으로 등재된 의약품의 수가 너무 많고 또한 등재가 매우 쉽게 이루어진다는 점이다. 의약품을 관리하는 당국이 유효성이 입증되지 못한 복제약이나 이미 폐용된 의약품, 그리고 일반약(over the counter, OTC)도 처방전 목록에 등재하고, 의사들은 쉽게 처방하여 보험에서 지불하는 의료비 부담을 높였다는 점이다.

1970~1980년대 들어 많은 국가에서 보험에서 상환하는 의약품을 제한하기 위하여 처방약 목록(limited lists)을 작성하는 방법을 사용하였다. 보험에서 상환하는 의약품의 목록에는 포지티브 방식과 네거티브 방식의 두 가지가 있다. 먼저 네거티브 방식은 유효성과 안전성이 입증되어 의약품으로 허가받은 품목 가운데 일부 의약품을 제외하고는 모두 보험의약품으로 등재하는 방법을 말한다. 포지티브 방식은 의약품으로 허가받은 품목 가운데 보험에서 상환하는 의약품을 별도로 정하는 방식이다. 포지티브 방식은 의약품과 관련하여 자원의 효율적인 사용을 목적으로 채택된 방식인데, 동일한 효능의 의약품 가운데 경제성이 우수한 의약품만 보험의 상환대상 의약품으로 등재하는 제도이다. 따라서 포지티브 방식을 도입하기 위해서는 앞에서 설명한 바와 같이 의약품에 대한 비용-효과 분석이라는 경제성 분석이 수반되어야 한다(이규식 외, 2007).

대부분의 유럽 국가들이 포지티브 리스트 제도를 택하고 있고, 독일은 네거티브 리스트 제도를 갖고 있다. 스페인과 영국은 두 제도를 병행하고 있다. 그런데 상당수의 국가들에서는 보험에서 급여로 제공하는 의약품목록표(drug list)가 없는 경우도 있다(Normand

and Weber, 1994).

우리나라는 1977년 의료보험제도를 시작하면서부터 진료에 사용된 의약품을 의료기관에 상환해주기 위하여 '약가기준액표'를 사용하였다. 이 표는 의약품을 7개 유형으로 구분하여 상품명으로 고시하는 등재 목록이었다. 신규 등재를 위해서는 의약품 제조업자가 보험약가 신고서를 첨부하여 대한약품공업협회(현 한국제약바이오협회)에 신고하였다. 신고제 하에서는 제조업자가 의약품의 보험급여 대상 여부를 선택할 수 있을 뿐만 아니라, 제약사의 난립과 많은 의약품 수로 인하여 보험자가 건강보험 의약품을 관리하는데 어려움이 있었다. 이에 우리나라도 2000년 7월 건강보험통합과 의약분업을 실시하면서 의료소비자의 선택권을 넓히고 혁신적인 신약 개발과 같은 신의료기술의 발전을 유도하기 위하여 급여제외목록방식인 네거티브 방식을 도입하였다(국민건강보험공단, 2017). 이 제도는 식품의약품안전처에 허가 또는 신고된 의약품 가운데 법에서 정한 일부를 제외하고는 모든 의약품을 보험급여 대상으로 하는 방식이다.

그러다 보니 급여 대상이 되는 의약품의 수가 많아질 뿐만 아니라 비용-효과성 분석에 대한 검토도 없이 보험급여등재 의약품이 되는 문제가 많았다. 그리고 의약분업을 통하여 약제비의 비중을 줄이려고 하였던 정부의 의도대로 되지도 않음에 따라 복지부는 2006년 5월 '약제비 적정화 방안'을 제시하여 선별등재제도로 전환할 것을 제안하여 각계의 여론을 수렴하여 2006년 12월 29일을 기하여 선별등재제도인 포지티브 방식으로 전환하였다. 우리나라의 선별등재방식은 외국과 차이가 있는 것은 외국은 병원이 제약회사와 직거래하여 의약품을 구입하여 입원 환자에게 의약품을 투약할 수 있기 때문에 등재제도는 외래에만 적용되는데 비하여 우리나라는 병원이 반드시 도매상을 거쳐 의약품을 구매하여 입원 환자에게 투약하는 관계로 의약품 등재제도는 외래만이 아니라 입원에도 적용된다. 그렇게 함에 따라 우리나라는 포지티브 방식의 등재제도를 갖는 다른 국가에 비하여 등재의약품 수가 많은 특징이 있다.

2) 고시가제도

(1) 개요[49]

1977년 7월 최초로 보험약가를 정할 당시의 기준은 생산원가를 기준으로 하되 거래 단

49) 이 부분은 이규식(2001)을 토대로 정리하였다.

계마다 적정한 유통비용을 마진으로 인정하여 약제급여와 관련하여서는 어느 누구도 적정 유통비용을 넘는 과당이득을 취하지 못하게 하였다.

(2) 직권실사제

의료보험 도입과 함께 의료기관이 환자에게 투약한 의약품에 대한 상환을 위하여 생산원가를 알 필요가 있었다. 이에 정부는 의약품의 생산원가를 알기 위하여 1976년 전국의 보험의약품을 생산하는 제약회사에 대하여 '직권실사'를 하게 되었다. 조사대상 업체는 271개 제약회사였다. 조사방법은 연간 총생산액의 약 90%를 차지하는 상위 50개 제약회사에 대해서는 세무 보고자료 및 판매 자료에 근거하여 직접 실사를 하였고, 나머지 업소에 대해서는 소정의 조사표 및 근거 자료를 제출받아 조사하였는데 110개 제약회사로부터 자료를 받았다. 직거래와 도매거래의 의약품 판매가격의 폭은 약 10% 정도였고, 약가 마진율은 10.4%로 조사되었다.

한편 보사부는 1977년 6월 보험수가기준안 작성을 하기 위하여 당시 국세청 인정 소득표준율을 조사한 바 6%였다. 이를 토대로 약가 마진율을 산출하니 13.6%가 되었다. 당시 수가기준안 작성에서 직권조사로 밝혀진 도매마진율 10.4%로는 도매업소의 정상운영이 불가능하다고 보사부는 판단하여 국세청 인정 소득표준율을 적용한 13.6%와 10.4%의 평균치인 12%를 표준 마진율로 정하였다(이규식, 양명생, 지영건, 2010)[50].

(3) 고시가 상환제

직권실사 방식은 조사의 어려움이 있고, 조사를 통해 산출한 공장도 출하가격과 제약회사가 스스로 신고한 공장도 출하가격 간에 별다른 차이가 없자, 1982년부터는 신고제로 바꾸었다(김일천, 2021). 정부는 제약회사가 제약협회를 경유하여 신고한 공장도 출하가격(신고가)에 도매마진율을 가산하여 보험약가를 고시하였다. 신고제 도입 당시 도매마진율은 [표 5-33]에서 볼 수 있는 바와 같이 저가품의 경우 12.3%, 고가약은 8.0%, 마약은 27.6% 이었는데, 이때 저가품이란 정제는 500원 이하, 주사제는 5,000원 이하의 의약품으로 규정하였다. 이렇게 마진율을 차등한 이유는 가급적 고가 보다 저가의약품 사용을 유도하기 위함이었다. 1985년부터는 유통거래폭을 전면 조정하였는데, 제약회사

50) 유근춘 외(2004)는 12%는 한국생산성본부에서 산정한 도매 마진율 12%를 약가의 도매 마진율로 가산하여 보험에서 상환해주는 가격으로 책정하였다고 기술하고 있다.

가 신고한 공장도 출하가격과 실제 도매거래의 최저가격 사이에 5%의 차이가 있음을 감안하여, [표 5-33]에서와 같이 마약을 제외하고 저가품의 유통거래폭을 5.15%, 고가품의 유통거래폭을 3.43%로 하향 조정하였다.

의료기관이 의약품 등을 제약회사나 도매상으로부터 구매를 하고 이를 투약을 하는 행위는 상거래 행위이고 의약품 등을 구매하고 투약을 하는 과정에서 손망실이 발생하거나 사용기간이 지나거나 하는 일이 있을 수 있으므로 다소의 약가 이윤을 보장하여야 하였다. 현재도 그렇지만 우리나라 「약사법」은 의약품 제조업자, 도매상, 소매상(의료기관 약국 등)으로 거래 단계를 정하고 있기 때문에 제조업자 출하가격에 도매이윤 5%와 소매이윤 7%를 가산하여 보험약가를 고시하였다.

[표 5-33] 고시가제에서 의약품 유통 마진율 (단위: %)

일시	저가 의약품	고가 의약품	마약
1982년 1월	12.3	8.0	27.6
1985년 1월	5.15	3.43	27.6

출처 : 이규식, 양명생, 지영건(2010)

1990년 1월에 유통거래폭이 다시 조정되었다. 한국제약협회가 6개월 단위로 정기 사후관리 결과 도매거래인 경우, 신고가 이하로 거래되는 사례가 많아 신고가를 기준으로 하여 5%를 인하한 도매하한선을 설정하였다. 한편 도매업소가 보험의약품을 일시에 대량거래할 때에는 유통 거래폭을 기존의 5% 외에 추가로 5%를 더 인정해 주었다. 이 경우 대량 거래기준은 고시가로 환산하여 500만원을 초과하는 것으로 하였다. 그러나 이러한 조치에도 불구하고 실제 거래는 정해진 유통 거래폭보다 훨씬 낮은 수준에서 이루어졌다. 그 후 의료기관을 대상으로 실거래가를 모니터링하는 과정에서도 고시가보다 거래가격이 낮은 것을 발견하고 거래가격이 고시가 보다 24.17% 이상 낮은 경우에는 경고와 가격인하 조치를 하였다.

고시된 약가로 의약품 등의 대금을 청구하는 제도는 의료기관이나 약국이 의약품 등을 고시가보다 저렴하게 살수록 의료기관 등이 투약 등으로 얻는 이윤이 많아지기 때문에 의료기관 등은 가능한 한 의약품 등을 더 저렴한 가격으로 구매를 하려고 노력하였다. 의료기관 등은 공정 이윤(12%) 이상의 이윤을 의약품 등의 공급업자에게 요구하게 된다. 이와 같은 시장 구조 때문에 의약품 등의 거래 이윤은 공정 이윤 폭 12%를 항상 상회하였다. 매년 약가를 조사하면 10% 이상의 인하요인이 생겼다. 그러나 계속 무한정 약가를 인하하지는 않았다. 약가를 인하할 경우에는 매년 초에 한국은행이 발행하는 조사연보(현 기업경영분석) '업종별 매출이익률'을 참고하여 제약회사 평균 매출순이익률이 2% 이하로 내려가지 않는 범위 내에서 약가를 조정하였다. 제약계가 망하면 의료보험을 할 수 없기 때문이다. 고시가 청구제는 보험약가를 시장기능을 통하여 통제할 수 있는 이상적인 제도였다고 하겠다.

(4) 고시가제도의 문제점과 장점[51)]

어떤 사회적 제도라도 완벽한 제도는 없지만 고시가제도는 의료보험제도가 정착하기까지 약제급여가 원만하게 제공될 수 있는 기반을 만들었다. 그러나 이 제도는 보험급여 의약품의 생산원가를 알 수 없었다는 점에서 다음과 같은 문제점을 갖고 있었다.

첫째, '고시가와 실거래가의 괴리'를 들 수 있다(보건복지부, 1999). 의약품의 생산원가를 제대로 알 수 없음에도 불구하고 생산원가를 토대로 유통 단계별로 적정 마진율을 인정한 다음에 최종 상환가격으로 정한 고시가는 실제의 거래가와 차이가 날 수밖에 없었다. 특히 의료기관은 보험급여 의약품을 입찰 방식으로 구매함에 따라 원가보다 상환가격이 높은 의약품은 고시된 가격 보다 훨씬 낮은 가격에 구매할 수 있어 구입가와 고시상환가의 차액만큼 의료기관은 이득을 취할 수 있었다.

둘째, 의약품 사용량의 증가를 들 수 있다. 구입가와 고시가만큼의 차액인 소위 유통마진은 의료기관의 의약품 사용량이 많아질수록 수익 또한 비례해서 많아지기 때문에 의료기관은 과잉투약을 하는 문제가 있었다[52)].

셋째, 고시가와 실거래가의 차액이 매우 클 경우 이를 호도하기 위하여 의료기관과 약 공급자는 장부상의 거래를 별도로 만들어 의약품과 관련된 거래를 투명하지 못하게 하는 문제가 있었다. 장부상의 거래와는 별도로 제약업소가 의료기관 또는 그 종사자들에게 제공하는 금품, 할인, 할증, 랜딩비, 연구비, 출장비, 해외여행비 지원 등의 음성적인 거

---

51) 이 부분은 이규식(2001)을 토대로 정리하였다.

52) 의료기관의 과잉투약 원인을 유통마진 때문으로 간주하는 것은 매우 단순한 논리에 지나지 않는다. 우리나라는 의료보험제도를 저수가로 시작하였으며, 의사 수는 외국에 비하여 상대적으로 적었기 때문에 의사들은 자신도 모르게 짧은 시간에 많은 환자를 보아 진료수입을 올리는 박리다매형의 진료 관행이 굳어졌다. 짧은 시간에 많은 환자를 보아야 함에 따른 불안감도 있기 때문에 이를 의약품 사용으로 대처하게 됨에 따라 과잉투약이 일반화되었던 것으로 추정된다. 이것을 의사들이 경제적 이유 때문에 의약품을 과다 사용하였다는 것은 의사들의 진료행위의 몰이해에서 비롯된다. 왜냐하면 의약분업이 된 후에도 의약품 사용이 크게 줄지 않고 있다는 점이 이를 설명한다.

래도 문제가 되었다.

넷째, 고시가제도는 제약회사나 도매상 간에 과다경쟁을 유도하였다. 경쟁은 가격을 기준으로 이루어졌으며 주로 저가 공급이 가능한 복제약을 중심으로 이루어졌다. 그 결과 연구・개발 등의 투자를 통한 신약의 개발을 어렵게 하여 국내 제약회사는 주로 복제약 중심의 생산구조를 만들었다.

반면 고시가 상환제도는 다음과 같은 장점도 있었다(변재환, 2000).

첫째, 고시가 상환제도는 '진료비 심사의 편의'라는 행정의 간편화로 의료보험의 정착에 기여한 측면이 있었다.

둘째, 고시가제도는 의료기관에 대한 교차보조(cross subsidy)[53]의 기능을 수행하여 의료기관의 급성장에 기여할 수 있었으며, 의료기관의 성장으로 전국민의료보험의 조기 달성을 가능케 하였다. 의약분업으로 인한 의료파동이 보험수가의 대폭 인상으로 진정된 것은 바로 약가차액이 교차보조로써의 기능을 하였음[54]을 단적으로 증명한다고 할 수 있다.

고시가제도가 행정적인 편의성이나 교차보조의 성격을 갖는 이점이 있다 하여도 의약품의 생산자 출하가격이 지켜지지 않는 상황에서 2중 가격구조를 낳는 부작용이 많아 고시가제도를 폐지하고 실거래가제도로 변경하게 되는 명분을 주었다.

3) 실거래가 상환제도[55]

(1) 제도의 개요

보험의약품에 대한 유통마진(즉, 약가차액)의 상실로 의료기관이 의약분업에 반대할 것이라는 전제에 따라 정부는 의료기관의 의약분업에 대한 저항을 차단하고 의약품의 과다사용을 막아 보험재정을 보호한다는 명분으로 의약분업을 앞둔 1999년 11월 15일 약가의 인하와 함께 고시가제도를 실거래제도로 변경하였다.

---

53) 교차보조란 정부가 직접적으로 의료기관에 보조를 주지 않아도, 의료체계를 구성하는 주체들의 자율적인 행위가 주체 간에 보조가 이루어질 때를 이야기 한다(Feldstein, 2005).

54) 의료기관이 의약분업을 할 때 예상되는 손실이 의약품 구매에 따른 약가차액이었다. 의약분업의 추진으로 의료기관은 약가차액만큼 보상이 되어야 의약분업에 순응할 것이기 때문에 정부는 의료파업을 해결하기 위하여 2000년에 세 차례, 2001년에 한 차례의 수가인상을 하였다. 따라서 수가인상분이 당시 제약업계에서 의료기관에 제공한 교차보조라 할 수 있고, 의약분업은 제약업계가 부담하던 교차보조를 보험재정에서 부담하게 되었다고 볼 수 있다.

55) 이 부분은 이규식(2001)의 내용을 수정하여 재작성하였다.

실거래가는 의료기관이 실제 거래한 내역을 기초로 하여 [식 5.2]와 같이 실제 구입한 가격에 의약품 관리비용 및 저가필수의약품 사용 장려비용(incentive)을 가산한 금액으로 책정하고 있다.

[식 5.2] 보험의약품 실거래 상환액 = 요양기관 실거래가(분기별 평균가) + 의약품 관리료 + 저가필수의약품 사용 장려비용(incentive)

여기서 요양기관 실거래가는 매분기 품목별 거래평균가를 산정하여 다음 분기동안 품목별 실거래가로 청구하도록 하고 전(前) 분기 동안 거래실적이 없는 품목에 대하여는 전전(前前)분기 거래평균가를 사용하였다. 의약품 관리료는 의약품 구매에 따른 비용, 재고 관리 비용, 자연 감모손 비용으로 의약품 취급에 따르는 비용이다. 저가필수의약품 사용 장려비용 항목은, 실거래가로 의약품 대금을 상환하게 되면 저가필수의약품(essential drug)의 공급에 차질을 빚게 될 것을 염려하여 저가필수의약품 사용을 장려하기 위해 포함되었다. 저가필수의약품은 WHO의 필수의약품 목록을 토대로 대한의사협회, 대한약사회, 대한병원협회, 한국제약협회, 의료보험연합회 등 관련 단체들의 의견을 수렴하여 선정하였다. 저가필수의약품 사용 장려금은 해당 의약품을 사용할 때 일정 금액 또는 기준 약가의 일정률을 가산하여 결정하였다.

그런데 실거래가로 의약품 대금을 상환하게 되면 도매상과 의료기관 또는 약국이 담합하여 의약품비가 올라갈 우려가 있어 이러한 문제를 사전에 예방하기 위하여 의약품별로 기준약가를 산정・고시하여 거래의 상한선으로 설정하여 실거래가가 상한선을 넘으면 상한선만큼만 지불하도록 하였다. 보험의약품의 거래 상한선을 기준약가라 하여 '요양기관 등으로부터 제출받은 보험의약품 거래 내역 등의 자료를 토대로 가중평균 거래가'로 책정하였다.

신규등재 의약품은 보험약가 등재 신청 절차에 의하여 산정된 가격을 등재 초년의 기준약가로 책정하고, 실거래가 정보 부족으로 기준약가를 직접적으로 구할 수 없는 의약품의 경우, 동일성분 제제 또는 유사성분 제제의 기준약가를 비교・검토하여 기준약가로 결정하였다. 이렇게 결정된 기준약가는 연 2회(매년 1월 1일과 7월 1일) 정기 조정되며, 수시로도 조정이 가능하도록 했다. 급격한 환율 변동이나 각종 경제지표의 변화 등으로 기준약가의 인상요인이 발생한 경우, 제조 또는 수입 원가를 분석하여 기준약가를 조정하기로 하고 '사후 관리'에 따라 기준약가의 조정이 필요한 경우 수시로 기준약가를 조정하기로 하였다.

기준약가는 이미 사용 중인 보험의약품은 1999년 11월 15일을 기하여 고시가격을 평균 30.7% 인하하고 이를 상한가격인 기준약가로 책정하였다. 그리고 새로 보험급여 의약품으로 등재하려는 경우에는 앞에서 본 [그림 5-2]의 절차에 따라 건강보험심사평가원의 의약품전문평가위원회의 심의와 건보공단의 약가협상을 거쳐 건정심에서 보험의약품으로 고시함과 동시에 상한가격을 기준가격으로 책정하였다. 거래 상한선이 일종의 의약품 가격 설정의 지침 역할을 하기 때문에 뒤에 설명하는 바와 같이 실거래가 상한액을 조사하게 된다.

상한금액의 산정기준은 다음과 같다.

① 신청한 의약품과 동일성분의 의약품으로 함량이 같은 의약품이 상한금액으로 등재되어 있으면 상한금액의 90% 이하로 한다(2개 품목 이상 의약품을 등재할 경우에는 기 등재된 의약품의 상한금액 중 최저가 이하로 하되 최고가의 90% 이하로 한다).

② 동일 성분 재제가 등재되어 있지 않는 경우

㉠ 외국에 가격이 있는 경우로 기존의약품과 비교하여 뚜렷이 개선된 것은 A7국가의 공장도 가격을 평균한 금액에 부가가치세와 도매마진을 가산한 금액으로 산정한다.

㉡ 신약을 제외한 기타 의약품의 경우에는 동일, 유사효능재제의 5가지 품목과 신청 의약품의 외국가격을 조사하여 각 품목당 나라별 상대비교가를 평균하여 나온 값으로 산정한다.

㉢ 외국에 가격이 없는 신약인 경우에는 실제 개발에 소요된 비용을 고려하여 상한액을 산정한다.

(2) 실거래가제도의 문제점

실거래가격을 조사하여 이를 의약품 비용 상환에 사용하겠다는 제도는 당초부터 무리한 발상이었다. 의약품 가격 결정에 시장 기능을 도입하겠다는 것이 실거래가격 제도인데, 현실적으로 거래에서 담합이 이루어지기 때문에 실거래가제도가 효력을 발휘할 수 없다. 그리고 의약품의 비용 상환을 위하여 실거래가제도를 택하고 있는 나라는 우리나라 밖에 없다는 것은 그 만큼 문제점이 있다는 것을 의미한다.

실거래가제도는 시장경쟁 기전을 이용하여 의약품의 가격을 낮추자는 의도로 시행하였는데, 시장거래의 투명성을 지킬 감시자가 없어 경쟁이 아니라 의약품 공급자(도매상이나 제약회사)와 수요자(의료기관이나 약국)가 담합하여 실거래 상한가격으로 거래한 것처럼 신고하고, 실제 거래와 담합 가격(신고가격)간의 차액은 거래 당사자가 나누어 갖게 되어 정부의 의도는 실패로 끝날 수밖에 없었다(이규식 외, 2013).

일반 상품은 소비자가 직접 수요자가 되어 공급자와 거래하기 때문에 담합이 일어나지 않는다. 그러나 의약품은 수요를 결정하는 사람이 소비자가 아니라 의사의 처방전에 따라 의료기관이 소비자를 대리하기 때문에 의료기관과 공급자가 거래에서 담합을 하여도 거래의 감시자가 없는 문제가 있다. 거래의 감시자 없이 대리인이 거래를 이끌 경우, 담합이 이루어지는 것이 시장의 질서(시장의 악용)이다. 따라서 의약품의 경우 원천적으로 실거래가제도가 성립하기 어려운 것이 시장원리이다. 이러한 시장원리를 모르고 실거래가제도를 채택한 정책당국자가 2중 거래를 부추긴 꼴이 되었다. 결과적으로 실거래가제도는 2중 거래(실제 거래가격으로 보험자에게 신고하지 않고 상한가격으로 거래를 하였다고 신고하는 형태)에 의한 담합이윤이 의료기관에 대한 리베이트 형태로 존재하게 된다. 리베이트에 대한 근절을 정부는 말썽이 있을 때만 조사하는데, 현재의 시장 구조로 봐서는 어떠한 형태든 리베이트는 존재할 수밖에 없다[56].

그런데 리베이트를 취하다가는 언제 의료기관이 불법으로 처벌을 받을지 모르니 의료기관이 아예 도매상(수입, 시약, 한약, 원료도매업 제외)을 설립하여 담합이윤을 합리적으로 취하고 있다. 특히 2001년 규제 완화 차원에서 도매업 허가 기준을 완화함에 따라 도매상이 급증하게 되었다. 도매업 허가기준에서 창고 면적 규정(264m^2)을 철폐하였고, 자산기준을 자본규모 5억원을 3억원으로 완화시킴에 따라 의료기관도 쉽게 도매업을 할 수 있는 여건이 주어졌다. 그 결과 [표 5-34]에서 볼 수 있는 바와 같이 많은 도매상이 신규개설을 하여 도매상 수가 급팽창하였다. 도매상의 허가기준 완화로 처음에는 대형병원들이 직접 도매상을 설립하였으며, 그 후에는 동네 의원들도 몇 개가 모여 도매상을 설립하여 실거래가격을 높게 신고하고 거래 차액을 직접 챙기는 문제까지 일어나고 있다

[표 5-34] 의약품 도매업체수 (단위: 개)

년도	1999	2000	2005	2010	2015	2018
도매업체수	942	1,046	1,582	2,338	2,728	3,684

출처: 보건복지부(2020), 보건복지통계연보

56) 2007년 공정거래위원회가 적발한 제약업체 리베이트 규모는 5,228억 원이었다.

[표 5-35] 미 · 일과 비교한 국가별 의약품 도매업체 현황(2004년 기준)

국가	의약품 시장규모	도매업체수(개사)	도매업체당 연평균 시장규모	도매유통비중(%)
미국	263조원 (2,287억 US $)	65	약 3조 2천억 원	80
일본	63조 7천억 원 (554억 US $)	152*	약 4천억 원	95
우리나라	9조 1천억 원	1,020	약 52억 원	58

주: 환율은 1달러 = 1,150원 기준, *일본은 도매업체수가 계속 줄어 1978년 615개소에서 2002년 175개, 2019년 70개소가 되었음

출처: IMS Health(2017)[57], 의약품 도매협회, 제약협회, 일본의약품도매연합회, 이규식 외(2007)에서 재인용

(이규식 외, 2013). 요양기관이 의약품 도매상을 설립한다는 것은 담합 행위를 뛰어 넘는 불공정 거래로 의약품 실거래가제도를 무력화시키는 문제가 있다. 도매상의 난립은 [표 5-35]에서 미국 및 일본과 비교할 때 우리나라 도매상의 규모를 영세수준으로 전락시킨 문제도 있다. 미국은 1개소 당 평균 거래액이 약 3조 2000억 원에 이르고 일본은 1개소 당 약 4천억 원인데 우리나라는 1개소 당 52억 원에 불과하다. 이 통계는 2004년 기준인데 그 후 우리나라에서는 도매상이 더 많이 증가하였기 때문에 도매소 당 평균 거래액은 더욱 낮아졌을 것으로 추정된다.

실거래가가 결국 속임수가 되기 때문에 이를 방지하기 위하여 상한가격을 책정하는데 이 또한 많은 문제가 있다. 상한가격을 낮게 책정한다면 건강보험재정에 도움을 줄 것이지만 무턱대고 낮게 책정할 경우는 제약회사가 도산하는 문제가 있기 때문에 적정한 상한가 책정이 중요하다. 그런데 문제는 의약품의 원가를 제대로 파악하기 어렵기 때문에 상한가격 책정이 쉽지 않은데 있다.

정부가 그동안 실거래가 조사를 통해 약가를 인하하여 건강보험 재정을 절감하였다고 자체 평가한 내용은 [표 5-36]과 같다. 1999년에 실거래가 상환제를 도입한 다음 해인 2000년에서 2010년까지 11년 동안 실거래가를 조사해서 의약품 가격을 인하한 합계는 겨우 2,856억원[58]으로 매년 약 260억원에 해당하는 의약품비를 절감하였다는 것은 전체

57) IMS Health는 1954년 미국에서 의료산업에 information, services and technology을 제공하는 민간업체로 출발하였으며, 2016년에 Quintiles와 합병하여 2017년에 IQVIA라는 회사로 되었다.

58) 건강보험공단(2011)의 자료(86쪽)에는 추정 절감액 합계가 약 3,973억 원으로 보고되었다.

[표 5-36] 실거래가 조사에 의한 약가 인하 현황

연도 (시행일 기준)	인하품목수	평균인하율(%)	보험재정절감 추정액(억원)
2000	295	3.01	23
2001	5,819	7.40	1,277
2002	1,953	5.66	575
2003	1,794	3.19	468
2004	782	2.16	38
2005	1,561	1.56	90
2006	1,519	0.85	57
2007	1,114	0.67	58
2008	346	0.47	13
2009	1,535	0.80	111
2010	1,757	0.94	154
계			2,856

출처: 보건복지부(2012), 『보건복지백서』

보험의약품비에 비하여 매우 초라한 성과라 하겠다[59].

실거래가제도가 이와 같은 초라한 성과를 낳게 된 것은 거래의 대부분이 상한금액으로 거래됨에 따라[60] 의약품의 가격통제기능이 상실된 것과 의료기관의 의약품 처방이 과거에는 복제약 중심으로 하던 것이 오리지널 의약품 중심으로 변화하여[61] 보험재정의 절감이 이루어지기 어려웠기 때문이라 하겠다.

그 뿐만 아니라 보험약가를 조사할 때 필수적인 자료를 제출받을 수 있는 기관이 없는 것도 문제점이다. 일본의 경우, 후생노동대신이 보험약가를 정하는데 필요한 자료를 제

59) 2011년 모 공공병원이 의약품을 공개입찰로 구입을 한 결과 상환상한가격의 60% 미만으로 구매한 반면 2009년 대형병원들이 직영도매상을 통하여 납품받은 가격은 상환상한가격의 95~99%였다. 만약 직영도매상세도를 원천 봉쇄하고 의료기관과 제약회사가 거래를 할 경우, 의약품 대금을 35~39% 절감이 가능하다는 것이다. 평균 절약액을 37%라 가정하여 2018년도 건강보험재정에서 지출한 의약품 등에 지출한 비용(20.6조 원)에 적용하면 고시가제도를 유지하였더라면 무려 7.6조 원을 절감할 수 있었을 것이다(김일천, 2021). 따라서 실거래가제도를 통하여 매년 260억 원을 절감하였다는 것은 실거래가제도가 의약품 비용의 절감과는 거리가 멀다는 것을 입증하고 있다.

60) 실거래가 실시 1년 후인 2000년 후반기 병원의 의약품 구매행태를 보면 병원 전체 평균으로 99.7%가 상한가로 구입하였고, 국공립병원은 97.1%가 상한가로 구매한 것으로 나타났다(이규식, 2001).

61) 역시 실거래가 실시 1년 후인 2000년 12월의 처방행태를 보면 오리지널 의약품 처방률이 58.9%로 나타났다(이규식, 2001).

출받을 권리와 조사권을 갖고 있는데, 우리나라는 「약사법」이나 「국민건강보험법」 어디에도 자료 제출을 받을 권리나 조사권을 규정하지 않고 있는 실정이다(김일천, 2021). 따라서 실거래가를 조사하여 약가를 인하하였다는 것은 형식적인 조사에 지나지 않았을 것으로 추정된다.

4) 시장형 실거래가 상환제도

실거래가 상환제도가 많은 문제를 보이자 정부는 2010년 10월 실거래가가 상한가격으로 거래되는 것을 막기 위하여 시장형 실거래가제도[62]를 도입하게 되었다. 시장형 실거래제도는 요양기관이 저가로 의약품을 구매하는 경우 상한금액과 구입금액 차액의 70%를 요양기관에 인센티브로 제공하여 병원, 약국 등에서 의약품을 저렴하게 구입하도록 하는 동기를 제공하고자 한 제도이다. 그리고 환자에게는 요양기관이 구매한 실거래가격을 기준으로 약값을 계산하므로 요양기관이 싸게 살수록 환자본인부담금이 줄어들게 된다. 아울러 요양기관이 실제 구매한 가중평균가격으로 상한가를 인하하여 약제비 증가를 억제하자는 목적으로 실시하였다.

그러나 시장형 실거래가 상환제도는 기등재 의약품 목록정비 및 약가재평가 등을 통한 약가 인하 효과가 상당할 것으로 예측되던 2012년 2월에 제도 운영을 1년 동안 유예시키고, 이후 일괄 약가 인하 등 약가 제도 개편을 통해 약가가 또다시 큰 폭으로 인하되자 2014년 1월까지 다시 한 번 제도의 운영이 유예되었다.

시장형 실거래가의 효과를 보면, 협상력이 큰 대형 요양기관만 평균 할인율이 크고 협상력이 적은 의원이나 약국은 미미하여 수익은 대형요양기관으로 집중되는 형평성 문제를 야기하였다. 즉, 실제 저가구매 효과는 미미하였으며, 인센티브는 주로 대형병원만 받았다. 또한 의약품 거래 가격에 구매이윤을 인정하는 것은, 보험의약품에는 약가마진을 인정하지 않는다는 원칙이 훼손되면서, 제도적으로 의약분업에도 부정적인 영향을 미칠 수 있어 실거래가 상환제도가 갖던 가장 큰 장점이 훼손될 우려가 있었다. 반면에 수천종의 의약품을 대상으로 정기적으로 가중평균가 산정과 적용을 위하여 행정업무가 과중하게 늘어난 문제도 있어 대한의사협회나 대한병원협회 등 의료계를 포함하여 제약협회, 약사회 및 시민단체들 조차도 시장형 실거래가 상환제도는 약품비 절감보다 증가를 초래

---

62) 실거래가란 시장에서의 거래가격을 의미하는데, 여기에 시장형이란 용어를 덧붙이는 것은 그만큼 제도가 부실하다는 의미가 된다.

하는 제도라고 비판하면서 이 제도의 폐지를 주장하여 2014년 7월에 폐지되었다(이재현, 2013).

5) 실거래가격의 상한가 조정과 문제점

의약품 실거래가격의 조정이란 의약품의 가격을 낮추기 위하여 거래가의 상한가격 조정으로 표현된다. 이에 정부는 매 2년 단위로 실거래가격을 조사하여 상한가격을 인하·조정하는 방법을 택하고 있으며, 실거래 상한금액을 조정하기 위하여 [Box 5-8]과 같은 '실거래가 조사에 따른 약제 상한금액 조정기준 세부 운영지침'을 운영하고 있다. 조정기준 세부 운영지침이 갖고 있는 문제점을 2021년도 운영지침에서 찾아보기로 한다.

먼저 운영지침이 갖는 용어상의 문제부터 지적할 수 있다. 운영지침은 약재와 약제를 혼동하고 있다. 약재는 의약품이 되며, 약제는 여러 가지 약재(의약품)를 혼합하여 조제한 약을 뜻한다. 따라서 약제 상한금액이 아니라 약재 상한금액이어야 한다. 용어상의 문제는 단순한 실수로 치부할 수 있겠으나, 정부의 규제 법규에서 틀린 용어를 사용한다는 것은 정부의 신뢰를 실추하게 만든다.

약제 상한금액 조정기준이 갖는 중요한 문제는 대략 세 가지로 요약할 수 있다. 첫째는 조사대상 건강보험요양기관에 관한 문제이며, 둘째는 상한금액조정에서 제외되는 의약품에 대한 문제이며, 셋째는 상한금액조정 기준에 대한 것이다.

첫째, 약가조사 대상 요양기관과 관련된 문제이다. 조사대상 요양기관에서 3,733개소에 이르는 국공립의료기관이 제외되고 있다. 국공립의료기관은 「국가재정법」 규정에 따라 의약품 등의 구매는 공개경쟁입찰을 통하여 구매하고 있다. 따라서 국공립의료기관은 직영도매상을 통하여 의약품을 구매하는 사립대병원이나 기타법인병원 그리고 문전 약국에 비하여 의약품의 구매를 훨씬 싼 값으로 하고 있다[63]. 이와 같은 국공립의료기관을 약가조사에서 제외한다는 것은 의약품 실거래 상한가격조사에서 상한약가를 그만큼 높여 약가인하를 억제하겠다는 의도로 밖에 보이지 않는다.

둘째, 상한금액조정에서 제외되는 의약품을 규정하는 문제이다. [Box 5-8]에 제시되어 있는 상한금액조정에서 제외되는 의약품은 저가 의약품에서부터 인공관류용제까지 여섯 가지 의약품 군으로 정하고 있다. 상한금액조정에서 제외한다는 의미는 여기에 속한

63) 의약품의 거래에서 직영도매상과 의료기관 간의 거래는 담합을 제도화시키는 문제가 있다.

[Box 5-8] 약제 상한금액 조정기준 세부 운영지침(2021년 9월)

(개요) 요양기관이 조사 대상기간 동안 청구한 약제내역을 근거로 가중평균가격이 기준상한금액보다 낮은 경우 해당 약제의 상한금액을 가중평균가격으로 인하
- 요양기관: 국·공립으로 신고된 요양기관, 조사기준일 당시 폐업 요양기관 제외
- 가중평균가격: 요양기관이 청구한 약제 총액의 합을 청구량으로 나눈 가격
- 기준상한금액: 약제 실거래가 조사대상기간 종료일('21.6.30) 당시 상한금액

• **조사 대상기간**: 2020.7.1.~2021.6.30.
  * 최초 실거래가 조사기준일: '17. 6. 30. 기준 1년 이전 시점까지, 조사주기: 2년

• **상한금액 조정 제외제품**
  ① 저가의약품
  ② 퇴장방지의약품, 마약 및 희귀의약품
  ③ 조사 대상기간 중 신규 등재된 의약품(양도·양수 의약품 제외)
  ④ 조사 대상기간 중 상한금액이 인상된 의약품
  ⑤ 방사성의약품
  ⑥ 인공관류용제

• **상한금액의 조정기준**: 가중평균가격이 기준상한금액보다 낮은 경우 기준상한금액의 10% 이내에서 가중평균가격으로 인하(다만, 다음에 해당하는 경우 추가적으로 상한금액 인하율 감면가능)
  가. 혁신형 제약기업의 의약품인 경우 상한금액 인하율의 30% 감면
  나. 약제급여목록표 상 투여경로가 주사제인 경우에는 추가적으로 상한금액 인하율의 30% 감면(①에 따른 혁신형 제약기업 상한금액 인하율 감면을 받은 경우도 포함)
  다. 조사기준일 이후 조정대상 약제의 상한금액이 기준 상한금액보다 낮아진 경우 기준상한금액과 상한금액의 차이는 인하하는 금액에서 제외
  라. 저가의약품은 기준금액까지만 인하
  마. 약제의 가중평균가격 산정 및 약가조정은 약제급여목록표에 등재된 품목 별로 실시
    - 다만 동일 투여경로, 성분, 제형, 단위당함량인 제품 중 최소단위 상한금액으로 표시된 품목들은 최소단위당 가중평균가격을 산출하여 해당 품목 약가 동일 조정
  바. 동일 제약사의 투여경로가 같은 동일성분·제형의 제품 중 함량이 같은 제품은 동일한 상한금액으로 조정하며, 저함량 제품은 고함량 제품 금액 이하가 되도록 조정
  사. 상한금액 원 단위 미만 반올림

여섯 가지 의약품 군에 속하는 의약품은 가격 인하요인이 있어도 가격을 인하시키지 않고 그대로 두겠다는 것이다. 여섯 가지 의약품의 명칭이 어떠하든, 가격이 낮든 간에 영업을 잘하면 이익이 발생하고 수준 이상의 이익이 발생하면 약가를 인하하는 것이 당연함에도 저가 약 등은 약가 인하대상에서 제외한 것은 있을 수 없는 약가정책이라 하겠다. 싼 약이라도 널리 쓰여서 다량으로 판매되면 고가 약보다 이익이 더 발생할 수 있는 것이 시장원리이다.

일본도 저가 의약품 특례(저가 의약품 분류를 36가지로 분류)규정이 있다. 그러나 우리나라는 특례 기준을 다섯 가지로 분류(의약품의 고시 상한가격을 인하하지 않는 저가 의약품 제제별 하한 금액은 내복제 70원, 내복 액상제 150원, 외용제 1,000원, 1회 외용제 150원, 주사제 700원)하고 있는데, 다섯 가지 분류의 근거도 명확하지 않는 문제가 있다. 그리고 일본은 이익이 나는 저가 의약품은 특례적용을 하지 않는데 우리나라에서는 이익 발생 여부는 따지지 않고 특례로 인정하는 문제가 있다.

제약업에서 싼 약이라도 널리 쓰여서 다량으로 판매되면 고가 의약품보다 이익이 더 많이 발생할 수 있다. 그리고 가장 많이 쓰이는 범용 약은 대체로 저가 약이다. 예컨대 범용해열진통제로 저가 의약품인 '타이레놀'의 경우, 개발된 지 오래된 약품이다. 타이레놀과 같이 오래된 저가 약은 시간이 갈수록 원료가격이 하락하고 저렴한 제약방법이 개발되고 시장이 넓어질수록 이익이 많이 나는 약인데 저가 약이라고 의약품 가격을 인하하지 않는다는 논리는 문제가 있다(김일천, 2021).

저가 의약품 외에 퇴장방지의약품 775품목, 마약 및 희귀의약품 421품목, 방사성의약품 80품목 그리고 인공관류용제 147품목은 약값 인하요인이 발생하여도 상한가를 인하하지 않도록 규정하고 있다. 퇴장방지의약품이란 그 약품이 퇴장되어 의료기관이 구매를 못하면 환자치료에 지장을 주거나 치명적인 결과를 초래할 수 있는 의약품이다. 필수의약품이라 할지라도 약가를 인하할 요인이 있으면 약가를 인하하고 인상할 요인이 있으면 인상하면 되지 약가를 인하하지 않겠다고 하는 것은 보험의약품의 가격지지제도라고 인식된다. 의약품은 출시된 이후 원료 값의 하락과 제조공정기술의 발전으로 가격이 하락하는 것이 일반적인 현상임에도 불구하고 퇴장방지의약품이란 명분으로 약가를 인위적으로 지지하는 정책은 재고되어야 한다(김일천, 2021).

셋째, 기준상한금액의 인하율을 제한하는 제도의 문제이다. 약가조사를 하여 가중평균치로 인하하되 인하율은 10% 이내로 하도록 제한하고 있다. 이 규정은 약가인하요인이 30%이든 40%이든 실제 인하는 10% 이하로 하겠다는 모순된 규정이다. 실거래가를 기준으로 인하요인이 생기면 인하요인이 생긴 만큼 약가를 인하하는 것이 타당함에도 불구하고 30~40% 인하요인이 생겨도 10% 이하로 인하하겠다는 것은 약가 하락을 제도적으로 막겠다는 것이다. 여기에 더하여 "혁신형 제약기업의 약품인 경우 상한금액 인하율의 30%를 감면한다. 다만 2016년 R&D 투자액이 500억 이상 또는 매출액 3000억 이상이면서 R&D 투자비율이 10% 이상인 혁신제약기업의 의약품은 상한금액 인하율의 50%를 감면

한다"라고 하여 약가인하를 더욱 제한하고 있다. 혁신형 제약기업이란 어떤 제약기업을 말하는지 그리고 선정기준은 제시되어 있는지? 혁신제약기업의 품목별 실거래가를 조사한 결과 약가를 100원을 내릴 요인이 발생하면 70원을 내리고 같은 조건임에도 불구하고 일정규모 이상 R&D 투자를 한 혁신기업의 경우는 50원을 인하하는 이유가 무엇인지? 혁신제약기업의 R&D 투자는 그 목적이 이익의 창출인데, 제약기업의 투자행위와 건강보험이 무슨 관련이 있어 약가 인하를 제한하여 결과적으로 보험재정에서 제약기업의 투자를 간접지원을 하는지 그 이유를 알 수 없다(김일천, 2021). 건강보험재정으로 국민의 보장성 확대에 어려움이 있는 국가에서 제약기업의 발전을 위하여 재정지원을 하는 것은 도대체 어떠한 이유로 타당한 것인지 문제가 아닐 수 없다. 혁신형 제약기업이 R&D 투자를 하여 이익을 창출하면 그 이익의 일부를 건강보험에 환원하는 제도는 없는데 왜 건강보험재정의 결손을 자처하는 제도를 운영하는지 기가 막힌다.

그렇지 않아도 의약품 실거래가제도는 의약품 가격을 놓고 도매상과 의료기관이 담합할 가능성이 매우 높아 상한가격 조사의 효과가 매우 제한되는데, 조사결과를 집행하는데 여러 가지 특혜를 줄 수 있는 길을 터놓고 있어 의약품 가격인하를 제한하는 문제가 있다. 의약품 가격 인하가 어렵게 됨에 따라 [표 5-37]을 보면 국민 경상의료비 대비 의약품 지출 비중이 A7국가에 비교하여 우리나라가 가장 높다. 특히 우리나라는 의약품 비중이 너무 높아 약 사용을 줄이려고 2006년 12월 29일부터 보험의약품 등재제도를 네거티브에서 포지티브 리스트 제도로 변경까지 하였으나, 여전히 의약품 지출은 줄지 않고

[표 5-37] 주요국(A7)의 국민 경상의료비 대비 의약품 지출 비중 (단위: %)

	2000	2005	2010	2015	2019
스위스	10.7	-	14.2	13.7	13.5
프랑스	16.9	17.6	15.5	13.6	13.2
독일	14.1	15.1	15.0	14.4	14.1
이탈리아	21.2	20.4	18.8	17.8	17.5('18)
일본	18.4	19.8	20.5	19.7	18.6('16)
영국	-	-	11.7('13)	11.8	11.9
미국	11.9	12.9	12.4	12.6	12.0
한국	24.5	28.3	25.8	21.6	20.7('18)

출처 : OECD Health Statistics, 이규식(2021)에서 재인용

있다. 2000년에 24.5%에서 2018년 20.7%로 3.8% 포인트 줄었다고 하지만 그 사이에 의약품 지출비중의 분모가 되는 경상의료비가 급격히 증가하였음을 감안한다면 의약품 지출비중은 거의 변동이 없었다고 볼 수 있다.

6) 실거래가제도와 보완책

(1) 실거래가제도의 보완을 위한 처방·조제 약품비 절감제도[64)]

시장형 실거래가제도가 폐지되어도 과거와 같은 고시가제도로 환원하기는 어려운 일이기 때문에 결국 실거래가제도로 환원되었다고 말할 수 있다. 실거래가제도를 보완하기 위하여 2014년 9월부터 처방·조제 약품비 절감 장려금제도를 실시하고 있다. 이 제도는 기존의 저가구매 인센티브제도와 외래처방 인센티브제도가 결합된 형태이다. 기존의 저가구매 인센티브는 저가구매 장려금으로 외래처방 인센티브는 사용량 절감 장려금으로 전환하였다. 처방·조제 약품비 절감 장려금제도는 의료기관의 입원 및 외래 약품비와 약국의 약품비까지 확대하여 시행하고 있다.

이 제도는 요양기관의 의약품 사용량 감소와 저가구매 노력을 반영한 장려금을 지급함으로써 요양기관들이 자율적으로 처방행태를 개선하도록 유도하여 약품비의 적정 관리를 목적으로 하고 있다. 처방·조제 약품비 절감 장려금은 사용량 감소 장려금과 저가구매 장려금으로 구성된다. 사용량 감소 장려금은 전년도 보다 의약품 사용량을 줄인 경우에 [식 5.3]과 같이 산출된다. 그리고 저가구매 장려금은 의약품 상한가보다 낮은 가격으로 구매하는 경우에 지급하는데 [식 5.4]와 같이 산출된다.

[식 5.3] 사용량 감소 장려금 = 사용량 감소 절감액 × 기관별 지급률
사용량 감소 절감액 = 기대약품비 - 실제 야품비
지급률 범위: 10~50%
적용대상기관: 의원, 병원, 종합병원, 상급종합병원

---

64) 이 부분은 이규식(2021)을 이기하였다.

[식 5.4] 저가구매 장려금 = 저가구매 절감액 × 기관별 지급률
저가구매 절감액 = Σ 약제별(상한가 - 실구입가) × 사용량
지급률 범위: 10~30%(약국에 대한 지급률은 20%로 함)
적용대상기관: 의원, 병원, 종합병원, 상급종합병원에 약국을 추가

처방·조제 약품비 절감 장려금제도도 운영을 하면서 여러 가지 문제점이 등장하고 있어 다양한 개선방안이 연구되고 있는 실정이다. 개선방안은 처방·조제 약품비 절감 장려금제도를 폐기하는 등의 개혁이 아니라 이 제도를 약제급여적정성평가 가감지급사업과 연계하여 당초 목적인 약품비의 적정관리를 효과적으로 달성하자는데 초점이 있다.

(2) 의약품 가격인하 장치 마련

실거래가제도의 가장 큰 결함은 앞에서도 언급한 바와 같이 의약품의 최종소비자인 환자가 의약품거래에 참여할 수 없고, 의약품 공급자(제약회사 및 도매상)와 의약품 소비를 결정하는 의료공급자(병의원 및 종사 의사) 사이에 거래가 이루어지는 점이다. 그렇다 보니 앞에서 본 바와 같이 대부분의 의약품 거래가 거래 상한가격(과거의 고시가)으로 이루어져 의약품의 가격이 인하될 기전이 없는 점이다. 그러한 결과 제약기업의 영업이익률을 보면 제조업을 크게 능가하고 있는 점이다.

일본의 경우는 졸저(2021) 제2부의 제3장 약제급여에서 설명된 바와 같이 2020년까지는 매 2년 단위로 의약품의 실제 거래가를 조사하여 약가를 조정하여 인하할 수 있었다. 그렇게 하는데도 불구하고 2017~19년간 제약기업의 평균 이익률이 15.5%로 제조업 평균 이익률 4%보다 3.9배나 높아 일본 재무부 '재정제도등심의회'는 2021년 5월 21일 발표한 '재정건전화를 위한 건의'에서 제약기업의 영업이익을 적정하게 조정할 수 있는 정책이 요구됨을 밝혔고, 일본의 후생노동성은 2021년부터 약가조사를 매년 실시하여 약가를 조정하기로 방침을 수립하였다[65].

한편 우리나라의 사정을 파악하기 위하여 [표 5-38]에서 한국은행이 발간하는 기업경영분석의 '매출액 순이익률' 자료를 살펴보기로 한다. 보험약가 실구입가 청구 제도가 시행된 이후 제약기업의 순이익률이 2015년에 16.10%, 2017년에 7.35%, 2019년 4.91%로 나

65) 일본은 약제비 지출을 줄이기 위하여 2022년부터 처방전 재사용, 범용의약품의 보험급여 제외와 같은 정책의 도입을 검토하고 있다.

타나고 있다. 이 때 전체 산업의 매출액 순이익률은 2015년에 3.34%에서 2019년 2.68%로 나타나 제약업계의 2015년도 매출액 순이익률은 전체 산업 평균보다 4.8배 높으며 2019년도는 1.8배가 높다. 보험약가 고시가 청구 제도 아래에서는 제약업계의 매출액 순이익률은 2% 전후였던 점과 비교하여 제약업계의 매출액 순이익률이 전체 산업 평균보다 2015년에 4.8배 높았던 이유는 보험약가 실구입가 청구 제도의 모순 때문이라 할 수 있다. 그런데 문제는 제약기업의 순이익률이 떨어진 이유는 약가 인하에 있는 것이 아니라, 도매상에 대한 판매가격이 낮아졌기 때문이다. 도매상은 낮아진 가격으로 병원에 의약품을 판매하는 것이 아니라 상한가격으로 판매가 이루어짐에 따라 낮아진 순이익률이 도매상으로 가는데 있다. 따라서 [표 5-38]에 나타난 제약업계의 낮아진 순이익률은 아무런 의미가 없게 되었다. 약가조정에서 제약회사의 순이익률만 따질 것이 아니라 도매상의 거래이익도 따질 수 있도록 해야 한다.

[표 5-38] 업종별 매출액 순이익률 (단위: %)

구분	2015	2017	2019
전체 산업	3.34	4.73	2.68
제조업	4.00	6.26	3.15
의료용 물질 및 의약품	16.10	7.35	4.91

출처 : 한국은행, 2016 및 2019 기업경영분석

참고문헌

건강보험심사평가원 (2019), 『2019 건강보험요양급여비용』.

건강보험심사평가원 (2020), 『2020 건강보험요양급여비용』.

국민건강보험공단 (2011), 약제비 관리 정책 편람.

국민건강보험공단 (2017), 『건강보험40년사』.

국민건강보험공단 (2020), 『2019 건강보험환자 진료비 실태조사』.

김일천 (2021), 『국민건강보험 정상화를 위한 300가지 질문』, 에듀 팩토리.

김한중 외 (1992), 『의료수가제도의 합리적 개선방안』, 연세대학교 인구 및 보건개발연구소.

대통령자문 고령화및미래사회위원회 (2004), 『보건의료체계 개편방안』, 비공개 국정과제회의 보고.

변재환 (2000), 신구 의료보험 약가제도에 대한 이해, 한국보건경제학회 춘계학술발표회: 69-100.

보건복지부 (1999), 「의료보험 약가제도 개선방안」, 8월.

보건복지부 (2012), 『보건복지백서』.

보건복지부 (2020), 『보건복지통계연보』.

보건복지부 의료보험수가구조개편협의회 (1998), 「의료보험 수가구조개편을 위한 2차 연구」.

보건복지부 의료보험수가구조개편협의회 (1999), 「의료보험 수가구조개편을 위한 3차 연구」.

보건복지부 의료보험수가구조개편협의회 (1999), 「의료보험 수가구조개편을 위한 상대가치 산출 연구」.

신영석 (2019), 건강보험수가 체계의 재정비 방향, 『보건복지포럼』, 6월호.

신영수 외 (1986), 『의료보험진료수가 및 지불제도 연구』, 공무원 및 사립학교교직원 의료보험관리공단.

신영수 외 (1987), 『DRG 적용모형의 실용화 방안에 관한 연구』, 공무원 및 사립학교교직원 의료보험관리공단.

양명생 (1993), 『우리나라의료보험 진료수가 제정 및 인상 조정 과정에 관한 연구』, 경산대학교 대학원(박사학위 논문).

유근춘, 이의경, 정영선, 김은정 (2004), 『보험의약품 실거래가상환제도 평가』, 한국보건사회연구원.

의료보험연합회 (1997), 『의료보험의 발자취』.

의협신문 (2021), 12조원 투입해 9조원 경감이 성과? 10월 11일자.

이규식 (2001), 건강보험약가제도의 문제점과 개선방향, 보험약가제도개선 정책토론회, 대한병원협회, 국회의원회관 소회의실, 8월 30일.

이규식 (2012), 『의료보장과 의료체계(제3판)』, 서울: 계축문화사.

이규식 (2018), 『보건의료정책』(개정판), 서울: 계축문화사.

이규식 (2019), 『의료보장론』(개정판), 서울: 계축문화사.

이규식 (2021), 『의료보장과 구매이론』, 서울: 계축문화사.

이규식, 사공진, 김원식, 김양균 (2007), 『의약품 산업의 발전과 규제정책의 평가』, 한국제약협회.

이규식, 양명생, 지영건 (2010), 『건강보험급여와 수가제도의 변천과정 및 문제점』, 건강복지정책연구원.

이규식, 김정덕, 나영균, 정희정 (2013), 『선진형 패러더임을 위한 건강보험 급여구조의 개혁』, 국민건강보험 건강보험정책연구원.

이규식, 사공진, 강혜영, 신의철, 황성완(2015), 『신약의 급여적정성 평가 개선방안 연구』, 건강보험심사평가원, 건강복지정책연구원.

이재현 (2013), 「시장형 실거래가제도 고찰(미발간)」, 성균관대학교.

이태열 (2019), 실손의료보험제도 현황과 평가, 실손의료보험제도 현황과 개선방안 정책세미나, 보험연구원, 9월 5일.

정형선 외 (2010), 『건강보험 보장성 지표 개발연구』, 국민건강보험공단, 연세대 의료복지연구소.

지영건 (2017), 건강보험급여구조와 비급여 관리, 의료개혁, 누가 어떻게 할 것인가?: 75-88, 청년의사.

한국은행 (2016, 2019), 『기업경영분석』.

대만 중앙건강보험국 (2004), 『全民健康保險 簡介』.

일본 재무성 재정제도등심의회 (2021), 재정건전화를 위한 건의, 5월 21일.

일본 후생노동성 (2018), 2018~2019 의과진료보수점수표.

康永秀生 (2017), 일본경제신문, '예방의료에서 의료비를 줄일 것인가' (1월), '비용이 들어가는 시기를 연기(1월 9일 조간).

二木立 (2014), 日本における混合診療 解禁論, 제9회 한일정기심포지움, 연세대학교 의료복지연구소.

二木立 (2021), 二木立의 의료경제・정책학 관련 뉴스레터, 통권 205호.

佐藤敏信 (2018), THE 中医協, 薬事日報社.

久坂部羊 (2012), 醫療幻想, 筑摩書房.

瀧下修一, 河野雄平, 尾前照雄 (2000), 고령자 고혈압에 대하여 강압약치료의 효과에 관한 연구: JATE 연구 참가 의사에 대한 설문조사의 성적, 臨床醫學, 16(9): 1363-1376.

American Academy of Ped (AAP) (2021), 2021 RBRVS What is it and how does it affect pediatrics?

Barua B and Esmail N (2015), *For-Profit Hospitals in Universal Health Care Countries*, Fraser Institute, fraserinstitute.org.

Beveridge W (1942), *Social Insurance and Allied Services*, Presented to Parliament by Command of His Majesty, November 1942, London Her Majesty's Stationary Office, Reprinted 1969, New York, NY: Agathon Press.

Braillon A, Bewley S, Pisinger C, Fiskin R and Richmond C (2015), NHS health checks are a waste of resources, Letters, *BMJ*, 350, doi.org/10.1136/bmj.h1006

Busse R, Saltman RB and Dubois HFW (2004), Organization and financing of social health insurance systems: current status and recent policy developments, In: Saltman RB, Busse R and Figueras J eds, *Social Health Insurance in Western*

Europe: 33–80, European Observatory on Health Care Systems and Policies Series, Berkshire, England: Open University Press.

Busse R and Blümel M (2014), Germany health system review, *Health Systems in Transition*, 16(2), European Observatory on Health Systems and Policies, Copenhagen: WHO Europe.

Ettelt S, McKee M, Nolte E, Mays N and Thompson S (2009), Planning health care capacity: whose responsibility? In: Rechel B, Wright S, Edwards N, Dowdeswell B and McKee M eds, *Investing in Hospitals of the Future*: 47–66, European Observatory on Health Care Systems and Policies, Copenhagen: WHO Europe.

European Observatory on Health Systems and Policies (1999), *Health System in Transition: England,* Copenhagen: WHO Europe.

Feldstein PJ (1979), *Health Care Economics*, New York: John Wiley & Sons, Inc.

Feldstein PJ (2005), *Health Care Economics* (6th), Clifton Park, New York: Thomson Delmar Learning.

Gordon PR and Senf J (May 1999), Is the annual complete physical examination necessary?. *Arch. Intern. Med.* 159 (9): 909–10.
doi:10.1001/archinte.159.9.909. PMID 10326933. Archived from the originalon 2012.02.13.

Hsiao WC et al. (1988), Estimating physician's work for a resource–based relative value scale, *The New England Journal of Medicine*, 319(13): 835–841.

ILO (1952), *Social Security(Minimum Standards) Convention,* Reprinted 2008, Jakarta: Cetakan Pertama.

Koch AL (2002), Financing health services, In: William SJ and Torrens PR eds, *Introduction to Health Services:* 92–123, Albany, NY: Delmar Thomson Learning.

Krogsbøll LT, Jørgensen KJ, Larsen CG and Gøtzsche PC (2012), General health checks in adults for reducing morbidity and mortality from disease: Cochrane systematic review and meta–analysis, *BMJ*, 345, doi.org/10.1136/bmj.e7191

Krogsbøll LT, Jørgensen KJ and Gøtzsche PC (2019), General health checks in adults for reducing morbidity and mortality from disease, *Meta–Analysis Cochrane Database Syst Rev*. Jan 31; 1(1):CD009009.
doi: 10.1002/14651858.CD009009.pub3.

Melhado EM (1998), Economist, public provision, and the market: changing values in policy debate, *Journal of Health Politics, Policy and Law*, 223(2): 215–263.

Normand C and Weber A (1994), *Social Health Insurance, A Guidebook for Planning*, Geneva: WHO, ILO.

Oboler SK, Prochazka AV, Gonzales R, Xu S and Anderson RJ (May 2002), Public expectations and attitudes for annual physical examinations and testing, *Ann. Intern. Med.* 136 (9): 652–9.

doi:10.7326/0003-4819-136-9-200205070-00007. PMID 11992300.

OECD (2019), *OECD Review of Public Health: Japan*, Paris.

Paris V, Devaux M and Wei L (2010), Health systems institutional characteristics, a survey of 29 OECD countries, *OECD Health Working Papers, No. 50*, OECD Publishing. doi: 10.1787/5kmfxfq9qbnr-en.

Peltzman SL (1976), Toward a more general theory of regulation, *Journal of Law and Economics*, 19(2): 211- 240.

Posner RA (1974), Theories of economic regulation, *Bell Journal of Economics and Management Sciencos*, 5(2): 335-358.

Poulsen RJ, Gyrd-Harsen D and Poulsen PB (2007), The economy, In: Kristensen FB and Sigmund H eds, *Health Technology Assessment Handbook (2nd)*, Copenhagen; Danish Centre for Health Technology Assessment, National Board of Health.

Prasad V, Lenzer J and Newman DH (2016), Why cancer screening has never been shown to "save lives" - and what we can do about it, *BMJ*, 352, doi.org/10.1136/bmj.h6080

Prochazka AV, Lundahl K, Pearson W, Oboler SK and Anderson RJ (2005), Support of evidence-based guidelines for the annual physical examination: a survey of primary care providers. *Arch. Intern. Med.* 165 (12): 1347-52. doi:10.1001/archinte.165.12.1347. PMID 15983282.

Stigler GJ (1971), The theory of economic regulation, *Bell Journal of Economics and Management Sciences*, 2(1): 3-21.

Wikipedia (2021), Physical Examination.

건강보험심사평가원
https://www.hira.or.kr/dummy.do?pgmid=HIRAA020028000000 (2020.3.27. 열람)

싱가포르 보건부
https://www.moh.gov.sg/content/moh_web/home/pressRoom/pressRoomItemRelease (2015.11.5. 열람)

영국 NHS
(link: www.nhs.uk/conditions/nhs-health-check/nhs-health-check/) (2021.8.14. 열람)

일본 후생노동성 (2020)
https://www.mhlw.go.jp/topics/bukyoku/isei/sensiniryo/kikan02.html (2020.6.22. 열람)

[참고 표 1] 급여 발생 사유에 따른 비급여 분류

지영건 분류	복지부 분류	내용	구체적 사례
항목 비급여	등재 비급여	**1) 평가 전 항목 비급여** 유효성 또는 경제성이 밝혀지기 이전 단계라, 비급여로 인정해줌	① (행위) 신의료기술 : 안전(+), 효과(+), 경제성(미정) ② (약제) 임상시험 또는 중증환자의 식약처 허가 초과 약제 사용 ③ (한방) 한방물리요법, 한방생약제제
		2) 무조건 항목 비급여 기준(조건) 없이 행위・약제・재료 항목이 비급여로 고시되어 있음	① 별표 2. 비급여 대상에 분류된 항목 : 보조생식술, 보철 등 ② 행위・치료재료: '비급여 목록표'로 고시된 행위・치료재료 ③ 약제 : '급여 목록표'에 나열되지 아니한 약제
	기준 비급여	**3) 조건부(기준) 항목 비급여** 기준(조건):적응증 또는 회수・개수에 따라 급여가 될 수도 있고 비급여가 될 수도 있음	① '별표 2. 비급여 대상'에 명시된 조건 있는 비급여 – 신체 필수 개선이 아니면 비급여: 미용 목적 성형수술 등 – 예방목적이면 비급여: 예방접종, 치석제거 – 기타 조건부 비급여: 틀니 -65세 이상이면 급여, 그 외 비급여 ② '요양급여의 적용기준 및 방법에 관한 세부사항 고시'에 명시된 조건 있는 비급여
에피소드 비급여	선택 비급여	외래/입원 전체가 비급여 대상이 됨	3대 사유: ① 일상생활 지장 없음 ② 필수기능 개선 아님 ③ 예방 목적
제도 비급여	제도 비급여	행위・약제・치료재료의 속성을 가지지 아니 한 것	1) 상급병상 2) 보장구 : 안경, 보청기 등 3) 이송비용 : 장기이송 4) 진단서, 증명서
자격・절차 미충족			①-1 건강보험・의료급여 비대상자, 보험료 체납 ①-2 자보, 산재, 기타 외부 의료비 부담 등의 경우 ②-1 요양급여의뢰서 없이 2단계 요양급여 이용하면 비급여 ②-2 일반의약품- 처방 절차를 거치지 않으면 비급여 ③-1 마약류 중독자의 치료 보호 ③-2 범죄에 기인한 상해

주: 지영건(2017)의 분류를 토대로 한 후, 정부가 사용하는 용어를 추가하였음

출처: 이규식(2021)에서 재인용

[참고 표 2] 미국 Medicare 환산지수의 변화

년도	환산지수($)	변화율(%)	1차 의료 환산지수	변화율(%)	외과적 서비스 환산지수($)	변화율(%)	비외과적 서비스 환산지수($)	변화율(%)
1992	31.0010		N/A		N/A		N/A	
1993	N/A				31.9620		31.2490	
1994	N/A		33.7180		35.1580	10	32.9050	5.3
1995	N/A		36.3820	7.9	39.4470	12.2	34.6160	5.2
1996	N/A		35.4173	−2.7	40.7986	3.4	34.6293	0
1997	N/A		35.7671	1	40.9603	0.4	33.8454	−2.3
1998	36.6873							
1999	34.7315	−5.3						
2000	36.6137	5.4						
2001	38.2581	4.5						
2002	36.1992	−5.4						
2003	36.7856	1.6						
2004	37.3374	1.5						
2005	37.8975	1.5						
2006	37.8975	0						
2007	37.8975	0						
2008	38.0870	0.5						
2009	36.0666	−5.3						
2010.1.1.~5.31.	36.0791	0.03						
2010.6.1.~12.31.	36.8729	2.2						
2011	33.9764	−7.9						
2012	34.0376	0.18						
2013	34.0230	−0.04						
2014	35.8228	5.3						
2015.1.1.~6.30.	35.7547	−0.19						
2015.7.1.~12.31.	35.9335	0.5						
2016	35.8043	−0.36						
2017	35.8887	0.24						
2018	35.9996	0.31						
2019	36.0391	0.11						
2020	36.0896	0.14						
2021	34.8931	−3.3						

[상대가치 환산지수 관련 특기 사항]

* Medicare의 의사지불에 상대가치수가제도가 도입된 1992년에는 의료서비스 카테고리(1차 의료, 외과적 서비스, 비외과적 서비스)별로 환산지수 값을 따로 산정하였음
* 1998년부터 환산지수를 의사의 업무량, 진료비용 그리고 사고보험 비용의 상대가치(RVUs) 증가와 상쇄시켜 단일지수로 하였음
* 2009년의 환산지수는 '제3차 5개년 검토(the third Five-Year Review)'에서 의사업무량 가치의 증가와 상쇄시켜 마이너스로 나타나게 되었음
* 2011년의 환산지수는 진료비용 및 보험비용 상대가치의 증가와 상쇄되어 마이너스로 나타났음. 진료비용과 보험비용의 증가로 인한 상대가치는 개정된 MEI(Medicare Economic Index) 가중치에 맞추기 위한 상대가치 풀의 재조정의 결과로 상쇄되었음

출처: AAP(2021), 이규식 (2021)에서 재인용

[참고 표 3] 수가 관련 고시 주요 개정내용

('77.7.1. – '20.02.25. 고시일 기준)

시행일	고시번호	주요개정사항
'77.7.1.	제16호	진료수가 기준 제정
'79.1.1.	제55호	조산소를 요양취급기관으로 인정
'81.6.15.	제1981-34호	점수제 수가산정방법을 금액제(원)로 전환
'82.6.1.	제1982-27호	• 개업 의료기관이 적은 지역의 보건기관을 요양취급기관으로 지정하고 보건기관의 진료수가를 제정 • 만 6세 이하 소아에게 시술시 난이도를 고려하여 천자, 생검, 주사행위는 20%, 마취행위 30%, 캐스트 기술료는 사용재료대의 250%로 가산 산정토록 조정 • 일당 처방전료에서 투약일수를 고려한 조제료 수준으로 처방전료 개선
'83.10.1.	제1983-32호	공휴일 진료시 진찰료에 50% 가산율 적용
'84.4.1.	제1984-18호	재료대 협약가에 대한 보건사회부 승인제도 폐지
'88.2.15.	제1988-15호	• 입원료 구성내역 변경 및 간호관리료 항목 신설 • "의료원(병원화보건소)" 진료수가를 신설하고 "진료수가기준액표" 각 장에 의한 소정 금액으로, 종별 가산율은 의원급 가산율 적용토록 함
'89.6.21.	제1989-31호	• 소아가산 연령을 6세 미만에서 8세 미만으로 조정 • 의료보험진료수가 기준에 분류되어 있지 아니한 수가에 대하여는 비슷한 항목을 준용하고 별도로 보건사회부장관이 산정기준을 정한 경우에는 그 기준에 의하도록 문구 보완 • 수탁기관 인정기준을 임상병리전문의와 임상병리사가 상근하는 기관에 한하여 인정토록 인정기준 보강 • 실구입가에 의한 수입 진료재료대의 가격 상한선을 의약 관련단체 등과 진료비심사기관이 협의하여 정할 수 있도록 수입진료재료대 보상기준 보완
'89.10.1.	제1989-58호	약국의료보험제도를 위한 제4장 투약 및 처방 조제료 일부 변경
'90.1.1.	제1989-72호	'재활 및 물리치료 실시기관 인정기준' 신설
'90.2.1.	제1990-10호	3개 이상 진료전문과목의 전문의가 상근하는 병원의 경우 각 전문과목별로 진찰료 인정('90. 4. 1 시행)
'91.7.1.	제1991-33호	• 의원, 치과의원, 한의원에 의사 1인이 하루 150명 초과 진료시 초과 진료자의 진찰료는 50%만 산정토록 하는 외래진찰료 체감제 신설 • 1일 처방 억제를 위하여 처방조제료를 1일분 50원, 2일분 300원, 3일분 450원으로 차등화 및 입원환자 조제료 신설(1일당 50원)
'92.5.1.	제1992-33호	특수 또는 새로운 진료용 재료(형태, 재질 등의 변경 포함)를 사용하고자 할 경우에는 보사부장관의 사전 승인을 받도록 산정기준 보완
'95.4.1.	제1995-18호	의원급 요양기관의 1일 외래환자 150명 초과 진료에 따른(가-2-나) 체감제 폐지
'95.12.10.	제1995-55호	CT(전산화단층촬영) 보험급여 신설('96.1.1 부터 적용)
'97.8.1.	제1997-50호	정신요양병원은 요양기관 종별가산율 적용에서 제외됨을 명시
'99.1.1.	제1998-76호	• 양방·한방 및 약제비 산정기준 통합고시 • 진찰료 소아가산을 만 6세 미만으로 통일 • 입원료 단입제 적용(정오 기준) • 보건기관의 진료수가에 '보건소 한방'과 관련 기준 삽입

(계속)

'99.5.8.	제1999-13호	수입의약품의 표준소매가 폐지와 관련하여 요양기관 실구입가에 의하도록 문구 수정
'99.8.1.	제1999-18호	요양기관의 구분 명칭 변경에 따른 문구 정리 (3차 진료기관 → 종합전문요양기관)
'99.11.15.	제1999-32호	• 의약품 실거래가 적용 • 간호인력확보 수준에 따른 입원환자 간호관리료 차등지급 - 일반병동의 병상수 대비 일반병동 간호사수의 비율에 따라 1~6등급으로 구분하여 보상 • 소정 입원환자의학관리료와 입원환자간호관리료의 100%를 가산하던 「집중치료실 입원료」를 별도의 항목으로 신설
'00.4.1.	제2000-13호	• 입원료를 상향조정하고, "환자의학관리료, 환자간호관리료 및 입원병원 관리료"를 하나의 수가로 통합하고 이에 따라 감산 또는 가산하는 경우 입원료 산정방법을 변경 • 「보건지소」에서 한방진료시 보건소와 동일한 수가를 적용토록 보건지소 한방진료수가를 신설
'01.1.1.	제2000-67호	• 상대가치점수제 도입 - 건강보험요양급여비용의 내역 제정(보건복지부 고시 제2002 - 18호) - 건강보험요양급여행위및그상대가치점수 제정(보건복지부 고시 제2002 - 21호) - 행위급여 • 비급여목록표및상대가치점수(보건복지부고시 제2002 - 28호) • 요양기관 종별로 달리 적용하였던 진찰료를 동일한 점수로 조정 • 가정간호 기본방문료 신설 - 의료법 시행규칙에 가정간호에 대한 법적 근거의 마련으로 가정간호 기본방문료 신설(응급상황으로 인한 야간 및 주말 방문시 50%가산)
'01.7.1.	제2001-32호	• 진찰료와 처방료의 통합 - 의약분업의 실시로 처방행위를 진찰행위의 연장선상에서 포괄 - 진찰의사의 전문의 자격증상 전문과목에 따라 요양기관종별로 가, 나, 다 군으로 분류하여 진찰료를 차등화 - 통합된 진찰료는 기본진찰료와 외래관리료로 구분 - 치과병원, 치과의원은 별도 산정 - 주사제에 대한 처방료와 조제료 삭제 • 진찰료 및 조제료 차등수가제도 신설
'02.1.1.	제2001-70호	• 만성질환관리료 신설 - 고혈압, 당뇨병 상병으로 당해 의료기관에 지속적으로 내원하는 재진환자에 대하여 교육 • 상담 등을 통하여 환자가 자신의 질병을 이해하고, 합병증을 예방할 수 있도록 만성질환관리료 신설
'02.4.1.	제2002-21호	• 치료의 종결개념 신설 - 치료의 종결이라 함은 해당 상병의 치료를 위한 내원이 종결되었거나, 투약이 종결되었을 때로 함 • 만성질환관리료 20% 상향조정 및 의원급 기관으로 산정 제한 • 전문진료과목에 대한 용어개정 [일반외과 → 외과, 마취과 → 마취통증의학과, 치료방사선과 → 방사선종양학과, 해부병리과 → 병리과, 임상병리과 → 진단검사의학과]
'04.8.1.	제2004-40호	• 요양병원 입원료 신설 : 의료법 제3조제5항에 의한 요양병원의 입원료는 가2-다(병원, 한방병원)소정점수의 80%에 해당하는 점수로 산정(326.94점, 18,600원) - 체감제 적용 · 입원 1일 ~ 180일 : 해당점수의 100% 적용 · 입원 181일 ~ 360일 : 해당점수의 95% 적용 · 입원 361일 이후 : 해당점수의 90% 적용

(계속)

'04.9.15.	2004-55호	전공의 지원 기피로 인한 인력수급 불균형 해소를 위해 흉부외과 등 고난이도, 고위험 외과수술료의 인상(총 166항목, 평균인상률 : 31.1%) - 외과: 자164 동맥간우회로조성술 등 39항목 (인상률 : 37.2%)
'05.5.1.	2004-92호	한시적비급여 MRI의 일부부담으로 급여전환
'06.1.1.	2005-88호	장기이식 수가 신설 - 간이식, 췌장이식, 심장이식, 폐이식의 적출 및 이식료 행위분류 및 상대가치점수 산정
'06.6.1.	2006-37호	• 입원환자 식대 급여전환 - 일반식, 치료식, 멸균식, 분유 4종류로 분류하여 기본 가격 설정하며, 일반식과 치료식에는 가산항목을 두어 일정조건 충족 시 산정 • PET 급여전환: 암 등 중증환자의 진료비 경감 목적
'07.4.1.	2006-106호	• 간호관리료 7등급 신설 • 간호관리료가 아닌 입원료 차등제로 변경
'08.1.1.	2007-113호	전문진료과목에 대한 용어개정 : 소아과→소아청소년과, 진단방사선과→영상의학과, 한방정신과→한방신경정신과
'08.1.1.	2007-138호	제3편 요양병원 급여 목록 및 상대가치점수 신설 - 환자평가표에 의해 분류된 환자군별 요양병원형 정액수가 전면 시행
'09.3.15.	2009-44호	흉부외과 및 외과 전문의 가산 신설('09.7.1 시행): 제2장 검사료 및 제9장 처치 및 수술료 - 외과 30%가산(322항목), 흉부외과 100%가산(201항목), 외과항목 중 흉부외과 행위 30%가산(72항목) ☞ 전공의 지원기피 진료과목 활성화를 위한 수가조정
'09.12.1.	2009-126호	• 한방물리요법(온냉경락요법) 급여화 • 치과의 치면열구전색술 급여화 • 필요인력 확보에 따른 별도 보상제 : 신설 - 상근약사, 의무기록사, 방사선사, 임상병리사, 물리치료사, 사회복지사 중 상근자가 1명 이상인 직종이 4개 이상인 경우 일당 비용을 별도 산정
'10.1.28.	2010-19호	명칭변경 : 종합전문요양기관 → 상급종합병원(전체변경) 한방과 → 한의과(일부)
'15.7.1.	2015-110호 (시행령 제26367호)	국정과제 추진계획에 따라 틀니 및 치과 임플란트 건강보험 적용 연령을 70세 이상으로 점진적 확대('14년 75세→'15년 70세→'16년 65세)
'15.7.15.	2015-102호	완화의료 급여·비급여 목록 및 급여 상대가치점수 신설
'15.9.1.	2015-155호	선택진료 의사수 축소 및 일반병상 확보비율 확대에 따라 ① 의료질평가지원금 신설, ② 환자안전 수가개선, ③ 중환자실 등 특수병상 입원료 개편방안 마련
'16.2.1.	2016-8호	전문병원 관리료 및 전문병원 의료질평가지원금 신설
'19.4.8.	2019-63호	한방 '추나요법' 건강보험 적용

출처: 건강보험심사평가원 홈페이지, 고시주요개정내역에서

제6장
의료서비스 공급체계

1. 의료자원의 개발

의료공급에서 가장 중요한 역할은 인력이 수행한다. 의료인력에는 의사, 치과의사, 한의사, 간호사, 약사 및 다양한 종류의 의료기사(paramedical person)가 있다.

1) 의료인력의 양성

(1) 의사인력

① 의사인력 양성

한국에는 의사인력으로 의사, 치과의사, 한의사 등의 세 종류가 있다. 근대화 이전에는 전통의학인 한의학이 지배하였으나 근대화와 함께 서양의학이 도입되면서 한의학은 쇠퇴되고 서양의학에 의한 의사인력이 주로 공급되었다. 1899년 3월 4일 대한제국(大韓帝國)에서 의학교 관제가 반포되고 한국 최초의 관립의학교가 설립되어 7월에 첫 학생을 모집함으로써 의사인력 양성이 시작된다. 1903년에 의학교 제1회 졸업생 19명이 배출된다.

1907년 의학교가 대한의원 교육부, 1916년에는 경성의학전문학교로 명칭이 변경되었다. 1924년에는 이와 별도로 경성제국대학 의학부가 설립되었고, 1945년 경성대학 의학부로 명칭이 바뀐다. 1946년에는 경성대학 의학부와 경성의학전문대학이 합쳐져 서울대학교 의과대학으로 발전하여 오늘에 이르게 되었다[1]. 지방에서는 1923년 5월

1) 개별 대학에 관한 내용은 해당 대학의 홈페이지에서 발췌하였기에 구체적인 출처는 명기하지 않았다.

자혜의원에 대구의학강습소(3년)가 설립되었고, 1925년 자혜의원은 대구의원으로, 1933년에는 대구의학전문학교로, 1945년에는 대구의과대학으로, 1951년에는 경북대학교 의과대학으로 발전하여 오늘에 이르게 되었다.

한편 민간에서는 1886년 3월 29일 제중원 의학교가 설립되어 1908년 6월에 제1회 졸업생 7명을 배출하게 된다. 1909년 7월 세브란스 의학교로 명칭을 변경하고, 1947년 세브란스 의과대학으로 승격하게 된다. 1957년 1월 연희대학교와 세브란스 의과대학이 통합을 함에 따라 연세대학교 의과대학으로 발전하여 오늘에 이르게 되었다.

의과대학의 설립을 연도별로 보면 1960년대 이전인 1955년까지 8개 대학이 있었으며, 1961년 이후 1976년 의료보험이 도입되기 전해까지 6개 대학이 추가 설립되어 전국에 14개 대학이 설립되어 있었다. 의료보험이 도입된 1977년부터 전국민의료보험이 달성된 1989년까지 17개의 의과대학이 추가 설립되어 의료보험으로 인하여 증가하는 의료수요를 흡수하기 위한 기본 인프라를 형성하였다. 전국민의료보험이 달성된 이후인 1990년대에 10개 의과대학이 추가 설립되었는데, 1998년 제주대학교 의과대학이 마지막으로 설립되었다.

의학교육은 2005년부터 개혁을 목표로 의학전문대학원 제도를 도입하여 4년제 대학을 졸업한 학생을 선발하여 의학교육을 4년 시키도록 시도하였으나 여러 가지 문제가 지적되었다. 그리하여 2015년부터는 학교의 희망에 따라 의과대학 체제로 다시 돌아갈 수 있게 함에 따라 2016년 기준으로 16개(2개는 병행) 대학만이 의학전문대학원제를 유지하였으나 점차 의학전문대학원 수는 감소하였다. 2021년 입시에서 의학전문대학원 학생모집을 하는 학교는 강원대, 건국대, 차의과대학원으로 3개교만 남게 되었다. 의학전문대학원이든 의과대학이든 졸업 후 국가시험을 거쳐 의사 면허를 취득하는 제도는 동일하다.

치과대학은 1922년 경성치과의학교(2년제)로 시작하여 1929년 경성치과의학전문학교로 되었고, 1946년 서울대학교 치과대학으로 승격하였다. 치과대학은 그 후 1967년 경희대학교 치과대학이 설립될 때까지 한동안 설립이 없었다. 그 간 치과대학 신설이 없었던 것은 국민들이 경제적으로 어려움이 많아 충치가 생기든 치아 결손이 생기든 치과 진료를 받지 못하고 고통을 참고 지냈기 때문인 것으로 추측이 된다. 그 후 의료보험이 시작될 때인 1976년 전까지 3개 치과대학이 추가 설립되었고, 전국민의료보험이 될 때까지 5개 치과대학이 신설되어 총 10개 치과대학이 설립되었다. 전국민의료보험이 이루어진 이후 1994년에 강릉대학교 치과대학이 마지막으로 설립되어 11개 대학이 있다.

치과대학 역시 의과대학과 같이 치의학전문대학원 제도를 도입하였으나, 2016년 기준으로 7개 대학이 치의학전문대학원을 유지하였으며, 2021년 현재 서울대, 부산대, 전남대 등 3개 대학만이 치의학전문대학원을 유지하고 있다. 치의학전문대학원도 의학전문대학원과 마찬가지로 졸업 후 국가시험을 거쳐 치과의사 면허를 취득하는 제도는 치과대학 졸업자나 동일하다.

한의과(韓醫科)대학은 우여곡절을 겪게 된다. 일본은 1868년 메이지유신 이후 1874년 의제(医制)가 공포되면서 근대적인 의료제도를 갖추게 된다(島崎謙治, 2011). 1875년 의제에 따라 의사면허 시험이 도쿄, 교토, 오사카 지역에서 실시되었고, 1878년 전국으로 확대되었다. 의사면허 시험은 서양의학에 대한 것으로 전통적인 한의학(漢醫學)은 배제되었다(Tatara and Okamoto, 2009). 일본이 자국에서 한의학을 배제하였는데 식민지에 한의학 교육기관을 설립할 이유가 없어 한국에서도 일제 식민통치 기간에는 한의학 교육이 없었다. 한의학은 1953년 3월 서울한의과대학이 설립인가를 받아 1954년 4월에 개교함으로써 시작이 된다. 그러다 1964년 동양의과대학으로 변경이 되면서 6년제 한의학과(2년은 예과)를 개설하였고, 1965년 이 대학은 경희대학교가 인수하여 경희대학교 의과대학 한의학과로 되었다가, 1976년 한의과대학으로 승격이 되어 오늘에 이르고 있다. 의료보험이 도입되기 전년도까지 1개 한의과대학이 추가로 설립되었고, 전국민의료보험이 달성될 때까지 6개 한의과대학이 추가 설립되어 총 8개 한의과대학이 설립되었다. 1990년대 이후 4개 한의과대학이 추가 설립되었는데 2008년 부산대학교 한의과대학이 마지막으로 설립되었다.

의과대학을 졸업하고 국가시험에 합격하면 의사면허가 주어져 어디서나 개업을 할 수 있게 되었다. 그리고 전문의 제도는 1952년 전문과목 표방심사제도를 통하여 도입되었다[2]. 전문의 되기를 원하면 의과대학 졸업과 의사면허를 취득한 후 인턴 1년과 레

2) 1952년 전문의 자격심사에 통과하여 전문의로 등록한 의사는 10명이었으나 점차 확대되어 1970년에는 4,206명, 1990년에는 23,222명이 되어 전문의 제도가 일반화되었다(이규식, 1995). 한편 일본은 1940년 의료제도개선방안의 하나로 전문과목 표방 국가검정제도(일종의 전문의 제도)를 도입하였다(島崎謙治, 2011). 그러나 실질적인 전문의제도는 2007년 12월 17개 학회가 전문의제도를 인정하였고, 후생노동성은 2013년 7월 전문의제도를 subspecialty 영역으로 인정하였다. 2014년 (사)일본전문의기구가 설립되었고, 2018년 4월부터 신전문의제도가 실시되었다(일본전문의기구, 2018).

지던트 3~4년의 수련과정을 거쳐 학회가 실시하는 소정의 시험을 거쳐 자격을 획득해야 한다.

[표 6-1] 연도별 의, 치, 한의 및 약학대학 설립 현황 (단위: 개)

시대구분	의과대학	치과대학	한의과대학	약학대학
1960년대 이전	8	1	1	13
1961 - 의료보험도입 전('76)	6	4	1	1
1977 - 전국민의료보험('89)	17	5	6	6
1990 - 현재	10	1	4	15
계	41	11	12	35

② 의사인력의 공급증가

의사인력을 양성하는 의・치・한의과대학의 수가 증가함에 따라 의・치・한의사의 숫자도 급격히 증가하였음을 [표 6-2]는 보여주고 있다. 한일합방이 되던 1910년의 의사는 1,344명(한국인 의사에 한정)으로 의사 한 사람이 9,905명의 인구를 담당해야 할 정도로 의사 수가 적었다. 일본 식민지 하에서도 의사를 양성하는 의과대학 및 의학전문대학이 증가하여 의사를 꾸준히 배출한 결과 한국 정부가 수립된 1948년에는 의사가 3,569명에 의사 한 사람이 5,656명의 인구를 맡도록 되어 의사의 짐은 다소 누그러졌다. 그 후 의과대학의 설립이 늘어 의료보험이 시작된 직후인 1980년 의사가 22,564명이 되어 의료보험을 실시할 수 있는 여건이 되었다. 의료보험이 도입된 이후 의과대학 수가 크게 늘어나 의료보험도입에 따라 증가되는 의료이용을 수용할 수 있게 되었고, 1990년에는 의사 수가 1980년에 비하여 20,000명이 증가하여 공급의 부족으로 인하여 의료보험 확대가 차질을 빚는 문제는 발생하지 않았다. 그리고 전문의 숫자도 급격히 증가하여 1980년 전문의 비율이 37.3% 이던 것이 1990년에는 54.6%나 되었다. 이때부터 전문의 비율이 너무 높지 않느냐 하는 우려가 나오기 시작하였으니, 환자들이 전문의를 찾기 때문에 이후에도 전문의 비율은 계속 높아져 2018년에는 무려 79.0%에 이르고 있다.

치과대학은 일본 식민지 지배 하에서 지금의 서울대 치과대학이 설립되어 치과의사가 배출되었다. 한국이 독립된 정부를 수립할 때인 1948년에는 733명의 치과의사가 겨우 양성되어 치과의사 한 사람이 27,542명의 인구를 담당해야 할 만큼 희소하였다.

1967년 경희대 치과대학이 설립되기 이전에는 서울대 치대가 유일한 치과의사 교육기관이 되어 치과의사는 매우 느린 속도로 증가하여 1970년에 2,122명으로, 1980년에는 3,620명이 되었다. 1977년 의료보험이 도입된 이후에 치과대학이 급속히 증가하여 1990년에는 치과의사가 9,619명이 배출되어 있었고, 치과의사 한사람이 4,457명의 인구를 담당하게 되어 전국민의료보험을 하는데 지장이 없게 되었다. 그 후에도 치과의사는 계속 증가하여 2010년에 25,379명이 면허를 취득하였으며, 활동 치과의사 한사람이 2,443명의 인구를 담당하게 되었다. 2018년에는 30,907명이 면허를 받았으며, 활동 치과의사 한사람이 2,033명의 인구를 담당하여 국민들이 치과진료에 큰 어려움이 없게 되었다.

한의사는 일본 식민지 지배 하에서 배출되지 못하였고, 1950년대 교육이 시작되어 1955년 2,078명의 한의사가 양성되었고[3], 1970년에 3,252명, 1990년에 5,792명 그리고 2018년에는 24,818명의 한의사가 양성되었다.

[표 6-2] 의사(면허)인력의 공급증가 (단위: 명)

연도	의사	의사 1인당 인구	전문의 수 (전문의 비율)	치과의사	치과의사 1인당 인구	한의사
1910[1]	1,344	9,905		–	–	–
1948[2]	3,569	5,656		733	27,542	–
1955[2]	6,141	3,505	223(3.6)	967	22,261	2,078
1960	7,765	3,218	1,629(23.1)	1,369	18,253	2,922
1970	14,932	2,159	4,206(28.2)	2,122	15,194	3,252
1980	22,564	1,493	8,415(37.3)	3,620	10,552	3,015
1990	42,554	1,007	23,222(54.6)	9,619	4,457	5,792
2000	72,411	649	45,870(63.3)	18,026	2,608	12,019
2010	101,371	481(619)	73,428(72.4)	25,379	1,921(2,443)	19,165
2018	123,106	419(513)	97,271(79.0)	30,907	1,670(2,033)	24,818

주: 2010 및 2018년의 1인당 인구에서 ( )안 수치는 활동의사 1인 기준임
출처: 1) 통계청(1994), 『통계로 본 개화기 경제·사회상』
2) 내무부 통계국(1957), 『대한민국 통계연감』
3) 1960년 이후는 보건사회부, 『보건사회통계연보』 및 보건복지부, 『보건복지통계연보』

3) 초기의 한의사는 한의과대학 졸업자가 아니라, 독학으로 한의서를 공부하여 한의사 시험에 합격한 사람으로 유추된다.

③ 의사인력 양성과 관련된 문제

의사 양성과 관련된 문제는 세 가지로 요약할 수 있다. 첫째는 의사인력의 적정성이다. 의사인력의 적정량에 관해서는 이해관계자의 입장에 따라서 견해 차이가 있다. 의료계는 인력이 부족하지 않다는 입장이고, 의료계 밖에서는 의사가 부족하다는 입장이다. 의사의 과부족을 판단하기 위해서는 먼저 정부가 국민에게 보장해야 할 의료의 필요량에 대한 추정이 있어야 한다. 그런 다음에 이 필요량을 충족하기 위하여 어떠한 의료공급체계를 구성(환자의뢰체계나 문지기 의사를 두느냐 여부 등)할 것인가, 의사에 대한 진료비 지불방법은 어떠한 방식으로 할 것인가, 필요량 이상의 과잉이용은 어떻게 통제할 것인가 등에 대한 계획과 함께 병상 수도 중요한 고려사항이 되어야 한다. 현재 정부가 정한 의사의 필요 기준은 [표 6-6]과 같다. 의원과 병원의 구분 없이 1일 입원 환자 20명당 1인의 의사를 두어야 한다고 규정하고, 외래 환자 3인은 입원 환자 1명으로 간주한다고 정하고 있다.

이 기준을 적용하여 필요 의사 수를 추계할 때 의사의 과부족에 관한 논쟁을 잠재울 수 있을 것이다. 그러나 의료체계를 사회보험의 기본원칙에 맞추어 필요도를 토대로 운영할 때 [표 6-6]의 기준에 의하여 의사 수의 적정성 판단이 가능하다. 현실은 시장형과 유사한 의료체계를 유지하기 때문에 이 표를 적용한 필요량 추정 방식에 의한 의사 수의 적정성 판단은 무의미해지는 문제가 있다.

현재는 많은 사람들이 인구 1,000명당 의사 수의 국제 비교방식을 통한 적정성을 판단하고 있다. 이 방식도 필요도 접근법에 속한다(Feldstein, 2005). 우리나라 의사 수와 OECD 국가들의 의사 수를 [표 6-3]에서 인구 1,000명당으로 비교하면 우리나라는 OECD 국가 가운데 하위 군에 속한다. 그리고 인구 10만 명당 의학계열 졸업생 수를 비교해 보아도 우리나라는 OECD 평균에 미치지 못하고 있다. 미국, 캐나다, 프랑스, 일본 그리고 우리나라가 OECD 국가들 가운데 임상의사 수나 의학계열 졸업생 수가 낮은 그룹에 속하고 있다.

이러한 수치만 보면 우리나라는 의사 부족이 심각하다고 볼 수 있다. 의사 수는 의료수가나 의료이용과도 연계된다. 우리나라와 일본은 의료수가가 낮으니 박리다매형 의료행위가 관습화되었고, 의사 수는 적어도 의사 1인이 일을 많이 하기 때문에 부족분을 보충할 수 있다고 의료계는 생각하여 의사가 부족하지 않다는 주장을 하고 있다. 즉, 의사의 생산성 측면을 고려할 때 우리나라 의사의 1일 진료환자 수가 유럽이나 미국 의사에 비하여 2~3배 정도로 많다는 점을 의료계는 지적하고 있다.

[표 6-3] 주요 국가의 의사 현황 (단위: 명)

국가	임상의사 수(인구 천 명당)		의학계열 졸업생수(인구 10만 명당)	
	2014	2019	2014	2019
그리스	3.5	3.8	8.9	12.5
스웨덴	4.1	4.2	11.3	13.5
독일	4.1	4.4	11.9	12.3
노르웨이	4.4	5.0	11.0	11.3
덴마크	3.9	4.2	14.5	23.0
호주	3.5	3.8	15.3	15.9
프랑스	3.1	3.2	8.1	9.5
핀란드	3.2	–	11.7	11.9
캐나다	2.5	2.7	7.9	7.6
네덜란드	3.4	3.7	14.5	15.1
영국	2.8	3.0	13.5	13.1
뉴질랜드	2.9	3.4	8.7	9.9
미국	2.6	2.6	7.3	8.1
일본	2.4	2.5	6.0	7.1
한국	2.2	2.5	7.8	7.4
OECD 평균	3.3	3.6	11.6	13.5

출처: 보건복지부, 한국보건사회연구원(2021), OECD Health Statistics

의사인력과 관련한 두 번째 문제는 의사의 지역 간 불균형 분포이다. 이 문제의 해법을 정부는 의과대학 입학생 증원을 통한 의사인력의 증가와 '공공의과대학'의 설립을 통한 지방의무복무제를 제안하고 있다. 이 문제 역시 필요도 접근이 아닌 현재와 같은 수요 접근으로는 해결하기 어렵다. 의사의 지역 간 균점을 위해서는 진료권 설정을 토대로 필요도를 추정하여 접근할 때 해결이 가능하다. 의료보장제도에서 의료서비스는 필요도를 토대로 배분할 수밖에 없기 때문에 필요도와 공급을 조화시키기 위하여 의료공급자 조직의 위계화가 요구된다. 그리고 의료계획(planning for need)이 수립되어야 필요도를 충족시킬 공급자의 적정 수 확보가 가능해 질 수 있다는 점이다.

우리나라는 1989년 7월 전국민의료보장이 이루어지면서 중·대진료권 제도를 도입하고 환자의뢰체계가 작동되도록 하였다. 당시 진료권은 시·군단위의 중진료권과 광역자치단체 단위의 대진료권으로 구분하고 병이 나면 먼저 자기 거주지가 속한 중진료권내의 의료기관(3차 기관을 제외)을 이용하고 여기에서 진료가 어려우면 의사소견서를 받아 자기 거주지가 속한 대진료권내의 3차 의료기관을 이용하고, 여기에서도 진료가 어려우면 역시 진료의사의 소견서를 받아 다른 지역의 대진료권에 있는 3차 의료기관에 갈 수 있도록 하였다. 진료권 제도와 환자의뢰체계는 의료의 지역화를 목표로 하는 제도이다. 그런데 의료이용을 하는데 제약을 받아 본적이 없는 국민들로서는 진료권과 환자의뢰체계가 불편한 제도로 받아들여져 민원의 대상이 되었다. 진료권 제도 도입 초기인 1989년 7월에서 1990년대 초반까지는 불편하다는 민원이 많았으나, 이 제도에 차츰 순응하고 있을 즈음인 1998년 10월 지역의료보험조합을 통합하고 2000년 7월에는 모든 의료보험을 단일 제도로 통합하게 되었다. 의료보험통합과 의료의 지역화 개념은 조화되기 어려워 주민들의 진료권 제도에 대한 민원을 이유로 1995년 대진료권을 폐지하게 되었고 1998년에는 중진료권도 폐지하여 그때까지의 의료의 지역화 노력을 무위로 돌리고 말았다. 그러다 보니 지방에 거주하는 주민들이 수도권 특히 서울로 몰려들기 시작하였다. 2004년 KTX의 개통으로 전국이 1일 생활권이 됨에 따라 환자들의 서울 집중은 더욱 심해지게 되었고, 환자가 서울에 집중함에 따라 지방에 개업을 하여도 환자가 없으니 의사들도 환자를 따라 서울로 몰려들어 의료자원의 지역간 편재는 점점 심해져갔다.

그런데 지역 간 의료이용 차이를 [표 6-4]에서 2018년 자료를 비교하여 보면 도·농간 외래든 입원이든 농촌지역 주민이 도시지역 주민에 비하여 더 많이 의료를 이용한다는 점이다. 이것은 의료자원의 편재에도 불구하고 의료이용을 서울이나 인근의 대도시지역에서 하기 때문에 나타난 결과로 의료자원 분포와 의료이용과는 별개의 문제가 되었다. 사정이 이와 같은데 2020년 정부가 지방에 의사를 유치하기 위한 정책으로 '의과대 증원'이나 '공공의과대학' 설립을 추진하여 의료계와 갈등을 빚은 것은 올바른 대안이라 보기 어렵다. 의료이용이 지역 간 차이가 없음에도 불구하고 굳이 의료자원의 균점을 추진하겠다면 의사인력의 증원에 앞서 진료권 설정과 환자의뢰체계의 엄격한 유지와 같은 환자분산정책이 먼저 이루어져야만 한다.

의료인력과 관련된 세 번째 문제는 의사의 질적 수준에서 지역 간에 차이가 없어야 한다. 그래야만 환자의 수도권 집중을 방지할 수 있다. 특히 1차 의사 양성방법상의 문제로 인한 의료의 질을 지적할 수 있다. 인구고령화와 함께 상병 구조가 만성질병 중심이 됨에 따라 병원 중심의 의료체계에서 지역사회를 기반으로 하는 통합의료체계의 구축을 요구하고 있다. 이와 같은 변화를 이루기 위해서는 의료인력 특히 1차 의사의 역할이 바뀌어야 하며, 그러한 역할 변화에 부응하도록 1차 의사의 교육 및 양성방법이 달라져야 한다. 현재의 의사 양성방법은 급성기 질병이 주류를 이룰 때 형성된 것으로 1970년대까지 적합한 모형이라 할 수 있다. 그런데 우리나라에서는 21세기에도 1차 의사의 양성방법을 1960~70년대 방식으로 하고 있는 문제가 있다(이규식, 2019). 만성 질병은 다학제적 공급자가 참여한 가운데 연속적이며 협력적 의료(coordinated care)가 요구된다. 특히 협력적 의료를 위해서는 1차 의료의 역할이 중요하다. 우리는 1차 의료의 역할을 강조하면 단순히 주치의제도와 같은 낡은 틀에서 일반의 중심의 의료체계를 강조한다. 이와 같은 단순한 방식의 패러다임으로 연속적이며 협력적 의료로 이끌어 가기는 어렵다. 많은 국가들은 1차 의료의 중요성을 깨닫고 이를 담당하는 1차 의사 양성방법부터 바꾸어 1차 의사의 자질 향상에 유의하고 있다. 그리고 1차 의사를 적어도 활동의사의 50% 정도로 양성하고자 한다. 전문의 제도가 발전한 미국도 1차 의사(가정의, 일반 내과, 일반 소아과 포함)의 비율을 50%로 양성하는 것을 전제[4]로 하였지만 1차 의사의 비중이 1980년 38.5%에서 2000년 32.0%로 떨어지고 있어 문제가 되고 있다(Mick, 2002). 많은 국가에서 1차 의사 역할의 중요성을 인식하고 이들의 자질 향상을 위하여 가정전문의 수준으로 하거나 일반의가 개업하기 전에 일정 기간의 임상훈련을 요구하는 등의 정책을 채택하고 있다. 우리나라에서는 1차 의사를 누구로 하느냐의 문제도 정립되어 있지 않았을 뿐만 아니라 일반의(GP)의 임상훈련 등에 대한 정책방향도 정립되지 않아 1차 의사 양성에 많은 문제를 드러내고 있다(이규식, 2019).

[표 6-4] 의료서비스 이용률의 도・농간 비교(2018) (단위: %)

지역	외래	입원	전혀 없음
동(도시)	61.3	3.5	37.6
읍・면(농촌)	69.3	4.4	29.3

출처: 보건복지부(2018), 보건복지통계연보

(2) 간호사 인력

한국에서 간호사 양성은 1887년 이화학당에서 선교사의 힘으로 개설한 최초의 여성병원인 보구여관(保救女館)[5]이 1903년 간호교육을 시작하면서 이루어진다. 1906년 한국인

4) 미국에서 1차 의사의 비중이 제2차 세계대전 전에는 약 80% 수준이었다(Torrens, 2002).

여성 4인이 최초로 간호교육을 마쳐 간호사가 배출되기 시작하였다. 1947년 이화여자대학교 행림원내에 간호후생과를 개설하였고, 1951년 행림원이 의약대학으로 개칭되어 의약대학 간호교육학과로 발전하게 되었다. 1955년 이화여자대학교 의과대학 간호학과로 승격하여 한국에서 최초로 4년제 교육이 실시되었고 1969년 간호대학으로 독립하였다.

이화여대에 이어 1906년 세브란스 간호학과가 설립되었으며, 1916년에 세브란스 간호양성소로 개칭을 하였다. 1957년 연세대학교가 되면서 의과대학 간호학과로 승격됨과 함께 4년제 교육이 실시되었고, 1968년 간호대학으로 독립하여 오늘에 이르게 된다.

간호인력 양성에서는 서울대학교가 두 사립대학교에 뒤처져 1907년 대한의원 교육부 산파 및 간호부 양성과를 설치하여 교육이 시작되었다. 간호교육은 앞에서 본 서울대학교 의과대학과 같은 길을 걸어 1945년 경성대학교 의학부 부속 고등간호학교(3년제)가 설치되었으며, 1946년에 서울대 의과대학 부속 고등간호학교로 1959년에 와서 4년제 간호학과로 승격되었고, 1992년에 서울대학교 간호대학으로 독립이 된다.

간호사인력은 4년제 간호대학과 3년제 간호전문대학에서 배출하는 2원화 구조가 되어 있다. 간호사인력 배출이 2원화된 것은 간호사 배출을 위한 교육과정이 출발부터 단일화되지 못한데서 연유된다. 일제하에서 간호교육이 처음 시작되면서 어떤 학교는 간호부양성소에서 출발하여 고등간호학교, 간호고등기술학교를 거쳐 4년제 간호학과로 된 경우도 있고 어떤 대학은 간호부 양성소에서 출발하여 3년제 간호학교를 거쳐 4년제 간호대학으로 된 경우가 있다. 그리고 간호부 양성소에서 시작하여 바로 4년제 간호대학으로 승격한 경우도 있다. 4년제 간호학과로 된 것도 당시 문교부의 일정한 방침보다는 대학의 노력으로 이루어져 대학마다 출발 시점이 다른 특징이 있다. 1955년 이화여자대학교가 가장 먼저 4년제 간호학과로 승격하였으며, 1957년에는 연세대학교가, 1959년에는 서울대학교가, 지방에 있는 경북대학교는 1972년에 4년제로 승격하게 되었다.

간호사 부족 문제가 사회적인 이슈로 되면서 2012년부터 3년제 전문대학에서 4년제 학사 프로그램을 운영하도록 허용하여 많은 간호전문대학이 학사 프로그램을 운영하고 있다. 그리하여 2020년 현재 4년제 간호대학이 117개교(9,917명), 전문대학 간호학과가 86개교(10,834명)인데, 이 중 전문학사 프로그램(3년제)을 운영하는 전문대학은 2개교에

5) 선교사 알렌이 1885년 광혜원을 설립하였으나, 당시 여성들이 남자 의사에게 진료를 받지 않는다는 사실을 깨닫게 된 선교사 스크랜튼(Scranton)이 미국에 여자 선교사의 파견을 요청하여 여의사인 하워드(Howard)가 한국에 와서 여성전용병원을 설립하였으며, 민비(후일 명성황후)가 보구여관이란 명칭을 하사하였다.

불과하고 나머지 84개교가 4년제 학사 프로그램을 운영하고 있다. 2020년 현재 간호대학생은 전문대학을 포함 총 203개교에서 20,751명의 정원을 선발하는데 한시적 편입이 정원의 30%까지 허용되고 있어 2만 3천여 명을 선발할 수 있다. 3년제를 졸업하여도 국가시험을 합격하면 동일한 간호사(RN) 면허가 주어진다. [표 6-5]에서 면허 간호사(RN)의 수를 보면 1955년에 겨우 2,488명이 배출되어 간호사 1인당 담당해야 할 인구수는 무려 8,651명이 되었다. 그러나 간호사는 다른 의료인력에 비하여 빠른 속도로 양성되어 1980년에 40,373명이 배출되어 간호사 한사람 당 944명의 인구를 담당하게 되어 의료보험으로 증가하는 환자를 보는데 큰 차질은 없도록 되었다. 전국민의료보험이 달성된 직후인 1990년에는 간호사가 89,032명으로 1980년의 2배가 되었으며, 2010년에는 270,274명의 면허 간호사가 배출되었다. 그러나 활동 간호사는 배출된 면허 간호사의 1/2도 되지 않아 면허 간호사 한 사람이 담당해야 할 인구는 183명인데 활동 간호사 한 사람이 담당해야 할 인구는 무려 2.44배나 많은 447명이나 되고 있다. 이와 같은 현상은 2018년에도 지속되어 면허 간호사 한 사람이 담당할 인구수는 131명인데 실제 활동 간호사 한 사람이 담당해야 할 인구수는 271명으로 2.07배나 많은 문제가 있다. 활동 간호사

[표 6-5] 간호사, 약사 및 의료기사 인력(면허)의 증가 (단위: 명)

연도	간호사 수	간호사 1인당 인구	약사 수	약사 1인당 인구	의료기사
1910[1]	17	–	44	–	–
1948[2]	1,350	14,953	849	23,776	–
1955[2]	2,488	8,651	1,304	16,506	–
1960	4,836	5,172	4,696	5,326	–
1970	14,506	2,223	14,648	2,201	2,403
1980	40,373	944	24,366	1,565	8,955
1990	89,032	480	37,118	1,155	57,224
2000	160,295	293	50,623	929	122,331
2010	270,274	183(447)	60,956	813(13,495)	236,117
2018	394,627	131(271)	69,347	744(7,922)	369,135

주: 2018년의 1인당 인구에서 ( )안 수치는 활동인력 1인 기준임. 약사 1인당 인구수는 활동약사 와 면허약사 간에 큰 차이가 있음. 이러한 현상은 면허약사는 여자가 많다보니 활동을 하지 않고 가사에만 전념하는 경우가 많아서 생긴 결과로 여겨짐

출처: 1) 통계청(1994), 『통계로 본 개화기 경제·사회상』
2) 내무부 통계국(1957), 『대한민국 통계연감』
3) 1960년 이후는 보건사회부, 『보건사회통계연보』 및 보건복지부, 『보건복지통계연보』

가 부족하여 생기는 문제는 주로 중소병원에서 면허 간호사를 구하는 것이 어렵다는 점이다. 이와 같은 간호사 부족을 간호조무사로 메꾸고 있다.

간호조무사는 국가 면허를 받는 간호사가 아니라 고등학교를 졸업하고 조무사를 양성하는 인가된 학원에서 통상 1년의 교육(실습 포함)을 이수한 이후 한국보건의료인국가시험원(국시원)에서 실시하는 소정의 시험을 거쳐 합격하면 시·도지사가 자격증을 발급한다.

간호사 양성과 관련하여서도 의사와 마찬가지로 첫째는 간호사 인력의 적정성과 간호사의 자격과 관련된 문제이다. 간호사 인력의 적정화는 간호사 1인당 몇 명의 환자를 돌보는 것이 적정한 것인지에 대한 기준이 설정되고 이를 토대로 몇 명의 과부족이 생기는지 판단하는 것이 중요하다. [표 6-6]에서 보면 간호사 필요인력 기준을 1일 입원환자 2.5명당 1인의 간호사로 정하고 있다. 그리고 외래는 12명 당 1명의 간호사로 규정하고 있다. 이 규정에 따라 필요 간호사를 추정하여 간호사 과부족을 판단하는 것이 원칙이겠으나, 앞에서 의사의 과부족 판단과 마찬가지로 자유방임형 의료체계에서는 필요도를 통한 간호사의 적정 수 판단은 불가능하다.

따라서 의사인력과 마찬가지로 우리나라 간호사 현황을 OECD 국가와 비교하여 적정

[표 6-6] 의사 및 간호사의 법률상 필요 기준

구분	종합병원	병원	치과병원	한방병원	요양병원	의원	치과	한의원
의사	연평균 1일 입원환자를 20명으로 나눈 수(이 경우 소수점은 올림). 외래환자 3명은 입원환자 1명으로 환산함	종합병원과 같음	추가하는 진료과목당 1명(법 제43조 제2항에 따라 의과 진료과목을 설치하는 경우)	추가하는 진료과목당 1명(법 제43조 제2항에 따라 의과 진료과목을 설치하는 경우)	연평균 1일 입원환자 80명까지는 2명으로 하되, 80명을 초과하는 입원환자는 매 40명마다 1명을 기준으로 함(한의사를 포함하여 환산함). 외래환자 3명은 입원환자 1명으로 환산함	종합병원과 같음		
간호사(치과의료기관의 경우에는 치과위생사 또는 간호사)	연평균 1일 입원환자 2.5명으로 나눈 수(이 경우 소수점은 올림). 외래환자 12명은 입원환자 1명으로 환산함	종합병원과 같음	종합병원과 같음	연평균 1일 입원환자를 5명으로 나눈 수(이 경우 소수점은 올림). 외래환자 12명은 입원환자 1명으로 환산함	연평균 1일 입원환자 6명마다 1명을 기준으로 함(다만, 간호조무사는 간호사 정원의 3분의 2 범위 내에서 둘 수 있음). 외래환자 12명은 입원환자 1명으로 환산함	종합병원과 같음	종합병원과 같음	한방병원과 같음

주: 의료법 시행규칙 제38조 기준(2015년 5월 29일 개정)을 토대로 작성, 이규식(2019), 의료보장론에서 재인용

성을 판단하는 방식이 불가피하다. [표 6-7]에서 인구 1,000명당 활동 간호사 수를 비교해 보면 2019년 현재 우리나라는 다른 국가에 비하여 활동 간호사가 월등하게 적다. OECD 국가들의 평균에 비해서도 인구 1,000명당 3.7명이나 적다. 그런데 간호사 인력에서 특이한 점은 인구 10만 명당 간호대학 졸업생 수는 2019년 현재 OECD 평균과 비교할 때 8.6명이 많다. 이것은 우리나라에서는 면허받은 간호사 가운데 활동하지 않는 사람이 OECD 국가들과 비교할 때 많음을 의미한다. 간호사들은 병원에서 3교대 방식으로 일하기 때문에 결혼한 간호사들은 가정과 일을 양립하기 어려운 구조가 되어, 결혼하면 퇴직하는 간호사가 많아 활동 간호사가 부족한 문제가 있다.

간호사와 관련되는 두 번째 문제점은 의사와 마찬가지로 지역 간 균점분포 문제이다. 이 문제는 의사들의 지역 간 균점분포 문제보다 더욱 심각하다. 간호사들이 결혼하여 가정을 갖게 되면 지방병원의 근무를 기피하여 간호사 양성은 한국이 OECD 평균보다 많으나 지방의 중소병원들은 간호사를 구하는 것이 쉽지 않다. 그런데 많은 중소병원(특히 요양병원)이 지방에 있는데다, 보수가 수도권의 대형병원에 비하여 낮기 때문에 지방중

[표 6-7] 주요 국가의 임상 간호사 현황 (단위: 명)

국가	전문직 간호사 수(1,000명 당)		간호대학 졸업생 수(10만 명당)	
	2014	2019	2014	2019
덴마크	9.9	10.1	44.8	44.7
노르웨이	16.9	17.9	73.3	79.8
네덜란드	–	–	14.5	24.7
독일	10.7	11.8	43.2	43.9
미국	–	–	47.1	31.9
스웨덴	11.0	10.9	39.9	43.2
핀란드	10.2	–	–	–
호주	9.2	10.2	48.6	66.2
일본	8.3	9.4	42.5	46.1
뉴질랜드	9.5	9.8	41.4	36.6
캐나다	7.1	7.1	34.6	34.6
프랑스	–	–	40.9	40.4
영국	6.5	6.6	–	–
한국	2.9	4.2	31.9	40.5
그리스	1.8	2.0	17.0	14.2
OECD 평균	7.4	7.9	30.8	31.9

출처: 보건복지부, 한국보건사회연구원(2021), OECD Health Statistics

소병원이 간호사를 구하는 것이 더욱 어렵다.

간호사와 관련되는 세 번째 문제점은 간호보조인력의 양성 문제이다. 어느 국가도 면허 간호사만으로 간호인력을 충당하는 국가는 없다. 따라서 간호보조인력의 양성이 합리적으로 이루어질 필요가 있다. 우리나라는 이 문제를 간호보조인력을 양성하는 학원에 의존함에 따라 보조인력의 질적 수준에서 한계가 있다. 간호보조인력을 2년제 전문대학을 설립하여 양성하는 등의 국가 차원의 대책이 요구된다. 현재 간호전문대학에서 3년제 간호사를 교육하는 학교는 2개밖에 없다. 이 2개 전문대학은 학사과정으로 승격시키고, 간호보조인력을 2년제 대학을 새로 설립하여 양성하는 방법을 검토하여야 한다.

(3) 약사인력

약사인력을 양성하는 약학대학의 현황을 [표 6-1]에서 보면 1960년까지는 의과대학보다 수가 많았다. 이것은 당시의 한국 경제가 저개발국 수준이었기 때문에 병이 나도 의원을 찾기보다 약국을 찾는 국민이 많다 보니 약학대학 수가 많을 수밖에 없었다. 이와 같은 사실은 1962년 의료보험제도 도입의 필요성과 국민 부담능력을 알아보기 위한 서울시민 1,000명에 대한 실태조사 결과에서도 밝혀지고 있다. 이 조사에 응답한 사람들의 2/3가 병을 치료하기 위한 1차 치료처로 약국을 꼽았다는 점이다(의료보험연합회, 1997). 서울시민들의 2/3가 약국을 1차 치료처로 간주하였다면 지방 주민들은 약국 선택[6]이 훨씬 많았다고 유추할 수 있다.

한국에서 약학교육은 1915년 조선약학강습소에서 시작하였고, 1918년 조선약학교로, 1930년에는 경성약학전문학교로 승격되면서 발전하였다. 1945년에는 서울약학대학이라는 사립학교로 바뀌었다가 1950년 국립서울대학교 약학대학이 되어 오늘에 이르고 있다. 1945년에 이화여자대학교에 약학대학이 인가된 이후 1953년에 6개 대학이 인가되었고, 그 후에는 조금 뜸하게 설립되다 약학대학의 학제가 4년제에서 6년제로 개편됨에 따라 2009년부터 2년간 신입생 모집을 못하였다. 이 당시 신입생 선발을 하지 못하여 약사 배출이 중단된 점을 고려하여 2011년 서울을 제외한 경기, 인천, 경남, 대구, 충남세종, 전남지역 등 약학대학이 없는 지역에 15개 대학을 일시에 인가하여 오늘날은 35개 대학에서 1,693명의 입학정원을 선발하고 있다. 약학대학의 입학생은 대학 2년 이상을 수료하

---

6) 당시 지방주민이 이용하는 곳은 면허가 있는 약사가 개업한 약국이 아니라 매약 허가를 얻은 약방이나 전통적으로 존재하였던 면허가 없는 한의원 또는 한약방이었다.

고 PEET(약학대학 입문자격) 시험에 합격한 사람 가운데서 선발하도록 하고 있다.

약학대학도 의과대학과 같이 2022년부터 1학년 신입생을 선발하여 6년간 약학대학에서 교육시키는 방법으로 전환되어 PEET 시험이 없어지게 되었다. 그러나 PEET 시험으로 선발하는 제도를 당장 없앨 경우 2022년에 선발된 신입생이 3학년이 될 때까지 약사 배출이 중단되기 때문에 2022년부터 2년간은 PEET 시험으로 선발하는 제도와 1학년 신입생을 선발하는 제도가 병행되며, PEET 시험은 2024년부터 사라지게 된다.

[표 6-5]에서 약사인력 현황을 보면 1955년 면허받은 약사는 총 1,304명으로 약사 한 사람이 16,506명의 인구를 담당해야 하던 것이 1980년에는 24,366명으로 증가하여 약사 한 사람이 1,565명의 인구를 감당하게 되었다. 이 당시 의사 1인이 담당해야 할 인구가 1,493명임을 감안하면 약사 수는 결코 적다고 할 수 없었다. 2010년에는 면허를 받은 약사가 60,956명이나 되어 한 사람 당 813명의 주민을 담당하게 되었고 2018년에는 69,347명의 면허 약사가 배출되어 약사 한 사람당 744명의 인구를 맡도록 되었다. 그러나 문제는 면허받은 약사 중에 여성이 조금 많은데 이들 가운데 상당수는 결혼 후에는 약사로서 활동을 하지 않는다는 점이다. 이 문제는 간호사보다 오히려 심각하여 2010년의 경우 활동 약사 한 사람이 무려 13,495명의 인구를 담당해야 되었으며, 2018년에도 활동 약사 한 사람이 7,922명의 인구를 담당해야 할 정도로 활동 약사가 부족한 문제가 있다.

(4) 의료기사인력

「의료법」에 의하여 등록되는 의료기사 등은 임상병리사, 방사선사, 물리치료사, 작업치료사, 치과기공사, 치과위생사, 보건의료정보관리사(구: 의무기록사), 안경사의 8종이다. 의료기사는 전문대학에서 양성을 시작하였는데, 1979년 연세대학교 보건과학대학에서 임상병리사와 물리치료사를 양성하면서 4년제 대학들도 의료기사를 양성하게 되어 오늘에 이르러 전문대학과 4년제 대학에서 양성하는 2원화 시스템을 유지하고 있다. 이들은 직접 환자를 진료하는 기능은 없지만 물리치료사나 직업치료사는 환자를 상대하여 재활을 돕는 활동을 하며, 치과위생사는 치과의사를 도와 진료를 지원하거나 스케일링과 같은 업무로 환자를 직접 대하고 있다. 방사선사는 각종 방사선 장비를 조작하여 진단이나 치료를 보조하는 역할로써 이들이 없으면 현대적인 신기술에 의한 진단이나 치료가 어려울 정도로 중요한 인력이 되었다. 치과기공사는 치과 환자들의 보철을 위하여 필수적인 인력이다. 이들 6종의 의료기사와 다소 기능이 다른 기사가 안경사와 보건의료정보관리사이다. 지금까지 의무기록사로 불리던 인력이 2018년 12월 20일을 기하여 보건의료정보관리사로 명칭이 변경되었다. 명칭을 바꾼 이유는 정보화 시대에 대비하기 위한 노력의 일환이라고 볼 수 있다. 인공지능(AI)이 등장함에 따라, 의료정보의 빅데이터가 요구되는 등의 환경변화에 대처하기 위해서는 진료 차트의 정리와 같은 단순 업무로는 한계가 있음을 인식하여 의료기관에서 생성되는 다양한 기록을 정보로 전환할 수 있도록 하는 새로운 역할에 대비하기 위하여 명칭 변경이 이루어졌다.

2) 병상 확충 및 의약품 생산의 증가

(1) 병상 확충

의료보험의 도입으로 의료이용이 증가함에 따라 병상 확충과 의약품 생산의 증가가 요구되었다. 의약품의 경우는 국내에서 생산이 안 되어도 외국에서 수입하여 대처할 수 있으나 병상은 반드시 국내에 건립이 되어야 한다. 1960년 이후의 병상 현황은 [표 6-8]에 수록하였다. 1970년만 하여도 병상은 16,538개로 병상 당 인구는 1,950명이나 되어 의료보험을 도입하기에는 병상 수가 매우 적었다. 그러다 의료보험이 도입된 3년 뒤인 1980년에는 병상 수가 38,096개로 증가하여 병상 당 인구가 1,001명으로 줄어, 의료보험의 도입으로 늘어난 입원 환자를 수용할 수 있었다. 특히 1980년 당시의 보험적용인구가 전인구의 23.9%에 불과하였기 때문에 병상 수의 부족은 없었다. 1980년대 병상이 꾸준히

[표 6-8] 병상 확충 및 의약품 생산 현황

연도	병원병상 수		의약품 생산액 (10억 원)	의료기기 생산액 (10억 원)
	총수(개)	병상 당 인구(명)		
1950			11.9	
1960	11,197	2,234	13.8	
1970	16,538	1,950	40.8	
1980	38,096	1,001	625.0	
1990	99,843	429	3,373.1	197.2
2000	218,676	215	7,135.9	872.4
2010	432,906	114	15,709.7	2,964.4
2018	645,609	80	21,105.4	6,511.1

주: 의원의 병상은 제외하였음
출처: 『보건사회통계연보』 및 『보건복지통계연보』

증가하였으며, 제3장에서 본 바와 같이 1985~90년 대도시지역의 병상 증설이 다소 주춤하였으나 1990년에 병상 부족이라는 의료대란을 경험한 이후 1991년부터 병상 증설에 노력하여 병상 수가 증가하게 되었다. 1990년 병상 수가 99,843개로 병상 당 인구는 429명이었으나 2000년에는 병상이 대폭 증가하여 병상 당 인구는 215명이 되었다. 2000년 이후에도 병상 수가 지속적으로 증가하여 2018년 병상 당 인구는 80명이 되어 OECD 국가 가운데 일본 다음으로 많아 이제는 병상 수의 과잉을 걱정하는 단계가 되었다.

(2) 의약품 생산

오늘날에는 의약품 생산은 산업적 가치가 크지만, 1990년대까지만 하여도 산업적 차원보다는 국민의 질병치료를 위한 필수요소로써의 중요성이 더욱 강조되었다. 의약품 생산은 병상의 건설과는 달리 산업적 기반과 함께 과학기술이 뒷받침되어야 하기 때문에 국가 전체의 경제력에 부응하여 발전하게 된다.

한국인에 의하여 최초로 설립된 제약회사는 1897년 민명호에 의한 동화약방으로 소화제인 '활명수'를 생산하게 되었다. 당시 한국인의 가장 많은 병이 위장병이라 활명수의 등장은 시장수요와 우리나라의 제약기술 수준을 감안한 것이라 할 수 있겠다. 그 이후 1926년에 미국에서 귀국한 유일한이 서구식 제약기업인 유한양행을 설립하여 미국 제약기업들의 약품을 수입·공급하게 되었다. 뒤이어 1938년 전용순이 금강제약소를 설립하여 한국에서 최초의 합성의약품인 '젠바르산'이라는 매독 치료제를 개발하였다. 일본의 식민지에서 벗어나 해방을 맞이할 때까지 한국인이 경영하는 제약업소는 255곳으로 통계상 기록이 있으나 대부분 유명무실하여 제대로 제약시설을 갖춘 업소는 30여 곳에 불과하였다(한국제약협회, 2015).

1948년 대한민국이 수립되었지만 제약산업이 기틀을 잡기에는 당시의 기술력이나 경제력으로는 벅찬 일이었다. 6.25전쟁이 끝난 이후 미국의 원조금 가운데 일부를 완제의약품을 벌크로 구입하여 소분하는 형태로 제약업이 시작되었고, 미국의 원조를 받을 수 있었던 일부 제약회사는 당시로서는 첨단에 속하는 설비를 구입하여 발전의 기틀을 잡게 되었다. 1950년에 의약품 생산액이 [표 6-8]에서 볼 수 있는 바와 같이 119억 원에 불과하던 것이 1960년에 이르러서도 겨우 138억 원에 지나지 않을 정도로 제약산업은 초보적 수준이었다. 그러나 1962년부터 시작한 경제개발 5개년계획에 발맞추어 제약기업도 빠른 성장속도를 보이게 된다. 1970년 의약품 총생산액이 408억 원이던 것이 1980년에는

6,250억 원으로 10년 만에 15.3배의 성장을 이룩하였다. 특히 1970년대는 원료의약품의 생산에 주력하였다. 1977년 의료보험의 도입이 제약기업에도 새로운 기회가 되었다. 1980년대에는 수도권에 있던 제약기업들이 지방에 공단을 조성하였고, 외국의 특허 의약품 생산에 따른 특허료 부담을 피하여 제네릭 의약품을 개발하는 전략을 통하여 제약기업이 성장하였다.

경제성장과 함께 제약기업도 성장함에 따라 점차 후진국으로써 누릴 수 있는 혜택이 1980년대 중반부터 사라지게 되었다. 대표적인 제도가 1987년 7월 1일 시행된 물질특허제도로 물질특허의 대상이 되는 의약품과 화학물질의 생산은 모두 사용료(특허료)를 지불해야만 되었다. 1990년대 들어서는 개발도상국의 보호막이 완전히 사라진 채 글로벌 경쟁시대를 맞게 되어 독자적인 연구개발에 나서게 되었다. 1980년 중반부터 어려워진 환경 속에서도 1990년에는 총 생산량이 3조 3,730억 원으로 10년 만에 5.4배의 성장을 이룩하였다. 1999년에는 한국이 신약개발 그룹에 진입하게 되어 국산 신약 1호로 SK케미칼의 선플라주(항암제)가 출시되었고, 2003년 4월에는 LG 생명과학의 팩티브가 미국 FDA 승인을 받음으로써 한국은 미국, 영국, 프랑스, 독일, 이탈리아, 스페인, 스위스, 스웨덴, 일본에 이어 열 번째로 신약개발 국가 리스트에 올라가게 되었다(한국제약협회, 2015). 2000년에 의약분업은 전문의약품의 성장을 촉진하는 계기가 되기도 하였다. 2010년에는 의약품 총생산액이 15조 7천억 원 규모에서 2018년에는 21조 1천억 원 규모로 성장하여 어느 듯 수출산업이 되었다. 이제 의약품은 국민의 질병치료를 위한 역할 뿐만 아니라 수출을 통하여 한국 경제를 견인할 수 있는 동력도 갖추게 되었다.

(3) 의료기기

의료기기분야는 [표 6-8]에서 볼 수 있는 바와 같이 1990년에 겨우 1,972억 원을 생산할 정도로 발전이 뒤처진 분야이다. 따라서 국산 의료기기의 생산을 통하여 의료보험의 발전에 기여하기 보다는 반대로 의료보험의 확대로 새로운 기술을 필요로 하는 의료이용이 증가하게 되었고, 이에 따라 필요한 의료기기를 거의 수입할 수밖에 없는 형편이었다. 그러다 2000년대 이후에 국내 산업이 발전하고, 특히 전기 및 전자산업의 발전, IT 분야의 빠른 성장과 기계공업이 발전함에 따라 의료기기도 국내에서 생산 가능하다는 판단에서 관심이 높아졌다. 그리하여 2000년에 총 생산액이 8,724억 원에 그쳤으나, 2006년에 1조 원을 돌파하였고, 2010년에 2조 9,644억 원의 생산액으로 불과 4년 동안에 거의 3배에 가까운 생산실적을 보였다. 의료기기는 제약분야에 비하여 아직은 발전이 미약하지만 전자, IT, 기계 및 의료기술과 융·복합이 가능한 미래 전략산업으로 발전하였다. 이러한 가능성에 힘입어 의료기기 산업에 대한 국내 투자가 지속적으로 증가하여 2018년에는 총 생산액이 6조 5,111억 원으로 급성장하게 되었다.

2. 병원의 발전

1) 병원의 발전 과정

(1) 병원의 중요성

병원은 의료보장제도가 발전하기 위하여 갖추어야 할 공급측면에서 핵심적 요소이다. 질병이 경증이라면 병원의 필요성이 줄어들지만 중증이라든가 외과적인 수술이나 분만을 위해서는 반드시 입원 시설이 필요하기 때문에 병원의 중요성이 강조된다. 이미 앞에서 본 바와 같이 의료보장제도가 도입되면 보험자가 서비스를 효율적으로 배분하기 위해서는 공급자 조직을 계층적 지역주의 모형과 같은 위계적 구조가 요구되고, 의료계획이 뒷받침되어야 한다. 공급자 조직의 위계화 모형에서 하층부는 개업의사가 전담하지만 개업의사가 다루기 어려운 질병은 병원으로 이송하여야 하고 위계모형의 최상층부는 3차 의료기관과 같은 매우 전문화된 병원이 필요하다. 따라서 의료보장제도에서 공급하는 의료서비스를 효율적으로 제공하기 위해서 병원은 필수불가결의 조직이다.

병원이 중요한 이유는 다음과 같다(McKee and Healy, 2002). 첫째, 병원은 전체 의료비에서 차지하는 비중이 매우 크다. 한국은 2018년 총 진료비 77조 9,100억 원 가운데 병원(치과, 요양, 한방병원 포함)에 지출되는 진료비가 39조 6,072억 원으로 50.8%나 차지하고 있다. 대부분 서유럽 국가의 병원 진료비의 비중이 약 50% 수준임을 감안하면 한국의 병원진료비 비중도 유럽 국가와 거의 유사하다고 할 수 있다. 둘째, 병원은 의료체계의 정점에 있다. 병원 정책에 따라 전문의 서비스의 접근성이 결정되고, 전반적인 의료서비스에 큰 영향을 미친다. 셋째, 병원에 근무하는 전문의들이 전문가적 리더십을 발휘하여 의료를 이끌게 된다. 넷째, 의료기술이나 의약품의 발전, 그리고 근거중심의료에 대한 관심도 등에 따라 병원이 제공하는 의료가 국민의 건강에 심대한 영향을 미친다. 만약 병원이 비효율적으로 조직화되면 병원의 잠재적인 긍정적 영향이 줄어들 수 있고, 심하면 부정적인 영향으로 변할 수 있다. 그럼에도 불구하고 한국에서 병원을 독자적인 정책 대상으로 다룬 것은 병상 수가 부족할 때 지원 대상으로 다룬 것이 전부라 하여도 과언이 아니었다. 2000년대 들어서서 일부 병원을 대상으로 권역별 전문질환센터 지정, 전문병원 지정, 연구중심병원 지정 등의 정책이 실시되고 있을 뿐이다. 병원 전체를 대상으로 하여서는 의료기관 인증제도가 2011년부터 실시되고 있다(이규식, 2018).

(2) 병원 증가와 대형화[7]

한국에서도 유럽과 같이 구료기능에 초점을 둔 기관이 근대화 이전에 등장하였다. 고려 때 제위보(濟危寶), 혜민국(惠民局), 동서대비원(東西大悲院)과 같은 자선적인 구료기관을 정부가 운영하였고, 이러한 기구는 조선시대에도 이어져 혜민서(惠民署), 제생원(濟生院) 등이 설립되어 연고가 없는 백성들을 구료하였다.

근대적인 병원이 설립되기 시작한 것은 1876년 병자수호조약을 계기로 외부세계에 문호를 개방한 이후라 할 수 있다. 1877년 일본인 거류민들을 위하여 부산에 제생병원(1884년에는 일본거류민단 공립병원으로, 1914년에는 부산부립병원으로 됨)을, 1880년에는 서울에 일본관의원을 개설하였다. 일본인이 건립한 병원은 일본거류민들을 위한 것이었기 때문에 한국의 근대병원으로 간주하기에는 곤란하였다(조우현 외, 2002).

한국인들을 위한 근대적인 병원은 미국 선교사들에 의하여 건립되기 시작하였다. 선교사에 의하여 설립된 첫 번째 의료기관은 1885년 서울에서 문을 열게 된 광혜원(廣惠院)이었다. 광혜원은 설립 2주 만에 제중원(濟衆院)으로 이름이 바뀌었고, 오늘날 연세의료원(세브란스병원)의 토대가 된다(조우현 외, 2002)[8]. 1886년 정동병원(이듬해 시병원(施病院)이라는 이름을 고종으로부터 하사 받음)이 개원하고, 1887년에는 이화학당에서 여성들을 위한 보구여관(保救女館)이라는 병원을 동대문 인근에 개설하였다. 선교사들에 의하여 설립된 의료기관은 전국에 걸쳐 있었다. 인천에는 성누가병원(1890), 평양에는 연합

7) 이 부분은 이규식(2018)을 토대로 재작성하였다.

8) 광혜원(제중원)이 세브란스의 전신이냐 서울대병원의 전신이냐를 놓고, 한쪽에서는 미국 선교사 알렌이 고종황제에게 요청하여 설립된 선교 의원이며, 이 병원이 선교사인 세브란스로 이어졌기 때문에 오늘의 세브란스병원의 전신으로 간주하고 있다. 반면에 다른 쪽에서는 광혜원이 고종의 하사금으로 설립되었다는 이유로 왕립기관으로 간주하여 서울대병원의 전신으로 간주해야 한다는 주장을 펴기도 한다. 제중원의 설립 자금은 왕실에서 나왔으나 운영은 선교사들이 주로 담당하였다. 그러다 제중원의 구내 교회 설립을 놓고 왕실과 선교사 간의 의견 충돌로 한때는 진료가 중단되었다. 1894년부터 제중원 운영권이 미국 북장로회로 이관되어 에비슨이 진료와 운영을 하게 되었고, 1904년 세브란스의 기부를 받아 숭례문 밖 도동에 병원을 새로 짓고 세브란스병원으로 명칭이 바뀌었다.

기독병원(1892), 부산에는 전킨메모리얼병원(1892), 원산에 구세병원(1896), 부산에 나환자수용소(1897), 전주에 전주예수병원의 전신인 부인환자진료소(1898), 대구에 제중원(1899) 등이 이미 1900년 이전에 설립되었다(손영규, 1998).

한편 당시 정부는 1895년 콜레라 유행에 대처하기 위하여 피병원(避病院)을 설립하였으며[9], 1899년 내부병원, 1900년 내부병원이 광제원으로 바뀌었고, 1902년에는 광제원과 별도로 관립의학교(1899년 설립) 부속병원이 설립되었다. 1905년 적십자병원, 1907년 내부병원이 대한의원으로 바뀌고, 대구에 대구동인의원이 설립되었다. 1909년에는 전염병 전문기관으로써 순화원(順化院)을 개설하였으며, 1910년 광주에 자혜의원을 그리고 함흥에도 자혜의원을 관립으로 설립하였다(전종휘, 1987).

선교사들에 의하여 설립된 의료기관은 의원과 병원의 구분이 없었으며, 오늘날 개념의 병원이라기보다는 선교 의사 1~2명이 환자를 진료하는 의원 형태였다. 그러나 관립 의료기관은 선교 의료기관에 비하여 규모가 크고 역할도 특별하였다. 먼저 내부병원을 보면 일반 환자만이 아니라 감옥에 있는 죄수들에 대한 구료와 전염병 환자들을 격리시키는 피난처 병원의 역할(避病院)도 하였다. 내부병원은 전통적인 한의(韓醫)인 전의(典醫)들에 의하여 운영되어 양·한방 의료가 동시에 제공되었다. 근대적인 형태의 의료기관으로 등장한 곳이 대한의원이었다(조우현 외, 2002). 내부병원이 대한의원으로 이어지면서 오늘의 서울대병원으로 연결되고 있다. 초기의 의료기관들은 서양의학을 가르치는 의사 양성기관으로의 역할을 수행한 점도 특징적이다. 한의라는 전통적인 의료체계에서는 공식화된 서양의학을 교육시킬 능력이 없었기 때문에 새로 등장하는 병원들이 진료서비스의 제공과 함께 의사인력의 양성을 담당하였다(기창덕, 1995).

조선 말기에 출발한 많은 선교 병원 및 관립 병원들은 오늘날까지 이어져 우리나라의 의료발전을 견인하고 있다. 일제 시대 한국의 민간자본으로 설립된 최초의 병원은 1932년 서울에 개설한 백인제 외과병원을 들 수 있다. 이 병원은 오늘날 인제대 의료원으로 성장하여 병원 그룹을 형성하고 있다. 1935년에는 가톨릭재단에서 성모병원을 설립하여 현재의 가톨릭의료원으로 발전하였으며, 1941년 설립된 경성여의전[10] 부속병원이 오늘의 고려대의료원으로 발전하였다.

1948년 대한민국이 건국된 이후 대형병원으로써는 1958년 국립의료원이 설립되었고,

9) 서울대병원 홈페이지에는 피병원의 설립을 1905년 8월 광제원 부속병원으로 서술하고 있다.
10) 경성여의전은 1938년에 설립되었다.

1960년대 이후에는 서울과 지방에 많은 의과대학이 설립되면서 대학병원들이 대형병원으로 자리 잡았다. [표 6-9]에서 의료기관 종류별 병원 수를 보면 의료보험이 도입되기 전인 1970년과 도입 직후인 1980년 사이에 새로운 종합병원이 대거 신설되었음을 볼 수 있다. 즉, 1970년에 12개 이던 종합병원이 1980년에 거의 13.7배가 증가된 164개로 되었다. 1980년에서 1990년 사이에는 병원 급은 줄어든 반면에 종합병원 급은 69개가 증설되었다. 오늘날 대형병원의 대명사로 등장하는 서울아산병원이 1989년, 삼성서울병원이 1994년에 개설되었다. 병원이 대형화가 되기 시작한 것은 서울아산병원과 삼성병원이 개원되면서 시작되었다. 아산병원이 1,159개의 병상으로 개원을 한 후 2008년에 1,931개 병상으로 증설하게 되자, 서울삼성병원은 1,989개 병상으로, 신촌 세브란스병원은 2,510개 병상으로 증설을 하게 된다.

[표 6-9] 의료기관 종류별 증가 추이: 1950-2018 (단위: 개)

<table>
<tr><th rowspan="2"></th><th rowspan="2">합계</th><th colspan="4">병원</th><th rowspan="2">의원</th></tr>
<tr><th>병원 계</th><th>상급종합</th><th>종합병원</th><th>병원</th></tr>
<tr><td>1953</td><td>2,588</td><td>115</td><td colspan="2">45</td><td>70</td><td>2473</td></tr>
<tr><td>1960</td><td>4,013</td><td>150</td><td colspan="2">22</td><td>128</td><td>3863</td></tr>
<tr><td>1970</td><td>5,634</td><td>232</td><td colspan="2">12</td><td>220</td><td>5402</td></tr>
<tr><td>1980</td><td>13,298</td><td>610</td><td colspan="2">164</td><td>446</td><td>12688</td></tr>
<tr><td>1990</td><td>12,867</td><td>597</td><td>25</td><td>208</td><td>364</td><td>12,270</td></tr>
<tr><td>2000</td><td>20,638</td><td>950</td><td>43</td><td>245</td><td>662</td><td>19,688</td></tr>
<tr><td>2010</td><td>29,102</td><td>1,633</td><td>44</td><td>274</td><td>1,315</td><td>27,469</td></tr>
<tr><td>2018</td><td>33,536</td><td>1,818</td><td>42</td><td>311</td><td>1,465</td><td>31,718</td></tr>
</table>

주: 요양병원 및 한방병원 제외
출처: 연도별 보건사회통계연보 및 보건복지통계연보

민간병원의 규모가 대형화됨에 따라 서울대병원도 분당병원을 제외한 서울병원에만 1,751개 병상으로 증설하였다. 또 다른 특징은 대규모 병원들의 분원 설립이다. 세브란스병원이 1970년대 후반 강남지역이 개발되면서 그 지역에 종합병원이 없어 주민들이 겪고 있는 어려움을 해결하기 위하여 1983년 4월 영동세브란스병원(현 강남세브란스)을 개원하였으며, 2020년 3월에는 용인세브란스병원을 개원하였다. 서울대병원도 2003년 5월 분당서울대병원을 개원하였다. 고려대병원은 안암병원 외에 1983년 구로병원, 1985년에

안산병원을 개원하였다. 서울대병원이 별도의 제2병원을 개원하자 지방 국립대학병원들인 부산대병원(양산), 전남대병원(화순), 경북대병원(칠곡), 충남대병원(세종), 경상대병원(창원) 등이 별도의 제2병원을 개원하였다. 최근에는 인천에 있는 가천대 길병원이 서울 송파구에 제2병원을, 서울대병원은 시흥에 제3의 병원을, 아산병원은 인천의 청라지구에 제2병원을, 그리고 아주대병원이 평택에 제2병원 건립을 추진하는 등으로 수도권 병원들이 확장에 나서고 있다.

우리나라 병원들의 성장을 [표 6-10]에서 살펴보면 700병상 이상의 규모를 갖는 병원이 1987년에 10개였으나 1998년에 43개, 2001년에 51개, 2020년에 69개로 늘어나 1987년에서 1998년 사이에 대형화가 급속히 이루어졌으며, 그 이후에도 꾸준히 대형화가 진행되었음을 알 수 있다.

[표 6-10] 병상규모별 병원 현황: 1977-2020 (단위: 개, %)

병상수	1977	1987	1998	2001	2004	2008	2015	2020
- 49	69 (38.5)	186 (35.0)						
50 - 99	37 (20.7)	153 (28.8)	359 (46.3)	421 (44.7)	468 (43.2)	932 (46.8)	1140 (36.0)	1119 (32.5)
100 -199	44 (24.6)	70 (13.2)	139 (17.9)	195 (20.7)	239 (22.1)	549 (27.5)	1149 (36.3)	1359 (39.5)
200 - 299	13 (7.3)	31 (5.8)	105 (13.5)	133 (14.1)	176 (16.3)	263 (13.2)	539 (17.0)	616 (17.9)
300 - 499	13 (7.3)	61 (11.5)	90 (11.6)	85 (9.0)	89 (8.2)	126 (6.3)	209 (6.6)	217 (6.3)
500 - 699	3 (1.7)	20 (3.8)	40 (5.2)	56 (6.0)	58 (5.4)	68 (3.4)	65 (2.1)	60 (1.7)
700 - 999		7 (1.3)	31 (4.0)	41 (4.4)	39 (3.6)	43 (2.2)	44 (1.4)	52 (1.5)
1,000 이상		3 (0.6)	12 (1.5)	10 (1.1)	13 (1.2)	11 (0.6)	18 (0.6)	17 (0.5)
계	179 (100.0)	531 (100.0)	776 (100.0)	941 (100.0)	1,082 (100.0)	1,992 (100.0)	3,164 (100.0)	3,440 (100.0)

주: 1998년도부터는 100병상 미만으로 집계
출처: 전국병원명부, 대한병원협회, 각 년도(2015.2020 요양병원 포함)

한국에서 병원이 성장하게 된 요인은 다음과 같이 추측할 수 있겠다(이규식, 2018).

첫째, 의과대학과 간호대학이 대거 설립되면서 대학부속병원으로 출발하여 병원의 성장을 견인하였다. 1950년대까지 전국의 의과대학은 8개이던 것이 1990년대에 41개가 되었고, 간호대학(4년제)도 1960년대 3개이던 것이 2020년에 117개로 급격히 증가하여 병원의 주력 인력을 충당함에 따라 병원 발전을 견인하게 된다.

둘째, 의료보험제도의 도입이다. 의료보험제도는 의료이용을 증가시키기 때문에 병원이 발전할 수 있는 계기가 된다. 특히 의료보험제도가 도입된 지 만 12년 만에 전국민을 적용함에 따라 단기간에 의료이용을 폭발적으로 증가시키는 계기가 되었다. 앞서 언급한 의과대학도 의료보험제도가 도입됨에 따라 늘어나는 의료이용을 흡수하기 위한 의사 양성의 필요성에 따라 증설되었던 것이다.

셋째, 의료보험제도의 불합리한 급여구조가 병원을 발전시키는데 큰 역할을 하는 아이러니를 보이고 있다. 의료보험제도를 기본권 개념으로 접근하지 않았기 때문에 보험급여에서 포괄성과 최소수준 원칙은 당초부터 고려조차 되지 않았다. 비급여, 선택진료, 상급병실제도와 같이 최소수준원칙에 벗어나는 서비스가 의료보험서비스와 같이 혼합적으로 제공됨에 따라 병원이 비급여서비스에서 수지를 맞추어 성장을 할 수 있는 재정을 마련할 수 있었다. 보험수가는 원가에 미달한다는 등의 논란 속에서도 병원이 성장할 수 있었던 것은 혼합진료를 허용하는 보험급여 구조의 불합리성에 기인하여 병원이 투자 여력을 확보할 수 있었기 때문이다.

넷째, 의료체계가 미국을 닮아 수가통제를 제외하고는 거의 시장에 의존하는 형태가 됨에 따라 민간자본의 투자가 활발하였던 것도 한 요인이 되었다. 의료보험제도를 도입한 모든 국가들은 필요도를 토대로 의료를 공급하였기 때문에 의료계획과 같은 규제가 일반화되었으나 우리나라는 수요를 토대로 제도를 운영하였던 관계로 의료공급체계는 자유방임에 가까웠다. 1977년 사회의료보험제도를 도입하였지만 정부는 의료 공급에 거의 관여하지 않았다. 이에 민간의료기관들은 비급여나 선택진료, 상급병실 등을 통하여 원가를 넘는 초과이윤을 얻게 됨에 따라 의원이 병원으로 성장하고 또 다시 종합병원으로 성장하는 길을 밟음으로써 민간자본 중심으로 병원이 발전하게 되었다.

다섯째, 꾸준한 경제성장으로 인하여 의료수요가 증가하여 병원이 성장할 수 있는 밑거름이 되었다. 경제성장에 따라 의료이용이 한계를 모르고 지속되어 병원 성장에 크게 기여하고 있다.

여섯째, 신의료기술의 급속적인 유입이 병원의 발전에 기여하였다. 미국은 신의료기술의 개발을 통하여 병원이 발전하였지만, 한국도 CT, MRI, PET-CT, Davinci 로봇 수술기와 같은 신의료기술이 미국, 일본과 거의 비슷한 수준으로 급속히 보급되어 병원의 발전을 견인하게 되었다.

(3) 병원의 종류별 발전

한국의 병원은 한방병원과 치과병원을 제외하더라도 다양한 형태로 발전을 이루었다.

① 일반병원

일반적인 진료를 하는 병원으로는 병원, 종합병원, 상급종합병원이 있다. 병원은 「의료법」 제3조의2에 의거하여 30개 이상의 병상 또는 요양병상을 갖추어야 하는 것으로 규정하고 있다. 종합병원은 「의료법」 제3조의3에 의거하여 100병상에서 300병상 이하인 병원은 7개 이상의 진료과목에 전문의를 두어야 하며, 300병상 이상인 경우는 9개 이상의 진료과목에 전문의를 두도록 규정하고 있다. 상급종합병원은 「의료법」 제3조의4에 의거하여 종합병원 중에서 중증질환에 대하여 난이도가 높은 의료행위를 전문적으로 하는 20개 이상의 진료과목을 갖추고 각 진료과목마다 전속 전문의를 두도록 규정하고 있다. 전문병원은 「의료법」 제3조의5에 의거하여 병원급 의료기관 중에서 특정 진료과목이나 특정 질환 등에 대하여 난이도가 높은 의료행위를 하는 병원을 지정할 수 있도록 하고 있다. 전문병원은 의료체계의 효율성 제고를 위한 사회적 요구, 의료기관의 기능 재정립 및 병원의 전문화・특성화를 통한 중소병원의 경쟁력 확보를 목적으로 2009년 1월에 「의료법」을 개정하고 시범사업을 거쳐 2011년 11월부터 도입하였다[11].

② 특수병원

특수병원으로는 [표 6-11]에서 볼 수 있는 바와 같이 감염병 전담병원(결핵, 나병원), 정신병원, 요양병원, 한방병원 및 치과병원이 있다. 현대적인 한방 의료는 1950년대 한의학교육을 시작으로 등장하게 되었다. 한방병원은 1974년부터 등장하여 1980년

11) 2020년 1월 현재 12개 질환(관절, 뇌혈관, 대장항문, 심장, 척추, 한방중풍, 한방척추 등 12개)과 8개 진료과목(산부인과, 소아청소년과, 신경과, 안과, 외과, 이비인후과, 재활의학과, 한방부인과)에 대하여 107개 병원(9개 한방병원 포함)이 지정되어 있다.

에 3개소이던 것이 2018년에 307개로 급성장하였다. 요양병원은「의료법」제3조제2항제3호에 의거하여 설립되었는데「장애인복지법」제58조제1항제4호에 따른 의료재활시설로써「의료법」제3조의2(병원)의 요건을 갖춘 의료기관을 포함한다. 요양병원은 1994년 1월에 의료기관 종별에서 별도 분류되었다. 2010년에 849개소이든 것이 2018년에는 1,448개소로 급성장하였다. 요양병원은「국민건강보험법」의 적용을 받는데도 불구하고 명칭에 요양이란 단어가 사용됨에 따라 노인요양보험과 관련을 맺는 것으로 생각하여 2008년 7월 노인장기요양보험이 도입된 이후 급성장하였다. 물론 노인장기요양보험의 도입도 영향이 있지만 인구고령화로 인하여 입원수요가 높아지는 가운데 병원보다 입원료가 낮았기 때문에 이용이 용이하였던 것이다. 특히 요양병원은 진료수가를 1일당 진료비로 책정하였기 때문에 병원 입원비보다 낮출 수 있었다. 즉, [표 6-12]에서 요양병원의 1일당 입원진료비를 병원과 비교하여 보면 2010년에는 요양병원이 일반병원의 71.4%였고, 2015년에 65.8%, 2018년에는 54.7%로 더 낮아졌다.

[표 6-11] 특수병원 현황 (단위: 개)

연도	요양병원	정신병원	결핵병원	나병원	한방병원	치과병원
1950		0	4	18	0	0
1960		0	5	36	0	0
1970		0	7	6	0	0
1980		0	4	6	3	11
1990		25	5	1	6	33
2000		79	3	1	136	56
2010	849	143	3	1	159	188
2018	1,448	114	3	1	307	237

주: 요양병원은 1994년 1월 의료기관 종별 '요양병원'으로 분류됨
출처: 보건복지부,『보건복지통계연감』

감염병을 전담하는 결핵병원은 1970년에 7개에서 현재는 3개로 줄었고, 나병원은 1960년에 36개 이던 것이 2018년에는 1개로 줄어들었다. 이것은 그만큼 결핵환자와 나환자가 줄었기 때문이라 할 수 있겠다. 한편 정신질환자는 줄어들지 않는데 정신병원의 수가 줄어드는 특이성도 발견할 수 있다. 이것은 정신질환에 대한 접근전략의 변화에 기인한다. 과거에는 정신질환자는 시설 수용으로 접근하였지만 1995년「정신보건

법」이 제정되고 2000년대에 들어서서는 지역사회 단위로 '정신보건센터'가 설립되어 정신질환이 있는 사람들도 지역사회에서 일반인과 같이 생활하면서 정신질환을 극복하려는 방향으로 정책이 전환되면서 정신병원 수가 감소하게 되었다.

[표 6-12] 2005년~2018년 건강보험 병원 및 요양병원 진료현황

구 분		2005	2010	2015	2018
병원	진료실인원(명)	961,721	1,699,019	2,324,868	2,318,451
	입원일수(일)	14,703,205	27,610,828	30,601,507	29,335,813
	입원진료비(천원)	1,095,259,564	2,709,651,281	3,680,669,067	4,573,013,374
	1인당입원일수(일)	15.3	16.3	13.2	12.7
	1인당입원진료비(원)	1,138,854	1,594,833	1,583,173	1,972,443
	1일당 진료비(A)	74,491	98,137	120,277	155,885
요양병원	진료실인원(명)	35,713	174,050	315,139	377,538
	입원일수(일)	3,322,849	23,715,183	51,806,853	63,369,821
	입원진료비(천원)	139,703,820	1,661,137,193	4,102,534,221	5,404,406,190
	1인당입원일수(일)	93.0	136.3	164.4	167.9
	1인당입원진료비(원)	3,911,848	9,544,023	13,018,174	14,314,867
	1일당 진료비(B)	42,043	70,045	79,189	85,284
B/A(%)		56.4	71.4	65.8	54.7

출처: 국민건강보험공단 빅데이터 분석자료

③ 설립주체별 병원 현황

병원을 설립주체별로 살펴보면 [표 6-13]과 같이 공공병원과 민간병원으로 구분될 수 있다. 공공병원도 다양한 종류가 있다. 병원에 특별한 역할을 부여하기 위하여 특별법이나 정관에 따른 특수법인 병원, 「공공보건의료에 관한 법률」에 규정된 병원, 지방자치단체의 조례나 공공단체가 설립한 공립병원 및 지자체 병원(시・도・군립병원)들이 있다. 이상의 공공병원 외에는 전부 민간자본에 의하여 설립되었다. 민간병원도 비영리법인 병원과 개인병원의 두 종류가 있다. 비영리법인 병원도 학교법인, 사회복지법인, 재단법인, 의료법인 등 다양한 형태가 있다. 공공병원의 종류별 설립근거는 [표 6-14]와 같이 12종으로 되어 있다.

2010년 및 2020년 현재 설립주체에 따른 병원 수는 [표 6-15]와 같다. 2010년과

2020년간의 큰 변화는 요양병원의 수가 2배로 증가하면서 의료법인과 개인이 요양병원을 많이 건립하여 전체 병원 수가 증가한 특징이 있다. 그리고 민간이 건립한 요양병원이 운영상의 문제(예컨대 화재 및 환자안전의 취약 등)를 보임에 따라 지방자치단체가 요양병원을 건립하여 공립, 시립, 도·군립에서 병원수가 증가하고 있음을 볼 수 있다.

[표 6-13] 설립주체에 따른 의료기관 유형(2020년 현재)

설립주체	설립근거	예시
공공병원		
국공립병원	정부나 지방자치단체, 공공단체에서 설립	국립의료원, 경찰, 국립마산, 연천군보건의료원(공립)
도·시·군·구립	「지자체별 병원 설치 및 운영에 관한 관련 조례」에 의해 설립	강원도재활병원(도립), 서울특별시보라매병원(시립), 봉화군립노인전문요양(군립), 강남구립행복요양병원(구립)
지방의료원	「지방의료원의 설립 및 운영에 관한 법률」에 의해 설립	서울의료원, 대구의료원, 청주의료원
특수법인	특별한 법률(예: 「국립대학병원 설치법」)을 근거로 설립	국립대병원, 적십자병원, 보훈복지의료공단, 근로복지공단, 원자력의학원
민간병원		
의료법인	「의료법」과 「민법」 제32조에 의해 설립	강동성심병원, 차병원
사회복지법인	「사회복지사업법」을 기초로 설립	삼성서울병원, 서울재활병원, 다일천사병원
재단법인	일정한 목적(선교, 자선)을 위해 결합된 재산을 독립된 실체로 허가 받아 설립	서울아산병원, 대구파티마병원
사단법인	일정 목적을 위해 법적 허가를 받아 설립	패밀리요양병원
학교법인	「사립학교법」을 근거로 설립	사립대병원
회사법인	특정회사의 직원과 가족진료를 목적으로 설립	2020년 현재 해당 병원 없음
개인병원	의료인 개인이 설립한 병원	21세기병원, 강남고려병원

[표 6-14] 설립근거에 따른 공공병원의 종류

1. 「국립대학병원 설치법」에 따른 국립대학병원
2. 「국립대학치과병원 설치법」에 따른 국립대학치과병원
3. 「국립중앙의료원의 설립 및 운영에 관한 법률」에 따른 국립중앙의료원
4. 「국민건강보험법」 제13조에 따른 국민건강보험공단병원
5. 「대한적십자사 조직법」에 따른 대한적십자사병원
6. 「방사선 및 방사성동위원소 이용진흥법」 제13조의2에 따른 한국원자력의학원
7. 「산업재해보상보험법」 제10조에 따른 근로복지공단병원
8. 「서울대학교병원 설치법」에 따른 서울대학교병원
9. 「서울대학교치과병원 설치법」에 따른 서울대학교치과병원
10. 「지방의료원의 설립 및 운영에 관한 법률」에 따른 지방의료원
11. 「암관리법」 제27조에 따른 국립암센터
12. 「한국보훈복지의료공단법」에 따른 한국보훈복지의료공단

주: 「공공보건의료에 관한 법률」 제2조제3호에서 "대통령령으로 정하는 공공단체"가 설립한 병원들임

[표 6-15] 설립주체별 병원 수(2010 및 2020년 기준) (단위: 개)

	종합병원		병원		요양병원		합계	
	2010	2020	2010	2020	2010	2020	2010	2020
국립	3	3	10	8		3	13	14
공립	–	1	9	7	6	26	15	34
시립	2	2	10	6	17	29	29	37
도·군립	–	–	3	3	25	31	28	34
지방의료원	29	30	6	6	1	–	36	36
특수법인	26	32	7	8	1	2	34	42
학교법인	64	65	11	7	2	5	77	77
사단법인	–	–	3	3	11	4	14	7
재단법인	20	22	26	26	9	17	55	65
사회복지법인	2	2	22	17	25	19	49	38
의료법인	99	128	301	315	250	634	650	1,077
개인	66	72	847	1,079	412	805	1,325	1,956
기타	–	1	4[1)]	3	24	19	28[1)]	23
합계	311	358	1,259	1,488	783	1,594	2,353	3,440

주: 1) 회사법인 2개 포함

출처: 대한병원협회, 『전국병원명부』

2) 병원의 특성

(1) 민간자본 중심의 공급구조

우리나라 의료보장제도에서 의료서비스 제공자의 큰 특징 가운데 하나가 민간의료기관 중심이라는 점이다. 병원의 설립에 대해서는 앞에서 설명되었기 때문에 여기서는 중복을 피하기로 하며 일부 국립병원이나 공공병원에 한하여 설명하기로 한다. 국립병원으로 1958년에 '국립의료원'이 설립되었고, 다른 국립병원들은 [표 6-14]에서 볼 수 있는 바와 같이 특별법에 의하여 설립이 되었다. 국립대학병원(치과병원 포함)을 제외하고는 「국민건강보험법」에 따른 건강보험공단병원, 「대한적십자사 조직법」에 따른 적십자병원, 「방사선 및 방사성동위원소 이용진흥법」에 따른 한국원자력의학원, 「산업재해보상보험법」에 따른 근로복지공단병원, 「암관리법」에 따른 국립암센터, 「한국보훈복지의료공단법」에 따른 한국보훈복지의료공단 등이 있다.

한편 국립병원을 제외한 공공병원은 1980년 1월 「지방공기업법」에 의하여 시・도립병

[표 6-16] 소유주체별 병상 수 및 비중의 변화 추이

	공공부문	민간부문	계
1949	2,095(75.1)	963(24.9)	3,868(100.0)
1960	6,335(63.7)	3,616(36.3)	9,951(100.0)
1966	6,207(47.8)	6,684(52.2)	12,981(100.0)
1970	7,157(43.3)	9,381(56.7)	16,538(100.0)
1975	9,855(46.3)	11,434(53.7)	21,289(100.0)
1980	11,988(31.5)	26,108(68.5)	38,096(100.0)
1985	14,757(19.8)	59,608(80.2)	74,365(100.0)
1990	19,637(19.7)	80,206(80.3)	99,843(100.0)
1995	20,040(13.3)	130,592(86.7)	150,632(100.0)
2000	35,044(15.5)	191,712(84.5)	226,756(100.0)
2010	40,461(13.3)	262,039(86.7)	302,500(100.0)
2015	48,427(8.7)	509,342(91.3)	557,769(100.0)
2020	58,722(9.4)	564,063(90.6)	622,785(100.0)

주: 공공부문 : 국립, 시립, 도립, 군립, 공립, 지방의료원, 특수법인, 국립대학(단: 군병원은 제외)
민간부문 : 학교법인, 사단법인, 재단법인, 사회복지법인, 회사법인, 의료법인, 개인, 기타법인

출처: 1949~2000: 김용익, 공공성 부여를 통한 중소병원 육성 지원 연구, 국회보건복지위원회, 2003.9.
2010~2020: 대한병원협회, 연도별 전국병원명부

원을 지방공사의료원으로 바꾸었고, 2005년에는 「지방의료원법」에 의하여 지방공사의료원을 지방의료원으로 명칭을 바꾸어 오늘에 이르고 있다.

비록 병원의 수는 민간에 비하여 공공이 적었으나 공공병원이 비교적 규모가 커 병상 수는 [표 6-16]에서 볼 수 있는 바와 같이 1949년 공공병원의 병상이 전체 병원 병상의 75.1%를 차지하였다. 1960년대에 들어서 정부는 경제개발에 투자를 집중하는 바람에 공공병원에 투자할 여력이 없어 주로 민간자본에 의존하였다. 그 결과 1960년만 하여도 공공병원의 병상이 63.7%나 되었으나 1966년에 공공병원의 병상 수는 47.8%로 민간병상에 비하여 열세에 그치게 되었다. 그 이후 1977년 의료보험이 도입되면서 민간병원은 새로 설립되는 등으로 성장을 거듭하지만 공공병원에 대한 정부 투자가 정체되어 민간병원이 압도하는 방향으로 발전하였다. 즉, 의료보험제도가 도입되기 직전인 1975년에만 하여도 민간 병상 수가 전체 병상의 53.7%에 불과하던 것이 전국민의료보험을 달성한 직후인 1990년에 80.3%, 그리고 2000년에 84.5%, 그리고 2020년에는 무려 90.6%에 이르고 있다.

정부는 공공병원을 육성하기 위하여 2000년에 『공공보건의료에 관한 법률』이라는 유럽의 건강보험국가에서 볼 수 없는 한국형 법률을 제정하고, 노무현 정부에서는 공공병원의 병상 비중을 30% 수준으로 높이려 하였지만 여러 가지 제약여건으로 불발로 끝났다. 여기에는 정부의 투자가 적었던 것도 요인이지만, 이미 전체 병상 수가 인구규모에 비하여 과다한 것도 요인이 되었다.

(2) 민간의료기관의 성장

① 공공의료기관의 위축 원인

1977년 의료보험제도의 도입은 공공병원의 정체성에 대하여 많은 의문을 갖게 하였다. 의료보험의 요양기관으로 지정을 받게 되면 공공병원과 민간병원을 구분할 필요가 있느냐의 문제이다. 왜냐하면 의료보장 국가들에서 발간된 대부분의 문헌에서 정의하는 공공의료란 공적재정에 의하여 생산되는 의료로 간주하기 때문이다(이규식, 2017). 이 정의를 따른다면 우리나라는 1979년부터 모든 의료기관을 의료보험 환자를 진료하는 요양기관으로 법률에 의하여 강제로 지정하였기 때문에 모든 의료기관이 공적재정으로 의료를 공급하는 공공의료의 생산자가 된다. 따라서 공공병원이라 하여 특별한 정체성을 찾기 어렵게 되었다. 환자의 입장에서 공공병원으로 가는 것이나 민간병원으로 가는 것이나, 진료비 측면에서 차이가 없다. 따라서 환자는 의료기술이 높다거나 친절하게 대해주는 의료기관을 찾게 된다. 그러다 보니 환자들은 민간병원인 세브란스병원, 아산병원, 삼성병원 등을 공공병원인 서울대병원 못지않게 선호하고 있다.

이렇게 되면 보험자(구매자) 입장에서는 공공병원이 중요한 것이 아니라 의료를 효율적으로 생산하여 생산성이 높은 의료기관이 중요한 것이다[12]. 유럽의 대부분 의료보장 국가들은 민간병원이라도 건강보험 환자를 진료하는 기관이면 공공병원과 동일한 대우(세금, 자본비용 지원, 수련비용 지원, 연구비 지원 등)를 하고 있다. 그리고 네덜란드는 아예 1998년을 마지막으로 공공병원을 모두 민영화(Busse, Saltman and Dubois, 2004)시켰다.

일본은 제2차 세계대전을 치르느라 군병원이 많았는데 전쟁이 끝나자 군병원의 필요성이 소멸되어 대부분의 군병원을 국립병원으로 전환시켰다. 그러다 보니 국립병원이 지나치게 많은 문제가 생겨 1985년 국립병원에 대하여 구조조정을 하게 된다. 이 때 많은 국립병원을 폐쇄하고 남은 병원은 일반진료보다는 정부가 부여하는 '정책의료'[13]를 제공하도록 기능 전환을 이루었다. 일본에서 국립병원이 제공하는 정책의료로는 암, 순환기 질환, 면역이상, 내분비·대사성질환, 결핵, 에이즈, 재해의료, 장수(長壽)의료, 국제의료협력, 국제적 감염증 등이 있다(일본 후생노동성, 2000; 島崎謙治, 2011).

우리나라도 비슷한 사정으로 의료보험이 도입되기 이전에는 도립병원이나 적십자병원과 같은 공공병원이 민간병원에 비하여 진료비가 싸거나 가난한 사람은 무료로 진료해 주기도 하여 주민들의 인기를 얻었지만 의료보험이 도입됨에 따라 진료비에서 민간병원이나 공공병원이 차이가 없게 되었다. 여기에 더하여 민간병원은 새로운 투자를 하여 장비나 시설이 공공병원을 앞지르게 됨에 따라 주민들이 공공병원을 외면하게 되었다. 정부가 『공공보건의료에 관한 법률』을 제정하여 공공의료를 공공병원이 생산하는 의료로 정의를 하여도 국립대학병원을 제외한 공공병원은 민간병원과의 경쟁에서 뒤질 수밖에 없어 공공병원이 상대적으로 위축되었던 것이다.

---

12) 이 점은 앞에서 본 바와 같이 Feldstein(1979)은 의료보장제도가 도입되어 시장에서 의료서비스 배분이 이루어지지 않는다면 생산의 효율성이 우선적인 가치가 됨을 언급하고 있어 효율성이 상대적으로 높은 민간병원의 성장이 빠르게 된다.

13) 일본은 건강보험의료가 공공의료로 인식하기 때문에 공공의료라는 용어는 사용하지 않고, 국립병원에서 제공하는 의료 가운데 정책적으로 중점을 두는 의료는 정책의료라는 용어를 사용하고 있다.

② 의료의 영리적 행태와 민간의료기관의 성장

민간의료기관이 공공의료기관에 비하여 급성장하게 된 원인은 제2장의 의료의 이념에서 본 바와 같이 의료보험을 국민의 기본권 보장이라는 이념이 아니라 시혜적 관점에서 도입하였기 때문이다. 물론 의료보험제도를 도입할 때인 1977년의 사회경제상황을 앞에 제시된 [표 1-1]에서 볼 때 1인당 GDP가 1,043 달러 수준에 평균수명 65.8세, 영아사망률이 1,000명 당 30명으로 절대빈곤에서 겨우 벗어난 상황이었다. 그러한 여건에서 의료보험제도를 기본권 보장이라는 이념으로 도입한다는 것은 어려웠다. 그러나 전국민의료보장을 달성하는 해인 1989년은 1인당 GDP가 5,556 달러에 이르렀고, 평균수명이 70.7세, 영아사망률이 1,000명당 14명으로 중진국 문턱에 이르게 되었다. 그럼에도 불구하고 의료보험의 이념을 시혜적 차원에 머물게 되어 선택진료, 상급병실 등을 위시한 비급여가 제공되는 등으로 사회보험의 운영 원칙에서 벗어나고 있었다. 의료보장제도를 사회보험원칙에 벗어나게 운영함에 따라 자연스럽게 의료공급자들의 영리적 행태가 조성되기에 이르렀다.

즉, 의료제공자들이 영리적 행태를 갖게 된 근본적 원인은 의료보험제도를 도입하면서 의료를 기본권 보장의 시각이 아니라 복지시혜를 베푼다는 차원에서 운영하여 사회보험에서 지켜야 할 기본원칙을 도외시하였기 때문이다(이규식, 2015). 1989년 전국민의료보험을 달성하고도 저소득층의 부담을 덜어주고 복지혜택을 골고루 나누어 주는 것을 강조하였지 국민의 기본권 보장은 염두에 두지도 않았다. 이와 같은 정부의 정책적 입장에 따라 재정 여유가 없음을 핑계로 저보험료와 저수가, 저급여 정책이라는 1977 패러다임이 형성되었고[14], 이 패러다임이 오늘에 이르기까지 지속되면서 의료공급자들의 영리적인 공급행태가 조장되었다. 1977년 의료보험제도를 도입하면서 보험수가를 설정할 때 수가에 경상비용과 함께 자본비용도 포함시켜 의료에서 자본적 이윤을 남길 수 없도록 구조화하였다. 그러나 의료를 복지시혜차원에서 접근하다보니 당시의 재정적 형편에 따라 보험료를 낮게 정하였고, 그러다 보니 경상비용을 보상하기 어려운 수준으로 수가를 낮게 책정할 수밖에 없었다[15].

경상비용 보상도 어려운 수준으로 의료수가가 낮게 책정[16]되었으니 의료기관으로서

14) 1977년 패러다임의 긍정적 영향은 제1장에서 언급하였다.

15) 자본비용 보상을 위하여 요양기관 종별 가산율 적용이나 입원료의 차등화 등이 실시되었으나 수가 수준이 낮아 자본비용도 제대로 보상되기 어려웠다.

는 수가가 통제되는 보험급여서비스만 제공하여서는 확대재생산은 고사하고 생존도 어려운 지경이었다. 그러나 비급여(상급병실, 선택진료 등)라는 별도의 수익 창구가 있어 의료기관은 생존은 물론 확대재생산이 가능하였다. 그러다 보니 의료공급자들은 가격이 통제되는 보험급여서비스 보다는 가격통제가 없는 비급여서비스를 개발하여 의료기관의 경영수지를 맞추는 영리적 행태가 조성되었다. 그런데 공공병원은 선택진료나 상급병실은 민간병원처럼 제공할 수 있었으나, 일반적인 비급여서비스의 제공이 상대적으로 어려웠고[17], 보험의약품의 구매에서 정부가 공공병원에 대해서는 구매가격의 하한선을 설정하거나, 공공병원 예산운영의 경직성으로 고가장비 구입 등에서 민간병원을 따라갈 수 없었다[18]. 이와 같은 여건으로 공공병원에 비하여 규제가 적었던 민간병원이 더욱 빠른 속도로 성장할 수 있었다(이규식, 2015).

(3) 공공병원과 의료영리화의 문제

2000년대 들어 인플레이션 경제가 끝이 나고, 의약품 가격제도도 의약분업을 앞두고 고시가제에서 실거래가제도로 바뀌면서 공공병원과 민간병원 간의 정책적인 차이는 없어지게 되었다. 문제는 2000년 7월에 모든 의료보험이 건강보험공단으로 통합되고 2001년부터 상대가치수가제도가 도입되면서 비급여가 거의 공인되는 형태가 됨에 따라 공공병원도 민간병원의 진료 행태를 닮아가게 되었다는 점이다. 공공병원과 경쟁적인 민간병원이 수익을 많이 얻게 되면 공공병원의 의사 가운데 명성이 난 의사를 스카우트 하게 되어 공공병원은 경쟁적인 민간병원에 뒤처지게 된다. 이에 공공병원도 민간병원과의 경쟁에 뒤처지지 않기 위해서는 비급여서비스를 개발하여 수익을 올려야만 유명한 의사의 유출을 방지할 있었다.

결국, 공공병원도 민간병원을 따라 영리를 위한 적극적 활동에 나서게 되었고, 큰 사립대병원은 분원 형태로 새로운 병원을 신설하게 되었다. 급기야 공공병원 가운데 국립대병원들도 사립대병원을 모방하여 분원 형태의 제2병원을 설립하게 되었다. 이와 같은 분원의 설립을 통한 영리활동에 더하여 의료보험을 통합하는 과정에서 진료권이 철폐됨에

16) 1977년 보험수가는 당시 관행수가의 55% 수준으로 낮게 책정하였다(의료보험연합회, 1997).

17) 당시는 법적으로 선택진료와 상급병실제도를 비급여로 인정하였고, 일반비급여는 존재할 수 없었음을 앞 장에서 설명하였다.

18) 공공병원은 서울대병원이 1978년 법인화되고, 다른 국립대병원은 1993년부터 법인화되었으며, 지방의료원은 2005년부터 법인화가 이루어지면서 예산운영에 상당한 자율성을 갖게 되었다.

따라 환자가 수도권으로 집중하게 되었고, 수도권의 민간병원들이 비대화되는 상황으로 변하고 있다. 공공·민간병원 구분 없이 비급여서비스의 활용을 통한 병원의 영리화는 국민 경상의료비를 빠른 속도로 증가시켜, 우리나라의 의료비 증가 속도가 OECD 국가 가운데 가장 빨라 의료보장제도의 지속가능성을 위협하는 문제가 생기고 있다.

3) 의료기관의 영리적 운영과 자본축적

의료기관, 특히 병원의 영리적 운영은 민간병원의 자본축적에 기여하여 우리나라 의료의 발전에 기여한 긍정적 측면도 있다. 병원이 성장하기 위해서는 자본축적이 필수적이다. 병원이 자본축적을 할 수 있는 방법은 기업과 마찬가지로 판매(의료서비스 제공)를 통한 이윤의 축적으로 달성될 수 있다. 그러나 사회의료보험은 앞에서 언급한 바와 같이 의료서비스 제공을 통하여 이윤(원가이상의 초과수익)을 얻을 수 없도록 설계되었다. 따라서 사회의료보험을 원칙대로 운영할 경우, 자본축적이 매우 어려운 것이 건강보험제도를 운영하는 유럽 국가나 일본의 사례이다.

민간병원도 원칙적으로는 외부의 재정지원(정부의 재정지원이나 기부금 등)이 없으면 성장하기 어렵다. 정부는 공공병원 지원에도 예산이 빠듯하기 때문에 민간병원 지원은 엄두를 낼 수 없다. 그렇다고 미국이나 유럽 국가에서와 같이 기부금이 있는 것도 아니다. 이와 같은 여건에서 우리나라 민간병원이 다른 건강보험 국가에 비하여 빠르게 성장할 수 있었던 요인을 정리해 보면 다음과 같은 이유를 발견할 수 있다.

첫째, 병원이 가격을 자율로 책정할 수 있는 비급여서비스 제공에 따른 초과이윤을 활용하여 자본축적을 할 수 있었다. 1989년 7월 전국민의료보험이 달성되기 이전에는 비급여서비스 제공이 상당히 제한적이었고, 자칫 비급여서비스를 잘못 제공할 경우, 병원을 몇 개월 폐쇄해야 하는 위험성도 있었다. 이 당시에는 비급여는 법으로 공인된 상급병실 운영과 선택진료 정도였고 이러한 서비스는 공공병원도 제공할 수 있었다. 그러다 전국민의료보험이 이루어진 이후 통합운동이 거세게 불면서 병원의 비급여서비스 제공을 단속할 정부의 감시능력이 떨어짐에 따라 임의적 비급여서비스(불법) 제공이 확대되기 시작하였다. 이 당시만 하여도 비급여서비스가 그렇게 많지는 않았다. 그러다 2000년 7월 건강보험이 통합된 이후 「국민건강보험법」에서 공인하는 비급여서비스의 제공이 가능해졌고, 임의비급여도 「의료법」 45조를 근거로 확산될 수 있었다. 그 결과 민간병원은 초과이윤의 획득이 가능하여 자본축적이 본격화되어 병상 증설이 이루어졌다. [표 6-8]에서 병상 수, [표 6-9]에서 병원 수를 보면 2000년 이후 급격히 증가하였음을 알 수 있다. 그리고 병원 운영을 통하여 자본축적이 가능하게 되자 외부자본의 진입으로 병원의 신규 건립도 이루어졌다. 민간병원의 자본축적은 [표 6-16]에서 볼 수 있는 민간병원의 병상 점유율의 증가로 알 수 있다. 즉 1990년에 민간병원의 병상점유율이 80.3%이었던 것이 2010년 86.7%, 2020년에는 90.6%로 증가하였다.

둘째, 1999년 11월 15일 이전에 시행되던 보험의약품에 대한 고시가제도가 병원의 자본축적에 기여하였다. 보험의약품의 고시가격은 정부가 의약품 생산원가에 소액의 유통비용만 추가하여 정하였다. 문제는 정부가 의약품의 생산원가를 정확히 알 수 없다는데 있었다. 병원은 의약품 구매를 고시가격으로 하는 것이 아니라 입찰로 하였기 때문에 고시가격보다 훨씬 낮은 가격으로 구매를 할 수 있었다. 병원이 의약품 구매는 고시가격보다 낮게 하고 보험에서 상환 받는 가격은 고시된 가격으로 함에 따라 의약품에서 매우 큰 유통차액을 남길 수 있어 이것이 병원의 자본축적에 기여하게 되었다. 특히 병원의 규모가 클수록 입찰에 유리하여 더 많은 유통차액을 남길 수 있었다[19]. 1998년도의 유통차액은 대략 1조 5천억 원 정도로 추산되어 그 해 보험진료비 총액 8조 5천억 원의 18% 수준에 이를 정도가 되었다[20]. 이 금액의 일부는 의원급으로 갔겠지만 대부분이 병원의 자본축적으로 연결되었을 가능성이 높다. 따라서 고시가제도에 따른 유통마진이 교차보조 역할을 하게 되어 제약업계에서 병원의 자본축적에 상당히 기여하였다고 볼 수 있다. 그런데 당시 정부는 의약품 거래에서 음성적 거래를 없애고 투명성을 높이고자 공공병원에 대해서는 입찰에 일정한 가이드라인을 두어 저가 구매를 금하였다. 그리고 공공병원 입장에서 의약품 구매를 낮은 가격으로 하여도 거래에 따른 이익금을 적립할 수도 없었기 때문에 의약품 가격제도가 공공병원의 경영에는 큰 도움도 되지 못하였다. 의약분업을 앞두고 1999년 11월 15일부로 고시가제도를 실거래가제도로 바꾸었다. 그러다 보니 이제는 약가차액이 도매상이나 제약회사로 돌아가게 됨에 따라 도매상이 의료기관에 리베이트나 다른 방식으로 일부를 보상해 주거나 아예 의료기관이 도매상을 차려 다른 형태로

---

19) 의료기관의 규모가 클수록 경쟁 입찰에서 강자의 위치가 되었기 때문에 더 많은 차액을 얻을 수 있었다. 그런데 공공병원에 대해서는 입찰로 의약품을 구매하더라도 유통질서를 지킨다는 명분으로 구매의 하한선으로 고시가의 85%를 정하였기 때문에 공공병원은 민간병원에 비하여 의약품에서 얻을 수 있는 차액은 적었다. 그러나 공공병원에 적용하던 85%라는 룰이 건강보험 통합 후에는 없어져 공공병원이나 민간병원이 같은 입장이 되었다.

20) 이 금액은 의약분업을 촉구하는 참여연대 개혁통신에서 김용익(1998)이 의약분업이 안 된 상태에서 고시가제도에 따른 불합리한 유통비용으로 추산한 것이다.

의약품으로부터 잉여수익을 올려 자본축적에 기여하고 있다.

셋째, 건강보험 통합 이전에는 인플레이션 경제에 따른 민간병원의 부동산 투자가 병원의 자본축적에 기여하였다. 1970대에서 80년대 초반까지 우리나라 경제는 인플레이션이 매우 심하였다. 당시 기업은 수익이 생기면 이를 증식시키는 가장 좋은 수단으로 부동산을 매입하는 것이었다. 부동산을 매입해두면 몇 년 후에 가격이 2~3배 오르게 됨에 따라 비록 기업경영에서 적자가 나도 부동산으로 적자를 메우고 성장할 수가 있었다[21]. 민간병원의 경우도 예외 없이 재정여유가 생기면 은행 예금보다는 인근의 가옥이나 토지를 매입해두면 가격이 올라 병원의 증축이나 고가장비 구입에 요긴하게 사용할 수 있었다. 이와 같은 부동산 매입과 같은 일을 주인이 없고 원장이 2~3년마다 바뀌는 공공병원으로써는 생각할 수도 없는 일이었다.

세 가지 요인 가운데 어느 것이 병원 자본축적에 가장 기여도가 큰지는 알 수 없으나, 2000년 통합 이후에는 의약분업과 함께 약가제도가 바뀌었고, 인플레이션 경제도 사라져 사정이 많이 바뀌었다. 주목할 점은 공공병원이 법인화됨에 따라 민간병원과 마찬가지로 독자적인 자본축적이 가능하게 되었다. 건강보험 통합 이후 비급여서비스 제공이 법적으로 가능해짐에 따라 공공이나 민간병원 성장에 매우 중요한 역할을 하게 되었다. 이러다 보니 이제는 자본축적과 관련하여 민간이냐 공공병원이냐를 구분하는 것이 별 의미가 없어지게 되었다.

3. 의료계획의 부재와 병상 공급의 확대

1) 의료계획 및 환자의뢰체계의 부재

의료보장제도가 도입되어 필요도를 토대로 의료를 배급[22]하면서 서비스 배급을 환자나 의료기관에 일임하게 되면, 의료재정의 부족으로 꼭 필요한 사람에게 서비스가 제공될 수 없는 비효율 문제가 발생한다. 제한된 재정으로 더 많은 사람에게 서비스를 제공하

---

21) 당시 기업이 부동산을 매입하는 이유는 은행에서 대출을 받기 위한 담보물 확보 차원이었다. 그런데 인플레이션 경제로 부동산 가격이 올라가 기업으로서는 담보물 확보를 위하여 투자한 부동산이 뒤에는 이윤마저 남겨 자본축적의 한 방편이 되었다.

22) 필요도를 명시적으로 규정을 하게 되면 배급(rationing)으로 표현하는 것이 적절하다. 그러나 많은 의료보장국가에서 필요도는 묵시적으로 설정하기 때문에 배급이라는 용어보다는 배분이란 용어가 사용된다. 필요도를 묵시적으로 설정하여도 의료는 배급제로 제공되는 것과 같다.

여 이러한 문제를 방지하기 위해서는 서비스 제공의 책임이 있는 구매자(보험자)가 필요도의 우선순위를 설정하고 환자는 필요도의 우선순위를 공급자 계층을 따라 충족할 수 있도록 계획기구에 의하여 지도될 때 가장 효율적인 서비스 제공이 가능해 진다고 Melhado (1998)는 설명하고 있다. 결국, 의료계획이 의료기관들의 질서 있는 발전을 보장할 수 있다는 것이다.

의료보장제도를 운영하는 국가들은 의료계획과 환자의뢰체계를 갖고 있다. 왜냐하면 소비자와 공급자 간의 의료시장이 없기 때문에 불합리한 행동을 하는 공급자를 퇴출시킬 구조도 없고, 의료소비자의 과잉이용을 방지할 시스템도 없기 때문에 비효율이 발생될 가능성이 있다. 이와 같은 문제를 방지하고 의료체계의 효율성 제고를 위하여 의료계획과 환자의뢰체계가 필요하다. 우리나라도 제3장에서 본 바와 같이 1989년 7월 전국민의료보험이 실행되면서 진료권제도와 환자의뢰체계를 도입하였고, 2000년 1월에는 「보건의료기본법」을 제정하여 매 5년 단위로 보건의료발전계획을 수립하도록 규정하고 있다.

그러나 의료보장제도를 운영하면서 수요를 토대로 서비스를 배분하다 보니 의료계획의 필요성이나 환자의뢰체계의 중요성을 인지하지 못하여 의료계획은 현재까지 수립하지 못하고 있으며, 환자의뢰체계는 1998년 중진료권제도가 폐지된 이후부터 사실상 흐지부지 되었다. 환자의뢰체계는 진료권 설정과 함께 실시하여야 효과를 얻을 수 있다. 그런데 의료보험제도의 통합을 앞두고 환자가 불편하다는 민원에 따라 진료권이 폐지되자 환자의 수도권 집중이 가속화 되었다. 환자가 수도권으로 집중함에 따라 의료기관도 당연히 수도권으로 집중하게 되었다.

이와 같은 일이 벌어졌지만 정부는 의료계획을 수립하지 않고 지내다가 2020년 7월 느닷없이 지방에 의사가 부족하니 공공의과대학을 설립하여 의사배치의 균점을 도모하겠다는 정책과 함께 의과대학 정원을 향후 10년간 4,000명으로 늘리겠다는 식의 정책이 제시되었다. 이와 같은 무계획적인 정책 발표는 의료인들의 반발은 물론 의료체계의 효율성도 지속가능성도 보장하지 못하는 문제를 남길 것이다. 의사의 지역 간 균점을 도모하기 위해서는 의료서비스 배분을 수요 접근에서 필요도 접근으로 바꾸고 공급자의 위계화와 진료권이 조화할 수 있도록 하면서 환자의뢰체계를 유지할 때 가능한 것이다. 한편 이러한 필요도 접근방법은 유럽에서 볼 수 있는 바와 같이 진료대기가 요구되어 환자에게 매우 불편을 주는 제도가 된다. 수요 접근에 익숙한 국민들을 하루아침에 필요도 접근으로 의료를 공급하기는 쉽지 않을 것이다. 따라서 이와 같은 문제도 의료계획을 수립하여

[표 6-17] 주요 국가의 인구 1,000명당 급성기 병상 수 (단위: 개)

국가	1990	2000	2010	2018
일본	12.3(1993)	9.6	8.1	7.8
한국	2.0	3.9	6.4	7.1
독일	7.1(1991)	6.1	6.2	6.0('17)
프랑스	4.4(1997)	4.1	4.3	3.0
핀란드	3.1(1993)	3.5	3.4	2.8
OECD 평균	4.6	4.1	3.8	3.6
네덜란드	3.7	3.1	2.9	2.7
호주	4.4(1991)	3.6	3.4('12)	-
덴마크	3.9(1997)	3.5	3.4	2.4
노르웨이	3.8	3.1	3.8	3.1
미국	3.7	3.0	2.9	2.5('17)
캐나다	4.1	3.2	2.1	2.0
스웨덴	4.1	2.5	2.5	2.0

출처 : 1990 및 2000은 『OECD Health Data』. 2010 및 2018은 보건복지부, 한국보건사회연구원, 『OECD Health Statistics 2017 및 2020』

단계적으로 해결해야 할 과제이다.

의료보장국가에서 의료계획이 없다 보니 공급자가 퇴출될 구조도 없고 병원은 계속 증가되어 [표 6-17]에서 볼 수 있는 바와 같이 병상 수는 OECD 국가 가운데 일본 다음으로 많은 문제가 있다. 그러나 일본은 지역의료계획을 통하여 1990년대 이후 병상을 꾸준히 감소시켰는데 한국은 계속 증가시키는 문제가 있다. 병상 수가 증가하면 당연히 의사 수가 증가하여야 했지만 의과대학의 정원은 2006년 이래 3,058명으로 고정시켜 병원의 의사 구인난을 일으키고 있다. 의사 수의 증가는 통제하고, 병상 수는 자유방임하는 방식으로 하는 어긋나는 의료정책은 의료계획의 부재가 빚은 결과라 하겠다.

2) 병상 공급의 확대 배경

정부가 병상 수에 정책적 관심을 갖게 된 계기는 의료보험제도의 도입이었다. 의료보험의 도입으로 의료이용이 높아지면서 특히 대형 종합병원으로 이용이 집중되었다. 이러한 집중을 방지하기 위하여 정부는 제3장에서 언급한 바와 같이 한국인구보건연구원(현 한국보건사회연구원)에 의료전달체계의 구상과 이에 따른 진료권의 설정에 관한 연구를 의뢰하였다. 이 연구에서 진료권을 설정하려니 진료권 단위로 적정한 의료자원의 추계가 필요하였다. 진료권 단위로 의료자원의 추계를 위하여 한국형 의료시설 배치모형(Korean Health Facility Allocation Model, KOHFAM)을 개발하였다. KOHFAM 모형에 의한 진료권 단위의 적정 의료자원 추계는 필요도(needs)를 토대로 할 수밖에 없었다. KOHFAM에 의하여 진료권별로 필요한 적정 병상수와 현재 병상수를 비교하니 서울이나 부산과 같은 대진료권은 병상 수가 과잉이었고, 반면에 도 단위의 진료권은 병상 수가 부족한 문제가 생겼다. 이에 정부는 이 보고서의 추계를 토대로 1985년 1월「지역별 의료기관 개설허가 제한 등에 관한 규칙」을 발표하여 대진료권별로 병상 수에 대한 관리정책을 실시하였다(이규식, 2015). 당연히 서울, 부산, 대구, 인천 등 병상 과잉지역에 대해서는 병상 증설을 억제하는 정책을 택하게 되었다.

그런데 1989년 7월 도시지역 주민에게 지역의료보험을 확대하자 입원의료 수요가 급격히 증가하여 1990년대 초반 대도시 지역에서 병상부족 문제가 심각하게 대두되었다. 이후부터 정부는 병상부족 문제를 해결하기 위하여 병상증설을 위한 규제완화 정책을 실시하게 되었다. 1990년 2월 대진료권별 병상수 상한제를 폐지하였고,「지역별 의료기관 개설허가 등에 관한 규칙」도 2000년에 폐지하였다. 그리고 2000년에는 지역별 병상증설에 대한 허가권을 지자체에 부여하였다. 병상증설에 대한 규제완화에 이어 정부는 병상 확충을 위하여 다음과 같은 지원정책을 사용하였다(이규식, 2015).

첫째, 1978년부터 1985년까지 공업단지와 농어촌 지역의 의료취약지 해소를 위하여 일본으로부터 공공차관(OECF 174억 엔)과 독일로부터 공공차관(KFW 25백만 마르크)을 도입하여 67개 민간병원을 건립하도록 지원하였다.

둘째, 시・도립병원으로 운영되던 병원 34개를 1982년 지방공사로 운영체계를 전환하고 병상증설과 의료장비 교체를 위하여 국고와 세계개발은행(IBRD) 차관으로 지원을 하였다.

셋째, 농축산물 시장개방을 앞두고 농어촌 개발정책의 일환으로 1986년부터 1988년 동안에 군 단위 지역 가운데 병원이 없고 인근지역의 병원 접근이 어려운 26개 군 단위 의료취약지에 병원을 건립하도록 정부가 자금을 지원하였다.

넷째, 전국민의료보험이 실시되자 의료수요가 급격히 증가하여 이에 대처하기 위해서 1991년부터 1993년까지 매년 1,000억 원의 은행융자금을 확보하여 병원 신・증축비의 50%를 자부담하는 병원에 융자지원을 하여 1991년도 6,000병상, 1992년도 7,000병상, 1993년도 7,000병상 등 3년간 총 2만 병상을 증설하였다.

다섯째, 민간병원의 장비현대화를 위하여 1991년 IBRD 차관 6,000만 달러를, 국공립 병원의 장비현대화를 위하여 1992년 IBRD 차관 3,000만 달러를 지원하였다. 그 외에도 1990~94년 기간 중에 응급의료장비지원에 IBRD 차관 2,000만 달러, 법인체 병원의 현대장비 확보에 2,000만 달러를 지원하였다.

여섯째, 1994년부터 2012년까지는 재정융자특별회계(재특)자금 5,540억 원, 농어촌특별세관리특별회계(농특)자금 2,078억 원을 지원하여 의료기관 신·증축 및 개·보수 등을 통한 기능보강사업을 실시하였다.

일곱째, 1997년도부터는 병상 확충 시 전문연구기관의 연구결과를 토대로 병상이 부족한 진료권에 우선적으로 병원을 신·증축하도록 재특 및 농특자금을 지원하여 병상이 전국적으로 균형 배치될 수 있도록 함으로써 지역주민의 의료접근성을 향상시키는데 유의하였다.

1990년대 이후 병상 수가 어느 정도 충족이 되었다고 판단되어 2000년 건강보험을 통합한 이후 병상증설을 위한 별도의 정책은 없었다. 그러다 2000년 「공공보건의료에 관한 법률」을 제정한 이후부터는 공공보건의료의 확충이라는 명분으로 공공병원을 건립하기 위한 노력을 기울였다. 그러나 국가 재정여력의 한계로 공공병원은 정부의 노력만큼 확장시키지는 못하고 다만 국립대학병원의 분원 형태로 공공병원의 병상 수가 증가되었다. 2000년 병원 증설의 허가권이 지자체로 이관되었기 때문에 재정여력이 좋아진 민간병원은 아무런 제약 없이 지자체의 허가를 얻어 지속적으로 확충을 할 수 있게 되었다.

3) 의료계획의 부재와 인력 및 병상정책의 부조화

병상 공급의 확대는 단순하게 시설의 확충문제로만 볼 수 없다. 병상 공급은 의료이용을 늘리기 때문에 의료서비스 확충과 관련하여 의사나 간호사와 같은 의료인력의 수요를 늘리고 결과적으로는 국민 경상의료비 증가로 연결된다. Roemer 효과로 알려진 병상 공급의 증가가 의료이용을 늘린다는 논리는 의료보험이 존재할 때라는 단서가 있다(Roemer, 1961)[23]. 따라서 우리나라와 같이 전국민의료보장이 실행되고 있는 경우, 병상의 공급증

23) 많은 사람들이 Roemer 효과를 공급이 수요를 창출한다는 식으로 단순하게 설명하여 'Say의 법칙을 따르는 것이 아니냐'란 비판이 있으나, Romer 효과는 의료보험제도에서라는 조건(미국의 사례를 들어 병원의료보험에 가입되었을 때를 전제)이 있기 때문에 신고전학파 경제학이 비판하는 Say의 법칙을 무조건 따르는 주장은 아니라 하겠다.

가는 의료이용의 증가로 나타나고 따라서 의료인력이 당연히 증가되어야 한다.

그런데 1990년 이후 본격적인 병상 공급의 확대가 이루어졌음에도 불구하고 이에 수반되는 의료인력에 대한 정책변화가 없어 의사공급에서 문제를 야기하였다[24]. 즉, [표 6-18]을 보면 한국에서 면허 의사나 면허 간호사의 증가가 상당히 빠른 속도로 증가됨에도 불구하고 병상 수가 워낙 급속도로 증가함에 따라 인력부족 문제가 제기되고 있는 실정이다. 그리고 병상 수의 증가는 건강보험의 입원진료비를 매우 빠르게 증가시키는 문제도 있다. 즉, 1980년 이후의 입원진료비 증가율을 보면 1980~90년 10년간은 입원진료비가 무려 1,036.8%나 증가하였는데 이 기간은 의료보험의 적용인구가 급속히 증가한데다 병상 수도 급격히 증가하여 입원진료비 증가율은 불가피하게 급증할 수밖에 없었다. 1990년 이후에는 입원진료비의 증가율이 병상 수 증가율의 거의 2배 정도로 빠른 속도로 증가하고 있어 병상 수의 급격한 증가는 의료비를 증가시키는데 큰 영향을 미치고 있음을 알게 한다. 이와 같은 문제는 의료보장제도를 실시하면서 수요 접근에 의존하다 보니 의료계획을 도외시함에 따라 발생하는 부문 간 정책의 부조화가 낳은 결과라 하겠다.

[표 6-18] 의료인력 및 병상 수의 시기별 증가율 (단위: %)

연도 구간	면허 의사증가율	면허 간호사 증가율	병상 수 증가율	입원진료비 증가율
1980~90	88.6	120.5	162.1	1,036.8
1990~00	70.2	80.0	119.0	263.3
2000~10	40.0	68.6	98.0	158.1
2010~18	21.4	46.0	49.1	81.2

출처: [표 6-2], [표 6-5], [표 6-8] 및 『건강보험통계연보』

4) 고가장비 증가 및 대형병원의 성장

환자 진료를 위하여 사용되는 고가장비의 종류는 매우 다양하다. 그러나 국제비교에 주로 인용되는 고가장비로는 CT 스캐너와 자기공명영상 장비인 MRI이다. [표 6-19]에서 OECD 국가들의 인구 백만 명당 두 가지 장비의 보유 현황을 살펴보기로 한다. 2019

24) 병상 증설 허가권을 지자체가 갖기 때문에 지자체는 새로운 병원이 갖는 다양한 경제적 효과(고용, 소비, 교통 등)로 인하여 증설 허가를 쉽게 허용하게 된다. 그러나 의사 수 증가를 위한 의과대학 증원은 중앙 정부가 규제하게 되어 병상 증설과 의료인력 증가가 조화를 이루지 못하는 문제가 있다.

[표 6-19] 인구 백만 명당 CT 및 MRI 보유대수

국가	CT 스캐너			MRI		
	2010	2015	2019	2010	2015	2019
영국	7.9	9.5('14)	-	6.6	7.2('14)	-
네덜란드	12.3	13.8	14.9	12.2	12.5	13.8
캐나다	14.2	15.0	14.6	8.3	9.5	10.1
뉴질랜드	15.6	17.8	15.3	10.6	13.3	15.3
프랑스	11.8	16.6	18.2	7.0	12.6	14.4
핀란드	21.1	21.5	16.3	18.7	25.9	28.8
이탈리아	32.2	33.3	36.5	22.5	28.2	30.2⑥
독일	32.3	35.1	35.3	27.0	33.6	34.5③
그리스	34.9	35.1('13)	42.5⑤	22.9	24.3('13)	31.9⑤
한국	35.2	37.0	39.6⑦	19.9	26.3	32.0④
덴마크	27.6	37.7	40.6⑥	15.4('09)	-	-
아이슬란드	37.7	39.3	47.2③	22.0	21.2	19.4
호주	43.1	59.6	69.7②	5.7	14.5	14.8
미국	40.9('11)	41.0	44.9④	31.5	39.0	40.4②
일본	101.3('11)	107.2('14)	111.5①	46.9('11)	51.7('14)	55.2①
OECD 평균	23.6	26.1	28.4	13.1	16.2	18.1

주: ○ 내 숫자는 순위임. 한국은 2018년 10월 뇌·뇌혈관질환에 대한 MRI 검사를 보험급여에 포함시킴에 따라 MRI 보유대수가 증가하였을 것으로 추정됨

출처: 보건복지부, 한국보건사회연구원, OECD Health Statistics 2017 및 2021

년을 기준으로 CT 스캐너에서 OECD 국가 가운데 한국은 7위로 많은 국가이며, MRI는 4위로 많은 국가이다. 두 가지 장비에서 가장 많이 소유하고 있는 국가는 일본이며, 미국은 MRI에서는 2위, CT 스캐너에서는 4위로 많은 국가이다. 이와 같은 고가장비 보급의 확산이 [표 6-10]에서 본 바와 같은 병원의 대형화로 연결될 수 있었음을 이해할 수 있다.

5) 공공의료정책의 오도

우리나라의 의료공급정책에서 큰 잘못은 의료정책의 수립가나 전문가들이 공공의료에 대한 이해가 부족하여 공공의료정책의 방향이 잘못되고 있는 점이다. 의료보장제도를 채택하고 있는 모든 국가에서 공공의료란 공적재정으로 제공되는 의료를 의미하고 있다(이규식, 2017). 그런데 우리나라는 정책에 전혀 보탬이 되지 않는 「공공보건의료에 관한 법률」을 2000년에 제정하여 공공보건 의료기관이 생산하는 의료만 공공보건의료로 엉뚱하

게 정의하여 의료공급체계를 오도하였다.

이에 2012년 동 법률을 개정하여 공공보건의료의 정의를 "지역·계층·분야에 관계없이 국민의 보편적인 의료이용을 보장하고 건강을 보호·증진하는 모든 활동"으로 규정하여, 한국에서도 공공보건의료가 건강보험의료가 된다는 점을 밝혔다. 그럼에도 불구하고 정부나 많은 전문가들이 여전히 공공보건의료를 공공보건의료기관이 생산하는 의료로 제한을 하여 공공병원과 민간병원 간의 차별을 공공연히 자행하고 있다.

그리고 국립중앙의료원에 '공공보건의료사업본부'와 '공공보건의료연구소'를 설치하여 민간병원과 관련 없는 활동을 하고 있다. 공공보건의료사업본부에는 '공공보건의료지원센터'와 '공공보건의료교육훈련센터'를 설치하여 공공보건의료정책, 평가, 사업지원과 교육훈련개발 등의 활동을 벌이고 있다. 공공보건의료사업본부가 어떠한 활동을 하던 대상자는 국민이며, 모든 국민이 건강보험을 통하여 의료서비스를 제공받는 현실에서 공공의료기관을 대상으로 별도의 정책을 전개하고 사업을 평가하고 사업지원을 해야 할 이유가 어디에 있는지 이해하기 어렵다.

국민들은 공공병원이든 민간병원이든 건강보험의 적용을 받아 일정액의 본인부담을 하고 나머지는 건강보험공단에서 진료비를 보상하는 방법으로 의료문제를 해결하는데 왜 공공병원만을 위한 정책이 필요한지, 그리고 의료인력은 이미 의과대학교육 및 수련과정에서 훈련이 끝난 후 이들이 모든 의료기관에 근무하여 서비스를 제공하고 있다. 공공병원이라고 특별한 서비스를 제공하는 것도 아닌데 왜 별도의 '교육훈련센터'가 필요한지 이해할 수 없다.

현재 공공병원에 대하여 실시하고 있는 사업평가의 내용을 보면 공공병원의 활동을 지원하는 것이라고 보기 어렵다. 공공병원을 평가하는 방식을 보면 '공공보건의료사업본부'에서 공공병원이 수행해야 할 공공보건의료사업을 먼저 정하여 이를 실천하도록 지시하고, 공공병원은 지시받은 사업에 대한 결과를 보고하고, 이 보고를 토대로 공공병원의 실적을 평가하고 있다. 그런데 공공병원 가운데 지방의료원을 제외한 국립병원은 [표 6-15]에서 본 바와 같이 설립법이나 근거에 따라 특성이나 역할이 제 각각인데 공공보건의료사업본부가 일률적인 사업내용을 지시하는 것은 공공병원을 지원하는 것이 아니라 오히려 업무에 방해를 초래하는 문제가 있다. 그리고 왜 그러한 사업내용이 국립병원에 필요한지도 의문이며, 이를 보고해야 하는 병원으로써는 그야말로 불필요한 업무를 평가 때문에 어쩔 수없이 수행하고 있는 실정이다. 따라서 '공공보건의료사업본부'가 공공병원에 지시하는 공공보건의료사업은 공공병원을 지원하기 위하여 있는 것인지 공공보건의료사업본부의 존립을 위한 것인지 알 수 없다. 이와 같은 문제점을 필자는 이미 2013년에 감사원의 의뢰로 이루어진 『공공보건의료체계 현황 및 정책과제 분석』이라는 연구보고서에서 상세하게 밝혔는데(이규식 외, 2013), 개선은 고사하고 오히려 '공공의료사업단'을 '공공보건의료사업본부'로 격상시켜 기구를 확대하고 공공병원에 대하여 불필요한 규제를 늘린 문제가 있다.

이렇게 불필요한 규제만 하게 되는 근본 이유는 의료보장제도를 도입하면서 의료보장제도의 이념 정립이 제대로 되지 못하여 의료보장제도에서 제공하는 의료를 공공재가 아니라 '공공성이 강한 사적재화'로 간주함에 따른 결과이다. 그리고 2012년 「공공보건의료에 관한 법률」이 개정되어 공공의료의 정의가 바뀌어졌음에도 불구하고 공공의료를 여전히 공공병원이 생산하는 의료로 여기는 과거의 관행에 매달려 정책을 수행하기 때문이라 하겠다.

오도된 공공의료정책이 초래한 더 큰 문제는 의료분야의 문제가 생기면 근본원인을 찾으려 하지 않고 모두 공공의료가 취약하여 그렇다는 식으로 초점을 돌려버리게 됨에 따라 문제의 근본적인 원인을 찾지 못하고 있다. 관료들의 입장에서는 의료분야 문제를 공공의료 탓으로 돌리면 편하게 순간을 모면하겠지만 올바른 의료정책이 없어 문제가 더욱 곪아가게 된다는 점이다. 예컨대, 지방의 의료자원이 부족한 것도 원인이 공공의료가 취약한데서 찾고, 코로나 방역이 어려우면 그 원인도 공공의료가 취약한데서 찾는다. 그리하여 결론은 공공의료 강화이며, 공공의대 설립이라는 정책까지 연결된다. 지방에 의료자원이 취약한 것은 공공의료가 취약한 것이 아니라 진료권이 붕괴되어 환자가 서울로 집중하다 보니 의사도 서울로 따라옴에 따른 결과인데, 이 문제를 공공의료의 취약에서 찾으니 해결책으로 엉뚱하게 지방에 공공의과대학과 공공병원 설립 방안이 제시된다.

지방의 의료자원 부족이나 코로나 환자 관리와 같은 문제가 공공의대나 공공병원 설립으로 해결될 수 있을까? 공적재정으로 생산하는 의료를 공공의료로 간주하고, 진료권설정과 환자의뢰체계를 제대로 정립한다면 해결이 가능한 것을 공공병원을 설립한다는 잘못된 발상은 앞으로의 문제를 하나 더 추가하는 우를 범하게 된다. 이미 우리나라는 병상이 과잉되어 이를 줄이는 정책을 채택하여도 늦은 형편인데, 공공병원의 건립으로 병상을 더욱 늘려 어떻게 하자는 것인지 도대체 알 수 없다. 유럽이나 일본과 같이 건강보험의료를 공공의료로 간주하여 의료정책을 펼친다면 해결 가능한 것을 공공병원 의료만 공공의료라는 한국형 공공의료의 정의에 갇히다 보니 의료정책 전반의 문제를 더욱 꼬이게 하고 있다.

정부는 쓸데없는 공공의료정책을 수행할 것이 아니라 문제의 원인이 의료정책의 접근 전략의 잘못에서 찾아야 한다. 의료보장제도를 도입하면 의료의 소비자 시장이 없어지기 때문에 의료서비스의 배분을 시장수요에 맡길 것이 아니라 필요도를 토대로 배급해야 함을 인식하여야 한다. 서비스 배분을 시장수요에 맡겨서는 결코 원하는 정책 결과를 얻을 수 없다. 유럽의 의료보장국가와 마찬가지로 수요 접근을 버리고 필요도 접근으로 의료정책을 전환하여야 한다. 그렇게 하게 되면 자연스럽게 건강보험의료가 공공의료가 되며, 의료정책이 반쪽 정책이 아니라 모든 의료기관이 동일 선상에 놓이는 정책을 하게 될 것이다.

현재의 수요 접근을 필요도 접근으로 전환시키기 위하여 어떻게 필요도를 설정할 수 있을지, 필요도에 부합하게 의료공급자의 위계화와 필요도의 우선순위를 설정하여 환자 의뢰체계(referral pathway)를 어떻게 정립하고 이러한 과제들을 제대로 추진하기 위한 의료계획은 어떻게 수립할 것인지 등을 연구하고, 실행전략을 마련하여 모든 의료기관에 적용할 때, 의료보장제도와 의료공급체계(delivery system)가 조화를 기하여 의료자원의 균점이나 인력의 수급과 같은 문제도 자연스럽게 해결 가능한 것이다. 1977년 의료보험제도가 도입된 지 45년이 되는데도 불구하고 여전히 수요 접근을 토대로 하여 공공의료 타령만 하여서는 오늘의 복잡한 의료문제를 절대 해결할 수 없다.

4. 1차 의료의 취약과 의료자원의 지역 간 불균형 분포

1) 1차 의료의 취약

(1) 1차 의료의 중요성

필요도 접근을 통하여 의료서비스를 배급하기 위해서는 앞에서 언급한 바와 같이 두 가지 조치가 필요하다. 한 가지는 필요도의 우선순위를 1차, 2차, 3차로 정하고 3차에서 포괄적 서비스(comprehensive benefit)가 되도록 설정해야 한다. 두 번째 조치는 필요도를 수용할 수 있도록 공급자를 위계화 하는 일이다. 이상의 두 가지 조치가 합치될 때 [그림 3-5]에서 본 바와 같은 환자의뢰체계가 제대로 작동되어 효율적인 의료서비스의 배급이 가능해질 것이다.

그런데 [그림 3-5]와 같은 모형이 작동되기 위해서는 1차 의료가 의료체계의 관문을 지키는 문지기(gate keeper)라는 중요한 기능을 발휘해야 한다. 그러나 한국에서는 1차 의료가 매우 취약하다. 그 이유는 의료를 시장에 맡겨 배분함에 따라 환자들이 관문을 거치지 않고 바로 전문의를 찾을 수 있는 의료에 대한 자유접근(free access)이 습관화되었기 때문이다. 즉, 의료이용을 시장에 맡김에 따라 의료에 관한 충분한 지식이 없는 의료소비자들은 자신의 판단에 따라 전문의부터 찾게 되고, 제도적으로 전문의를 바로 찾는 자유접근이 허용되기 때문이다.

1차 의료가 잘 개발될수록 비용통제가 용이하며, 건강산출물의 성과가 좋아 의료체계 전체에 큰 편익을 준다는 사실은 이미 널리 알려져 있다(Boerma and Dubois, 2006; Rechel and McKee, 2009). 전문 의료에 대한 의존성이 높아 인구대비 전문의의 비중이 높은 지역일수록 의료비는 많이 사용하는데 반해 의료의 접근성, 질, 건강산출물, 환자 만족도에서 개선은 제대로 되지 않음을 다수의 연구결과가 지적하고 있다(ACP, 2008; Kravet et al., 2008). Starfield et al.(2005)은 미국을 대상으로 한 연구에서 1인당 1차 의사의 수가 많은 주(州)일수록 건강산출물이나 성과지표가 높아짐을 입증하였다. 유럽지역에서 1차 의료에 대하여 연구한 PHAMEU project[25] 결과에 의하면 1차 의료가 잘 개발된 국가들은 1차 의료와 전문 의료 간의 협력이나 의료의 연속성도 제대로 이루어지고 비용통제도 비교적 잘 되고 있었다는 것이다. 그리고 이러한 국가들은 국민의 건강수준도 높고, 건강수준의 사회경제적인 불평등도 적으며, 불필요한 입원도 적었다는 것이다(Boerma et al., 2015; 이규식, 2018).

비교적 1차 의료가 잘 작동하는 유럽에서도 1차 의료의 역할이 새롭게 인식되어 다음과 같은 세 가지 측면에서 그 중요성이 부각되고 있다(Boerma and Kringos, 2015; 이규식, 2018에서 재인용).

첫째, 재정적인 제약으로 인하여 1차 의료의 중요성이 부각되고 있다. 특히 1차 의료가 강한 국가일수록 의료비 지출의 증가속도가 낮다는 점이다(Kringos et al., 2015).

둘째, 이용측면에서는 고령화에 따른 복합만성질병(multi morbidity)의 증가로 서비

25) PHAMEU project는 2009/10 기간 중에 EU 27개 국가와 터키, 스위스, 노르웨이, 아이슬란드가 추가된 31개 국가를 대상으로 primary care activity를 monitor한 것인데 기존의 OECD Health Data, WHO Health for All D/B, Eurostat, World Bank MHPStat's, EUPHIX에서 필요한 지표를 찾아 정리한 내용이다.

스의 통합 제공이나 예방 및 건강증진이 강조됨에 따라 1차 의료가 중시되고 있다. 의료기술의 혁신으로 병원 재원일수가 짧아지고 복잡한 서비스가 지역사회를 중심으로 제공 가능해짐에 따라 1차 의사에 의한 서비스의 조정(coordination)이 필요해지게 되었다. 또한 종래까지 수동적인 자세로 의료를 받아들이던 소비자들이 의료지식을 갖춘 소비자로 변화하면서 1차 의료에 대한 수요가 증가하고 있다. 소비자들의 태도 변화에는 역량 강화, ICT의 활용을 통한 환자와 의사간의 정보의 비대칭성 감소가 기여하고 있다.

셋째, 공급 측면의 변화로는 1차 의료의 역할 제고를 위한 정책과 의료인의 역량 강화를 들 수 있다. 1차 의료의 역량은 새로운 기술의 응용과 의료체계 안에서 새로운 전문적 능력을 요구하고 있다. 1차 의료도 이제 다학제 팀을 구성하여 이러한 요구에 대응할 수 있게 되었다. 1차 의료에서 팀을 구성한 서비스 제공방식은 신규 의사가 될 의과대학 졸업생들을 1차 의사로 더 많이 확보할 수 있게 되었다.

(2) 1차 의료의 활용

계층적 지역주의 공급모형에서 1차 의료는 의료체계의 문지기 기능을 하였다. 이 모형에서 1차 의사는 의원을 개설하고 간단한 의료장비로 환자를 초기에 진료하고, 자신의 능력과 구비된 장비로 진료가 어려우면 2차 전문의에게 진료 의뢰를 하였다. 1차 의사의 임무는 일상에서 발생하는 비교적 단순한 질병의 치료에 한정했기 때문에 의과대학을 졸업하고 면허를 취득하면 누구나 개업하여 1차 의사가 될 수 있었다. 급성질병은 완치가 가능하기 때문에 1, 2, 3차의 단계를 거치면서 질병의 경중에 따라 필요한 수준의 의료를 이용하는 것이 매우 효율적이었다(Fox, 1998; 이규식, 2018 재인용).

1948년 영국이 정부 공영의료제(NHS)를 도입하면서 모든 환자는 강제로 1차 의사를 거치도록 하는 의료체계의 문지기 제도를 만들었다. 계층적 지역주의 모형을 택한 국가들의 관심사는 1차 의사를 의료체계의 강제적인 문지기로 하느냐 여부였다(Kringos et al., 2015). [표 6-20]에서 서유럽 국가들의 1차 의료 현황을 보면 1차 의사에게 강제적으로 문지기 기능을 부여하는 국가로 영국, 이탈리아, 포르투갈, 스페인과 같은 중앙 정부 공영의료제(NHS)를 갖는 국가와 노르웨이, 스웨덴과 같은 지방 정부 공영의료제(RHS)를 갖는 국가, 그리고 건강보험국가로 네덜란드가 있다. 1차 의사를 문지기로 활용하기 위하여 인센티브제도를 유지하는 국가로는 NHS 형의 그리스, RHS 형의 덴마크와 핀란드, 그리고 건강보험형의 프랑스, 독일이 있다[26]. 1차 의사에게 문지기 기능을 부여하지 않고 전문의를 바로 찾아갈 수 있도록 환자에게 자유 선택권을 부여하는 국가로는 오스트리아, 벨기에, 룩셈부르크가 있다(이규식, 2018).

급성질병이 중심일 때, 1차 의료는 의료체계의 문지기 기능으로 중요성이 인정되었으나 만성질병이 중심이 되면서 다른 차원에서 1차 의료의 중요성이 강조되고 있다. WHO (2002a)는 21세기 의료체계가 직면하는 가장 큰 과제의 하나로 만성질병으로 인한 의료비 부담의 증가를 들고 있다. 고령화, 현대화되는 생활양식의 변화, 만성질병 위험요인에 대한 노출의 증가, 과거에는 손도 대지 못하고 사망에 이르게 하였던 질병으로부터 인간을 살리게 하는 의료기술의 향상 등이 복합적으로 어우러져 만성질병이 증가되고 있다.

[표 6-20] 서유럽 국가들의 1차 의료 현황

국가	GP 단독 비율	문지기 제도			진료의뢰서		전화상담		자영 GP 비율	만족도(%)		평가 순위
		공식화	인센티브	없음	거의 항상	통상적	허용	안됨		가격	접근성	
오스트리아	95			0		가끔	0		49.5	92	94	10
벨기에	76			0		0	0		99.7	86	97	11
덴마크	36		0		0		0		100	99	82	5
핀란드	1		0		0		0		0	83	92	7
프랑스	46		0		0		0		60.0	92	93	13
독일	62			0	0		0		87.0	90	94	12
그리스	40		0			안함		가끔	50.0	57	78	14
이탈리아	78	0			0		0		100	84	83	6
룩셈부르크	70			0		0		0	90.0	96	89	15
네덜란드	42	0			0		0		85.0	91	92	2
노르웨이	–	0			0		0		93.0	–	–	8
포르투갈	0	0			0		0		0	63	67	4
스페인	0	0				0	0		20.0	93	94	3
스웨덴	3	0			0		0		소수	96	63	9
영국	21	0			0		0		73.0	96	86	1

주 : 비율은 단위가 % 이며, 평가순위는 구조적 측면의 13개 평가요소를 종합하여 순위를 정한 것을 여기서는 수록한 15개 국가의 순위로 만들었음(원 자료에는 유럽 31개국을 평가하였음)
출처 : Kringos et al.(2015)에서 제2장과 제4장의 조사결과를 종합(이규식, 2018에서 재인용)

26) 독일은 전문의 진료를 받기 전에 1차 의사를 문지기로 받아들이는 사람에게는 본인부담면제 그리고 병원에서의 대기시간 단축과 같은 인센티브를 부여하고 있다(Busse et al., 2017).

그러나 지금까지의 의료체계는 한 가지 질병의 급성 증상(acute episodes of one illness)을 집중적으로 치료(cure)하는 개념으로 체계화되어 돌봄(care)이 필요한 만성질병에 적합하지 못하였다(Boerma and Kringos, 2015). 완치가 가능한 급성질병일 때는 지금까지의 의료체계가 효과적이지만, 치료보다 돌봄(요양)개념이 중요한 만성질병에서는 효과적이지 못한 문제가 있다. 따라서 만성질병에 대해서는 의료기관이든 지역사회든 치료와 돌봄서비스를 통합 제공하는 공급행태가 요구되어 새로운 의료공급체계가 등장하게 되었으며, 또한 예방이나 건강증진을 통한 건강한 삶을 지속시키는 것도 중요한 역할을 하게 되었다.

이러한 상황에서 1차 의료는 환자와 지속적인 관계를 유지하면서 예방이나 건강증진을 위하여 매우 중요한 역할을 하게 된다. 특히 1차 의료를 지역사회 중심으로 운영한다면 환자의 편의성 측면에서 그리고 의료비 관리측면에서 큰 이점이 있다. 만성질병을 연속적으로 관리하기 위해서 1차 의료는 급성질병 시대의 1차 의료와는 다른 측면에서 강화될 필요성이 제기되고 있다. 강화된 1차 의료는 연계된 구조(coherent structure) 속에서 새로운 과제를 수행해 낼 전문가들과 새로운 기술의 혼합을 요구하고 있다. 이와 같은 과제를 수행하기 위해서는 다양한 전문가들로 팀을 구성할 필요가 있다(이규식, 2018).

현재의 1차 의료는 지나치게 진료 위주로 단절적(discrete)이 되어 만성병 시대의 요구를 수용하지 못하는 문제가 있다. 만성질병의 관리를 효과적으로 하기 위해서는 1차 의료의 연속성이 요구되는데, 연속성(continuity)에는 관계의 연속성과 관리의 연속성이라는 두 가지 속성이 필요하다(Wilson et al., 2015). 관계의 연속성(relationship continuity)은 특정 질병을 넘어서 환자가 1차 공급자와 연속적인 관계를 맺을 때 편익이 커진다는 것으로 단골의사 개념으로 연결된다. 관리의 연속성(management continuity)은 1차 의료와 관련되는 조직 경계를 넘나들면서 서비스 제공자 간의 협력과 팀워크를 이루어 연계·협력의료를 제공하는 것을 의미하며, 여기에는 환자와 관련된 여러 의료기관으로부터 의무기록정보(medical record)의 취합도 중요하다(이규식, 2018). 우리나라에서는 관계의 연속성도 관리의 연속성도 지키지 못하고 있는 실정이다.

(3) 1차 의료의 문제점

① 1차 의료 역할의 미 정립

우리나라에서는 1차 의료의 역할도 제대로 정립되어 있지 못한 문제가 있다. 1차 의료의 역할 정립은 두 가지 각도에서 살펴볼 수 있다. 한 가지는 만성질병과 의료의 역할이며 다른 한 가지는 만성질병과 1차 의사의 역할이다. 먼저 만성질병과 관련하여 의료의 역할은 서비스의 통합 제공, 환자중심, 인구집단 중심, 질 향상 그리고 접근성이 중시되어야 한다.

만성질병을 관리할 1차 의사는 급성질병 시대의 의료체계의 문지기가 아니라 다음과 같은 역할을 수행할 수 있어야 한다. 다학제적 협력, 의료의 연속성, 연계된 의료(coordination of care)가 요구되기 때문에 1차 의사는 의료의 조정자(coordinator) 역할을 수행하여야 한다. 1차 의료에 요구되는 내용은 1차 의료서비스 외에 예방서비스, 보건교육 및 건강증진, 1차 정신보건, 지역사회 방문간호, 치과, 응급의료 등이 포함되어야 하며, 특히 노인성 질환에 대한 임상적 경험이 중요하다. 이상과 같은 1차 의료의 범위에서 서비스를 공급하기 위해서 1차 의료기관은 단독개원보다는 팀 접근이 중요하다. 팀에는 의사들의 공동개업(group practice)도 중요하지만 다양한 직종(방문간호사, 물리치료사, 보건교육사, 영양사 등)들이 공동 참여하는 1차 의료팀을 구성하는 것이 중요하다(이규식, 2018).

그리고 만성질환자를 급성기병원에 입원시켜 치료 위주로 하는 '병원중심체계'는 비용 관계로 적합지 못하고, 북유럽 국가들처럼 의료와 요양서비스가 통합 제공되는 '지역사회중심 통합서비스체계'인 커뮤니티 케어로 전환이 필요하다. 이때는 원격의료가 도입되어 의료와 요양서비스가 용이하게 제공되는 시스템의 구축도 중요하다(이규식, 2018).

② 1차 의사 양성체계의 부재

만성질병과 1차 의료의 역할의 관점에서 우리나라는 1차 의사를 제대로 양성하지 못하는 문제가 있다. 최근에 제안되고 있는 1차 의사 양성 방안들은 개업하고 있는 전문의들을 전부 1차 의사로 간주하는 문제가 있다[27]. 현재의 개업 전문의는 의료체계에 처음 접하는 환자를 진료하고 있어 형식적으로는 1차 의사로 간주할 수 있다. 그러나 개업 전문의들은 수련 과정에서 1차 의료를 담당할 수 있도록 교육을 받은 것이 아니

27) 2015년 11월 3일, 의협, 의학회, 의과대・의전원협회 공동주최로 의학교육 개선을 통한 1차 의료 역량강화 공동심포지움이 개최되었고, 2017년 6월 20일 의과대・의전원협회 주최로 국민건강을 위한 1차 의료와 의학교육이라는 정책포럼이 개최되는 등 1차 의료에 대한 관심이 높아지고 있다.

라 병원을 찾는 환자에게 전문적인 진료를 하도록 수련을 받았기 때문에 이들을 1차 의사로 간주하여서는 합리적인 대안이 나올 수 없다(이규식, 2018).

실제 개업 의사를 대상으로 1차 의료 속성과 진료에서의 실제 구현 차이를 조사한 내용을 [표 6-21]을 통하여 살펴보면 어느 정도 문제점을 알 수 있다. 1차 의료 속성인 접근성은 의사들이 이해하는 정도와 실제 진료에서 이루어지는 정도가 거의 유사하였다. 그러나 앞으로 1차 의료의 역할로 중요하게 다루어져야 할 포괄성, 연계·조정기능, 지역사회중심의 의료체계 실현을 위한 속성은 의사들의 이해도에 비하여 실제 이루어지는 정도의 차이가 있음을 볼 수 있다. 이렇게 된 것은 1차 의료를 담당하는 일반의를 보면 1차 의사의 역할이나 그에 부합하는 양성시스템을 통하여 배출되는 것이 아니기 때문이다. 의사 면허만 취득하면 아무런 임상경험이 없어도 개업이 가능하며, 일반의(GP)는 1차 의료 이상은 제공할 능력이 없기 때문에 1차 의사라 부르고 있을 뿐이다. 즉, 이들에게 1차 의료의 중요성이나 역할을 교육시키지 않고 배출한데서 문제가 있다. 1차 의료에서 가장 핵심이 되는 일반의(GP)는 임상적인 수련과정이 전혀 없이 의과대학에서 학습한 내용으로 환자를 진료하고 있어 지역사회에서의 역할이나 1차 의료가 담당해야 할 역할을 기대하기는 어렵다(이규식, 2018).

이와 같은 문제점은 지금까지 1차 의료에 대한 중요성을 이야기하고, 1차 의료 강화 정책을 논의하였지만 어디까지나 탁상공론에 그쳤다는 것을 의미한다. 이것은 건강보험의료를 공공의료로 간주하지 않고 사적재화로 간주하였기 때문에 의사 훈련에 대한 정부 개입은 의과대학 입학정원 관리에만 한정하고, 어떤 인재를 어떻게 훈련시키느냐

[표 6-21] 개원의 대상 1차 의료 속성과 진료에서의 실제 구현 차이(5점 만점 척도)

	1차 의료의 속성	동의 여부	실제 구현
접근성	어렵지 않게 진료 받을 수 있음	4.5	4.3
최초 접촉	질병발생시 최초 환자-의사 관계	4.5	4.0
지속성	꾸준히 환자-의사 관계 유지	4.6	4.1
책무성	진료전반의 중심역할(주치의 개념 내포 가능)	4.3	4.0
포괄성	치료-예방-교육 등을 포함	4.4	3.8
조정기능	다른 의사(의료기관)와의 연계	4.2	3.6
지역기반	지역사회 의료요구/특성에 부응	4.1	3.5

주: 포괄성, 조정기능 및 지역사회 중심의 의료서비스 제공은 현실적으로 어려워 보임
출처: 강석훈(2017)(이규식, 2018에서 재인용)

는 것은 거의 전적으로 대학 자율에 맡기다 보니 나타난 결과라 하겠다(이규식, 2018).

한편 1차 의사의 역할을 수행하고 있는 가정전문의의 경우는 일반의에 비하여 수련과정에서 여러 진료과를 순회하여 1차 의료를 담당할 수 있는 임상적인 능력은 충분히 갖추고 있다. 그러나 가정전문의 수련도 대학이나 수련병원에 전적으로 맡기다 보니 병원이 필요로 하는 가정전문의에 대한 임상적 훈련에 치중하게 되는 문제가 있다. 즉, 가정전문의 수련과정에 지역사회의료나 통합의료에 대한 교육과 이러한 의료를 뒷받침하는 의료의 조정자(care coordinator)에 관한 훈련이 부족하여 1차 의사의 역할을 수행하는데 약간의 한계가 있다(이규식, 2018).

2) 의료의 지역 간 격차

(1) 자원 배치의 불균형

의료보험의 도입 여부와 관련 없이 의료자원의 균점 배치는 중요하다. 그런데 모든 국민을 강제 적용하는 사회의료보험이 도입되면 의료자원의 균점 배치는 반드시 요구된다. 왜냐하면 도시・농촌 구분 없이 소득이 같으면 보험료가 같아지기 때문에 농촌지역 거주자의 입장에서는 의료기관의 지역 간 균점을 요구하게 된다.

[표 6-22]에서 먼저 의사의 지역 간 분포를 살펴보기로 한다. 2018년도의 인구 1,000명당 의사 수를 보면 의사가 가장 많은 지역이 서울이며, 가장 적은 지역이 경북이다. 2000~2018년간 의사의 전국적인 증가율을 보면 기간 중 63.6%이다. 2018년 현재 인구 1,000명당 의사가 많은 지역의 순서를 보면 서울, 대전, 광주, 대구 순으로 전국 평균 1.98명보다 많다. 전국 평균에 미치지 못하는 지역으로는 인천, 울산 그리고 모든 도 지역이다. 2000년도에는 전국 평균이 1.21명이었는데 전국 평균보다 많았던 도 지역은 9개 가운데 2곳(전북, 제주) 이었고, 2009년에는 전북 1곳으로 줄어들었고, 2018년에는 1곳도 없음을 볼 때 의사 분포는 지역 간 균점에서 점차 멀어지고 있다. 시 지역 가운데서 가장 빨리 증가한 지역이 인천이며 울산도 매우 빠르게 증가하고 있다. 의사 증가 속도가 가장 느린 시 지역은 부산으로 전국 평균의 1/2에도 미치지 못하고 있다. 도 지역 가운데는 전남이 95.2%로 가장 빠르고, 다음이 경기도로 81.4%이며, 전국 평균보다 빠른 증가율을 보인 지역이 전남, 경기, 경남이다. 나머지 도 지역은 전국 평균보다 느린 속도로 증가하여 시 지역과 도 지역 간의 격차가 더욱 심해지고 있다.

[표 6-22] 시·도별 인구 1,000명당 의사 수(2000~18) (단위 : 명)

지역	2000	2009	2018	구간 증가율		
				2000-18	2000-09	2009-18
전국	1.21	1.59	1.98	63.6	31.4	24.5
서울	1.78	2.27	3.01	69.1	27.5	32.6
부산	1.74	1.75	2.28	31.0	0.6	30.3
대구	1.35	1.88	2.32	71.9	39.3	23.4
인천	0.86	1.24	1.66	93.0	44.2	33.9
광주	1.50	1.86	2.43	62.0	24.0	30.7
대전	1.43	1.98	2.44	70.6	38.5	23.2
울산	0.79	1.19	1.49	88.6	50.6	25.2
세종	-	-	0.86			
경기	0.86	1.25	1.56	81.4	45.4	24.8
강원	1.14	1.47	1.72	50.9	29.0	17.0
충북	0.96	1.3	1.55	61.5	35.4	19.2
충남	0.99	1.26	1.46	47.5	27.3	15.9
전북	1.32	1.64	1.97	49.2	24.2	20.1
전남	0.84	1.37	1.64	95.2	63.1	19.7
경북	0.82	1.13	1.35	64.6	37.8	19.5
경남	0.90	1.27	1.60	77.8	41.1	26.0
제주	2.68	1.35	1.70	-36.6	-49.6	25.9

출처: 건강보험심사평가원, 「요양기관현황」, 각 연도; 행정안전부, 「주민등록인구현황」, 각 연도

다음으로 [표 6-23]에서 시도별 인구 1,000명당 병상 수에 관한 통계를 토대로 병상 분포를 살펴보기로 한다. 2018년 기준으로 병상 수가 가장 많은 지역이 광주이며, 다음으로는 전남, 대구, 전북 순이다. 병상 수가 전국 평균에 미치지 못하는 지역은 시 지역으로는 서울과 인천이며, 도 지역으로는 경기, 충남·북 및 제주도이다. 2000년 이후 2018년까지 증가율을 보면 가장 빠른 속도로 증가한 지역은 전남, 울산, 광주 순이다. 전국 평균 증가율이 79.2%인데, 이 속도보다 빠르게 병상이 증가한 시 지역으로는 울산, 광주, 대구가 있으며, 평균보다 느리게 증가한 지역은 서울, 부산, 인천, 대전이다. 도 지역으로는 제주를 제외한 나머지 지역은 모두 전국 평균 증가율을 초과하고 있다.

병상 수는 의사 수에 비하여 약간 빠르게 증가하였으며, 시 지역보다는 도 지역이 더 빠른 속도로 증가하여 지역 간 균점에 접근하고 있다. 특이한 점은 병상은 서울, 인천,

경기의 수도권이 전국 평균보다 적으며, 도 지역으로는 제주, 충남북이 전국 평균보다 병상이 적다는 점이다.

의사를 늘리면 지역 간 균점에 기여하지 않을까 여겨졌지만 반대로 도시지역으로 집중이 더 심해지는 일이 발생하였다. 그러나 병상 수의 증가는 지역 간 균점에 기여하고 있다고 볼 수 있다.

[표 6-23] 시·도별 인구 1,000명당 병상 수(2000~18년) (단위: 개)

	2000	2009	2018	구간 증가율		
				2000-18	2000-09	2009-18
전국	3.40	5.25	6.09	79.2	54.5	16.0
서울	4.09	4.51	5.31	29.8	10.4	17.6
부산	5.36	6.05	7.77	44.9	12.9	28.3
대구	3.67	7.15	8.78	139.2	94.8	22.8
인천	3.02	4.09	5.22	72.8	35.4	27.6
광주	3.72	8.06	10.67	187.1	116.9	32.3
대전	5.39	5.59	7.32	35.8	3.6	31.0
울산	2.12	6.00	6.13	189.1	182.9	2.2
세종	-	-	-			
경기	2.18	3.80	4.19	92.6	74.3	10.5
강원	4.00	6.65	7.50	87.4	66.2	12.7
충북	2.43	4.53	5.96	144.9	86.4	31.4
충남	2.05	3.81	4.23	106.3	85.7	11.1
전북	3.54	5.72	8.17	130.7	61.6	42.8
전남	2.27	7.16	9.38	313.6	215.6	31.0
경북	3.06	6.66	7.05	130.4	117.9	5.8
경남	3.91	7.85	8.01	105.0	100.8	2.1
제주	2.90	4.60	4.56	57.4	58.5	-0.7

주: 의원 및 요양병원 병상 수는 제외
출처: 『보건복지통계연보』

(2) 의료기관 종별 진료비 변화

의료기관 종별 보험진료비의 변화를 [표 6-24]를 통하여 보면 대형병원일수록 진료비의 점유율이 높아지고 있다. 이것은 의료기술이 발전함에 따른 불가피한 현상이라고 볼 수 있다. 즉, 2000년에는 상급종합병원의 점유율이 23.2%, 의원이 44.7%로 되었으나 2018년에 이르면 상급종합병원이 27.7%로 4.5% 포인트가 증가하였으나, 의원은 31.3%로 무려 13.4% 포인트나 점유율이 떨어지고 있다.

2000~18년간 보험진료비 총 증가율은 374.6%인데, 기간 중 가장 증가율이 높은 의료기관은 병원 급으로 623.8%가 증가하였고, 상급종합병원은 466.8%로 병원 다음으로 빠른 증가를 보이고 있다. 의원은 불과 232.6% 증가하여 의료기관 전체 증가율 374.6%보다 142.0% 포인트가 낮아 그만큼 병원으로 환자가 이용처를 바꾸었다고 볼 수 있다.

[표 6-24] 의료기관 종별 진료비총액(2000~18) (단위: 10 억원, %)

구분		2000	2005	2010	2015	2018	2000-18 증가율(%)
진료비 총액		10,265	15,583	27,168	35,964	48,716	374.6
		100	100	100	100	100	
상급 종합 병원	계	2,377	3,540	7,091	9,502	13,472	466.8
	%	23.2	22.7	26.1	26.4	27.7	
	입원	1,464	2,338	4,548	6,055	8,707	
	외래	912	1,202	2,543	3,447	4,765	
종합 병원	계	2,323	3,507	6,517	9,050	12,916	456.0
	%	22.6%	22.5%	24.0%	25.2%	26.5%	
	입원	1,424	2,235	4,175	5,824	8,557	
	외래	899	1,272	2,342	3,226	4,359	
병원	계	976	1,884	3,998	5,571	7,064	623.8
	%	9.5	12.1	14.7	15.5	14.5	
	입원	600	1,235	2,710	3,717	4,573	
	외래	376	649	1,288	1,854	2,491	
의원	계	4,589	6,653	9,562	11,841	15,265	232.6
	%	44.7	42.7	35.2	32.9	31.3	
	입원	429	733	1,255	1,238	1,339	
	외래	4,160	5,919	8,307	10,603	13,927	

주: 요양병원 제외
출처: 건강보험심사평가원, 건강보험DB, 요양기관종별 요양급여실적

(3) 의료이용의 평준화

비록 의료자원의 지역 간 분포가 불균형을 이루고, 대형병원으로 진료비 지출이 집중되는 현상이 있어도 특이하게 의료이용은 소득계층 및 지역 간 차이가 없이 매우 평등하게 이루어짐을 [표 6-25] 및 [표 6-26]에서 볼 수 있다. 즉 [표 6-25]는 1998년 이후 2010년까지 소득계층간의 의료이용의 집중지수를 분석한 결과이다. 집중지수가 "0"이면 완전 평등인데 한국은 입원, 외래 관계없이 "-" 값을 보이고 있어 오히려 저소득층이 의료이용을 더 많이 하고 있었다. 그리고 [표 6-26]에서 도・농간의 Le Grand 지수를 보면 입원은 "-" 값으로 농촌 거주자의 입원율이 조금 높다고 할 수 있다. 그러나 외래, 입원 구분 없이 집중지수가 "0" 값에 거의 접근하고 있어 의료이용은 평준화되어 있다고 볼 수 있다. 이 자료가 다소 오래된 자료이기 때문에 앞에 제시한 최근 자료가 토대가 된 [표 6-4]의 시・군부별로 이용횟수를 분석한 자료를 보아도 농촌 주민이 도시 주민보다 의료이용을 조금 더 하고 있다는 점은 분명하다. 따라서 이미 1990년대 말부터 자원분포와 의료이용은 거의 상관관계가 없는 것으로 나타나고 있다.

[표 6-25] 소득계층 간 의료이용의 집중지수 분석

	1998[1]	2001[1]	2005[1]	2007[1]	2010[2]
2주간 외래이용	-0.0228	-0.1097	-0.0879	-0.0545	-0.1066
1년간 입원이용	-0.0564	-0.1857	-0.1212	-0.0251	-0.0944

주: 소득계층을 10분위로 나누어 분석
출처: 이용재, 박창우(2011); 김도영(2012)

[표 6-26] 지역 간 의료이용의 집중지수 분석(2003)

	보험급여액	외래건수	입원이용
Le Grand 지수	0.01048	0.01463	-0.04134

출처: 이용재(2008)

5. 공중보건서비스의 제공

1) 공중보건서비스 제공 체계

공중보건사업을 위한 법령으로써는 1962년 9월에 전부 개정한 「보건소법」(1963년 1월 시행)이 있고, 이 법은 1995년 12월에 「지역보건법」으로 전부 개정되어 오늘에 이르고 있다.

1963년 1월부터 시행에 들어간 「보건소법」에 의거하여 시·구·군 단위로 1개의 보건소를 설치하였다는 사실은 이미 제1장에서 밝힌 바 있다. 그리고 필요할 경우 보건소 관할 구역 내 지소를 설치할 수 있도록 하였으나 실제로 설치한 보건소는 없었다. 그러다, 1977년 7월부터 500인 이상의 근로자를 상시 고용하는 사업장에 대하여 의료보험을 도입하고 1979년에는 공무원 및 사립학교 교직원, 그리고 300인 이상 고용사업장으로 의료보험이 확대되자 농어촌주민들도 의료보험에 대한 욕구를 갖게 되었다. 그러나 당시의 사회경제 여건이 농어촌주민들을 의료보험에 적용시키기에는 한계가 있었다.

이러한 시점에서 농촌 주민의 의료와 관련하여 매우 중요한 두 가지 정책이 전개되었다. 첫째는 의료보험의 도입으로 의사수요가 증가하는데 대비하여 의과대학 입학생을 증원한 결과 의과대 졸업생들을 군의관으로 충원하고 남게 되어 이들을 1979년부터 농어촌지역에 '공중보건의사'로 배치하였다. 정부는 이보다 훨씬 앞서 1959년부터 무의면지역을 없애기 위한 노력의 하나로 [표 6-27]에서 볼 수 있는 바와 같이 한지의사 등을 활용한 '공의(公醫)'를 운영하였다. 1961년 5.16 군사혁명 직후 정부는 무의면 해소를 계획하여 군복무미필의사를 '공의'로 동원하여 무의면에 배치하는 정책을 사용하였으며, 이러한 조치가 폐지된 이후는 귀순의료업자를 '한지의사'의 자격을 부여하여 무의면에 배치하였다(서울보건연구회, 1981). 그러나 당시 정부 예산으로 이들이 진료 활동을 할 수 있는 공간을 제대로 마련해주기 어려워 면사무소 안의 한 귀퉁이에 커튼 형의 칸막이로 환자를 진료함에 따라 여성들이 진료를 받기 어려운 환경이었다. 진료환경의 미비로 공의들이 한 곳에 오래 머물러 근무하지도 않아 공의제도는 1975년 이후에는 자취를 감추게 되었다[28]. 그러다 1979년부터 공중보건의사를 무의면지역에 배치함에 따라 1983년 '무의면지역'이 사라지게 되었다. 공중보건의사제도는 현재도 활용되고 있는 제도로써 주로 주민들의 1차 의료를 남냥하고 있다.

28) 1974년 이후 공의제도가 없어졌는지 통계연보에 공의 숫자가 게재되지 않고 있다.

[표 6-27] 공의(公醫) 배치 현황 (단위: 명)

연도	1959	1960	1961	1962	1963	1964	1965	1966
공의수	239	318	342	620	1,010	652	504	472
연도	1967	1968	1969	1970	1971	1972	1973	1974
공의수	411	569	521	584	701	814	812	760

출처: 보건사회부(1961, 1971, 1974), 『보건사회통계연보』

둘째는 1976년부터 실시한 '마을건강사업'을 통하여 양성한 보건진료원(Community Health Practitioner, CHP)을 1981년부터 오·벽지 지역에 배치하여 주민들의 기초적인 의료욕구를 해소하는 정책이었다. 이들은 오늘날 기본적인 의료서비스의 제공과 함께 주민들에 대한 보건교육이나 다른 공중보건활동도 수행하고 있다.

이 두 가지 정책을 통하여 보건기관(보건소, 보건지소, 보건진료소)이 진료기능을 갖게 되었던 것이다. 보건지소에서 시작한 진료업무가 주민들의 주목을 받음에 따라 보건소가 본격적으로 진료실을 설치하고 의료서비스를 제공하게 된다. 보건소에서 진료기능을 갖추게 된 배경은 뒤에 보다 상세히 설명하도록 한다. 아무튼 보건소가 진료업무를 하게 되자 '병원화 보건소'도 등장하게 된다.

사회적인 환경이 변화함에 따라 보건소의 역할을 보다 확대시킬 필요성이 있어 1995년 12월에 「보건소법」을 「지역보건법」으로 전부 개정하여 1996년 7월에 시행하였으며, 2015년 5월에 「지역보건법」을 개정(2015년 11월 시행)하여 법 제14조에 지방자치단체는 보건소 업무 중에서 특별히 지역주민의 만성질환 예방 및 건강한 생활습관 형성을 지원하는 '건강생활지원센터'를 대통령령으로 정하는 기준에 따라 해당 지방자치단체의 조례로 설치할 수 있도록 하여 건강증진업무를 포함시켰다. 2019년 말 현재 공중보건사업을 수행하고 있는 조직은 [표 6-28]과 같이 보건의료원을 포함한 보건소 256개소 등이다.

[표 6-28] 지역보건의료기관 현황(2019년 말 기준)

사업기관	보건소	보건지소	건강생활 지원센터	보건진료소
개수	256	1,340	54	1,904

주: 보건소에는 보건의료원(병원화 보건소) 15개소가 포함되었음
출처: 보건복지부(2020), 전국 지역보건의료기관 현황

2) 공중보건사업내용

앞의 제1장에서 1963년 시・구・군 단위로 보건소를 설치할 때 가족계획사업 추진을 주요 목적으로 하였으며, 가족계획사업을 위하여 모자보건사업이 또한 중요하여 보건소 사업으로 추진하였다. 그리고 당시나 오늘날이나 큰 보건문제는 결핵 퇴치이기 때문에 결핵 퇴치 역시 보건소 업무로 추가하였다. 그렇다고 보건소의 업무를 세 가지 사업에 한정할 수는 없었다. 1963년에 시행된 「보건소법」이 규정하고 있는 보건소의 업무는 [Box

[Box 6-1] 「보건소법」에 의한 보건소 업무(1963년 및 1991년 시행)

1963년 법

제4조(업무) 보건소는 다음 각호의 사항을 관장한다.

1. 보건사상의 계몽에 관한 사항
2. 보건통계에 관한 사항
3. 영양의 개선과 식품위생에 관한 사항
4. 환경위생과 산업보건에 관한 사항
5. 학교보건과 구강위생에 관한 사항
6. 의료사업의 향상과 증진에 관한 사항
7. 보건에 관한 실험과 그 검사에 관한 사항
8. 결핵, 성병, 나병 등 전염과 기타 질병의 예방과 진료에 관한 사항
9. 특수지방병의 연구에 관한 사항
10. 공의(公醫)의 지도에 관한 사항
11. 의약에 대한 지도에 관한 사항
12. 모자보건과 가족계획에 관한 사항
13. 기타 국민보건의 향상과 증진에 관한 사항

1991년 법

제6조(업무) 보건소는 다음 각호의 사항을 관장한다.

1. 전염병 및 질병의 예방・관리와 진료에 관한 사항
2. 보건통계 및 보건의료정보의 관리
3. 지역보건의 기획 및 평가
4. 보건교육
5. 영양의 개선, 식품위생 및 공중위생
6. 학교보건에 대한 협조
7. 보건에 관한 실험 또는 검사에 관한 사항
8. 구강보건・정신보건・노인보건 및 장애인의 재활
9. 모자보건 및 가족계획
10. 보건지소・보건진료소의 직원 및 업무에 대한 지도・감독
11. 의약에 대한 지도
12. 기타 의료사업 및 국민보건의 향상・증진에 관한 사항

6-1]과 같다. 즉, 보건소는 보건사상의 계몽이라는 보건교육을 위시하여 보건통계, 식품위생과 영양, 환경위생, 학교보건과 구강위생, 공의(公醫)의 지도, 의약에 대한 지도 등을 수행하도록 하였다. 1991년에 3월에 개정된「보건소법」에서는 보건소 업무에 진료업무가 처음으로 등장한다. 학교보건, 구강보건, 가족계획, 모자보건 그리고 영양개선 및 식품위생은 그대로 유지되고 있다. 그리고 보건의료정보관리, 지역보건의 기획과 평가, 정신보건・노인보건 및 장애인 재활, 보건지소・보건진료소의 직원 및 업무에 대한 지도감독이 추가되고 의료사업의 향상과 증진에 관한 사항은 제외시키는 변화를 보이고 있다.

공중보건사업의 큰 변화를 초래한 것은 1995년 12월에「보건소법」을 전부 개정한「지역보건법」의 제정('96년 7월 1일 시행)에 있다. 이 법의 주요 내용으로는 법 제3조에 '지역보건의료계획'의 수립을 규정하였고, 제4조에 계획의 내용, 제5조에서 시행, 제6조에서 시행결과를 평가하도록 규정하였다. 그리고 제10조에 보건지소의 설치를 대통령이 정하는 기준으로 당해 지방자치단체의 조례로 설치할 수 있도록 구체화하였다. 보건소 업무는「지역보건법」제9조에 [Box 6-2]와 같이 규정하였다.

[Box 6-2]「지역보건법」에 따른 보건소 업무(1996년 시행)

제9조(보건소의 업무) 보건소는 당해지방자치단체의 관할구역안에서 행하여지는 다음 각호의 사항을 관장한다.

1. 국민건강증진・보건교육・구강건강 및 영양개선사업
2. 전염병의 예방・관리 및 진료
3. 모자보건 및 가족계획사업
4. 노인보건사업
5. 공중위생 및 식품위생
6. 의료인 및 의료기관에 대한 지도 등에 관한 사항
7. 의료기사・의무기록사 및 안경사에 대한 지도 등에 관한 사항
8. 응급의료에 관한 사항
9. 농어촌등보건의료를위한특별조치법에 의한 공중보건의사・보건진료원 및 보건진료소에 대한 지도 등에 관한 사항
10. 약사에 관한 사항과 마약・향정신성의약품의 관리에 관한 사항
11. 정신보건에 관한 사항
12. 가정・사회복지시설등을 방문하여 행하는 보건의료사업
13. 지역주민에 대한 진료, 건강진단 및 만성퇴행성질환등의 질병관리에 관한 사항
14. 보건에 관한 실험 또는 검사에 관한 사항
15. 장애인의 재활사업 기타 보건복지부령이 정하는 사회복지사업
16. 기타 지역주민의 보건의료의 향상・증진 및 이를 위한 연구 등에 관한 사업

「지역보건법」에 의한 보건소 업무(Box 6-2)와 「보건소법」에서 규정한 업무(Box 6-1)가 차이가 나는 점을 보면, 먼저 추가된 업무는 국민건강증진, 응급의료에 관한 사항, 방문보건의료사업(가정 · 사회복지시설), 지역주민에 대한 진료, 건강진단 및 만성퇴행성질환 등의 질병관리에 관한 사항, 장애인 재활사업 기타 보건복지부령이 정하는 사회복지사업과 같은 서비스 제공과 의료인 및 의료기관에 대한 지도 등에 관한 사항, 의료기사 및 의무기록사, 안경사 등에 대한 지도, 그리고 시설이나 관련 인력에 대한 지도가 있다.

그리고 그전에 있던 업무를 보다 구체화한 것으로 의약에 대한 지도를 약사에 관한 사항과 마약향정신성의약품의 관리에 관한 사항으로 구분하였다. 그리고 배제된 업무는 공의(公醫)의 지도와 학교보건에 관한 사항이다. 공의는 이미 현장에서 없어졌기 때문에 당연히 배제되어야 할 업무였다. 그런데 보건소 업무에 학교보건이 빠진 것은 매우 아쉬운 문제가 있다. 공중보건의 성패는 보건교육에 좌우된다고 해도 과언이 아니다. 그런데 우리들의 건강행태는 어릴 적의 습관에 의하여 결정되는 점을 염두에 둔다면 학교보건은 매우 중요하다. 각 급 학교에 보건교사가 배치된다면 몰라도 그렇지 않은 현실에서 학교보건을 보건소가 도외시하고 주민들에 대하여 어떠한 방법으로 건강증진 교육을 시킬 수 있을지 의문이다. 일부 학교에 양호교사가 배치된 곳이 있으나 양호교사와 보건교육은 거리가 있다.

그리고 보건통계 및 보건의료정보의 관리, 지역보건의 기획 및 평가는 「지역보건법」에 지역보건의료계획을 별도로 추진하도록 규정하였기 때문에 보건소 업무에서는 배제시키고 있다. 「지역보건법」이 제정되면서 의료서비스의 제공에 초점이 모아지는 특징이 있다. 고령화에 대응하여 만성퇴행성질환의 예방을 위한 활동은 바람직하며, 이러한 업무는 노인보건문제와 겹치는 점도 있다. 그런데 문제는 지역주민에 대한 진료, 건강진단 및 만성퇴행성 등의 질병관리에 관한 사항인데, 결국 보건소가 지역주민에 대한 진료업무를 공식화하고, 만성질환을 핑계로 의료서비스 제공과 같은 진료업무가 중심이 될 우려가 있다. 그리고 보건소가 응급의료에 대하여도 관여하겠다는데 보건소는 의료시설이 아닌데 어떻게 응급의료에 대처할 수 있는지 의문이 생긴다. 또 다른 우려할 점은 보건소가 장애인에 대한 재활이나 사회복지사업을 하겠다는데 대해서도 재활을 단순하게 물리치료사를 고용하여 물리치료나 작업치료로 재활사업을 갈음하겠다는 것이라면 매우 단순한 생각이다. 그리고 보건소가 복지사업까지 할 인적 여유가 있는지도 의문스럽다.

「지역보건법」은 2015년 5월에 전부 개정('15년 11월 19일 시행)하여 제4조에 지역사회

건강실태조사를 하도록 규정하였고, 제5조에서 지역보건의료업무의 전자화를 추가하였다. 그리고 제9조의 보건소 업무를 제11조의 보건소의 기능 및 업무로 개정하였는데 그 내용은 [Box 6-3]과 같다. 「지역보건법」 제11조(보건소의 기능 및 업무) 제1항의 제1호에서 제4호까지는 주로 공중보건사업의 스튜어드십과 관련되는 사항으로 정리하였으며, 제5호에서 보건소가 제공하는 서비스의 종류를 열거하였다. 제5호 '아'목인 난임의 예방 및 관리는 2019년에 개정된 법률에 포함된 것으로 저출산에 대한 대응전략으로 난임에 대한 정책을 제시한 것이다. 2015년 개정된 법률에서는 가족계획이 빠지고 영유아 건강이 추가되었으며, 정신보건을 정신건강 및 생명존중으로 내용을 바꾸어 높아지는 자살률에 대비하고 있다. 그리고 응급의료에 관한 사항과 사회복지사업이 빠졌는데, 보건소가 업무를 무분별하게 전개하는 것에 대한 제동을 걸었다는 점에서 의미가 있는 것 같다.

그러나 여전히 보건소에 진료업무를 상존시킨 것은 문제가 아닐 수 없다. 보건소는 진료를 하는 의사가 근무하고 있는 의료시설이 아니라 공중보건업무를 위하여 의사가 배치되어 있는 공중보건시설이다. 그리고 보건소장을 의사가 맡고 있다고 소장에게 진료업무를 부여할 수 없다. [Box 6-3]에 열거된 보건소의 업무를 제대로 수행할 만한 전문인력도 없는 실정에 진료업무까지 덧붙여 공중보건업무도 제대로 볼 수 없도록 만든 문제가 있다.

[Box 6-3] 「지역보건법」의 개정에 의한 보건소의 기능 및 업무(2015년 시행)

제11조(보건소의 기능 및 업무) ① 보건소는 해당 지방자치단체의 관할 구역에서 다음 각 호의 기능 및 업무를 수행한다.

1. 건강 친화적인 지역사회 여건의 조성
2. 지역보건의료정책의 기획, 조사・연구 및 평가
3. 보건의료인 및 「보건의료기본법」 제3조제4호에 따른 보건의료기관 등에 대한 지도・관리・육성과 국민보건 향상을 위한 지도・관리
4. 보건의료 관련기관・단체, 학교, 직장 등과의 협력체계 구축
5. 지역주민의 건강증진 및 질병예방・관리를 위한 다음 각 목의 지역보건의료서비스의 제공
   가. 국민건강증진・구강건강・영양관리사업 및 보건교육
   나. 감염병의 예방 및 관리
   다. 모성과 영유아의 건강유지・증진
   라. 여성・노인・장애인의 건강유지・증진
   마. 정신건강증진 및 생명존중에 관한 사항
   바. 지역주민에 대한 진료, 건강검진 및 만성질환 등의 질병관리에 관한 사항
   사. 가정 및 사회복지시설 등을 방문하여 행하는 보건의료 및 건강관리사업
   아. 난임의 예방 및 관리('19.12.3 개정, '20.6.4 시행)

② 제1항에 따른 보건소 기능 및 업무 등에 관하여 필요한 세부사항은 대통령령으로 정한다.

3) 의료서비스 중심의 보건소 활동

우리나라의 공중보건사업에서 가장 큰 문제점은 공중보건의 중요성이 점점 망각되고 있다는 점이다. 1950년에 발발한 6.25전쟁이 휴전을 맞이할 때 까지는 전쟁으로 인하여 국민들의 의식주 문제 자체가 위협을 받았고, 1953년 휴전 후에는 각종 급성 전염병이 맹위를 떨쳐, 이를 극복하는 것이 문제였다. 이 당시의 급성 전염병은 미국의 의약품 원조에 힘입어 퇴치하게 되었다. [표 1-2]에서 1958~59년 당시의 주요 사망원인 질병을 보면 폐렴, 기관지염(73.8), 결핵(37.5), 위장염(31.0), 악성신생물(25.8), 뇌혈관질환(19.6), 심장질환(8.5), 사고(8.2) 등[29]이 될 정도로 호흡기계, 소화기계 질환이 사망의 주원인 질병이었고, 호흡기 및 소화기계 질환에는 전염병이 많았다.

1962년 경제개발5개년계획을 추진할 때는 전염병 퇴치와 함께 경제성장을 위하여 출산율과 영아사망률을 떨어뜨리는 것이 급선무였다. 그리하여 보건소에서는 가족계획, 모자보건, 결핵이 주 사업대상이 되었으며, 가끔씩 유행하는 콜레라, 이질, 뇌염과 같은 전염병 퇴치에 주력하였다. 이 당시의 전염병 퇴치를 위하여 공중보건은 위생역학적 모형(sanitary-epidemiology, sanepid model)을 토대로 한 접근전략을 택하였다. 특히 가족계획사업은 보건소의 가장 핵심 사업이 되어 보건사회부에서 출산억제목표 달성을 위하여 가족계획사업 목표량을 매년 책정하여 시·도를 거쳐 보건소에 하달함으로써 성과를 거두는 사업방식을 택하였다. 이러한 노력의 결과 1960년 합계출산율(total fertility rate, TFR)이 6.0이던 것이 1982년 2.7, 1985년에는 인구의 대치(代置, replacement) 수준인 2.1이 되는 성과를 거두게 되었다. 그 사이 경제의 꾸준한 성장으로 생활하부구조의 개선과 개인의 영양개선 등으로 세균성 전염병은 거의 퇴치가 되었고, 출산율도 2.1수준에 이르게 되자 공중보건분야는 할 일이 없어지는 어려운 시기가 되었고 공중보건사업의 중요성마저 망각하게 되었다.

이와 같은 현상은 이미 유럽에서도 나타났다. 제2차 세계대전 이후 의료가 국민의 기본권으로 등장하고 이를 보장하기 위하여 정부에 의한 전국민의료보장의 시대가 열리게 됨에 따라 질병 치료가 강조되었다. 1950년대와 1960년대 의과학의 발전으로 소위 요술탄환(magic bullet)이라는 특정 질병을 치료할 수 있는 의약품이 개발됨으로써 의약품 전성기를 이루게 된다. 항생제의 개발과 백신 프로그램에 힘입어 서양에서도 전염병의 유행은 과거의 일이 되었다. 즉, 과거의 무서웠던 전염병들은 극복되었다고 여겨 위생역

29) ( )내 수치는 인구 1,000명 당 사망률이다.

학(sanepid) 모형에 의한 공중보건의 중요성이 희미해짐에 따라 공중보건으로써는 어려운 시기를 맞게 되었다(Mold and Berridge, 2013). 그리고 1970년대 들어 생의학(biomedicine)은 두 가지 측면에서 공격을 받게 되었다(Mold and Berridge, 2013). 첫째는 석유파동 이후 세계 경제의 어려움과 함께 고가의 의료기술을 이용함에 따른 의료비의 증가 문제이고, 둘째는 고가 기술의 의료가 가정하고 있는 성과에 대한 비판이다. 이와 같은 문제에 대처하여 유럽지역에서는 1974년 캐나다의 『Lalonde 보고서』의 발간을 계기로 신공중보건으로 건강증진이 등장하게 되었다(이규식, 2018).

그런데 우리나라는 1980년대 공중보건사업이 해야 할 역할이 희미해지자 농어촌 주민들의 의료보장문제가 등장하였고, 이에 대한 대처로 공중보건의사와 보건진료원 제도가 개발되었다. 특히 면단위로 배치된 공중보건의사는 의과대학을 졸업하고 면허는 받았으나 임상경험이 없었기 때문에 주민을 직접 대면하여 진료하는 것을 기피[30]하는 등의 말썽도 많았으나, 당시 농촌에는 약국도 없었기 때문에 농촌주민들로서는 가정상비약도 구하기 어려웠다. 따라서 농촌주민들은 공중보건의사가 가까이 있어 의약품을 쉽게 구할 수 있어, 공중보건의사의 진료 여부보다 존재 자체가 환영의 대상이었다. 당시 보건소로써는 할 역할이 희미해지는데 면지역의 공중보건의사 제도를 주민이 환영함에 따라 농촌보건소 가운데 일부 보건소장이 진료실을 개설하고 의사[31]와 물리치료사를 고용하여 진료업무를 시작하여 주민들의 인기를 끌게 되었다. 특히 보건소에서는 방문 당 수가를 받고 의사의 진료와 함께 물리치료까지 제공함에 따라 농촌지역 노인들로부터 인기를 얻게 되었다.

농촌보건소가 진료실 설치로 주민의 인기를 끌자 일부 도시지역의 보건소도 진료실을 설치하고 의료서비스를 주민에게 제공하는 가운데 1991년 지방자치제가 실시되자 거의 모든 시・구・군 기초자치단체의 장들이 관할 보건소에 진료실을 설치하고 의료서비스를 제공함에 따라 보건소의 진료활동이 일상화되기에 이르렀다. 그리고 1991년 3월에는 「보건소법」을 개정하여 병원이 건립되기 어려운 지역에 대하여 「의료법」이 규정하는 병원의 요건을 갖춘 보건소를 '보건의료원'이라는 명칭의 '병원화 보건소'도 등장하게 되었다. 보

30) 공중보건의사의 입장에서는 임상경험도 없이 의사 면허를 받고 바로 농촌에 배치되었는데 의료장비라고는 청진기와 혈압측정기 정도라서 오진에 대한 두려움 때문에 주민 진료가 두려울 수밖에 없었다. 만약 오진으로 의료사고라도 난다면 자기의 앞날을 망칠 것이라는 두려움이 진료를 기피할 수밖에 없었다.

31) 보건소에는 공중보건의사를 배치하지 않기 때문에 일반의사를 고용하였다.

건의료원은 병원 기능과 함께 보건소 고유기능인 공중보건사업을 동시에 실시하도록 하여 전국에 15개 보건소를 지정하여 오늘에 이르고 있다.

보건소가 의료서비스를 제공함에 따라 1995년 12월「보건소법」을 전부 개정하여 1996년 7월부터 시행한「지역보건법」은 제3조부터 제6조에 이르는 조항에서 지역보건의료계획의 수립과 평가까지 규정하여 보건소가 의료계획을 토대로 상당히 구체적으로 의료서비스를 제공하도록 하였다. 특히「지역보건법」 제4조의 지역의료계획의 내용을 [Box 6-4]에서 보면 거의 의료에 관한 계획임을 알 수 있게 한다. 그리고 동법 제9조의 보건소 업무에 지역주민에 대한 진료가 등장하고, 의료인, 의료기사, 의무기록사, 안경사 등에 관한 관리를 업무로 규정하여 의료서비스를 제공하기 위한 구체적 내용을 포함시켰다.

[Box 6-4]「지역보건법」의 지역보건의료계획 내용

제4조(지역보건의료계획의 내용) ① 지역보건의료계획에는 다음 각 호의 사항이 포함되어야 한다.
1. 보건의료수요 측정
2. 보건의료에 관한 장단기 공급대책
3. 인력·조직·재정 등 보건의료자원의 조달 및 관리
4. 보건의료의 전달체계
5. 지역보건의료에 관련된 통계의 수집 및 정리

② 제1항에서 규정한 것 외에 지역보건의료계획의 내용, 수립방법·시기 등에 관하여 필요한 사항은 대통령령으로 정한다.

※ 필자 주: 보건의료라 표기하였으나 사실상 의료서비스를 뜻하고 있음

4) 공중보건사업의 문제점

(1) 진료중심 사업의 문제점

보건소가 지역주민을 위하여 진료사업을 실시할 수도 있다. 보건소가 진료사업을 하는 것이 바람직한 경우는 의료자원(특히 의사인력)이 빈약한 개발도상국들이 의사의 부족으로 '가장 기초적인 의료'를 제공하기 어려워 부득이하게 간호사나 조산사를 보건소에 배치하여 1차 의료[32]를 제공하는 수준에 한정할 때로 간주할 수 있다. 한국도 1976년부터

32) WHO(1981)는 PHC(primary health care) 전략 가운데 의료와 관련하여 의사가 아닌 인력(예, 보건진료원)이 기본적인 의약품 20개 이내에서 제한적인 의료 활동을 허용하였다. 그러나 앞에서 본 바와 같이 우리나라에서는 보건진료원을 배치하고는 기본적인 의약품을 30개 이내로 제한하였다.

1980년까지 의사가 배치되기 어려운 오·벽지 주민을 위하여 '가장 기초적인 의료'를 간호사인 보건진료원(CHP)을 양성하여 배치하였다. 이와 같이 의사가 부족하여 오·벽지 주민을 의료의 사각지대에 둘 수 없을 경우, 보건소나 보건진료소 등을 통하여 공중보건서비스와 의료서비스를 동시에 제공하는 것이 효율적이라 할 수 있다.

그러나 경제가 성장하고 의사인력이 많아지면 오·벽지 주민이라도 의사가 아닌 보건진료원이 제공하는 '가장 기초적인 의료'에 만족할 수 없고, 의사가 제공하는 의료를 원하게 된다. 그런데 의사가 제공하는 의료라도 비용부담 문제가 있기 때문에 의료보험제도가 도입되기 이전이면 보건소가 의사를 고용하여 의료서비스를 제공할 수밖에 없다. 그래서 우리나라에서는 1959년부터 공의(公醫) 제도가 도입되었고, 1979년부터 공중보건의사를 통하여 의료서비스를 제공하였다. 그러나 1988년 농촌지역에 의료보험이 실시됨에 따라 이제는 의사들이 면 소재지에 개업하기에 이르게 되었다. [표 6-29]에서 특별시 및 광역시지역 전체와 도 지역 전체간의 의료시설을 비교해보면 인구나 의료자원이 도 지역이 더 많다. 그리고 도 지역에는 보건지소가 의원과 같은 역할을 하고 있어 굳이 보건소까지 의료서비스를 제공할 필요성은 없어졌다[33].

이렇게 의료 환경이 1977년 의료보험이 도입되기 전에 비하여 크게 변화되었음에도 불구하고 보건소가 진료기능을 갖게 되면 공중보건사업은 위축되기 마련이다. 왜냐하면 주민들이 보건소에 가서 진료를 받으면 효과가 금방 나타나는데 반하여 건강증진을 위시한 공중보건사업은 효과가 바로 나타나지 않기 때문에 주민들은 의료서비스 제공을 원하고 공중보건서비스는 그렇게 환영하는 분위기가 아니라서 공중보건사업은 위축될 수밖에 없는 문제가 있다. 그리고 보건소가 진료측면에서 환영을 받는 것은 진료비를 개업의원과 같은 방식으로 받는 것이 아니라 방문 당 정액수가 등으로 하여 개업의원보다 비용부담이 적고 물리치료도 쉽게 받을 수 있게 됨에 따라 고령자들이 개업의원보다 보건소를 선호하기 때문이다. 보건소가 동일한 진료서비스를 제공하고 수가를 개업의원과 다른 방법으로 저렴하게 받는 것은 일종의 환자 유치작전으로 간주될 수 있어 건강보험제도의 취지와 빗나가는 문제마저도 있다.

보건소의 진료기능이 공중보건사업을 위축시킬 것이라는 우려가 현실화된 것이 2015년 6월에 메르스 사태가 일어났을 때이다[34]. 우리나라에서 그 동안 공중보건의 중요성을

---

33) 보건소는 공중보건을 목적으로 설립되었고, 보건지소는 공보의를 파견하여 면 지역 주민들에 대한 의료서비스 제공을 목적으로 설립되었기 때문에 그 기능이 전혀 다르다.

망각하고 지내다 보니 신종 감염병이 발생하였는데 훈련된 역학조사관 마저 확보하지 못하고 컨트롤 타워가 제대로 있는지도 모를 정도였다. 중앙 정부가 이러한 상황이니 평소 공중보건이나 예방보다 진료기능에 힘을 쏟은 일선 보건소가 제 역할을 못하는 것은 당연한 결과일 수밖에 없었다. 다행히 메르스는 전국적으로 확산되지 않았으며, 메르스를 경험한 '질병관리본부'가 역학이나 예방의학을 전공한 학자 등을 동원하여 바이러스 성 감염병에 대한 대응 매뉴얼을 만드는 등으로 하여 2020년에 발생한 COVID-19(코로나)가 발생하였을 때는 메르스 때보다는 보다 침착한 대응을 할 수 있었다. 그러나 COVID-19(코로나)가 발생하였을 때도 민간 제약회사가 진단키트를 개발하여 둔 덕에 쉽게 확진자를 가려낼 수 있었고, 초기에 대구에서 환자가 대규모로 발생하였을 때는 전국의 의사들이 몰려와 환자들을 진료하여 어느 정도의 성과를 거둔 것이다. 그러다 COVID-19가 다소 진정되자 공중보건당국이 긴장을 늦추는 바람에 2021년 11월말부터 다시 COVID-19가 기승을 부리는 것은 그만큼 한국의 공중보건사업이 허약한 문제가 있음을 드러내고 있다고 하겠다.

[표 6-29] 지역별 의료기관 수(2018 기준) (단위: 천명, 개소)

	인구	종합병원	병원	의원	보건의료원	보건지소
특별시 및 광역시	22,824	161	697	16,773	–	–
도	28,783	192	764	14,900	15	1,340

주: 보건소는 의료기관이 아니기 때문에 포함시키지 않았음
출처: 『보건복지통계연보』

(2) 건강증진에 대한 인식 결여

공중보건사업에서 또 다른 큰 문제는 건강증진에 대한 인식이 부족하다는 점이다. 이미 앞에서 지적한 바와 같이 우리나라 국민은 세계에서 의료이용을 가장 많이 하고 있다. 그럼에도 불구하고 정책 당국은 물론 국민들도 의료이용을 제내로 못하고 있는 것처럼 인식하여 의료이용을 높이려는 정책만 거론되어 왔다. 미국 보건부에 의하면 1980년 연구에서 조기사망의 47%는 생활습관으로 인하여 발생한 질병에 기인하였으며, 25%는 유전적 및 신체적 요인, 17%는 환경요인, 11%는 의료서비스 요인으로 분석(U.S. Department

34) 메르스 확진 환자의 국내 유입을 확인한 것이 5월 20일이며 그 이후 메르스 환자가 확산되어 전국적으로 소동을 겪은 것이 주로 6월이었기 때문에 여기서는 메르스 사태를 6월로 기록하였다.

of Health Services, 1995) 하였다. 그 후 McGinnis et al.(2002)은 조기사망의 40%는 건강관련 행동요인에 의하여, 30%는 유전적 요인, 15%는 사회적 환경요인, 5%는 물리적 환경요인, 10%는 의료서비스의 미흡으로 분석하였다. 한편 Boufford(2003)는 조기사망의 50%는 생활습관 요인이며 20%는 유전적 요인, 20%는 환경요인, 10%는 의료체계 요인으로 생활습관이 가장 중요함을 밝혔다. 이러한 연구들이 밝힌 사실은 의료가 건강관리에 큰 기여를 하지 못하였다는 것과, 만성질병의 관리에서 의료의 역할이 매우 제한적이라는 점이다. 따라서 의료이용을 촉진시키는 정책이 아니라 건강증진정책을 사용하여 건강수준의 향상과 불형평을 줄이는 정책이 중요하다.

그럼에도 불구하고 우리나라에서는 언론을 비롯하여 시민단체 등이 걸핏하면 의료이용을 제대로 못하여, 또는 돈이 없어 치료를 제대로 받지 못한다고 주장을 펴고 있다. [표 6-30]에서 소득 계층별로 건강관련 행태지표를 보면 흡연율, 운동실천율, 건강검진 수검률, 예방접종률 등 건강관련 행태는 소득이 낮을수록 나쁜 편이다. 반면에 입원율이나 외래이용률 등 의료이용지표는 소득이 낮을수록 높다. 그리고 미치료율도 소득이 낮을수록 높다. 이 표가 의미하는 점은 소득이 낮은 사람일수록 건강을 의료에 의존하여 의료이용률이 높음에도 불구하고 여전히 원하는 만큼 의료이용을 하지 못한다고 느낀다는 점이다. 미치료율을 미충족 의료로 왜곡하는 문제도 심각하다. 여기에서 미치료율은 미충족 의료가 아니라 미충족 수요를 의미한다[35]. 이것은 의료이용에 대하여 본인부담이 있는 한(즉, 환자가 가격의 일부라도 부담하는 한) 수요의 100%를 충족할 수 없기 때문에 미충족 수요가 당연히 발생하게 된다. 따라서 미치료율을 없애려면 본인부담을 없애야 하는데 이렇게 되면 도덕적 해이가 심각해지는 문제가 생긴다. 우리나라 국민이 의료이용을 세계에서 가장 많이 하고 의료이용의 형평성이 거의 완벽한 장점을 갖고 있기 때문에 미치료 의료에 관심을 갖기 보다는 저소득층의 생활습관 개선 등에 정책적 관심을 보여야 할 텐데 그렇게 하지 못하는데 문제가 있다.

[표 6-30]의 통계 지표들이 의미하는 바는, 정부가 주도한 건강증진정책이 제대로의 기능을 발휘하지 못하고 있음을 보여주는 것이다. 특히 1980년 이래 보건기관의 진료기능은 주민들로 하여금 건강을 더욱 의료에 의존하도록 만들었다. 보건기관이 주민들에 대하여 건강증진과 같은 본질적인 소임을 다하고 여력이 남아 의료를 제공한다면 문제가 되지 않는다. 그런데 보건기관이 공중보건이나 건강증진과 같은 본업은 제쳐두고 의료서

35) 미충족 의료와 미충족 수요에 대해서는 이규식(2021)에서 상세히 설명하고 있다.

비스 제공에 주력함에 따라 주민들로 하여금 건강관리를 의료에 의존하도록 의식화시키는 것이 아닌가 여겨진다. 건강증진정책을 통해 주민들에게 의료서비스 이용보다는 운동(physical activity), 영양(nutrition assistance), 금연(smoking cessation) 그리고 건강행태 변화(health behavior) 등 건강증진을 위한 노력에 집중하도록 보건교육(health education)을 시켜 건강생활을 실천하도록 만들었다면 [표 6-30]과 같은 결과가 나오지는 않았을 것이다.

[표 6-30] 소득계층별 주요 국민건강통계(2018) (단위 : %)

	상	중상	중	중하	하
현재 흡연율[1)]	18.6	22.3	24.2	23.6	27.7
유산소 신체활동 실천율[2)]	49.6	46.7	43.7	43.6	41.5
스트레스 인지율	24.0	26.2	24.1	29.5	32.6
건강검진 수검률	75.4	73.9	71.1	63.9	59.0
인플루엔자 예방접종률	38.8	37.5	35.7	36.9	36.8
연간 입원율	9.2	9.3	9.9	10.9	10.1
2주간 외래이용률	27.9	29.2	27.4	24.6	30.4
연간 미충족의료율[3)]	5.9	7.4	7.9	9.8	12.6

주 : 1) 평생 담배 5갑(100개비) 이상 피웠고 현재 담배를 피우는 사람의 비율
2) 일주일에 중강도 신체활동을 2시간 30분 이상 또는 고강도 신체활동을 1시간 15분 이상 실천하는 사람의 비율
3) 최근 1년 동안 본인이 병의원(치과 제외) 진료(검사 또는 치료)가 필요하다고 생각하였으나 받지 못한 사람의 비율

출처 : 보건복지부・질병관리본부(2019), 『2018 국민건강통계』

(3) 보건의료에 대한 불명확한 정의와 정책의 오도

공중보건사업과 관련하여 제기되는 중요한 문제는 보건의료라는 정체성이 모호한 용어를 사용함에 따라 공중보건사업이 약화되는 요인의 하나가 되었지 않느냐 하고 추론할 수 있다. 보건의료라는 용어의 정체성을 살펴보기 위해서 의료와 보건의료라는 용어가 사용되는 관련 법률을 [Box 6-5]에서 검토해 보기로 한다.

먼저 「의료법」은 의료에 관련되는 기본법이다. 이 법률에서 의료를 어떻게 설명하는지 살펴보기로 한다. 동법 제2조는 의료인으로 의사, 치과의사, 한의사, 조산사 및 간호사로 정의하고 있다. 동법 제3조는 의료인이 공중 또는 특정 다수인을 위하여 의료・조산의

[Box 6-5] 의료 및 보건의료와 관련된 법률(한국)

의료법

제2조(의료인) ① 이 법에서 "의료인"이란 보건복지부장관의 면허를 받은 의사·치과의사·한의사·조산사 및 간호사를 말한다.

제3조(의료기관) ① 이 법에서 "의료기관"이란 의료인이 공중(公衆) 또는 특정 다수인을 위하여 의료·조산의 업(이하 "의료업"이라 한다)을 하는 곳을 말한다.

② 의료기관은 다음 각 호와 같이 구분한다.

1. 의원급 의료기관: 가. 의원, 나. 치과의원, 다. 한의원
2. 조산원
3. 병원급 의료기관: 가. 병원, 나. 치과병원, 다. 한방병원, 라. 요양병원, 마. 종합병원

보건의료기본법

제3조(정의)

1. "보건의료"란 국민의 건강을 보호·증진하기 위하여 국가·지방자치단체·보건의료기관 또는 보건의료인 등이 행하는 모든 활동을 말한다.
2. "보건의료서비스"란 국민의 건강을 보호·증진하기 위하여 보건의료인이 행하는 모든 활동을 말한다.
3. "보건의료인"이란 보건의료 관계 법령에서 정하는 바에 따라 자격·면허 등을 취득하거나 보건의료서비스에 종사하는 것이 허용된 자를 말한다.
4. "보건의료기관"이란 보건의료인이 공중(公衆) 또는 특정 다수인을 위하여 보건의료서비스를 행하는 보건기관, 의료기관, 약국, 그 밖에 대통령령으로 정하는 기관을 말한다.

지역보건법

제2조(정의) 이 법에서 사용하는 용어의 뜻은 다음과 같다.

1. "지역보건의료기관"이란 지역주민의 건강을 증진하고 질병을 예방·관리하기 위하여 이 법에 따라 설치·운영하는 보건소, 보건의료원, 보건지소 및 건강생활지원센터를 말한다.
2. "지역보건의료서비스"란 지역주민의 건강을 증진하고 질병을 예방·관리하기 위하여 지역보건의료기관이 직접 제공하거나 보건의료 관련기관·단체를 통하여 제공하는 서비스로서 보건의료인이 행하는 모든 활동을 말한다.

업(의료업)을 하는 곳으로 의원(치과 및 한방 포함), 조산원, 병원(치과 및 한방포함), 요양병원, 종합병원으로 구분하여 규정하고 있다.

다음은 보건의료라는 용어가 사용되는 「보건의료기본법」과 「지역보건법」을 살펴보기로 한다. 「보건의료기본법」은 제3조(정의)에서 보건의료인, 보건의료서비스, 보건의료기관이라는 용어를 정의하고 있는데, 중요한 고리는 보건의료인이다. 「의료법」에서 '의료인'은 구체적으로 정의하는데 반하여, 「지역보건법」이나 「보건의료기본법」에서 '보건의료인'은

보건의료서비스에 종사하는 것이 허용된 자로 정의하고, '보건의료서비스'는 보건의료인이 행하는 모든 활동으로 정의하고 있다. 이 법률은 '보건의료인'과 '보건의료서비스'라는 용어를 순환적으로 사용하여 보건의료의 정의가 무엇인지 알 수 없도록 하고 있다. 그리고 법제3조4에서 "보건의료기관"이란 보건의료인이 공중(公衆) 또는 특정 다수인을 위하여 보건의료서비스를 행하는 보건기관, 의료기관, 약국, 그 밖에 대통령령으로 정하는 기관을 말한다.

「지역보건법」은 제2조(정의)제1호에서 "지역보건의료기관"이란 지역주민의 건강을 증진하고 질병을 예방·관리하기 위하여 이 법에 따라 설치·운영하는 보건소, 보건의료원, 보건지소 및 건강생활지원센터를 말한다. 로 하고 있다. 그리고 제11조(보건소의 기능 및 업무)제5호에서 "지역보건의료서비스의 제공"을 제시하고 있다.

따라서 두 법률을 종합해보면 보건의료에 공중보건을 포함하는 것 같은데 왜 공중보건이라는 명확한 용어를 두고 보건의료라는 용어를 사용하고 있는지 알 수 없다. 다만 필자의 추측으로는 보건소는 공중보건이 주된 업무이지만 의료서비스를 제공하고 있고, 보건지소는 주 기능이 의료서비스 제공에 있으니, 의료와 공중보건을 포괄하기 위한 목적으로 보건의료라는 용어를 채택하였다고 생각이 된다. 만약 필자의 추측이 옳다면 보건의료란 용어는 매우 부적절하다고 판단된다. 왜냐하면 공중보건은 대중을 대상으로 하는 활동이고 의료는 개인을 대상으로 하는 활동인데 이를 한 묶음으로 하는 보건의료라는 용어가 올바른 의미나 정체성을 갖는지 알 수 없게 만든다. 이러한 문제를 의식하여 법률을 제정하였는지 「보건의료기본법」 제3조제4호에서 "보건의료인이 공중(公衆) 또는 특정 다수인을 위하여 보건의료서비스를 행하는..."으로 규정을 하고는 있다.

이와 같은 용어가 등장할 수 있었던 것은 영어로 표현된 medical care 또는 health care를 한국어로 번역하는 과정에서 생긴 혼란이 「보건의료기본법」이나 「지역보건법」, 그리고 2000년에 제정한 「공공보건의료에 관한 법률」에서 그대로 이어진 결과가 아닌가 여겨진다. 영어로 의료서비스를 medical care 또는 health care로 표현하고 있어 medical care든 health care든 의료서비스로 해석하였더라면 혼란이 없었을 것인데, health care를 의료와 다르다고 생각을 하여 이를 별도로 번역하려다 보건이라는 표현이 등장하였고, 의료서비스와 보건서비스라는 두 개의 용어로 번역을 하려니, 이것도 이상하여 두 용어를 합하여 보건의료라는 용어를 사용하여 지금의 혼란이 야기되었다고 추론된다[36].

36) 필자도 지금까지 관행적으로 의료라는 용어 대신에 보건의료라는 용어를 사용하여 왔다.

학자들이 논문이나 글을 쓸 때 두 용어를 합하여 '보건의료'로 부르는 것은 주로 의료서비스를 나타내는 것이라 크게 이상할 것이 없었다. 그런데 앞의 [Box 6-1]에서 본 「보건소법」에서는 보건의료라는 용어가 등장하지 않는다. 1995년 「보건소법」을 전면 개정하여 「지역보건법」을 만들면서 제9조제12호에서 "가정・사회복지시설 등을 방문하여 행하는 보건의료사업" 이라고 표현하면서 처음으로 '보건의료'가 법률 용어로 등장하였다. 그러나 이때까지도 보건의료의 사용을 가정・사회복지시설 등의 방문에 제한적으로 사용하여 혼란은 없었다. 그러나 2015년 법 개정에서 제11조제5호에 지역보건의료서비스 제공이 규정되고 구체적 내용으로 "가 ~ 아"목이 제시되면서 공중보건사업과 의료사업이 명시되어 보건의료라는 용어에 혼동이 일어나게 되었다. 즉, 보건의료라는 용어가 어떤 경우는 의료를, 어떤 경우는 공중보건을 의미함에 따라 공중보건과 의료가 혼합적인 역할을 하는 것과 같은 혼동이 생기면서 공중보건이라는 용어 사용이 줄어들게 되었다. 공중보건이라는 용어 사용이 줄어들면서 공중보건의 기능이나 역할이 약화되는 문제점을 야기하고 있다. 즉 「지역보건법」의 지역보건의료계획을 보면 주 내용이 의료계획에 관한 것으로 여기서 보건의료는 의료를 의미하는 듯하다. 따라서 정책담당자나 의료분야 전문가를 비롯하여 많은 사람들이 보건의료라는 용어에서 보건은 공중보건으로 의료는 의료서비스로 착각하여 사용하는 것을 흔히 볼 수 있다. 즉, 보건의료라는 용어는 공중보건과 의료가 혼합되는 표현으로 사용되고, 그 결과 공중보건의 약화라는 문제가 일어나고 있다.

참고로 [Box 6-6]에서 일본의 「의료법」과 「지역보건법」 그리고 「지역의료구상」에 관한 자료를 보면 의료와 보건을 잘 구분하고 있다. 의료는 의원, 병원, 조산소의 개설과 관리에 관한 사항으로 우리나라 「의료법」에 등장하는 용어와 동일하게 사용되고 있다. 그리고 2015년부터 실시하고 있는 「지역의료구상」도 병상의 기능분화/연계를 추진하여 2025년까지 지역 간 의료자원의 균점배치를 위하여 의료수요와 병상의 필요량을 추계하고 있다. 그리하여 「의료법」이나 「지역의료구상」은 어디까지나 의료에 한정하고 있다. 반면에 「지역보건법」은 공중위생(공중보건), 보건, 생활환경 등을 강조하고 있어 공중보건에 초점을 두고 있는 듯하다.

우리나라에서 1991년 지방자치제도가 도입되어 보건소가 본격적으로 의료서비스를 제공하는데 더하여 1995년 12월 「지역보건법」이 제정되고, 2000년 1월에는 「보건의료기본법」과 「공공보건의료에 관한 법률」이 제정되면서 보건의료라는 생경한 용어가 법률용어로 등장함에 따라 공중보건사업은 더욱 주민들과 거리가 멀어진 문제가 있다. 일본의 「지역보건법」에 보건의료라는 용어가 나오지만 특별한 정의가 없고, 단순히 health care의 번역으로 의료라는 의미가 강하다. 보건의료라는 용어는 후생노동성 자료에 가끔 등장하고 있다. 그리고 학계에서는 보건・의료 혹은 보건・의료・복지 등으로 구분하여 사용하고 있지만 우리나라와 같이 흔하게 사용하는 용어는 아니다. 그리고 일본 학계에서는 보건・의료라고 표현을 많이 하면서 보건과 의료를 구분하고 있다. 보건은 대중을 대상으로 할 때는 공중보건으로, 개인을 대상으로 할 때는 건강으로 사용하고 있다. 예컨대 우리나라에서 '보건교육'으로 사용하는 용어가 일본에서는 '건강교육'으로 사용되고 있다. 그리고 의료는 의료서비스로 사용하고 있다. 우리나라에서는 이러한 구분도 없이 보건의료란 용어를 매우 빈번하게 사용하여 공중보건은 어디에 포함되는지 애매모호하게 만든 문제가 있다.

[Box 6-6] 의료 및 보건과 관련된 법률(일본)

「의료법」
제1조 이 법률은 의료를 받는 자에 의한 의료에 관한 적절한 선택을 지원하기 위해 필요한 사항, 의료의 안전을 확보하기 위해 필요한 사항, 병원, 진료소(의원)와 조산소의 개설 및 관리에 관하여 필요한 사항과 이들 시설의 정비, 의료제공시설 상호간의 기능 분담 및 업무 연계를 추진하기 위해 필요한 사항을 정함으로써 의료를 받는 자의 이익 보호와 양질의 적절한 의료를 효율적으로 제공하는 체제를 확보하고 국민의 건강 유지에 기여하는 것을 목적으로 한다.

「지역보건법」
제2조 지역주민의 건강 유지 및 증진을 목적으로 국가 및 지방공공단체가 강구하는 시책은 일본의 급속한 고령화의 진전, '보건의료'를 둘러싼 환경 변화 등에 대응하여 지역의 공중위생을 향상하고 증진하는 동시에 지역주민의 다양화하고 고도화되는 보건, 위생, 생활환경 등에 관한 수요에 적확하게 대응할 수 있도록 지역의 특성 및 사회복지 등의 관련 시책과의 유기적인 연계를 배려하면서 종합적으로 추진되는 것을 기본이념으로 한다.

후생노동성 「지역의료구상」 홈페이지
지역의료구상은 2025년에 대비해 병상의 기능분화/연계를 추진하기 위해 의료기능별로 2025년의 의료수요와 병상의 필요량을 추계해 정한다.

6. 응급의료의 제공

1) 응급의료의 등장과 용어

(1) 응급의료의 등장

1989년 7월부터 전국민이 의료보장제도에 적용을 받았으나, 응급의료에 대한 보장방안을 마련할 여유가 없었다. 그러나 응급상황에 처한 위급환자를 외면하지 못하고 진료하다 사망에 이르면, 의료기관이 자칫 의료사고 소송에 휘말리는 문제가 발생함에 따라 1980년대 말까지도 응급환자가 대형병원에서 치료가 거부되는 사례가 가끔 발생하기도 하였다. 이에 정부는 1990년 '응급의료체계 구축위원회'를 구성하여 응급의료정보센터 및 응급의료거점병원 지정 등을 골자로 하는 '응급의료체계구축 기본방향'을 마련하였다. 이러한 기본방향에 따라 1991년 7월 전국 11개 대한적십자사 지사에 '129 응급환자 정보센터'를 개설하여 응급환자가 쉽게 의료기관을 찾을 수 있도록 정보를 제공함으로써 응급의료 제공을 위한 첫 걸음을 딛게 되었다. 그러나 법령 없이 정보제공만으로는 응급의료가 실효적으로 제공되기 어렵다는 판단 하에 1994년 1월 7일「응급의료에 관한 법률(이하 응급의료법)」을 제정하고 1995년 1월 1일부터 시행에 들어갔다.

(2) 응급의료 관련 용어의 정의

「응급의료법」 제정은「응급의료관리규정」,「의료법」,「소방관계법」 등으로 분산되었던 응급의료 관련 사업을 체계적으로 추진할 수 있는 계기가 되었다. 먼저 응급의료와 관련된 사업을 알아보기 위하여 관련 용어부터 검토해 보기로 한다.「응급의료법」 제2조제2호에서 "응급의료란 응급환자가 발생한 때부터 생명의 위험에서 회복되거나 심신상의 중대한 위해가 제거되기까지의 과정에서 응급환자를 위한 상담·구조(救助)·이송·응급처치 및 진료 등의 조치"로 정의하였다. 제3호에서 "응급처치란 응급의료행위의 하나로서 응급환자의 기도(氣道)를 확보하고 심장박동의 회복, 그 밖에 생명의 위험이나 증상의 현저한 악화를 방지하기 위하여 긴급히 필요로 하는 처치"로 정의하였다. 제5호에서 "응급의료기관이란「의료법」 제3조에 따른 의료기관 중에서 이 법에 따라 지정된 중앙응급의료센터, 권역응급의료센터, 전문응급의료센터, 지역응급의료센터 및 지역응급의료기관"으로 구체화하였다. 제6호 "구급차 등이란 응급환자의 이송 등 응급의료의 목적에 이용되는 자동차, 선박 및 항공기 등의 이송수단"으로 구체화하였다.

2) 외국의 응급의료사업 내용37)

모든 국가에서 빠뜨리지 않고 중요시 하는 의료공급분야가 응급의료 영역이다. 어떠한 의료체계에서든 응급의료에서 가장 중요한 것은 응급상태가 발생하였을 때 얼마나 즉각적으로 빠르게 서비스가 제공될 수 있느냐 이다.

영국의 NHS에서는 응급의료에 대한 정확한 정의가 없다. 단지 환자의 입장에서 응급의료시스템은 개인의 긴급한 건강상 필요도를 다룰 능력을 갖추고 현장에서 즉시 접근 가능한 서비스로 이해하고 있다. 즉, 환자는 일반의의 의뢰서 없이 그리고 예약 없이 방문 가능한 '상설 1차 센터(walk-in center)', 간단한 '부상 치료소(a minor injuries unit)', '긴급의료센터', 24시간 의료상담이 가능한 'NHS Direct(전화, 인터넷 등으로 접근 가능)', 지방의 약국, 지방 정신보건팀, 급성기 병원의 응급실(A&E department of hospital), 구급차(ambulance) 서비스 등을 선택하여 이용할 수 있다. 공급자 입장에서는 응급실과 구급차 서비스를 일반적인 응급의료로 이해하며 응급처치는 수술과 병원 체류(a stay in hospital)를 필요로 하는 것으로 이해하고 있다. 영국 NHS는 응급환자에 대한 즉각적인 서비스 제공을 위하여 여러 가지 노력을 기울이고 있다. 2000년 보건부는 NHS Plan을 통하여 응급의료 개선을 위한 목표를 설정하였고, 2001년에는 Reforming Emergency Care를 위한 계획을 수립하기도 하였다(Boyle, 2011).

스웨덴에서는 급성기 병원에서 응급의료를 제공하고 있다. 스웨덴은 환자가 병원에 도착하기 이전에 '응급구조사'와 같은 '준 의료인'에 의한 응급적인 진단이나 처치를 중시한다. 따라서 준 의료인에 대한 교육을 강조하여 2011년에는 병원 도착 이전의 치료(pre hospital care)에 대한 전문가 훈련을 적어도 한 병원 당 한 사람의 간호사에게 실시하였다. 스웨덴에서 지난 수년간 급성기 의료를 원하는 환자가 증가함에 따라 응급서비스를 받아야 할 환자의 대기가 길어지는 문제가 일어났다. 그렇다고 완전한 응급시설을 갖춘 급성기 병원을 증설할 계획은 없었기 때문에 결국 시민들에게 의료이용에 관한 교육을 강화시켜 예방과 1차 서비스 이용을 통하여 불필요한 급성기 병원 이용을 줄이도록 노력하고 있다. 그리고 스웨덴 병원에서는 병원 도착 전 응급환자의 의료 제공에 대한 개선과 함께 '이동서비스'를 발전시키는 모바일 팀을 운영하고 있다. 모바일 팀은 다양한 영역의

37) 이규식(2019)의 내용을 옮겨 적었다.

유능한 임상 팀으로 구성하여 발전된 급성기 가정방문의료(acute home care visit)를 제공하였는데, 이들은 노인이나 만성질병과 같이 더 큰 의료필요도를 갖는 사람을 찾아내는 일에 주력하고 있다(Anell, Glenngård and Merkur, 2012).

독일의 응급의료 영역에는 '일과 후 의료', '재난의료' 및 '응급의료'가 있는데 16개 주(Länder) 간의 규제, 조직, 재정에서 큰 차이가 있다. 외래의사가 일과시간과 무관하게 응급의료를 주로 담당하고 있다. 그리고 필요하면 환자가 계속 치료받을 수 있도록 다른 공급자에게 의뢰한다. 이들은 일과시간에 환자의 가정을 방문하여 진료하기도 하고 농촌지역에서는 일과 후에 환자의 가정을 방문한다. 일부 전문의들도 방문의료를 제공한다. 일과 후 의료의 제공은 16개 주별로 구성되어 있는 '건강보험의사협회'에서 조정한다. 여기에는 전화 상담, 환자의 진료실 방문, 의사의 가정방문의료가 포함된다. 일과 후 의료는 병원에 있는 외래의사에 의하여 이루어지는데 병원과 지역사회와의 관계나 서비스 제공의 효율성을 높이기 위하여 이루어진다. 농촌지역에서는 개업하고 있는 의사가 재난구조기관과의 협력 속에 응급의료의사로 참여하는데 응급의료에서 이들의 역할은 점차 축소되고 있다. 모든 주에서 응급전화를 받으면 8~17분 안에 응급의료를 필요로 하는 사람에게 응급의료의사가 도착하도록 법이나 규정으로 정하고 있다. 병원 밖의 '재난의료'는 병원의 외래 및 입원부서의 응급적인 의료와는 규제, 공급, 재정 메커니즘이 다를 뿐 아니라 행정자치부나 소방부서에서 제공하기 때문에 보건부가 관장하는 병원의 응급의료체인과 완전히 통합하기는 어렵다(Busse and Blümel, 2014).

일본에서는 응급상황이 발생하면 누구나 전화번호 119로 호출하여 시・정・촌이 제공하는 앰뷸런스 서비스를 받을 수 있다. 앰뷸런스 서비스는 「화재예방법」에 의한 '긴급수송'으로 정의된다. 이러한 정의에 따라 앰뷸런스 서비스는 의료서비스로 간주하지 않고 시・정・촌이 무상으로 가장 가까운 의료기관에 환자를 이송하는 업무로 규정하고 있다. 일본은 1991년 「응급의료기사법」(Emergency Medical Technician Act)을 제정하여 소방관들이 재난 업무 수행을 규정하기 이전까지 앰뷸런스 탑승자는 의료 활동을 할 수 없도록 규정하였다. 그래서 앰뷸런스 서비스는 단지 사고 희생자를 이송하는 업무만 수행할 수 있었다. 응급의료를 위한 재난 구조 업무는 매우 초보적인 것만 허용되었고, 2004년 7월에 삽관법과 같은 침습적인 치료가 허용되었다. 2007년 201개의 3차 병원에 3차 응급실이 설치되어 후송의뢰 되거나 병원 안에서 전과(轉科)된 환자들에 대하여 응급진료를 하고 있다(Tatara and Okamoto, 2009).

3) 우리나라의 응급의료정책[38)]

(1) 응급의료기본계획의 수립

우리나라의 「응급의료법」 제13조는 매 5년 단위로 '응급의료기본계획'을 수립하도록 규정하고 있다. 이 규정에 의하여 2006년 제1차 5개년계획을 수립하고 응급의료사업을 추진하였다. 2010~12년간에 '응급의료선진화 추진계획'을 수립하여 응급환자가 발생하면 전국 어디서나 30분 내에 응급의료서비스를 받을 수 있도록 '119 구급지원센터'를 신설하고, 낙도지역인 경우는 헬기나 경비정으로 환자 이송 중 응급처치가 가능하도록 장비 보강을 목표로 하였다.

(2) 응급의료 네트워크 마련

초기에는 응급환자 신고전화(129)와 '응급환자정보센터'를 설치하여 응급환자 신고 시 구급차 출동, 병원 안내 등의 업무를 수행토록 하고 민간병원을 중심으로 응급의료병원을 지정・운영하였다. 1998년 7월부터 응급환자 신고・접수는 '119'에서, 응급처치 상담 및 응급의료기관 안내는 '1339 응급의료정보센터'가 담당하는 체계로 역할을 구분하였으며, 2005년부터는 2개 기관 간 연계체계를 구축하였다.

2000년에 「응급의료법」을 전면 개정하여 응급의료체계를 '권역응급의료센터', '지역응급의료센터', '지역응급의료기관'의 3단계로 정비하였으며, 이외에 외상, 심혈관, 화상, 독극물 등의 환자를 위해서 '전문응급의료센터'를 운영할 수 있도록 하였다. 2001년에는 국립중앙의료원에 '중앙응급의료센터'를 설치하여 응급의료체계에 대한 지원을 시작하였고, '응급의료정보센터'의 전문성 강화를 위하여 '권역응급의료센터'에 위탁・운영토록 하였다.

2011년 3월 5일 「119 구조・구급에 관한 법률」 제정(9월 9일 시행)은 그 동안 「소방기본법」에 규정되어 있던 구급업무에서 벗어나 체계적이고 전문적인 국가 차원의 발전계획 수립과 재정투자를 할 수 있도록 하여 구조・구급업무의 질적 향상과 전문성을 강화할 수 있는 계기가 되었다. 2011년부터 일부 도서 산간지역에서 응급환자의 신속한 이송을 위해 '닥터헬기'로 부르는 응급의료 전용헬기를 운영하기 시작하였다.

2012년 6월 「119 구조・구급에 관한 법률」을 개정하여 '1339 응급의료정보센터'의 상

---

38) 이 부분은 보건복지부(2015)를 참고하여 작성하였다.

담서비스 등 기능 일부를 '소방방재청'으로 통합하고, 구급상황센터의 안내 · 상담 및 이송 등의 업무 평가를 담당하던 보건복지부는 국립중앙의료원에 해당 업무를 위탁하여 '중앙응급의료센터'가 응급의료 평가와 함께 소방 구급 · 상담평가업무를 담당하게 되었다.

(3) 응급의료 전문인력 양성

응급의료 현장에서 필요한 전문인력은 응급의학전문의, 응급전담간호사, 응급구조사(1급 및 2급) 등이다. 1990년 국내 처음으로 의과대학에 응급의학교실[39]이 개설되었고, 응급의학회가 창설되어 1991년 응급의학 수련규정이 마련되는 등 '응급의학전문의'를 양성하기 위한 인프라가 구축되기 시작하였다. 1996년에 전문의 수련규정을 개정하여 응급의학전문의 제도가 도입되었다. 응급의학 전문인력 중 '응급의료지도의사(EMS medical director)' 제도는 현장 · 이송 중의 응급의료가 '응급구조사'에게 위임된 제도 하에서 필수적으로 운영되는 제도이며, 병원 도착 전 응급의료에 대한 평가, 교육 및 의료지시를 담당하는 전문 의료인력으로 양성되고 있다.

'응급구조사'는 업무 내용과 범위에 따라 1급 응급구조사와 2급 응급구조사로 구분된다. 1급 응급구조사는 대학 또는 전문대학에서 응급구조학을 전공하였거나 보건복지부장관이 인정하는 외국의 응급구조사 자격을 인정받은 사람과 보건복지부장관이 지정하는 응급구조사 양성기관에서 대통령령으로 정하는 양성과정을 마친 2급 응급구조사로서 응급구조사의 업무에 3년 이상 종사한 후 소정의 시험에 합격한 사람에게 자격을 부여하고 있다.

'응급전문간호사'는 응급의학전문의나 응급구조사보다 다소 늦게 제도화되었다. 응급전문간호사는 석사학위 소지자로 해당 분야 실무경험 3년 이상 가진 간호사로서, 외상관리를 할 수 있는 전문적인 지식과 기술을 갖고 있으며 국가가 자격을 부여한 간호사를 말한다. 응급전문간호사는 2006년부터 배출되기 시작하였다.

(4) 응급의료기금 설치

응급의료기금은 1995년부터 조성되었는데 처음에는 「국민건강보험법」 위반에 따른 건강보험 요양기관의 과징금 50%, 응급의료관련기관 및 단체의 출연금, 정부의 출연금으

39) 1989년 대한응급의학회가 발족되고 1990년 6월 국내 최초로 연세대학교 원주의과대학에 응급의학교실이 개설되었다.

로 구성하였고, 2002년에는 「응급의료법」 일부를 개정하여 전전년도 교통범칙금 총 수입액의 20%에 해당하는 금액을 2003년부터 응급의료기금에 출연케 함으로써 기금 확보가 용이하게 되었다.

(5) 응급의료사업 내용[40)]

우리나라에서 이루어지고 있는 응급의료사업은 대략 다음과 같은 7종이 있다.

첫째, 환자 미수금 대지급사업을 실시하고 있다. 의료비 부담능력이 없는 응급환자가 적기에 응급의료를 제공받을 수 있도록 정부에서 마련한 기금을 활용하여 진료비를 지급해줌으로써 의료기관의 진료거부를 방지하도록 한다.

둘째, 응급처치 교육지원 및 자동제세동기 보급을 지원하는 사업이 있다. 2018년 기준 일반인 심폐소생술 실시율 19.1%, 심정지 환자 생존퇴원율 8.7%에 불과한 현 응급처치 수준을 선진국 수준으로 향상시키기 위하여 교육・홍보를 강화하고, 응급처치 장비의 배치, 영・유아・아동 자녀를 가진 부모 및 교사를 대상으로 가정 내 응급처치 이론, 실습 교육 등을 제공하여 아동안전사고 예방 및 응급처치 능력을 향상시키고자 한다.

셋째, 응급의료 전용헬기를 운영하고 있다. 응급의료 사각지대 해소 및 취약지역 응급환자 이송체계 구축을 위해 응급의료 전용헬기를 도입하였다. 특히 외상, 뇌질환, 심장질환 환자 발생 시 의사가 탑승하고 5분 이내 출동하여 치료의 전문성 및 이송의 신속성을 제고시킬 수 있도록 하고 있다.

넷째, 응급의료기관에 대한 지원이다. 응급의료기관의 법정 지정기준 충족 여부 및 응급의료서비스 질적 수준에 대한 평가를 실시하고, 그 결과에 따른 국고보조금 및 응급의료수가 차이 보전 등을 통해 응급의료 수준 향상을 도모하고 있다.

다섯째, 취약지역의 응급의료기관을 육성하고 있다. 응급의료 취약지역에 응급의료기관을 육성하여 응급의료 안전망을 구축하고 국민의 생명과 신체를 보호한다. 그리고 응급의료분야 취약 지역 내 응급실 운영기관에 국고보조금을 지원하고 있다.

여섯째, 중증외상 전문 진료체계를 구축하고 있다. 365일 24시간 중증외상환자에게 병원 도착 즉시 응급수술 등 최적의 치료를 제공할 수 있는 시설・장비・인력을 갖춘 외상전용 치료기관을 설치하여 전국 어디서나 1시간 이내에 중증외상환자의 진료가 가능하도록 중증외상센터를 균형 배치하여 지역사회 의료안전망을 향상시키도록 하고 있다.

---

40) 이 부분은 보건복지부 홈페이지(2020)를 참조하여 작성하였다.

일곱째, 응급의료정보망의 구축이다. 다가오는 고령화·정보화·첨단화 사회의 응급의료서비스 환경 변화에 대비하여 다양한 정보 요구의 효과적 처리를 위하여 선제적으로 응급의료정보망 구축을 하고자 한다.

7. 의약분업의 실시

1) 의약분업 정책의 목표와 유형

(1) 의약품 정책의 중요성

WHO(2001)는 *How to Develop and Implement a National Drug Policy*라는 보고서를 발간하여 인간의 기본권으로서의 의료를 보장하기 위한 필수적인 조치의 하나로 필수 의약품 사용을 강조하고 있다. 만약 양질의 의약품이 이용 가능하고, 적당한 가격으로 제공되어 적절하게 사용할 수 있다면 많은 의료문제에 대하여 간단하고 비용-효과적인 해결책을 제시할 수 있게 될 것이다. 많은 국가에서 의약품에 대한 지출이 총 의료비 지출에 상당한 비중을 차지하고 있다. 의약품이 경제적 및 의학적 측면에서 중요성이 있다는 것은 알고 있지만 많은 국가에서 의약품에 대한 접근성이나 질의 문제, 불합리한 사용이나 남용 등의 문제가 여전하다.

WHO는 이 보고서에서 의약품 정책의 필요성을 다음과 같이 네 가지로 제시하고 있다.

① 국가가 중장기적으로 국민의 건강권에 대한 가치, 목표 등을 국민에게 제시
② 의약품 부문에서 국가가 지향하는 목적과 달성해야 할 목표 설정
③ 의약품정책의 목표를 달성하기 위한 전략과 실천 방안 수립
④ 의약품정책 목표에 대한 국가 차원의 논의

WHO는 의약품 정책의 목표로 다음과 같이 세 가지를 제시하고 있다.

① **접근성(access)**: 국민이 의약품을 공평하게 이용할 수 있는 가용성(availability)과 적정 가격에 의한 구매가능성(affordability) 확보
② **질(quality)**: 의약품에 대한 질(quality), 안전성(safety), 효과성(efficacy) 확보
③ **합리적 사용(rational use)**: 의사, 약사는 물론 국민 모두 치료 효과가 보장되는 의약품을 비용-효과적(cost-effective)으로 사용

(2) 의약분업의 목표

의약분업의 전통적인 정책 목표는 다음과 같다.

첫째, 의약품을 합리적으로 사용하여 환자의 안전(patient safety)과 최적의 치료(optimal therapeutic outcomes)를 달성하는데 있다. 환자의 안전과 최적의 치료를 위해서 처방이 필요한 전문의약품에 대해서는 의사와 약사가 별도의 중요한 역할을 하는 의약분업이 중요하다고 WHO(2009)는 설명하고 있다. 환자에 대한 투약의 안전은 항생제 등과 같이 의사의 전문적 판단이 필요한 전문의약품의 경우는 반드시 의사의 처방을 통해 약사가 조제하는 의약분업을 통해서 가능하다. 우리나라는 2000년 7월 의약분업을 하기 전에는 항생제 등과 같은 전문의약품이 약국에서 의사의 처방 없이도 마음대로 조제되어(임의조제) 국민들에게 제공되는 문제점이 있었다. 특히 항생제 등과 같은 전문의약품이 전문적 판단에 의해 국민에게 제공되지 않을 경우에는 내성(drug tolerance)이 생겨 자칫 사람의 생명을 앗아가는 문제가 생길 수 있다.

둘째, 의약분업은 견제와 균형(check and balance)이라는 의미를 갖고 있는데 구체적으로 다음과 같이 설명하고 있다.

① 의사나 약사 모두 환자에게 투약할 약을 처방하고 조제하는 과정에서 경제적인 이익 때문에 과잉처방과 과잉조제가 되지 않도록 서로 견제할 수 있다.

② 약의 오남용이나 약화 사고 등과 같은 문제를 예방하는 방안이 된다.

③ 사회 전체적으로 볼 때 의약분업을 하지 않았을 때 생길 수 있는 약의 중복 사용, 즉 약의 낭비를 줄일 수 있다.

셋째, 의약분업은 '의약품의 합리적 사용'을 기할 수 있다. WHO(2002b)는 의약분업의 정책 과제로 의사와 약사가 경제적 이익에 따라 움직이지 않도록 처방과 조제 영역을 분리하는 것으로 설명하고 있다. 의사의 처방권과 약사의 조제권은 기본적으로 환자를 위해 필요하기 때문에 의약분업의 정책과제는 의사나 약사들이 경제적 이해로 갈등하는 구조를 없애는 것이다. 만약 처방권을 갖고 있는 의사가 조제권도 갖게 되면, 자신의 높은 이익을 위해 과잉처방을 할 가능성이 있다. 반대로 약사가 처방권을 갖게 되면, 역시 제약회사의 영업력에 따라 과잉조제를 할 가능성이 있다.

(3) 의약분업의 유형

① 강제 완전분업 모형

의사의 의약품 조제권을 인정하지 않으며 의사는 오직 진단 후 처방전만 발행하고, 약사는 조제를 전담하지만 약사의 임의조제가 허용되지 않는 제도로 독일, 프랑스, 이탈리아, 벨기에, 덴마크, 노르웨이, 핀란드 등에서 실시되는데, 이들 국가들은 프리드리히 2세 포고령에 따라 의(醫)와 약(藥)이 잘 분리되어 발전되었기 때문에 강제의약분업이 자연스럽게 정착되었다.

② 강제 부분분업 모형

의사의 조제권과 약사의 임의 조제는 원칙적으로 배제되지만 의료기관이나 환자의 상태에 따라 조제권을 인정하거나 약품 종류나 지역에 따라 조제권을 허용하는 제도로써 스위스, 폴란드, 체코, 미국, 영국 등에서 실시되고 있다. 영국의 경우 법적으로는 의사가 치료 목적으로 자기 환자에게 투약하는 조제행위 자체를 금지하고 있지 않으나, NHS는 그 지역에 약국이 없을 때를 제외하고는 의사의 조제 행위를 금지하고 있다. 미국의 경우는 각 주(州)마다 처방권 및 조제권에 대한 제도가 조금 차이가 있으나 대부분 주(州)에서 약사가 의사의 처방 없이 임의로 조제하는 것을 제도적으로 규제하는 반면, 의사의 자율적인 조제에 관한 규제는 명문화되어 있지 않은 특징이 있다.

③ 임의분업 모형

임의분업은 제도적으로 분업 체제를 갖추고 있으나, 의사가 필요에 따라서는 직접 투약할 수도 있는 제도로써, 대만, 일본, 태국이 이러한 유형에 속한다. 일본에서는 1874년 공포한 의제(医制)에 의약분업 제도를 명문화하였으나 당시 약사의 숫자가 적어 의사에게 조제를 허용하였다. 그 후 1951년 「의약분업법」을 제정하여 의사의 처방전 교부를 의무화했으나 의사 측의 계속적인 반발에 의해 관계법 일부를 개정하였고, 당시 유보사항으로서 임시 효과가 기대되는 경우 및 질병의 장단기 변화에 따라 약제 투약이 필요할 때 등 8개 조항에 대해 처방전 교부 의무를 제외할 수 있는 예외 규정을 둠으로써 지금까지 불완전분업 형태를 유지하고 있다.

2) 의약분업의 실시

(1) 의약분업제도의 발아기[41)]

① 1953년 「약사법」 제정

의약분업은 1953년 「약사법」 제정에서 출발한다. 동법 제18조(약사)에서 "① 약사가 아니면 의약품을 조제할 수 없다. ② 약사가 의약품을 조제할 때에는 약국에서 행하여야 한다. 단 보건부장관의 승인이 있을 때에는 예외로 한다."라고 규정함으로써 의약분업에 관한 기본적인 방침을 반영하였으나, 동법 부칙에서 "의사, 치과의사, 한의사, 수의사는 자기가 치료사용하는 의약품에 한하여 자신이 조제할 때에는 제18조의 규정에 불구하고 조제할 수 있다."라는 예외규정을 두어 의약분업은 선언적 조항이 되었다.

② 1963년 「약사법」에 의약분업 원칙 규정

1963년 「약사법」을 전면 개정하면서 제21조 제3항에 "약사는 의사, 치과의사 또는 수의사의 처방전에 의하여 의약품을 조제하여야 한다."라는 규정을 신설하면서 의약분업은 정책적 차원에서 논의되기 시작하였다. 「약사법」에 약사의 조제권과 의약분업이 명시되었으나 「의료법」에 있어야 할 의사의 처방 발행 의무가 없는 점이 지적되었고, 의원이나 약국의 숫자가 절대적으로 부족하여 의약분업을 시행할 준비가 되지 않은 상태였기 때문에 당시의 의료 관행이었던 의사의 조제와 약사의 임의 조제는 모두 불법이라는 문제가 제기되었다.

③ 1965년 「약사법」 부칙 개정

「약사법」 제21조가 실현 가능성이 없는 법 조항이라 하여 1965년에 이 조항을 개정하여 제3항을 삭제하는 동시에 "의사, 치과의사, 한의사 또는 수의사는 자신이 치료용으로 사용하는 의약품에 한하여 직접 조제할 경우에는 제21조(조제)의 규정에도 불구하고 이를 조제할 수 있다"는 내용의 부칙 제3조를 신설하여 약국에서 약사의 임의조제와 의원에서 의사의 조제행위를 모두 합법으로 인정하였다.

41) 이 부분은 이규식, 김정덕(2011)을 참고하여 재작성하였다.

④ 1966년 보건사회부 '의약분업추진연구위원회' 설치[42]

1965년「약사법」및「의료법」개정안을 심의하던 국회 보사위원회에서 의약품의 오・남용에 의한 국민건강상의 위해를 들어 의약분업을 제도화하려는 움직임도 있었으나 당시 우리의 여건으로 분업실시는 어렵다는 결론을 내렸다. 대신 1966년 1월 국회는 "보사부에 의약분업추진연구위원회를 설치, 의약분업 제도 실시에 필요한 제반 계획과 조사 연구를 진행하고 가급적 빠른 시기에 분업을 실시토록"하는 권고 결의를 채택하였다. 그러나 정부가 설치한 의약분업추진연구위원회(약사 5인, 의사 5인)는 단 한 차례의 회의도 없이 흐지부지되었다.

⑤ 1970년 1월 보사부 '의약분업추진위원회' 재발족

국회 보사위원회 국정감사에서 의약분업 실시를 촉구함에 따라 의약분업추진위원회가 재발족하여 의약분업 추진에 대한 시안을 마련하였다. 보사부는 1970년 1월 전문가 15명을 위원으로 하여 의약분업 추진 시안 마련에 착수함과 아울러 사회보장심의위원회에 의약분업의 조사, 분석 및 평가를 의뢰하였다. 보사부의 의약분업 추진 방향은 제제별(製劑別) 부분분업으로 정리하였다.

이 방안에 대해서 대한의학협회(이하 의사회)는 그 대안으로써 도시, 농촌간의 경제력의 격차나, 환자의 부담 증가로 오는 사회・경제적 여건을 감안, 의료보험 제도가 전면적으로 실시될 때까지 첫 단계로 의・약사가 인구 대비 적정 충족되고 있는 인구 50만 이상의 도시부터 분업을 실시하도록 주장하였다. 의약분업의 제한된 부분적 시행을 위해 현저하게 국민건강에 위해를 주는 의약품을 의약 단체의 학술적 의견을 토대로 그 순위를 구체적으로 분류한 후에 의약분업을 실시하고 조제권 및 광고 등에 관한 엄격한 규제의 제정, 산재보상보험, 의료보험제도 등이 법에 의거 전국민에게 전면 시행될 때 의약분업의 실시를 보사부에 건의하도록 주장하였다.

반면 대한약사회(이하 약사회)는 보사부의 제제별 부분분업안과 의사회의 지역별 부분분업 실시안에 대하여 반대함에 따라 의약분업 시행안을 마련하지 못하고 '의약분업추진위원회'는 해산되었다.

42) 이 부분은 유인왕(1985)을 참고하여 재작성하였다.

⑥ 1976년 의협의 일부 의약품의 자유판매금지 건의와 의약분업 논쟁

1976년 3월 13일 의사회는 항생제 및 스테로이드 제제의 자유판매금지를 보사부에 건의하면서 의약분업 논쟁이 재 점화(일종의 부분의약분업)되었다. 당시 보사부는 우리나라에 의약분업 제도가 없기 때문에 스테로이드 제제만 의사의 처방에 의해서 판매하도록 규정할 수 없다고 의사회에 통보하였고, 이 기회에 약사회는 부분의약분업을 반대하면서 완전의약분업을 주장하였다.

(2) 의약분업제도 도입의 시험기[43]

① 1977년 의료보험 도입과 '부분의약분업' 제안

1977년 7월 의료보험을 시행하면서 보험제도 내에서의 부분분업을 내용으로 하는 임의분업 모형의 실시를 정부가 발표하였다. 의료보험 시작 단계인 1977년부터 약국도 의료보험 요양기관이었기 때문에, 「의료보험법」상으로는 의료보험 적용('처방전에 따른 조제')을 받을 수 있었으나, 1977년 당시 「의료법」에서는 '처방에 따른 조제'에 대한 법적 근거가(의약분업은 약사법, 처방전 발행은 의료법) 없어 「의료보험법」상 요양기관이었지만 요양기관 지정을 받지는 못하였다.

당시는 '500인 이상 사업장의 근로자와 피부양자'들만 의료보험의 적용대상이었기 때문에 의약분업이 안 되어도 약국 경영에 미치는 영향이 없어서 약사들이 의약분업에 대한 참여에 큰 관심을 가지지 않았다(양명생, 1990). 1977년 8월 의사회와 약사회는 '의약분업에 관한 공동합의서'를 발표하고 '보험제도 안에서 분업을 공동 시도하기로 한다'는 합의서를 교환하였다.

의료보험 실시 이후 보험적용자들의 의료이용 형태의 변화에 따른 의・약계의 경영면의 변화에 대응키 위한 개업 약사의 의약분업 실현을 위한 요구는 그 어느 때보다 강력하였고, 이에 따른 의료인의 대응책 또한 컸으므로 의약분업을 반대하던 양 단체가 보험제도 내에서라도 의약분업에 합의한 것은 큰 진전이었다. 그러나 정부는 의료보험 실시 자체에만 급급하여 의약분업의 기회를 놓치게 되었다.

---

43) 이 부분은 이규식, 김정덕(2011)을 참고하여 재작성하였다.

② 1981년 지역의료보험 1차 시범사업 실시와 약국을 요양기관으로 지정

1981년 7월 1일 홍천군, 옥구군, 군위군 등 3개 지역에서 의료보험 1차 시범사업을 실시하면서 1981년 8월 27일 시범지역 내 약국을 의료보험 요양기관으로 처음 지정하여 약국이 의료보험에 참여할 수 있는 길이 열리게 되었다. 그러나 의사들의 처방전 발행을 의무화하지 않았기 때문에 약국은 사실 보험권내에서 어떠한 기능도 할 수 없었다. 이에 따라 약국 경영이 어려워질 것으로 예상한 약사회는 의약분업의 실시를 정식으로 제기하기 시작하였다.

③ 지역의료보험 2차 시범사업실시와 처방전 발행 유도

1차 시범사업 실시 때의 저조한 처방전 발행 문제의 대안으로 보사부는 의사의 처방전 발행 의무화에 대하여 검토하였으나 의사회의 강력한 반대로 1982년 6월 보사부는 처방전 발행을 임의 발행으로 결정하고, 대신 의사의 처방전 발행을 경제적 유인책으로 유도하기로 하였다. 의사들의 원외 처방전료를 조제료의 2배로 인상(양명생, 1990)하고, 처방전 발행을 '의사와 약사의 계약'에 따라 의무화하는 등의 시도를 하였으나 처방전 발행률이 저조하여 성과를 거두지 못하였다. 이 때 실시된 처방전 발행은 '의사와 약사의 계약'에 따른 처방전 발행의 의무화였던 것이었다.

(3) 목포지역 의약분업 시범사업

① 추진배경

1981년부터 지역의료보험 시범사업이 실시됨에 따라 향후 전국민이 의료보험 적용을 받게 되면, 그동안 약국을 사실상 '1차 의료기관'으로 이용하던 국민들이 문턱이 낮아진 병의원으로 가게 된다면 약국 경영이 어려워질 것을 우려한 약사들이 의료보험제도에의 참여를 위하여 의약분업을 강력히 요구하게 되었다.

정부는 이미 1981년 7월 1차 지역의료보험 시범사업에 약국을 요양취급기관으로 지정하여 의료보험에 참여할 수 있는 길을 열었으나, 처방전 발행을 의무화하지 않는 임의분업방식이어서 의약분업의 실효성이 없었다. 그리고 1982년 7월 제2차 지역의료보험 시범사업 지역에서도 처방전 발행을 의사의 재량에 맡기는 임의분업 방식이었다. 이에 약사회측에서는 처방전 발행을 의무화하는 강제분업을 주장하며 전국 약국 휴업

을 강행(목포: 1982. 6. 23. ~ 24., 전남 전역: 1982. 6. 25. ~ 26., 서울: 1982. 6. 26. 등)하여 여론을 주도하였다.

② 시범사업 실시

이에 정부는 강제의약분업 시범사업을 목포시 지역에서 실시하기로 정하고, 1984년 1월 보사부는 지역의료보험조합, 직장의료보험조합, 공교공단, 목포시 약사회 및 의사회와 개별 접촉을 통한 협의를 가진 끝에 [표 6-31]과 같은 계약분업안을 도출하여, 1984년 5월부터 의약분업을 실시하게 되었다[44]. 그 내용을 요약하면 다음과 같다.

㉠ 병・의원은 시범지역의 모든 환자(의료보호 환자 제외)에 대하여 원외처방전을 발행(병・의원 외래 약가 청구 불가)

㉡ 약국은 시범지역의 주민에게 진료수가기준 별표에 등재될 의약품과 수입의약품 중 치료제는 처방전 없이는 판매하지 못함

㉢ 보사부 약식국(藥食局)의 매약 및 치료제 분류작업이 끝날 때까지는 매약품목은 의・약당사자가 합의 결정

[표 6-31] 목포시 계약방식 의약분업 요약

구분	계약방식에 의한 목포시 시범사업('84. 4)
의약품분류 및 분업대상 의약품	• 의료보험약가기준액표에 등재된 의약품 중 주사제를 제외한 의약품 • 의료보험요양기준에 포함된 의약품을 의사의 처방전 발행에 의해 약사가 조제할 경우만 보험급여 인정
의사조제인정범위 (예외조항)	• 응급환자에 대한 조제 • 암시적 효과를 요하는 환자에 대한 조제 • 외래에서 단시간 내에 반복 투약이 필요한 환자에 대한 조제. 단, 예외조항에 의한 의사의 조제는 총 투약일수의 5% 이내로 제한
원외처방전 발급 대상 의료기관	• 약사가 없는 병・의원의 의료보험 외래환자
처방전 발행 방법	• '의료보험약가기준액표'에 등재된 상품명으로 발행
처방대체 권한	• 처방전을 발행한 의사의 동의 없이 처방전 내용을 변경・수정할 수 없음
실시시기 및 범위	• 목포지역에서 1984년 5월부터 12월까지 한시적 실시

출처: 정우진(1997)

44) 이 계약의약분업 모형의 계약 내용은 당시 주무과인 보험급여과에서 사무관으로 일했던 양명생씨가 보관하고 있던 '시범지역의약분업방안(1983. 12.)'이라는 보사부 문서를 참고하였다.

㉣ 약국에서 시범지역 밖의 주민에게 의약품을 판매하고자 할 때에는 주민등록증 등에 의하여 시범지역 외의 주민임을 확인하여야 함

㉤ 병·의원이 필요로 하는 응급환자용 의약품을 약국이 대여할 수 있으며, 병의원 보유의약품을 사용한 경우에도 사후처방전 발행 약국과 약가를 정산

③ 시범사업 결과

목포시에서 계약분업 시범사업을 하기 전인 1982.7.1.~ 84.4.30. 기간 동안에는 임의분업을 하였는데, 이때 처방건수가 가장 많았던 해의 1일 처방이 104건이던 것이 계약분업 기간 중(1984.5.1.~ 12.31.)에 1일 처방건수가 1,070건으로 거의 10배 정도 높아졌다. 그러나 당시 목포시내에 개업약국이 84개나 있어서 개업약국 당 1일 12.7건의 처방이 불과한데다 처방전이 시내 중심가의 2~3개 약국에 집중이 됨에 따라 대부분의 약국이 의약분업에 대한 흥미를 잃게 되었다.

계약 방식의 의약분업 기간 만료가 임박해 오자 정부는 이를 연장하기 위한 중재에 나섰으나 의사회가 항생제, 스테로이드제제, 향정신성의약품 등 3종의 의약품에 대한 약국의 자유판매 규제와 주사제의 임의조제를 주장하는 반면에 약사회는 주사제를 포함토록 주장하여 의사와 약사간의 의견 대립으로 계약기간의 연장에 실패하고 1985년 1월 1일 자로 다시 임의분업으로 환원되었고, 8월에는 목포시 약사회가 무제한 참가 유보를 선언함에 따라 정부는 10월에 시범사업의 종료를 선언하였다.

④ 시범사업 이후의 정책

목포시의 의약분업 시범사업이 비록 실패로 끝났지만 약사회는 의약분업에 대한 집념을 멈출 수가 없었다. 특히 1989년 전국민의료보험을 앞두고 정부는 1987년 1월 '전국민의료보험실행위원회'를 구성하면서 의약분과위원회를 두어 의약분업문제를 논의하였으나 뚜렷한 방안을 제시하지 못한 채 의약분업의 필요성에만 원칙적으로 합의하는데 그쳤다.

1989년 1월 도시지역의료보험 실시를 앞두고 보사부는 의료보험 통합을 염두에 둔 '국민의료정책심의위원회'를 구성하고 의약분과위원회를 두어 의약분업을 4대 정책과제의 하나로 채택하게 되었다. 여기에서 의사회와 약사회의 첨예한 줄다리기 끝에 3단계 접근을 주된 내용으로 하는 '단계별 의약분업 실행 방안'을 결정하였다.

3단계 의약분업안의 찬반의견이 분분하던 1988년 12월 29일 국민의료정책심의위원회는 제3차 회의를 갖고 의료전달체계 및 의약분업 시행방안을 확정하게 되지만, 약사회측은 보험제도내 분업과 조제료의 대폭 인상을 의사회측은 완전분업 즉각 실시를 촉구하는 등의 각각 다른 요구사항을 제시함으로써 3단계 의약분업안은 백지화되기에 이른다.

1989년 5월 31일 보사부, 의사회, 약사회 사이의 3자 최종 협상에서 의약분업 무기연기와 의약분업이 아닌 관행적인 약국 조제 행위를 보험에서 인정하는 '약국의료보험제도'라는 기형적인 제도를 1989년 10월 1일부터 시행하기로 결정하게 된다.

약국의료보험은 의사의 처방전이 없어도 약국에서 약사가 1회 2~4종의 의약품으로 최장 7일 이내 복용할 수 있게 의약품을 조제하고 이를 보험급여로 인정하는 방안이었다. 약국의료보험의 약제비는 약사의 기술료(조제료, 기본조제기술료, 약국관리료)를 방문당 수가로 하고, 의약품의 보험약가를 합하여 산정하도록 하였다. 1995년에는 복약지도료가 약사의 기술료에 추가되었다[45].

(4) 한약파동과 의약분업

① 한약파동의 배경

1950~1960년대 당시 우리나라의 「약사법」에는 일본처럼[46] 약사에게 임의조제권을 허용하고 있었고, 약도 한약이든 양약이든 약사가 다 취급할 수 있는 '의약일원화[47]' 규정이 있었다. 이처럼 한방과 관련된 의와 약은 현실과 법(제도)이 완전히 따로 돌아가고 있었다. 여기에 1951년 「국민의료법」이 제정되면서 한의제도가 인정됨에 따라 한의사와 약사가 갈등할 수밖에 없는 구조가 되었다. 법에서는 약사가 한약도 취급할 수 있게 되어 있었으나(법과 제도), 한방은 한약을 한의사가 직접 조제해야 하는 한방의학체계(현실)이다 보니 갈등은 필연적 구조였다.

1970년대 중반 의료보험이 실시되면서 국민들의 약국 이용률이 떨어지는데 반하여

---

45) 조제료의 네 가지 요소는 2000년 7월 의약분업을 실시할 때 그대로 약사에 대한 기술료로 활용되었고, 2001년에 의약품관리료가 추가되어 조제료는 다섯 가지 요소가 되어 현재까지 유지되고 있다.

46) 일본은 한의사제도가 없기 때문에 약사가 한약도 취급하였다.

47) 중국처럼 서양의학에 동양의학이 포함되는 것을 의료일원화라고 하듯이, 의와 약을 하나로 하는 것을 의약일원화라고 불렀다.

약국 수는 증가함에 따라 약국에서 한약(특히 보약)을 취급하게 되었다. 약국에서 한약을 취급하는 사례가 늘어나자 한의사들과 한약업사들이 1974년 7월 약사들의 한약조제로 인하여 업권 침해가 발생하고 있다면서 그것이 「약사법」에 저촉되지 않는가에 대하여 정부에 질의를 하게 되었다. 이에 대해 정부는 약사의 한약임의조제는 위법이지만, 약사의 한약조제권을 더 이상 확대하지 않는다는 선에서 절충함으로 문제를 봉합하였다.

보사부도 약국의 한약취급에 대한 단속을 거의 하지 않고 있다가 1980년 3월 22일에 약사법 시행규칙 제11조제1항제7호에 "약국 내에 재래식 한약장 이외의 약장을 두어 이를 청결히 관리하여야 한다"라는 조항을 신설하였다. 그러나 이 조항은 약사측과 한의사측의 반발을 우려하여, 약사의 한약조제권에 관해 애매모호하게 규정한 것으로 논란의 소지를 안고 있었다.

그러다 1993년 정권교체기를 목전에 둔 1월 30일 보사부는 「약사법 시행규칙」 중 재래식 한약장 관련 조항(제11조제1항제7호)의 삭제를 포함하는 개정안을 마련하였다. 보사부는 헌법재판소 결정에 따라(1991년 9월) 약사가 한약을 판매하는 것이 합헌이라 간주하여, 약사법 시행규칙 제11조제1항제7호(한약장 관련 조항)는 불필요한 법적 시비를 일으킬 수 있는 사문화된 조항이라 생각하여 법령 정비차원에서 삭제했음을 밝혔다.

김영삼 정권이 집권한 직후인 3월 5일 보사부가 「약사법 시행규칙」 개정안을 발표하자 한의사측은 강하게 반발하여 한약파동이 일어나게 되었다. 한의사측은 내심 약국이 재래식 한약장을 갖고 한약(특히 보약)을 조제하는 것을 못마땅하게 생각하여 반대할 명분을 찾고 있던 중이었는데 「약사법 시행규칙」 개정은 한의사들이 문제를 쟁점화 시킬 좋은 기회가 되었다.

② 한약파동

1993년 3월 8일 전국의 한의대생 1천 5백여 명이 경희대에서 농성과 시위에 돌입함으로써 한약분쟁이 점화되었다. 보사부는 한의사의 거센 반발과 한의대생의 집단유급 문제가 사회문제화 되자 당정협의회를 통해 보사부내 한방전담과 신설, 한의사의 군의관 및 공중보건의 임용 등의 '한방의료발전방안'을 5월 21일 제시하고 한의료계를 달래는 정책을 채택하였다.

한편 약사회 측도 한의계의 반발에 대응하여 6월 25일부터 3일간 약국 휴업에 들어갔고 약국의 전국 동맹휴업은 국민에게 큰 불편을 주었다. 약사회는 이틀 만에 휴업을 철회하고 "한약분쟁, 의료일원화가 해답입니다"라는 대국민 홍보 광고(7월 1일)를 통해 의료일원화와 완전의약분업을 주장하는 등 보건의료체제의 개선을 요구하는 방향으로 사태를 전환시켰다. 이 분야의 전문가들도 6월 27일자 일간지를 통해 의약분업 실시, 양한방 협조체제의 조기추진, 한방발전 우선추진, 한약유통제도 개선 등 의료체계를 개선하는 방향으로 해결의 실마리를 제시하였다.

이에 정부는 1993년 7월 '약사법개정추진위원회(이하 약개추)'를 발족해 한약조제권 분쟁을 해결하기 위한 본격적인 「약사법」 개정작업을 착수하였다. 한약조제권을 둘러싼 「약사법」의 개정 논의는 약사, 한의사간의 업권 분쟁에서 수의사의 동물약품 취급요구와 수퍼마켓연합회의가 의사의 처방 없이 팔 수 있는 일반의약품(over the counter, OTC)을 수퍼마켓에서도 판매할 수 있도록 하라는 요구 등 다원적인 양상으로 확대되었다. 정부는 약개추의 활동에 맞추어 공청회를 개최하는 등의 노력을 하여 의약분업 실시, 한약조제권 조정, 동물약품 판매개선, 의약품 유통체계 확립 등을 내용으로 한 「약사법」 개정시안을 9월 3일에 발표하고 11월에 약개추 활동의 마감과 함께 12월 「약사법」을 개정하여 의약분업 실시 기본 골격안을 마련하고 1997년 7월에서 1999년 7월 사이에 대통령령으로 정하는 날부터 의약분업을 실시하도록 명문화하여 한약파동의 불을 끄게 되었다.

(5) 의약분업의 실행[48)]

① 의약분업 실행 과정

1993년에 개정된 「약사법」에 따라 1998년 7월 의약분업 실행을 위한 '의약분업추진협의회'를 구성하고 1998년 8월 의약분업 시행방안을 제시하였으나 이 안에 대하여 의·약단체 회원들이 반발하여 12월에 의사회, 약사회, 병원협회 등에서 의약분업 실시연기를 국회에 청원함에 따라 시행시기를 1년간 연기하여 2000년 7월부터 실시할 것을 결정하였다.

1999년 5월에 경실련, 참여연대 등 시민단체와 의사회 및 약사회 대표가 모여 의약

48) 이 부분은 이규식, 김정덕(2011)을 요약·정리하였다.

분업 시행방안을 합의하여 정부에 건의하게 되었다. 정부는 시민단체와의 합의안을 토대로 국민 불편을 최소화할 수 있는 구체적인 시행방안을 마련하기 위하여 의약단체대표, 소비자·시민단체대표, 언론계, 학계 대표 등 26명으로 '의약분업실행위원회'를 구성하여 1999년 9월 17일 의약분업시행 방안 최종안을 확정 발표하여 시행을 위한 준비를 마쳤다.

한편 보사부는 '의약분업추진협의회'와는 별도로 의약분업을 하는데 필수적 업무인 의약품의 분류를 위하여 1998년 6월부터 12월까지 '의약품분류위원회'를 설치하여 의약품을 의사의 처방을 필요로 하는 전문의약품과 약국에서 자유로 팔 수 있는 일반의약품으로 구분하였다. 유럽의 의료보장 국가들은 일반의약품을 약국에서만 팔 수 있는 의약품(drug only)과 수퍼마켓에서도 팔 수 있는 자유의약품으로 세 종류로 분류하는데, 우리나라에서는 두 종류로만 분류하였다. 수퍼마켓에서 팔 수 있는 의약품의 분류는 2011년초 부터 시민단체가 나서는 등의 노력 끝에 이루어져 현재는 우리나라도 의약품을 세 종류로 분류하고 있다.

② 1999년 11월 15일 의약품 가격제도 변경

의료기관이 환자에게 의약품을 투약하고 그 비용을 상환받기 위하여 의료보험제도를 도입할 때부터 사용한 상환고시가제도는 의료기관이 의약품에서 큰 마진을 남길 수 있는 문제가 있었다. 의료기관은 의약품 마진을 계속 누리기 위하여 의약분업에 반대할 것으로 예상하여 유통마진이 없어지는 실제 거래가격으로 상환을 한다면 의료기관들이 의약분업을 반대할 이유가 없어질 것으로 기대하여 의약분업 이전인 1999년 11월 15일부로 실거래가 상환제도를 채택하였다.

③ 1999년 12월 「약사법」 개정

의약분업을 위한 마지막 조치로 「약사법」을 다음 내용을 포함하도록 개정하였다. 첫째, 전문의약품은 의사의 처방전에 의해서만 조제(대체조제 가능)하며, 둘째, 약국에서 임의판매가 허용되는 것은 일반의약품으로 한정하고, 셋째, 병원에서 약 조제(입원환자, 응급환자, 정신질환자 등 예외)는 할 수 없도록 하였다. 이 마지막 조항을 놓고 의료계는 병원과 개업의원간의 첨예한 이해대립이 일어나기도 하였다.

④ 2000년 7월 1일 의약분업 실시

2000년 7월 1일부터 의약분업을 실시하되 7월 31일까지 의약분업 계도기간으로 설정하여 문제점을 보완하도록 하였다.

⑤ 2000년 8월 5일 「약사법」 개정안 공포

의약분업 계도기간 중에 몇 가지 문제점이 나타나 「약사법」을 개정하였는데, 내용은 첫째, 약사의 임의조제 및 낱알 판매를 금지하고, 둘째, 의사의 사전 동의 없이는 대체조제를 할 수 없도록 하였다.

⑥ 2000년 11월 13일 의·약·정 합의안 발표

계도기간 중에 나타난 문제점을 보완하기 위하여 의사회, 약사회 및 정부는 다음 사항에 대하여 합의하게 되었다.

㉠ 의사의 사전 동의를 받은 대체조제의 경우 환자에게 알림
㉡ 생물학적 동등성 인정의약품의 대체조제 시 사후통보는 1일 이내
㉢ 의사는 생물학적 동등성 인정 품목이라도 대체조제 불가 표시 가능
㉣ 일반의약품 낱알판매 금지
㉤ 재해구호 조제 시, 경구용 전염병 예방접종약은 약사가 직접 조제 가능
㉥ 사회봉사 활동을 할 경우에는 의사와 약사가 상호 협력을 통하여 조제

3) 의약분업 평가[49)]

의약분업은 환자를 진료한 의사가 치료에 적합한 의약품을 처방하면, 약사가 처방에 따라 의약품을 조제함으로써 국민들이 의약품을 자유롭게 구매하여 약을 오용하거나 남용하여 건강을 해치는 것을 방지하는데 목적이 있다. 의약분업의 목적을 이렇게 단순하게 설정하였더라면 우리나라에서 의약분업은 소기의 목적을 충분히 달성하였다고 평가받을 수 있었을 것이다.

그런데 '의약분업실행위원회'가 발표한 의약분업의 정책 목표는 다음과 같이 네 가지로 설정(보건복지부, 2006)함에 따라 오히려 의약분업의 성과가 희석되는 결과를 초래

49) 이 항은 이규식, 김정덕(2011)을 요약·정리하였기 때문에 보다 구체적인 평가 내용을 알고 싶은 독자께서는 이 책을 참고하기를 권한다.

하였다.

① 의약품의 오남용 예방 효과: 임의조제 근절, 항생제 및 주사제 사용 감소, 약 사용량 감소 여부

② 의약품의 적정 사용으로 약제비 등 절감: 약제비 절감 및 국민부담 감소

③ 환자의 알 권리 및 의약서비스 수준 향상: 처방전 효과 및 복약지도 효과

④ 제약산업의 발전 및 의약품 유통구조의 정상화: 실거래가제와 제약산업 발전, 의약품 유통 정상화

먼저 의약품 오남용 예방 목표를 보면 전체 약 사용량 감소 여부를 제외하고는 대체적으로 의도한 목표가 성취된 것으로 보인다. 그런데 항생제와 주사제 처방률이 낮아진 것은 의약분업의 효과라기보다는 건강보험심사평가원이 2001년부터 '약제급여의 적정성 평가'를 하였기 때문에 나타난 결과일지 모른다는 점이다. 사용량은 의약분업이 되어도 의사들이 처방행태를 바꾸는 것이 쉽지 않아 거의 변동이 되지 않은 것으로 평가된다.

둘째 목표인 약제비 절감은 달성하기 어렵게 되었다. 의약분업이란 환자가 과거에 한 곳만 들러 진료도 받고 의약품도 받을 수 있었는데 이제는 두 곳을 들러야 하기 때문에 비용이 더 들 수밖에 없는 구조가 되었다. 정부는 의약분업을 하면서 약가제도를 실거래가로 바꾸면 병의원이 의약품 마진이 없어지기 때문에 약을 적게 사용할 것으로 보았는데 그렇게 처방행태를 바꾸지 않았고, 의약분업으로 오히려 고가의약품의 처방이 늘고, 약사들에 대한 조제료가 다섯 가지 요소로 지불되는 등의 문제로 약제비는 절감이 아니라 오히려 더 많이 지불되었다. 의약분업 과정에 의사들이 반발하여 집단 휴진을 하는 등의 의료대란이 발생하자 의사들을 무마하기 위하여 네 차례(2000년에 세 차례, 2001년 1월에 한 차례)에 걸쳐 의료수가를 28.78% 인상하여 2001년에 건강보험 재정 파탄을 유발한 문제도 있었다.

셋째로 환자 알권리 및 의약서비스 수준 향상도 달성하기 어려운 목표가 되었다. 이 목표를 달성하기 위하여 의사들에게 처방전 2매 발행과 약사들에게 환자에 대한 복약지도를 의무화하였고, 지역의사회가 약사회에 처방목록을 제공하도록 하였다. 의약분업 초기에는 의사들이 처방전 2매 발행이 익숙하지 않아 제대로 실행이 되지 않았고, 복약지도는 과거나 차이가 없었다. 현재는 처방전 2매 발행은 실행되고 있으나, 복약지도는 현재도 형식적인 지도에 그치고 있다. 처방목록 제공은 의약분업 직후나 현재도 이루어지 않고 있으나, 개업약사들이 주변의 병·의원에서 처방하는 의약품에 대한 정보에 익숙하여 현재는 큰 불편 없이 지내고 있다.

마지막 목표는 의약분업과 큰 상관이 없는데도 불구하고 정책 목표로 설정한 것은 의약분업의 타당성을 과잉 홍보할 의도였다. 특히 실거래가 상환제는 의약분업과 큰 상관이 없는 목표였다. 그러나 실거래가제도로 과거 의료기관이 가지던 의약품의 유통비용을 제약산업 쪽에서 갖게 됨에 따라 제약산업의 발전에 도움이 되고 있다. 그런데 의약분업 이후 오리지널 의약품 처방이 늘어 국내 제약기업보다 다국적 제약기업이 큰 수익성을 얻는 문제도 있었다. 그리고 의약품 유통구조 개선은 이루어지지 못하고, 도매상의 설립 요건을 2001년 규제개혁 차원에서 완화[50]함에 따라 도매상이 난립하여 아무런 성과도 거두지 못한 문제가 있다.

50) 구체적인 완화내용은 제5장의 실거래가 상환제도에서 이미 설명되었다.

참고문헌

강석훈 (2017), 1차 의료 강화를 위한 의학교육 개선방안, 국민건강을 위한 1차 의료와 의학교육, 한국의과대학의학전문대학원협회, 서울의대 국제관, 6월 20일.

건강보험심사평가원 (2000, 2009, 2018), 요양기관현황.

기창덕 (1995), 『한국근대의학교육사』, 서울: 아카데미.

김도영 (2012), 소득수준별 건강상태에 따른 보건의료서비스 이용 격차 분석, 『사회과학연구』, 23(3): 105–125.

김용익 (1998), 시민과 대통령님을 잇는 핫라인 개혁통신, 참여연대 개혁통신(11.21.).

내무부 통계국(1957), 『대한민국 통계연감』.

대한병원협회(1977), 『전국병원명부』, 1977년부터 2020년까지 명부를 참고.

보건복지부 (2015), 『보건복지 70년사』.

보건복지부 (2018), 『보건복지통계연보』.

보건복지부 (2020), 전국 지역보건의료기관 현황.

보건복지부·질병관리본부 (2019), 『2018 국민건강통계』.

보건복지부, 한국보건사회연구원(2021), OECD Health Statistics.

보건사회부 (1961, 1971, 1974), 『보건사회통계연보』.

서울보건연구회 (1981), 『보건백서 (상)』.

손영규 (1998), 『한국의료선교 어제와 오늘』, 서울: 한국 누가회 문서출판부.

양명생 (1990), 『약국의료보험의 실태 분석 및 의약분업 실시 방안에 관한 연구』, 서울대보건대학원(석사학위 논문).

유인왕 (1985), 『우리나라 의약분업의 역사』, 공・교의료보험관리공단.

의료보험연합회 (1997), 『의료보험의 발자취』.

이규식 (1995), 한국 의료산업의 성장에 관한 고찰, 『보건경제연구』, 제1권: 92–120.

이규식 (2015), 『보건의료정책』, 서울: 계축문화사.

이규식 (2017), 공공의료의 올바른 정의와 발전방향, 『대한공공의학회지』, 창간호: 79–97.

이규식 (2018), 『보건의료정책(개정판)』, 서울: 계축문화사.

이규식 (2019), 『의료보장론(개정판)』, 서울: 계축문화사.

이규식 (2021), 『의료보장과 구매이론』, 서울: 계축문화사.

이규식, 김정덕 (2011), 『의약분업의 역사와 평가』, 서울: 계축문화사.

이규식, 이상규, 황성완, 오은환 (2013), 『공공보건의료체계 현황 및 정책과제 분석』, 감사원, 건강복지정책연구원.

이용재 (2008), 지역간 건강보험 이용의 형평성 분석, 『한국사회정책』, 15(1): 5–38.

이용재, 박창우 (2011), 건강상태에 따른 소득계층별 의료이용의 형평성 연구, 『사회복지정책』, 38(1): 33–55.

전종휘 (1987), 『우리나라 현대의학 그 첫 세기』, 서울: 최신의학사.

정우진 (1997), 의약분업의 경제적 효과 분석과 도입 방안, (대한병원협회, 2000 의약분업 자료집 2000. 5.에서 재인용)

조우현, 박종연, 박춘선 (2002), 우리나라 근대 병원의 등장, 『의사학』, 11(1): 20-48.

통계청 (1994), 『통계로 본 개화기 경제 · 사회상』.

한국제약협회 (2015), 『한국제약협회 70년사』.

행정안전부 (2000, 2009, 2018), 주민등록인구현황.

島崎謙治 (2011), 『日本の醫療』, 東京: 東京大學出版會.

ACP (American College of Physicians) (2008), *How is a Shortage of Primary Care Physicians Affecting the Quality and Costs of Medical Care, A Comprehensive Evidence Review*, A White Paper of American College of Physicians.

Anell A, Glenngård AH and Merkur S (2012), Sweden health system review, *Health Systems in Transition*, 14(2), Copenhagen: WHO Europe.

Barua B and Esmail N (2015), *For-Profit Hospitals in Universal Health Care Countries*, Fraser Institute, fraserinstitute.org.

Boerma W and Dubois CA (2006), Mapping primary care across Europe, In: Saltman RB, Rico A, Boerma W eds, *Primary Care in the Driver's Seat? Organisational Reform in European Primary Care*, Maidenhead: Open University Press.

Boerma W et al. (2015), Overview and future challenges for primary care, In: Kringos DS, Boerma WGM, Hutchinson A and Saltaman RB eds, *Building Primary Care in a Changing Europe*: 119-134, European Observatory in Health System and Policies, Copenhagen: WHO Europe.

Boerma W and Kringos D (2015), Introduction, In: Kringos DS, Boerma WGM, Hutchinson A and Saltaman RB eds, *Building Primary Care in a Changing Europe*: 27-40, European Observatory in Health System and Policies, Copenhagen: WHO Europe.

Boufford JI (2003), Assuring the public's health in the 21'st century, ASTHO-NACCHO 2003 Conference, *The Future of Public's Health in the 21st Century*, Institute of Medicine of The National Academy Press, Washington DC: National Academy Press.

Boyle S (2011), United Kingdom (England) health system review, *Health Systems in Transition*, 13(1), Copenhagen: WHO Europe.

Busse R and Blümel M (2014), Germany health system review, *Health Systems in Transition*, 16(2), Copenhagen: WHO Europe.

Busse R, Saltman RB and Dubois HFW (2004), Organization and financing of social health insurance systems: current status and recent policy developments, In: Saltman RB, Busse R and Figueras J eds, *Social Health Insurance in Western Europe*: 33-80, European Observatory on Health Care Systems and Policies Series, Berkshire, England: Open University Press.

Busse R, Blümel A, Knieps F and Bärnighausen T (2017), Statutory health insurance in Germany: a health system shaped by 135 years of solidarity, self-governance, and competition, *The Lancet,* 390: 882-897. (http://dx.doi.org/10.1016/s0140-6736(17)31280-1)

Feldstein PJ (1979), *Health Care Economics*, New York: John Wiley & Sons, Inc.

Feldstein PJ (2005), *Health Care Economics* (6th), Albany, NY: Thomson Delmar Learning.

Fox DM (1998), Health policy and the history of welfare state: a reinterpretation, *Journal of Policy History,* 10(2): 239-256.

Kravet et al. (2008), Health care utilization and proportion of primary care physicians, *American Journal of Medicine*, 121(2): 142-148.

Kringos DS et al. (2015), Diversity of primary care systems analysed, In: Kringos DS, Boerma WGM, Hutchinson A and Saltaman RB eds, *Building Primary Care in a Changing Europe*: 103-118, European Observatory in Health System and Policies, Copenhagen: WHO Europe.

Lalonde MA (1974), *A New Perspective on the Health of Canadians*, Ottawa: Ministry of National Health and Welfare, Canada.

McGinnis JM, et al. (2002), The case for more active policy attention to health promotion, *Health Affairs*, 21: 78-93.

McKee M and Healy J (2002), The significance of hospitals: an introduction, In: McKee M and Healy J eds, *Hospitals in a Changing Europe*; 3-13, European Observatory on Health Care Systems Series, Buckingham: Open University Press.

Melhado EM (1998), Economist, public provision, and the market: changing values in policy debate, *Journal of Health Politics, Policy and Law*, 223(2): 215-263.

Mick SS (2002), Health care professionals, In: Williams SJ and Torrens PR eds, *Introduction to Health Services*(6th): 326-350, New York; Thomson Delmar Learning.

Mold A and Berridge V (2013), The history of health promotion, In: Cragg L, Davies M and Macdowall W eds, *Health Promotion Theory*: 3-19, McGraw Hill, Open University Press.

OECD (1990, 2010, 2017, 2021), OECD Health Statistics.

Rechel B and McKee M (2009), Health reform in central and eastern Europe and the former Soviet Union, *The Lancet*, 374(9696): 1186-1195.

Roemer MI (1961), Bed supply and hospital utilization, a natural experiment, *Hospital 35* (November): 36-42.

Starfield B, Shi L and Macinko J (2005), Contribution of primary care to health systems and health, *Milbank Quarterly,* 83(3): 457-502.

Tatara K and Okamoto E (2009), Japan health system review, *Health Systems in Transition* 11(5), Copenhagen: WHO Europe.

Torrens PR (2002), Historical evolution and overview of the health services in the United States, In: Williams SJ and Torrens PR eds, *Introduction to Health Services* (6th): 2–17, Albany, NY: Delmar Thomson Learning.

U.S. Department of Health Services, Public Health Services (1995), *Healthy People 2000*, Midcourse Review and 1995 Revisions.

WHO (1981), *Global Strategy for Health for All by the Year 2000, Geneva: 74–76.*

WHO (2001), *How to Develop and Implement a National Drug Policy (2nd ed.)*, Geneva.

WHO (2002a), *Innovative Care for Chronic Conditions: Building Blocks for Action*, Geneva.

WHO (2002b), *Promotion Rational Use of Medicines: Core Components*, Geneva.

WHO (2009), *Country Pharmaceutical Situations, Fact Book WHO Level 1 indicators*, Geneva.

Wilson et al. (2015), The delivery of primary care services, In: Kringos DS, Boerma WGM, Hutchinson A and Saltman RB eds, *Building Primary Care in a Changing Europe*: 67–102, European Observatory in Health System and Policies, Copenhagen: WHO Europe.

일본전문의기구

http://www.japan-senmoni.jp/aboutus/history.html. (2018.12.30. 열람)

보건복지부

http://www.mohw.go.kr/react/policy/index.jsp?PAR_MENU_ID=06&MENU_ID=06300301&PAGE=1&topTitle=응급의료 (2020.11.4. 열람)

경북대학교 의과대학

http://med.knu.ac.kr/bbs/board.php?bo_table=nb5&page=10 (2020.10.1. 열람)

경희대학교 한의과대학

http://kmc.khu.ac.kr/html_2016/01/03.php#1941 (2020.10.1. 열람)

서울대학교 약학대학

https://snupharm.snu.ac.kr/ko/node/39 (2020.10.2. 열람)

서울대학교 의과대학

https://medicine.snu.ac.kr/ko/node/37 (2020.10.1. 열람)

서울대학교 치과대학

https://dentistry.snu.ac.kr/ko/intro/history/ (2020.10.1. 열람)

서울대학교병원

http://www.snuh.org/ (2020.10.1. 열람)

연세대학교 의과대학

https://www.yuhs.or.kr/history/history/history/medicine/index.asp (2020.10.1. 열람)

제7장
의료보장과 스튜어드십

1. 의료보장제도와 스튜어드십

우리나라에서 의료분야의 스튜어드십 및 거버넌스는 필자가 2015년『보건의료정책』, 2016년『의료보장론』 발간을 통하여 처음 거론하였다. 행정학 분야에서는 2000년부터 거버넌스에 대한 논문들이 발표되고 있었으나, 스튜어드십이라는 용어는 등장하지 않았다. 그리고 연금제도 분야에서는 기금관리와 관련하여 지배구조를 어떻게 하느냐의 관점에서 거버넌스가 논의되었다. 최근에는 연금기금의 투자와 관련되어 '스튜어드십 코드'라는 용어가 등장하고 있다. 스튜어드십과 관련된 기본 이론은 졸저『의료보장론』 개정판(2019)에서 기술하였기 때문에 여기서는 의료보장제도와 관련된 스튜어드십을 중심으로 설명하기로 한다.

1) 의료급여와 건강보험의 2원화

우리나라는 의료보장제도에서 공적부조인 의료급여와 사회보험인 건강보험을 구분하여 관리하고 있다. 유럽의 거의 모든 국가는 두 제도를 구분하지 않고 하나로 관리한다. 정부 재정으로 의료를 보장하는 중앙 정부 공영제인 NHS는 물론 지방 정부 재정으로 의료를 보장하는 RHS도 역시 저소득층을 위한 별도의 의료급여와 같은 제도를 분리하지 않고 있다.

우리나라에서 의료급여와 건강보험제도의 관리를 분리 운영한 것은 제도별로 도입 이념이 차이가 있기 때문이다. 먼저 의료급여제도는 제1장에서 본 바와 같이 구빈이라는 이념에 근거하여 저소득층, 무능력자, 무의탁자 등을 대상으로 1961년「생활보호법」이 제정되고 이를 토대로 무료진료 형태의 구료(救療)사업으로 시작이 되어 오늘에 이르게 되었다. 제도의 명칭이 어떻게 바뀌었던 일관된 이념은 자력으로 생활이 어려운 국민들을 구료(救療)한다는 공적부조의 틀을 유지하고 있다.

그리고 건강보험은 명시적인 이념은 밝히고 있지 않았지만 초기 사회보험이 이념으로 하였던 사회연대(social solidarity)를 바탕으로 하고 있다. 사회연대를 이념으로 함에 따라 보험료를 토대로 운영되고 있다. 그러다 보니 건강보험에 대한 정부 지원도 사회보험의 연대성 원리에 맞지 않다고 여겨 가급적 제한하고 있다. 따라서 제2장에서 밝힌 바와 같이 사회연대를 이념으로 하는 건강보험이기 때문에 정부 재정지원도 한시법으로 하는 특징을 보여주고 있다.

이처럼 의료급여는 구료, 건강보험은 사회연대라는 별도의 이념을 토대로 함에 따라 제도의 2원화는 불가피하게 되었다. 반면 유럽은 1948년 세계인권선언을 토대로 의료를 기본권 이념으로 접근함에 따라 두 제도를 구분하는 것이 아니라 단일 제도로 운영하고 있다. 최근 일본도 재무성 재정제도등심의회(2021)가 발간한 『재정건전화를 위한 건의』에서 생활보호수급자를 별도 관리할 것이 아니라 지역건강보험(국민건강보험)에 편입하여 관리할 것을 주장하고 있음에 유의할 필요가 있다.

2) 의료급여제도의 관리체계

의료급여제도는 제1장에서 본 바와 같이 「의료보호법」에 의하여 사업을 전개하다, 1999년 9월 「국민기초생활보장법」을 제정하여 의료급여를 포함하였으나, 실제 급여는 2001년 5월 「의료보호법」을 전문 개정한 「의료급여법」에 의거하여 제공하고 있다. 의료급여에서 가장 중요한 재정조달은 제4장에서 본 바와 같이 제도 도입 초기부터 중앙 정부와 지방자치단체가 분담하여 의료급여기금을 조성하고 있다. 급여대상자 선정과 같은 업무는 법에 명시된 조건에 부합하는지 여부를 판단하여 지자체(시・군・구)에서 하고 있다. 의료급여 대상자가 이용할 수 있는 요양기관이 과거에는 건강보험과 별도로 지정되었는데 현재는 동일하며, 진료비 심사도 심평원이 담당하고 있다.

3) 건강보험제도의 관리체계

(1) 건강보험통합 전의 관리체계

건강보험이 통합되기 이전에는 「의료보험법」을 토대로 1977년부터 설립된 직장의료보험조합이 있었다. 직장조합도 대규모 사업장은 단독으로 조합을 구성하였고, 소규모사업장은 여러 곳이 모여 공동으로 의료보험조합을 설립하였다. 1979년에는 「공무원 및 사립학교 교직원 의료보험법」을 토대로 하여 공교의료보험공단이라는 단일의 보험조직이 설립되었다. 지역주민들을 대상으로 하는 지역조합은 1963년에 제정된 임의 가입을 허용하는 「의료보험법」에 의거하여 1969년 부산청십자조합을 시작으로 하여 1977년에 8개 조합이 있었고, 1981년 지역의료보험시범사업을 위하여 3개 조합이 당연 가입방식으로 설립되었다. 그 후 1988년 1월에는 농촌지역주민이, 1989년 7월에는 도시지역주민이 자신의 거주지 의료보험조합에 당연적용방식으로 가입하였다.

전국민의료보험이 달성된 직후인 1989년까지의 보험자 수의 변동은 [표 7-1]과 같다. 1977년 직장조합은 단독, 공동 합하여 513개 조합이 설립되었으나 1979년 300인 이상 고용사업장으로 확대되면서 조합수도 603개로 증가하였다. 그 이후 보험적용이 확대되었지만 조합규모가 영세하여 위험분산기능의 제약과 관리비 문제가 제기되어 1980년 초부터 영세조합의 통폐합을 단행하여 단독조합은 줄어들고, 공동조합이 늘어나게 되었다. 특히 1980년 및 1981년의 통폐합작업으로 단독조합 수는 급격히 줄어들어 1981년에는 114개에 불과하였다. 지역조합은 1988년 농촌지역에 의료보험이 확대되기 이전에는 임의조합이 지속되었고, 당연적용 조합은 시범사업지역 6개에 한정되었다. 직종조합은 1981년에 1개 조합으로 시작하여 1985년에 12개로 성장하였고, 1986년에 1개 조합이 추가 설립되었으나 1989년 7월에 도시지역에 의료보험이 확대되면서 도시지역조합에 통합됨에 따라 사라졌다. 그리고 공교의료보험은 단일 보험자로 출발하여 건강보험 통합 때까지 유지되었다.

[표 7-1] 연도별 보험자 수의 변동 (단위: 개)

의료보험	'77	'78	'79	'80	'81	'82	'83	'84	'85	'86	'87	'88	'89
직장	513	592	603	423	185	146	146	146	144	144	153	154	154
단독	494	570	552	365	114	72	72	72	70	70	71	71	71
공동	19	22	51	58	71	74	74	74	74	74	82	83	83
지역	8	8	8	8	10	13	13	13	13	13	13	140	254
임의	8	8	8	8	7	7	7	7	7	7	7	3	–
당연	–	–	–	–	3	6	6	6	6	6	6	137	254
직종	–	–	–	–	1	4	8	11	12	13	13	13	–
공교공단	–	–	1	1	1	1	1	1	1	1	1	1	1

공교공단은 단일조직이라서 협의체가 필요하지 않았으나 「의료보험법」의 적용을 받는 의료보험조합들은 진료비의 심사나 전산시스템의 마련을 조합 단독으로 하기에는 규모가 작았다. 따라서 의료보험조합의 공통적 업무를 지원하기 위한 조직이 필요하여 의료보험조합을 설립하기 전인 1977년 1월 13일 정부는 전국의료보험협의회부터 조직하였다. 전국의료보험협의회가 수행한 가장 중요한 임무는 의료보험조합을 설립하는데 필요한 다양한 업무를 지원하는 것이었다. 다음으로는 의료보험조합이 가입자에게 의료서비스를 제공하기 위하여 의료기관과 요양기관 계약을 위한 업무의 지원이었다. 1977년 처음 설립된 의료보험조합들이 의료기관을 요양취급기관으로 계약하는 업무가 서툴기 때문에 이를 지원하는 업무는 매우 중요하였다.

의료보험 가입자들은 계약된 요양취급기관에서 진료를 받게 되며, 진료를 한 요양기관은 진료비를 의료보험조합에 청구하게 된다. 이때 중요한 일은 진료비를 심사하여 요양기관에 지불하는 일이다. 진료비 심사는 매우 전문적인 기술을 필요로 한다. 의료보험제도가 실시된 초기에는 의료보험조합에서 심사를 하였는데 보험조합이 전문인력도 없이 진료비를 심사하다 보니 많은 착오가 일어나게 되었다. 이와 같은 심사의 부정확에 기인하는 문제를 해결하기 위하여 1979년 7월 1일부터 보험자 단체인 전국의료보험협의회 내에 의료보험요양비용 심사위원회를 설치하고 심사를 전담하도록 하였다(의료보험연합회, 1997).

공교공단은 조직이 거대하기 때문에 이상에서 열거된 문제는 공단 내에 조직을 두어 해결할 수 있었다. 특히 공교의료보험이 시작되면서 요양취급기관이 계약제에서 당연지정제로 바뀌어 전국의 모든 의료기관은 보험환자를 진료해야 하는 것으로 하였기 때문에 계약문제는 걱정할 필요가 없어졌다. 그리고 공단조직이 거대하여 전문적인 심사인력을 확보하여 공교공단 내에 심사부를 두어 자체적으로 진료비를 심사할 수 있었다.

한편 의료보험협의회는 보험조합 수가 늘어남에 따라 업무가 많아지게 되어 1981년 9월 30일 중앙의료보험조합연합회를 설립(등기)하여 의료보험협의회 업무를 승계하게 되었다. 뒷날 의료보험조합연합회로 명칭을 바꾸었지만 중앙의료보험조합연합회의 주요 업무는 의료보험 요양기관이 청구한 진료비를 심사하는 업무와 함께 보험조합이 예탁한 기금을 갖고 진료비를 지불하는 기능이었다. 그리고 점차 업무가 전산화되면서 전산업무를 지원하는 것이었다.

이렇게 하다 보니 진료비에 대한 심사업무를 의료보험조합은 의료보험조합연합회가 하게 되고 공교공단은 독립적으로 함에 따라 심사기관의 2원화 문제가 발생하였다. 보험환자를 진료하는 요양기관은 공단에 소속된 환자나 조합에 소속된 환자 모두에 대하여 의료서비스를 제공하는데 진료비 심사는 별도의 기관에서 함에 따라 유사한 의료행위가 다른 기준으로 심사되어 삭감되는 일이 발생함에 따라 의료기관의 불만이 많았다. 이에 1988년 1월 진료비 심사를 의료보험조합연합회로 통일하게 되었다. 진료비 심사를 연합회로 통일함에 따라 공교공단을 연합회회원으로 할 수밖에 없어 이때부터 의료보험조합연합회는 명칭을 의료보험연합회로 변경하였다.

이와 같은 과정을 거쳐 1998년 10월 1일 1차적으로 공교공단과 지역조합간의 통합이 이루어지고 2000년 7월 1일에는 직장조합도 통합하여 단일의 관리조직으로 개편되기에 이른다. 1차 통합은 과도기였기 때문에 통합하기 전인 1998년 9월 기준으로 의료보험 관리체계를 도표로 나타내면 [그림 7-1]과 같다.

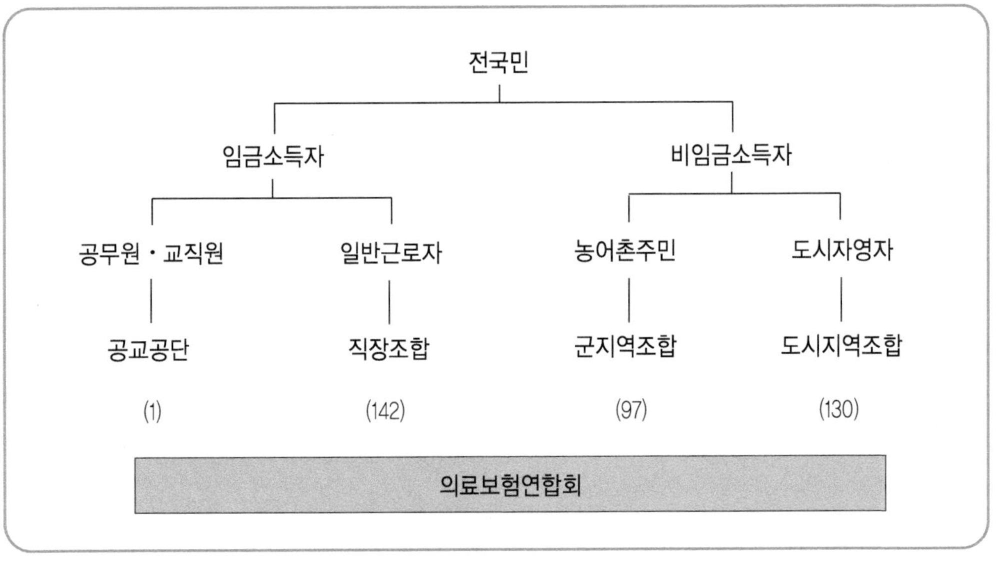

[그림 7-1] 건강보험통합 전의 의료보험관리체계도(1998년)

(2) 건강보험통합과 관리체계

2000년 7월 1일 모든 보험자가 '국민건강보험공단'으로 통합됨에 따라 관리조직의 단일화가 이루어졌다. 이와 함께 의료계의 오랜 숙원이었던 진료비 심사기구의 독립이 이루어져 '건강보험심사평가원'이라는 조직이 별도로 설립이 되었다.

국민건강보험공단은 2021년 6월 현재 본부 조직 외에 지방에 6개 지역본부와 178개 지사를 두고 있다. 건강보험심사평가원은 본부 조직 외에 지방에 10개의 지원을 두고 있다.

4) 건강보험 관리체계와 스튜어드십

(1) 건강보험과 관리체계[1)]

세계적으로 건강보험의 관리방식은 다음과 같이 크게 네 가지 형태가 있다.

첫째, 보험자를 정부 조직으로 하는 국가가 있다. 대표적인 국가가 대만, 터키, 베트남 등이다. 대만의 중앙건강보험국은 위생복지서(보건복지부)의 외청 조직으로 되어 있다[2)]. 베트남의 사회보장청은 보건부와는 독립으로 총리실 산하의 외청으로 조직되어 건강보험은 물론 연금보험, 산재보험, 고용보험과 같은 다른 사회보험도 함께 관리하고 있다. 일본은 지역주민에 대한 국민건강보험(국보)은 시・정・촌에서 직접 관리하기 때문에 지방정부가 보험자가 된다. 이러한 모형은 보험자가 정부이기 때문에 건강보험정책과 보험자 업무를 동시에 다루는 장점이 있다. 또한 보험재정이 위기에 부딪쳤을 때 정부가 재정을 책임지는 장점이 있다. 그러나 조직의 관료화 문제는 피할 수 없는 단점이다.

둘째, 정부가 설립한 독립된 공공조직을 보험자로 하는 국가가 있다. 한국은 정부가 직접 건강보험을 관리하지 않고 초기에는 「의료보험법」에 의하여 수많은 보험조합을 특수조직으로 설립하여 운영하였다. 그러다 2000년 이후에는 「국민건강보험법」을 토대로 국민건강보험공단을 보험자로 규정하여 특수 공공조직을 설립하여 운영하고 있다. 이 모형은 첫 번째 모형과 형식적으로는 차이가 있으나 장・단점에서 큰 차이가 없다. 그 이유는 정부가 보험자 기능까지 직접 담당하는 것이 어려워 정부를 대신하여 공공조직을 설립하였기 때문이다. 그러다 보니 정부는 건강보험정책을 수립하고 보험자는 재정조달과 지불만 하게 되어 기능이 분리된다. 한국과 같이 단일보험자 시스템이 되면 보험공단이 보험정책을 외면할 수 없어 정책을 다루다 보니 정부의 정채업무와 중복을 피할 수 없는 문제가 일어난다. 그러나 정부가 직접 보험을 운영하는 것과 비교할 때 보험공단이 건강보험 운

1) 이 부분은 이규식(2016)을 참고하였는데 설명에서 착오가 있어 여기서 전면적인 수정을 하였다.

2) 대만은 1995년 전민건강보험이 실시되기 이전에는 근로자는 노공위원회에서 의료, 연금, 산재, 고용보험의 4대 사회보험을 통합하여 관리하였고, 공무원과 교직원은 공무인원보험처에서 의료, 연금, 산재보험의 3대 사회보험을 통합 관리하여(이규식, 2002), 현재 베트남과 유사하였다.

영의 자율성이나 제도의 경직성면에서는 보다 유연하다는 장점이 있다. 하지만 정부가 보험자가 아니다 보니 재정적자에 대한 정부 책임이 상대적으로 약하다. 그리고 정부 조직으로 할 경우 직원을 늘리려면 정부조직법을 개정해야 하는 어려운 일이 있지만 별도 조직으로 하면 직원을 늘리는 일이 쉬워 조직이 거대 공룡화되는 문제가 있다. 그리고 보험자를 한국과 같이 단일 모형으로 운영하게 되면 관료화 문제는 정부 조직과 마찬가지로 피하기 어려운 단점이 된다.

셋째, 정부와 민간이 공동으로 공공-민간 파트너십을 발휘하여 정부 유사조직(parastatal organization)으로 보험자를 설립하는 국가가 있다. 대표적으로는 쿠웨이트가 외국인 근로자들에 대하여 건강보험을 적용하기 위하여 정부와 민간이 공동으로 보험자를 설립하여 운영하고 있다.

넷째, 민간보험회사를 건강보험의 보험자로 업무 위탁하는 형태를 취하는 국가가 있다. 이 모형은 스위스와 네덜란드가 의료개혁을 하면서 기존의 질병금고를 폐지하고 민간 보험회사에 업무를 위탁하면서 등장하였다. 이 모형은 주민이 보험자(민간보험회사)를 선택할 수 있게 하여 보험자 간의 경쟁을 통하여 효율성과 의료체계의 반응성을 높이려는 목적에서 고안되었다. 그러나 민간보험회사는 건강보험만 다루는 것이 아니라 다른 손해보험도 다루고 있으며, 영리를 목적으로 운영되는 회사이기 때문에 자칫 정부의 감독이 느슨할 경우 건강보험이 영리화가 될 우려가 있다.

각 모형은 장점과 단점이 있다. 따라서 건강보험을 택한 국가가 어떠한 관리체계를 택할 것인가는 그 국가의 역사, 문화적인 배경과 함께 건강보험의 발전과정과 관련하여 결정하고 있다.

(2) 재정관리와 보험자 모형

건강보험의 재정관리와 관련된 보험자 모형은 아래와 같이 세 가지 형태가 있다.

① 단일 모형: 단일 기금-단일 지불자

이 모형은 중남미 일부 국가(제2차 대전 전 칠레, 2차 대전 후 브라질), 한국, 대만, 그리고 터키 등의 국가들이 택하고 있는 형태이다. 이 모형의 장점은 한 국가에서 하나의 보험자만 존재하기 때문에 제도 운영을 단순화할 수 있다. 반면에 단점은 의료체계의 성과 향상의 책무를 공급자에게 넘기는 것이다. 그리고 정부나 보험자는 명령과 통제(command and control) 방식으로 공급자를 관리하며 의료체계의 운영을 전통적인 관료행정에 의존하게 된다. 이 모형은 가입자가 보험자(구매자)를 선택할 수가 없다. 따라서 경쟁원리의 도입이 어렵고 제도가 관료화되어 효율을 기하기 어렵다. 또한 단일 보험자가 명령과 통제로 제도를 관리하기 때문에 효율성이나 반응성과 같은 의료체계의 목표 달성도 어려울 수 있다.

② 다(多)보험자 모형 : 복수 기금 – 복수 지불자

대부분 사회보험 국가는 건강보험의 관리체계를 다보험자 체제로 운영하고 있다. 건강보험을 시작할 때 전국민을 일시에 적용하는 것이 불가능하여 단계적으로 적용하다 보니 다보험자 형태가 불가피하였다. 다보험자 방식으로 운영하는 국가의 특징은 의료서비스를 보험자가 직접 제공하는 것이 아니라 민간이나 공공의료기관과 계약을 맺어 간접 제공하는 방식을 취하고 있다. 서유럽 국가들은 질병금고를 만들기 이전부터 동종조합과 같은 다양한 조직들이 질병보험을 다루었고, 민간의 의료기관 설립도 자유화되어 있어 지역 간에 의료자원의 분포가 차이가 있었다. 그리고 의료 인프라와 관련하여 통상 도시지역은 인프라가 많으나 농촌지역은 그렇지 못하다. 이때 단일 보험자로 하게 되면 보험료를 같이 내고 의료이용은 도시지역 거주자가 많이 하여 형평성 문제가 발생한다. 그러나 다보험자 체제를 택하면 의료자원이 적어 의료이용이 적은 지역 주민은 그에 상응하게 보험료를 적게 내기 때문에 형평을 유지할 수 있다.

다보험자 체제의 문제점은 한 질병금고에 속하는 사람의 수가 적어 위험 분산에 한계가 생기는 점이다. 그리고 질병금고 간의 재정격차에 따른 형평성 문제가 제기된다. 반면에 질병금고는 의료기관과 계약을 통하여 의료서비스를 공급하기 때문에 가입자가 원하는 서비스의 제공이 용이하여 주민들의 기호를 맞출 수 있는 이점이 있으며, 보험관리 단위가 작아 보험급여의 관리에 강제력을 발휘하지 않고도 효율을 도모할 수 있는 이점이 있다.

③ 단일 기금과 복수 구매자(보험자) 모형

이 모형은 앞에서 본 다보험자 모형으로 하던 국가가 2000년대 들어와서 의료개혁을 통하여 보험자가 갖는 재정조달기능을 중앙기금에 통합하고, 재정의 사용은 종래와 같이 다보험자(질병금고 혹은 보험회사)에 맡겨 분권화시킨 형태이다. 중앙기금은 복수의 보험자(질병금고)에게 가입자된 사람 수에 비례하여 기금을 배분하게 된다. 그리고 복수의 보험자(질병금고)들에게 구매자 기능을 부여하고, 구매자는 중앙기금으로부터 배분받은 재정으로 의료서비스를 구매하여 가입자에게 배급해주는 형태로 발전시킨 것이다. 고령화 시대에 대비하여 다보험자 모형이 갖는 단점인 보험자간의 재정 격차나 위험 분산의 제약을 극복하기 위하여 중앙기금을 만들어 재정은 통합시키고, 다보험자 모형이 갖는 장점인 경쟁을 통하여 효율은 높이기 위하여 등장하였다. 이 모형의 장점은 재정조달은 모든 국민에게 동일한 방법의 보험료를 부과하여 공평성을 유지하면서 재정의 관리를 보험자가 할 수 있도록 유지하여 의료이용이 적은 지역의 보험자는 절약하는 재정만큼 가입자에게 해택을 주어 관리의 효율을 기하도록 하고 있다. 특히 가입자에게 구매자(보험자)를 선택할 권리를 부여하여 구매자들이 서로 경쟁을 통하여 의료체계의 효율성과 소비자의 반응성을 높이는데 유의하였다. 이 모형은 2006년 네덜란드가 처음으로 의료개혁에서 채택하였고[3], 2009년에는 독일이 의료개혁에서 채택하게 되었다. 이 모형이 특별히 유의하고 있는 점은 경쟁이 사회연대를 훼손하는 일이 없도록 사회연대와 경쟁이 균형(balance)을 갖도록 하는 것이다.

네덜란드는 국세청이 보험재정의 50%에 해당하는 금액을 소득 기준으로 징수하여 중앙기금에 보내고, 중앙기금은 이 재정을 구매자인 보험회사에 위험조정계수(risk-adjustment scheme)를 적용하여 가입자 수에 따라 배분하여 사회연대를 이루게 한다. 나머지 50%의 재정은 보험회사가 가입자에게 1인당 정액보험료를 징수하여 보험급여를 제공하게 된다. 보험회사는 중앙기금으로부터 할당받은 재정과 징수한 정액보험료 수입으로 재정을 관리하는데 재정관리를 잘하게 되면 1인당 정액보험료를 낮출 수 있기 때문에 가입자를 늘릴 수 있어 경쟁의 원천이 된다. 중앙기금이 관리하는 보험재정은 사회연대가 목적이며, 개별 보험회사가 징수하는 정액보험료는 경쟁이 목적이 되어 사회연대와 경쟁이 균형을 취할 수 있도록 유의하고 있다(MHWS, 2005).

독일은 모든 가입자의 보험료율을 통일하여 중앙기금을 만들고, 이 기금을 보험자인 질병금고에 위험조정계수를 적용하여 가입자 수에 따라 할당하는 방법으로 사회연대를 도모하게 된다. 질병금고가 재정관리를 잘 하여 중앙기금으로부터 받은 재정에서 흑자를 얻게 되면 이를 가입자에게 별도 혜택을 주는데 사용하고, 반대로 적자를 내게 되면

3) 네덜란드는 구매자를 과거의 보험자인 질병금고로 한 것이 아니라 질병금고를 폐지하고 민간보험회사에 구매자 기능을 위탁한 특징이 있다.

1인당 정액의 추가 보험료(supplementary contribution)를 징수하여야 한다. 다음 해에 질병금고를 선택할 때, 가입자들은 적자를 내는 질병금고에서 탈퇴하고 흑자를 내는 질병금고로 이동하기 때문에 사회연대와 경쟁이 균형을 이룰 수 있다(Busse et al., 2017).

(3) 한국의 건강보험통합과 모순점

건강보험제도를 택하고 있는 국가들은 각국이 처한 사회경제적 여건이나 사회보험제도의 발전과정에 따라 앞에서 본 세 가지 모형 가운데 하나를 채택하고 있다. 그러나 한국은 1980년부터 2000년 건강보험을 통합할 때까지 관리체계에 관하여 뜨거운 논쟁을 벌여 복수 기금 – 복수 지불자 형태에서 단일 기금 – 단일 지불자(구매자) 형태로 변화를 시켰다. 그러나 제도 개혁을 함에 있어서 이론적 바탕을 갖고 실증적으로 통합이 가능한가, 그리고 다른 의료보장국가들은 어떠한 개혁을 하고 있느냐 등을 따지지 않고 이념적인 편견에 의하여 관리체계는 물론 재정까지 통합시켜 많은 모순을 야기하게 되었다.

통합이 초래한 모순은 많지만 대표적으로 두 가지 점을 지적한다면 보험료 부과체계의 2원화에 따른 사회연대의 훼손과 진료권의 폐지에 따른 의료이용과 자원의 수도권 집중을 들 수 있다.

전국민에게 단일 기금 – 단일 지불자로 하려면 그 전제는 보험료 부과를 반드시 단일 기준으로 해야만 된다는 점이다. 전국민에게 단일 기준으로 보험료를 부과할 수 있는 방법은 소득을 기준으로 하거나 1인당 정액으로 하는 것이다. 소득을 기준으로 하기 위해서는 전제조건이 가입자의 소득이 반드시 세무 당국에 신고가 되어야 한다. 근로자는 과거부터 사업장에서 임금을 지불하면 그 내용을 세무서에 신고하기 때문에 단일 기준으로 보험료를 부과하는데 아무런 어려움이 없다. 그런데 자영자는 경제활동을 하려면 세무서에 사업자 신고를 하여 사업자 번호를 발급받아 소득을 신고한다. 그런데 건강보험 통합 당시에는 많은 자영자들이 사업자 번호 없이 영업을 하여 소득신고를 하지 않았다. 그 후 세무행정이 강화되고 신용카드 사용이 일반화됨에 따라 웬만한 자영자들은 공인된 회계장부를 토대로 소득을 신고하여 큰 문제가 없다. 그리고 이러한 자영업자는 건강보험통합 이후 종업원과 함께 직장가입자로 편입시켜 소득기준으로 보험료를 부과할 수 있게 되었다.

그러나 문제는 공인된 회계장부를 사용하지 않는 부가가치세 간이신고자인 영세 사업자들의 신고소득에 있다. 비록 이들이 부가가치세 간이신고 대상자이지만 소비자들이 거의 신용카드를 사용하기 때문에 매출액은 정확히 신고를 하게 된다. 문제는 지출이 간이장부로 정리되기 때문에 신고소득의 정확성 문제가 있다. 이에 국세청은 업종별로 경비인정률을 설정하고 이를 근거로 신고된 소득을 확정하는 방법을 택하기 때문에 확정된 신고소득이 근로자에 비하여 정확성이 떨어지고 있다. 더구나 농어민은 사업자 신고를 하지 않고 경제활동을 하기 때문에 소득신고 자체가 없다. 따라서 신고소득에 정률의 보험료를 부과하면 보험재정을 원만하게 조달하기 어렵다. 이와 같은 현실을 외면하고 보험을 통합하고 난 후 보험재정을 조달하려니 불가피하게 근로자는 소득기준, 자영자나 농어민은 지역사회부과방식이라는 전국 단위로 사용해서는 안 되는 방식으로 보험료 부과체계를 2원화시켜 사회연대를 훼손하게 되었다[4].

또 다른 문제는 의료보험 통합으로 진료권을 유지할 수 없게 된 점이다. 의료보험 통합과 진료권 설정은 조화하기 어려운 정책이었다. 그러다 보니 1989년 7월 전국민의료보험과 함께 의료의 지역화를 기하기 위하여 어렵게 설정한 진료권[5]을 폐지할 수밖에 없었다. 그 결과 의료자원이 수도권으로 집중하게 됨에 따라 자원의 지역 간 균점을 불가능하게 만들었다. 이때의 진료권 폐지가 오늘에 이르러 지방의 의료자원 부족을 초래하게 된 원인의 하나가 되었다. 전국민의료보험이 되면서 의료보험조합이 시・군 단위로 설립이 이루어지고 보험료 부과가 지역사회부과방식이 됨에 따라 시・군단위로 중진료권을 설정하여, 지역에서 징수된 보험재정이 중진료권에서 주로 사용되도록 하여 의료의 지역화를 이룰 수 있는 계기를 마련하였다.

그런데 1997년 11월 18일 건강보험통합의 1단계에 속하는 「국민의료보험법」이 국회를 통과함에 따라 1998년 10월 지역의료보험조합을 해산하고 하나로 통합하였다. 지역조합을 통합한 것은 지역의료보험 재정 관리를 전국적으로 공동 사용하는 것이 되기 때문에 의료이용을 중진료권 단위로 제한한다는 것은 통합의 원리와 맞지 않았다. 즉, 통합하기 전에는 재정관리(조합)와 의료이용관리(중진료권)의 단위가 일치하였으나, 통합은 재정관

4) 앞의 제2장에서 논의된 사회연대의 개념에 의하면 Busse et al.(2017)은 독일 사회의료보험의 지배 이념을 재정부담과 의료이용이라는 두 가지 측면에서 사회연대가 이루어진다고 설명한다. 즉 비용부담면에서 가입자는 건강상의 위험과는 무관하게 보험료는 소득에 대하여 정률로 부담하면서 의료이용은 건강상 필요도(health needs)에 따라 이루어진다고 하였다. 이러한 논리에 따를 때 한국의 보험료 부과체계는 사회연대를 정면으로 거스르는 모순이 있다.

5) 당시 일본의 의료분야 전문가들이 제일 부러워한 한국 의료제도의 한 가지가 진료권 설정과 환자의뢰체계의 실행이었다.

리(전국)와 의료이용관리(중진료권) 단위가 달라지기 때문에, 정부는 주민들이 의료이용을 불편하게 여긴다는 명분을 내세워 중진료권을 폐지하여 의료이용관리 단위를 재정관리 단위에 맞추도록 하였다. 그 결과 지역조합통합이 의료자원의 균점 분포를 저해하는 원인을 제공하게 되었다. 그 뒤 2000년 7월에는 직장조합까지 모두 하나로 통합하여 의료자원의 지역 간 불균형 분포를 더욱 심화시키는 모순을 저지르게 되었다.

2. 의료보장 스튜어드십의 과제[6]

우리나라에서는 의료보장과 관련하여 스튜어드십이 어떠한 과제와 관련되는지 전혀 관심이 없는 문제가 있다. 그러나 1980년부터 2000년까지 지속된 관리체계에 관련된 논쟁, 보험료 부과와 형평성 논쟁, 의료보험의 전산화, 의료 질 향상을 위한 보험급여 평가제도, 의료서비스의 안전성 향상을 위한 의료기관 인증제도 도입, 건강보험제도를 운영하기 위한 다양한 규제 등이 모두 스튜어드십과 관련된다. 이제 스튜어드십이라는 관점에서 의료보장제도를 조명해 보기로 한다.

1) 의료정책과 스튜어드십

(1) 의료정책과 비전 설정

의료정책에서 가장 중요한 것은 비전의 설정이다. *WHR 2000*에서는 비전 설정과 관련하여 다음과 같은 사항에 유의할 것을 당부하고 있다.

첫째, 비전을 설정하지 않거나 있어도 근시안적이 되어서는 곤란하다. 비전이 없거나 근시안적이 되는 경우, 정책 당국자들은 국민보다는 당장 부닥치는 이해당사자(stakeholder)만 눈에 들어오는 문제가 있다.

둘째, 비전을 설정하더라도 너무 단견적이 된다면, 인력 양성이나 투자 결정(건물, 장비 구입 등)에서 눈에 띄는 것에 치중하게 된다. 그러한 결과 인력 부족, 지역 간 편재, 병상 과다, 고가장비 과다와 같은 문제에 봉착하게 된다. 비전이 단견적이 되면 투자와 경상적 재정 간의 균형을 개선해야 하는 장기적 관점의 필요성이 없어지게 되는 문제가 있다.

셋째, 비전이 좁아(tunnel vision) 동원할 정책수단이나 규제가 제대로 작동하기 어려

6) 이 부분은 이규식(2019)을 토대로 새로 작성하였다.

운 문제가 생긴다. 그러한 결과 의료정책의 수단으로 동원되는 법령 제정을 비롯한 규제가 의료체계의 성과 발휘를 제약하게 된다. 규제를 만들어도 규제의 결과를 모니터할 수 없게 만들어 규제가 비효과적으로 작동되기도 한다. 규제 결과를 모니터하기 위해서는 필요한 정보의 확보, 다른 그룹으로부터 협력을 받아내는 능력, 조직을 설계할 때 인센티브를 내재시키는 등의 다양한 방법이 동원되어야 한다.

넷째, 비전을 올바르게 설정하고 혁신적인 스튜어드십이 발휘되기 위해서는 의사결정 과정에 변화를 필요로 한다. 모든 의사결정을 중앙 정부가 독점하기 보다는 많은 책임을 지방 정부나 산하 조직으로 이양하고, 의료서비스의 구매와 공급에 대하여 산하 조직에 자율성을 부여하는 것이 중요하다. 중앙 정부는 이와 같은 권한 이임이나 자율화가 의료체계의 성과와 연결되는지를 모니터하고 감독하는 일에 치중할 필요가 있다. 정보기술의 빠른 발전에 힘입어 대량의 정보를 저비용으로 신속히 처리할 수 있게 됨에 따라 의료체계 전반을 모니터하고 관리할 수 있는 능력을 배양시킴으로써 스튜어드십 원칙이 더 쉽게 적용 가능하다.

(2) 의료보장과 비전 설정

스튜어드십에서 중요한 내용은 비전의 설정과 장기적인 전략계획 수립인데, 지금까지 한국에서는 비전이나 장기적인 전략계획을 제대로 수립해 본 적이 없다. 따라서 이 문제는 앞으로 한국 의료보장정책의 중요한 과제로 남게 된다. 의료보장제도를 도입한 모든 국가들은 '의료계획'을 갖고 있고, 앞의 제3장에서 이미 언급한 바와 같이 한국도 2000년 1월에 제정한 「보건의료기본법」은 '보건의료발전계획'을 수립하도록 규정하고 있으며, 2016년 2월 3일 개정한 「국민건강보험법」은 '국민건강보험종합계획'의 수립을 규정하고 있다. 그러나 정부는 의료보장제도를 수요를 토대로 운영함에 따라 의료계획의 필요성을 인지하지 못하여 현재까지 방치하여 왔다. '국민건강보험종합계획'은 법률에 따라 2019년 처음으로 수립하였지만, 보장성 강화계획에 초점을 두고 있을 뿐이다.

처음으로 수립한 '제1차 국민건강보험종합계획'은 사실상 앞서 수립 시행한 '건강보험 중기보장성 강화 계획'의 연장선으로 작성된 문제가 있다. 특히 문재인 정부가 집권하면서 소위 '문케어'라는 '건강보험 보장성 강화대책(2017~22)'을 수립하고 정책 목표를 '병원비 걱정 없는 든든한 나라'로 정하여 2018년부터 본격적으로 보장성 강화에 집중하였다. 이러다 보니 '제1차 국민건강보험종합계획'의 비전으로 '건강한 국민, 든든한 건강보험'으로 하고 구체적인 내용을 '출생부터 노년까지 전 생애에 걸친 건강보장', '보장성을 강화하면서 지속가능한 제도 운영'으로 하였다. 결국 핵심은 보장성을 강화하여 전국민의 건강을 보장하겠다는 것이다. 그리고 비전 달성을 위한 과제들을 보면 예방중심의 건강관리, 의료 질 제고와 적정진료 보장, 의료이용의 적정화, 공평한 보험료 부과, 통계정보 관리 강화가 포함되어 대체적인 틀은 갖추고는 있다. 그러나 부족한 점은 건강보험의 효율성, 건강형평성 문제나 소비자의 반응성과 같은 분야의 비전은 보이지 않고 있다.

다음은 장기적인 전략계획의 수립이다. 전략계획은 비전 달성을 위한 과제별로 연차적인 목표와 재정계획이 뒷받침되어 형식상 짜임새를 갖추고 있다. 그러나 매우 중요한 내용인 보장성 강화를 할 때 늘어날 의료이용을 어떻게 적정화하고, 이를 위해서 필요도의 우선순위 설정으로 어떻게 하겠다는 사항은 보이지 않는 문제가 있다. 이와 같은 일이 발생하는 것은 왜 건강보험종합계획이 수립되어야 하는지에 대한 이해 부족에 기인하기 때문이다. 즉 의료보장제도의 도입으로 의료시장이 없어진 상황에서 시장을 대신하여 의료서비스를 배급하기 위해서는 불가피하게 의료계획이 요구된다는 점을 이해하지 못하고 있다. 단지 「건강보험법」에 규정되어 있으니 어쩔 수 없이 계획을 수립하다 보니 지금까지 해오던 보장성 강화 계획을 확대하는데 그치고 있다. 계획에서 특이한 점은 건정심 구조를 놓고 거버넌스라는 용어를 사용하고 있는 점이다. 건강보험종합계획은 의료보장제도의 스튜어드십의 기본 틀이 되고 있고, WHO Europe(2008)은 스튜어드십이나 거버넌스를 거의 동일한 의미로 사용하고 있는데 우리나라는 건강보험종합계획에서 거버넌스를 단순히 관리체계로만 이해하여 건정심 구조 개혁이 아니라 건정심 운영의 효율화와 같은 지엽적인 과제에 제한적으로 적용하는 문제가 있다.

2) 전략적 구매와 스튜어드십

(1) 전략적 구매의 의미와 중요성

건강보험제도는 권리로써 의료의 접근성이 보장되기 때문에 의료서비스의 배분을 시장에 맡길 수 없다. 비록 규범적 세계에서 서비스 배분을 위한 시장이 없어졌지만 그래도 효율성과 소비자의 반응성을 제고하기 위해서는 시장 메커니즘이 최선이라 하겠다. 서비스 배분을 위한 시장이 없는 상황에서 의료서비스를 배급하는 기능은 구매자인 보험자에게 주어지기 때문에 구매자가 시장에 준하는 역할을 하는 것이 중요하다. 필요도 접근에서 구매자에게 기술적으로 부여되는 역할을 제대로 수행하도록 하는 것이 전략적 구매이다.

전략적 구매란 의료보장제도의 효율성과 반응성을 높이기 위하여 구매자로 하여금 시장에 준하는 기능을 적극적으로 수행하라는 의미가 된다. 1990년대 영국의 NHS 개혁에서 구매이론이 등장(Øvretveit, 1995)하기 이전에는 구매자인 보험자는 수동적인 역할에 한정되고 의료공급체계의 효율성 제고는 공급자의 역할로 치부되어 정부나 보험자는 공급자를 명령과 통제(commend and control)를 통하여 제도를 이끌도록 하였다(Figueras, Saltman and Sakellarides, 1998; Robinson, Jakubowski and Figueras, 2005).

그러다 구매이론이 등장하면서 구매자가 보험자라는 사실에 주목하여 구매자의 적극적 역할에 주목을 하게 되었다. *WHR 2000*에서 제안된 전략적 구매는 의료보장제도의 스튜어드십에서 매우 중요한 위치를 차지한다. 전략적 구매가 스튜어드십에서 갖는 중요한 의미는 다음과 같다(Robinson, Jakubowski and Figueras, 2005).

첫째, 전략적 구매는 국민들의 건강수준 향상, 효율성 제고, 의료의 질 향상, 소비자의 권리 및 반응성 향상과 같은 스튜어드십이 추구하는 의료체계의 목표를 용이하게 달성하는 수단이 될 수 있다.

둘째, 전략적 구매이론은 계층제, 시장과 네트워크 각각의 장점을 포함한 신공공행정(NPM)의 일환이다. 여기에는 대리인의 등장으로 거래에 따른 비용이나 거래의 행태에 의하여 중재되는 거버넌스 구조와 산출물 간의 관계 설정 등이 포함된다.

셋째, 구매에 있어서 경쟁의 역할, 구매와 관련하여 시장의 장점을 활용하는 전략적 구매를 통하여 소비자의 반응성을 제고할 수 있다.

넷째, 구매자는 소비자의 공적 대리인이 된다. 따라서 전략적 구매는 환자권리 운동으로 연결되고 있어 스튜어드십에서 중요한 내용이 된다.

다섯째, 전략적 구매는 계약을 통하여 공급자들의 행태를 바꾸어 효율성을 제고하는 기능을 수행한다.

전략적인 구매를 원활히 하기 위하여 구매과정은 다음과 같은 네 단계로 나누어 볼 수 있다(McKee and Brand, 2005).

첫째, 건강에 대한 필요도의 사정이다. 특히 인간의 기본권 보장을 위한 의료보장제도는 시장을 통하여 의료서비스를 분배하는 것이 아니라 필요도(need)를 토대로 의료서비스를 배급하는 것이기 때문에 필요도의 사정은 매우 중요하다.

둘째, 필요도를 충족시킬 효과적인 서비스 모델(care model)을 찾는 것이 중요하다. 효과의 근거로는 진료와의 관계, 효과적 진료를 제공할 가능성이 가장 큰 조직구조나 배치가 중요하다. 필요도를 가장 효과적으로 제공하기 위한 방법으로 제3장에서 본 바와 같이 Melhado(1998)는 의료공급자 조직의 위계화와 이에 따른 의료계획을 제시하고 있다.

셋째, 이러한 여러 가지 상황에 가장 적합한 계약모형을 통하여 질의 충족 요건에 부합하는 의료를 구매하여 가입자(이용자)에게 의료서비스를 제공한다.

넷째, 이러한 과정에서 의료의 효과를 모니터하여 효과적인 의료서비스가 제공되었는지 확인하는 것이 필요하다.

그런데 건강상의 필요도는 항상 변화하기 때문에 또 다시 필요도에 대하여 사정을 하면서 효과의 모니터에 이르는 새로운 구매 사이클이 일어난다. 이것이 전략적 구매의 표준화된 모형(stylized model)이 된다(McKee and Brand, 2005). 여기에서 필요한 정보는 건강상태, 건강에 대한 필요도 사정, care model의 구체화, 의료의 구매, 산출물(health outcome)의 모니터링이다.

전략적 구매의 과제로 Figueras, Robinson and Jakubowski(2005)는 세 가지를 제시하고 있다.

① 어떠한 서비스를 구매할 것인가(What intervention to buy?)

② 누구로부터 구매할 것인가(From whom to buy them?)

③ 어떻게 구매할 것인가(How to buy them?).

한편 Preker et al.(2007)은 위의 세 가지 과제에 더하여 다음의 두 가지 과제를 추가하고 있다.

④ 누구를 위하여 구매할 것인가(For whom to buy them?)

⑤ 얼마나 지불할 것인가(How much to pay?)

Busse(2012)는 WHO에서 사용되는 구매적(purchasatives)이라는 용어의 의미에서 전략적 구매의 의미를 다음과 같이 찾고 있다. 첫째, 구매가 의료체계의 성과 개선을 위한 중심 기능이 되어야 한다. 둘째, 구매자 모델이 있는 국가면 수동적 구매에서 전략적 구매로 전환되어야 한다. 셋째, 구매기능과 공급기능이 통합된 공영제 의료체계라면 구매자-공급자 분리 모형으로 전환시켜야 함을 암묵적으로 인지하여야 한다.

전략적 구매란 종래의 정부나 보험자에 의한 명령과 통제로 작동되던 의료체계를 구매를 통하여 작동시키는 것을 의미한다. Robinson, Jakubowski and Figueras(2005)는 전략적 구매가 갖는 이점을 다음과 같이 기술하고 있다.

첫째, 의료서비스는 의료자원의 배분에 대한 우선순위의 변경이나 계획을 통하여 효과를 개선시킬 수 있다. 예컨대 보다 비용-효과적인 치료나 입원과 외래를 넘나드는 자원 배분의 우선순위 변경을 통하여 의료서비스의 효과를 개선시킨다는 것이다. 그런데 과거에는 이것을 정부가 계획을 통하여 달성하려 했지만 이제는 전략적인 구매 활동을 통하여 계획을 대신할 수 있는 이점이 있다[7].

둘째, 국민들의 필요도나 소비자들의 기대와 같은 것들도 구매라는 의사결정을 통하여 달성 가능하다.

셋째, 의료공급자들의 성과는 구매자에게 재정적 인센티브나 모니터링 도구라는 지렛대를 줌으로써 개선 가능하다. 즉, 구매자는 재정적 인센티브나 모니터링이라는 도구를 사용하여 공급자들의 성과나 소비자에 대한 반응성을 향상시킬 수 있다.

넷째, 과거 정부가 명령과 통제로 의료체계를 운영할 때는 관료적인 경직성 등으로 의료체계의 효율성 향상에 한계가 있었다. 그러나 개혁을 통하여 구매와 공급을 분리하고 공급자에게 자율성을 부여하여 분권화시키고, 구매자가 구매를 통하여 공급량을 결정하는 시스템은 공급의 효율성과 함께 의료체계의 효율성 향상에도 기여하게 된다.

그리고 구매조직으로서는 구매량의 크기가 중요하다. 구매량이 커야 규모의 경제를 달성할 수 있으며, 가격, 질, 서비스의 기회를 놓고 공급자와 거래하는데 협상력(bargaining power)을 가질 수 있기 때문이다(WHO, 2000).

RESYST(2014)는 구매자를 둘러싼 관계 조직(actor)으로 제3장에서 제시된 [그림 3-7]을 활용하여 의료공급자, 의료이용자인 일반 국민, 그리고 정부를 열거하고 있다. 이 그림에서 각 조직과 관련하여 구매자가 취할 전략적 행동을 다음과 같이 제시하고 있는데 시장이 존재한다면 시장에서 이루어질 수 있는 일들이다. 정부는 시장기능을 촉진시킬 수 있는 행동을 하도록 정리하고 있다.

첫째, 공급자와의 관계에서 구매자가 취할 전략적 행동

① 공급자가 제공하는 서비스의 질이나 범위, 그리고 공급자가 위치하는 지역을 고려

7) 전략적 구매에서 계획이 필요 없다는 의미는 아니다. 필요도의 설정과 필요도의 우선순위에 따른 의료서비스의 공급을 위해서는 계획은 여전히 필요하다.

하여 공급자를 선정(혹은 신임을 부여)

② 서비스 공급에 대한 계약 체결

③ 제공되는 치료 재료(의약품, 외과 수술에 소요되는 재료, 치과나 재활에 사용되는 재료 등)의 처방서와 치료의 표준적 지침(guidelines) 설정

④ 서비스의 효율과 질 향상을 위한 공급자에 대한 지불방법 결정

⑤ 공급자에 대한 진료비 지급액 설정

⑥ 제공되는 서비스에 관한 정보 확보

⑦ 공급자 성과를 모니터하고 빈약한 성과를 내는 공급자에 대한 조치

⑧ 공급자의 요구 청취

⑨ 사기나 부패로부터 보호

⑩ 장기적으로 공급자에 대한 지불을 보증

⑪ 지역별로 균점을 이루는 자원 배치

⑫ 서비스의 형평적인 접근을 보장하기 위한 전략의 시행

⑬ 정보시스템의 개발, 운영 및 사용

둘째, 의료이용자에 대한 구매자의 전략적 행동

① 대상인구의 필요도, 선호도 그리고 가치관을 사정하여 제공할 서비스를 구체화

② 제공할 서비스의 대상자와 수혜자의 의무 강조

③ 대상자에게 제공할 서비스 접근을 보증

④ 대상자로부터 불만을 청취하고 이를 피드백시킬 효과적인 메커니즘 확립

⑤ 자원 사용과 다른 성과 지표에 관한 정보 공개

⑥ 의료이용자에 대한 본인부담의 실시와 모니터링

셋째, 전략적 구매를 촉진시키기 위한 정부의 전략적 행동

① 구매자와 공급자의 분명한 역할 구분

② 서비스 공급을 위한 하부구조의 갭을 제거

③ 제공할 서비스를 원활하게 생산할 적정 자원을 보증

④ 구매자의 책무성을 보증

RESYST(2014)가 설명하는 구매자와 관련된 조직이 해야 할 기능을 본다면 결국 전략적 구매라는 것은 시장이 해야 할 기능을 보험자(구매자)가 수행하여 시장에 준하는 효율성과 반응성을 달성하고자 의도하고 있다. 또한 보험자가 구매기능을 통하여 시장에 준하는 성과를 얻기 위한 메커니즘(혹은 수단)으로 계약(contracting), 인센티브, 필요도

사정(health needs assessment)을 제시하고 있다.

(2) 전략적 구매와 계약

전략적 구매에 있어서 핵심적인 역할을 하는 것이 계약이다. 그런데 계약에 앞서 전략적인 구매를 위해 전제되는 조건은 구매자와 공급자의 분리이다. 건강보험은 본질적으로 보험자가 구매자가 되고 의료기관이 공급자로 분리되어 있는 구조이기 때문에 전략적 구매는 보험자가 어떻게 역할을 하느냐에 따라 가능해진다. 그러나 공영제 국가에서는 정부 예산으로 의료체계가 운영됨에 따라 정부가 구매자이면서 공급자 기능도 하고 있다. 따라서 공영제 의료체계에서 전략적 구매가 이루어지기 위해서는 구매자와 공급자를 분리시키는 개혁이 선행되어야 한다. 영국의 의료개혁을 통한 내부시장 모형이 바로 정부는 구매자 기능만 하고 공급자인 의료기관은 정부 운영에서 벗어나게 하는 것이었다.

계약은 의료공급자들로 하여금 예방과 같은 국민 건강에 영향력이 큰 과제들을 수행하도록 촉진할 수 있다. 계약은 단순히 구매자가 공급자들에게 의료서비스의 비용을 지불해주는데 그치지 않고 더 좋은 성과를 내도록 하는 지렛대가 된다. 의료공급에서 효율과 질을 확보하기 위해서는 더 정교한 접근의 계약이 필요하다. 그래서 사회가 필요로 하는 의료의 제공과 구매 도구를 연계하는 것이 매우 중요하다. 전략적 구매가 연속성을 갖기 위해서는 계약을 의료계획과 연계하는 것이 필요하다(Busse, 2012). 의료계획에는 필요도의 사정과 우선순위의 설정, 의료정책 전략 제시, 그리고 서비스 모델의 설정이 포함되어야 한다. 다음으로는 계약을 위하여 구매 전략이 제시되어야 한다. 여기에는 서비스 제공 요건의 제시, 예산 제약과 성과 목표가 포함되어야 한다. 그리고 계약은 순환적이어야 한다. 계약은 공급자의 정의와 선택, 협상과 계약을 거쳐 계약의 관리와 모니터링으로 한 번 이루어진 계약은 종료된다. 그리고 필요도가 변하기 때문에 새로운 계약이 필요도를 토대로 이루어지고, 공급자와 협상과 계약을 거쳐 계약의 관리와 모니터링이라는 다음 기의 계약이 이루어지는 순환 절차를 갖는다.

계약은 공급자들이 제공해야 할 서비스가 무엇인지, 그리고 제공조건은 어떻게 되는지를 명확하게 할 수 있게 만든다. 계약은 공급자 측이든 구매자 측이든 예상하지 못한 사건에 직면하였을 때 위험을 분산시킬 수 있는 방법도 된다. 그리고 계약은 구매자와 공급자의 활발한 협상을 거쳐 이루어진다. 그래서 Robinson, Jakubowski and Figueras (2005)는 계약은 우리가 지출하는 의료비를 가장 효율적이고도 공평한 방법으로 사용될 수 있도록 촉매 역할을 한다고 주장하고 있다.

계약은 다음과 같은 기능을 수행하여 의료공급의 기초가 된다(Duran et al., 2005). 첫째, 의료재정을 의료서비스의 산출물(output) 내지는 결과(outcome)로 연결하는 기능을 한다. 둘째, 구매자와 공급자가 져야 할 책임을 분명하게 하고 이것이 각 주체의 책무성(accountability)을 높이게 한다. 셋째, 소비자에게 절실히 원하는 서비스를 구매자가 계약을 통하여 구매하도록 한다. 넷째, 기간을 정하여 주기적으로 필요도에 맞추어 의료공급이 이루어질 수 있도록 조정과 재협상이 이루어지게 한다.

(3) 전략적 구매와 건강보험

유럽의 의료보장국가들이 1990년대 이후 구매이론을 도입하고, 구매자가 시장에 준하는 기능을 갖출 수 있도록 다양한 개혁을 하고 있었다. 즉, 정부나 보험자가 명령과 통제형 의료체계로써는 명령을 내리는 보험자나 정부도 매너리즘에 빠지고, 공급자 역시 규제에 대응하여 매너리즘에 빠지게 됨에 따라 의료체계의 효율성 개선은 명목적인 목표에 불과해지는 문제가 나타났다. 그리하여 유럽에서는 1990년대 들어 경쟁원리의 도입을 통한 의료체계의 효율성 제고라는 의료개혁이 과제로 대두되었고, *WHR 2000*에서는 의료체계의 성과를 개선하기 위한 주요 대안으로써 전략적 구매(strategic purchasing) 이론을 제시하기에 이르게 되었다. 유럽 각국의 의료체계가 직면하는 도전과제를 Saltman and Figueras(1997)는 다음과 같이 제시하면서 개혁을 촉구하게 된다. 효과적인 비용절감방안, 특히 공공분야에서의 비용억제를 이끌어 낼 새로운 방안의 마련, 희소한 자원의 효율적인 사용에 대한 요구, 환자나 일반 대중의 선호나 필요도에 대한 더 나은 반응성을 보여야 한다는 압력, 건강산출물 내지는 대중의 건강향상에 대한 강조, 의료분야에서의 정부 역할에 대한 새로운 검토 등이었다.

과거의 구매이론은 공급자가 진료한 비용을 보험자가 단순히 지불하는데 초점이 주어진 반면에 전략적 구매이론은 의료체계의 성과 개선의 책무를 보험자가 갖고 대상자의 건강향상에 초점을 두는 특징이 있다. 그러나 우리나라에서 보험자의 구매이론은 2015년 심평원에서 심평원의 기능과 역할이라는 관점에서 잠깐 관심을 가져 보고서까지 발간[8)]하

---

8) 건강보험심사평가원(2015)은 심평원이 전략적 구매자 역할을 할 수 있는 영역을 기술하였다. 이 보고서는 의료공급자 선택, 급여범위 설정, 지불제도 설계, 가격 설정, 서비스 관리라는 다섯 가지 분야에서 심평원의 역할을 기술하였는데, 공급자 선택은 요양기관 당연지정제 아래서 실현이 어렵고, 급여범위 설정은 필요도 접근을 할 때나 유효하여 심평원이 할 수 있는 역할이 없다. 다만, 가격

였으나, 그 뒤로 아무도 거론하지 않는 실정에 있다.

Figueras, Robinson and Jakubowski(2005)는 정부의 스튜어드십이 구매에 영향을 미치는 세 가지 중요한 전략으로 첫째, 의료정책을 구매결정으로 연결시킬 것, 둘째, 종합적인 규제 틀(framework)을 수립할 것, 셋째, 정부의 역량과 신뢰성을 강화시킬 것을 제시하고 있다. 이와 같은 측면에서 볼 때 지금까지 구매에 관하여 정부나 보험자 모두 무관심하게 지나갔다. 그럴 수밖에 없는 것은 의료보장제도를 수요 접근을 토대로 함에 따라 의료서비스의 구매자를 보험자가 아닌 환자로 간주하고, 구매는 의료기관이 진료비를 청구하면 이를 심사하여 지불하면 되는 수동적 구매자 기능에 빠져 있기 때문이다.

3) 재정조달과 스튜어드십

(1) 공정한 재정조달의 중요성

*WHR 2000*에서는 의료체계의 목표 가운데 하나로 재정조달의 공정성을 제시하고 있다. 건강보험제도에서 재정조달의 공정성은 의료보장제도를 통한 사회연대성 확보를 위하여 스튜어드십의 중요한 과제에 속한다. 공정성과 관련하여 의료재정에서는 두 가지의 과제에 직면하게 된다(Murray and Frenk, 2000). 첫째는 의료재정을 부담한 후에 가계가 빈곤해져서는 안 된다는 것이다. 즉 부담의 한계를 넘는 초과 지급은 가계를 빈곤하게 만들 수 있다는 것이다. 둘째는 가난한 가계는 부유한 가계에 비하여 기여금이 적어야 한다는 것이다. 가난한 가계는 소득이 적을 뿐만 아니라 식료품이나 주거비 같이 생활필수품 구입에 많은 돈을 지출해야 하기 때문에 더욱 어려움이 많다는 점이다. 의료재정에 대한 기여금은 이와 같은 가처분 소득을 반영해야 한다는 것이다. 그리고 의료이용이나 위험의 크기와는 무관하게 기여가 이루어져야 하는 것이다. 극빈층의 경우 공정한 부담은 의료재정에 대한 기여를 면제해 주는 것도 포함된다.

특히 재정의 공정성이 보장되어야 전략적 구매가 가능하기 때문에 재정조달의 공정성은 스튜어드십에서 매우 중요하다. 현실적으로 재정조달의 공정성은 같은 재정을 사용하는 재정 단위에 속하는 가입자(피보험자)에게는 같은 원칙으로 재정을 조달할 때 달성 가능하다. 보험의 재정조달 단위를 조합이나 질병금고로 할 경우, 같은 조합에 속한 사람에

설정과 서비스 관리와 관련해서는 심평원이 할 수 있는 역할이 있을 것으로 여겨진다.

게는 동일한 방식으로 보험료를 부과해야 하고, 조합이나 질병금고가 달라지면 보험료 부과방법이 달라져도 관계없다. 독일의 경우 2009년 의료개혁을 통하여 중앙기금을 설립하기 이전에는 질병금고 단위로 재정을 조달하여 사용도 질병금고 단위로 하였기 때문에 보험료율을 위시하여 보험재정 조달방법이 질병금고에 따라 달랐다. 그러나 2009년 중앙기금을 설립하여 전국민이 단일 기금을 사용함에 따라 보험료는 모든 국민에게 소득을 기준으로 동일한 요율로 부과하여 공정성을 유지하고 있다. 그리고 단일 기금을 사용하는 대만도 모든 국민에게 54등급으로 된 표준소득등급표를 사용하여 보험료를 부과하고 있어 재정조달의 공정성에 문제가 없다.

(2) 재정조달의 공정성과 한국의 현실

① 단일재정과 사회연대를 저해하는 2원화된 보험료 부과체계

한국은 의료보험을 단일 기금으로 통일하였지만 문제는 보험료 부과를 통합 이전에 사용하던 방식에서 벗어나지 못하고 2원화된 틀을 유지하는데 있다. 즉, 근로자들은 과거와 같이 임금소득을 기준으로 보험료를 부과하고, 자영자들은 소득신고의 부정확성을 이유로 재산이나 자동차에도 등급을 매겨 보험료를 부과하는 지역사회부과방식을 채택하고 있다. 전국민을 대상으로 할 때 지역사회부과방식은 적용할 수 없음을 깨달아야 현재의 방식을 과감히 버리고 새로운 부과체계를 설계할 수 있는데, 지역사회부과방식을 응용한 현재의 방식을 조금 개선한다면 사용 가능할 것으로 여전히 믿고 있는 문제가 있다.

단일 재정을 사용하면서 재정조달 방식을 달리한다는 것은 건강보험의 주요한 이념의 하나인 연대성 원칙(solidarity)을 허물어 건강보험의 존립 이유를 붕괴시키는 문제가 있다.

② 지역사회부과방식의 전국적 사용에 따른 부조화

앞에서 언급한 보험료 부과체계의 2원화 방식보다도 더 모순적인 것은 의료보험을 시·군을 단위로 관리할 때 사용할 수 있는 보험료 부과방식을 조합을 하나로 통합한 이후에도 약간의 조정을 하여 전국적으로 사용하는 문제이다. 사회보험방식에 가장 적합한 보험료 부과방식은 소득을 기준으로 하는 것이다.

소득신고가 안 되는 지역주민에게 의료보험을 적용하려면 소득(신고소득이 아님), 재산, 가구원수 등을 지역 안에서의 상대적인 순위로 등급을 매겨 보험료를 부과하는 지역사회부과방식을 사용하는 것이 불가피하다.

지역주민의 소득신고가 안되기 때문에 의료보험 통합이 어렵다는 주장에도 불구하고 무리하게 통합을 단행한 후에 부닥친 어려움이 지역가입자에 대한 보험료 부과방법이었다. 이에 정부는 보험을 시・군단위로 관리할 때에 적합한 지역사회부과방식을 전국 단위에 적용하는 모순을 저지르게 되었다. 그러다 보니 지역가입자들의 보험료는 앞에서 설명한 [표 4-9] 및 [표 4-10]에서 본 바와 같이 심각한 소득 역진성을 일으키는 문제마저 발생하고 있다(이규식, 2019). 그 뿐만 아니라 보험료 부과방법의 2원화는 가입자 간의 형평성을 훼손하여 연대성 원리를 무너뜨리고, 의료체계의 주요 목표의 하나인 재정조달의 공정성을 붕괴시켜 효율성이나 반응성의 제고에도 악영향을 미치고 있다.

4) 반응성과 스튜어드십

(1) 반응성의 개념[9)]

반응성은 WHO Europe(1996)이 '류블랴나 헌장'[10)]에서 '시민 중심의 원칙'을 발표한 이후 새로운 개혁과제로 등장하였다. *WHR 2000*에서 각국 의료체계의 목표 가운데 하나로 국민들의 비의료적 기대에 대한 반응성(responsiveness to people's non medical expectation)을 제시함에 따라 반응성 제고가 스튜어드십의 중요 과제가 되었다.

WHO Europe(1996)에서 이야기하는 반응성은 사람들이 의료체계를 통하여 갖는 건강증진과 같은 의료적인 기대와는 별개로 의료체계와의 접촉을 통하여 사람들이 합리적으로 기대하는 것을 충족시킬 수 있는 능력으로 정의하고 있다. 그리고 합리적인 기대(legitimate expectation)란 세계적 인권의 규범과 의사의 전문가 윤리(international human rights norms and professional ethics)로 정의된다. 의료체계 반응성의 핵심

---

9) 이 부분은 이규식(2016)을 참고하여 재 작성하였다.

10) 류블랴나 헌장(Ljubljana Charter)에서 의료개혁을 통하여 의료체계가 갖추어야 할 요건으로 value-driven, health-focused, people-centered, quality based, financially sound and oriented towards primary health care를 제시하여 이미 시민(소비자) 중심의 체계를 제시하였다(이규식, 김주경, 2005).

은 소비자 중심주의인데 1990년대에 이르러 이 개념은 소비자 운동 또는 소비자 행정과 같은 규제의 차원에서 벗어나서, 주로 인간과 환경을 지킨다는 새로운 가치 기준에 입각해서 사회·생태학적 균형과 인간복지를 지향하며, 보다 높은 차원의 소비자 주권을 확립시키는 이념으로 발전되었다[11]. 종래까지 의료체계의 성과를 평가할 때 항상 논의되던 고전적인 패러다임인 '형평성'과 '효율성'에서 한 단계 진화된 다른 시각을 제시한 점에서 개혁의 내용을 가늠할 수 있다.

Murray and Frenk(2000)는 의료체계의 반응성을 사람에 대한 존중(respect for persons)과 환자중심(client orientation)의 두 가지 각도에서 고찰하고 있다. 먼저 사람에 대한 존중은 개인이 의료체계와의 접촉(interaction)에서 필요한 윤리적인 차원에 대한 것으로 환자 품위에 관한 존중(respect for dignity), 개인의 자율성에 대한 존중(respect for individual autonomy) 그리고 비밀에 대한 존중(respect for confidentiality)이라는 세 가지 측면에서 살펴볼 수 있다.

두 번째는 환자중심의 시각이다. 이것은 건강수준 향상 측면이 아닌 소비자 만족도 측면의 여러 요소를 포함하는 것이다. Murray and Frenk(2000)는 구체적으로 건강상의 필요도에 대한 즉각적인 주목(prompt attention to health needs), 기본적인 안락함(basic amenities), 사회적인 지원네트워크에 대한 접근성(access to social networks for individuals receiving care), 그리고 치료 기관이나 치료 의사에 대한 선택이라는 네 가지 측면으로 설명하고 있다.

한편 De Silva and Valentine(2000)도 같은 관점에서 반응성을 설명하고 있다. Murray and Frenk(2000)나 De Silva and Valentine(2000)은 반응성을 환자에 대한 인격적인 대우와 환자나 그의 가족들이 표출하는 일반적인 관심사에 대한 반응이라는 두 가지 각도로 나누어 설명하고 있다.

소비자의 선호와 관련하여 많이 사용되는 것은 소비자 만족도와 소비자 반응성이다. 그런데 소비자 만족도는 접근 가능한 의료서비스, 의료제공체계, 재원조달에 관하여 소

---

11) 국제소비자기구(CI)가 규정하고 있는 소비자 권리 개념은 다음과 같다. ① 안전할 권리, ② 알 권리, ③ 다양한 상품이나 서비스를 자유롭게 선택하고 구입할 수 있는 권리, ④ 소비자의 욕구, 의견, 선호 등을 국가 또는 지방자치단체의 소비자 정책이나 기업의 경영 활동에 반영할 권리, ⑤ 상품이나 서비스의 사용으로 인한 신체, 재산상의 피해에 대해 신속하고 적절하게 보상을 받을 권리, ⑥ 상품 및 서비스의 구입, 사용, 그리고 기타 소비생활과 관련한 소비자 교육을 받을 권리, ⑦ 소비자 권익 향상을 위한 소비자 운동을 전개할 권리, ⑧ 쾌적한 환경에서 살 권리(환경소비자 운동) 등으로 하고 있다.

비자 의견을 측정하는 것으로 매우 광범위하고 주관적 개념이다. 반응성은 소비자와 의료체계간의 상세한 질적 관계를 분석하는데 초점을 두고 있다. 한편 유럽에서는 스웨덴 스톡홀름에 본부를 둔 Health Consumer Powerhouse가 설립되어 2005년 이후 매년 Euro Health Consumer Index를 발표하여 반응성 지표로 측정하고 있다.

(2) 반응성의 적용

한국에서는 반응성에 대한 개념이 정부나 보험자 차원에서 제대도 설정되어 있지 않아 현재까지 현실 적용은 매우 제한적으로 환자 권리 측면에서만 이루어지고 있다.

먼저 법적 측면에서 보면, 환자의 권리신장을 위하여 「보건의료기본법」 제6조(환자 및 보건의료인의 권리), 제11조(보건의료에 관한 알 권리), 제13조(비밀보장)이 규정되어 있다. 그리고 「의료법 시행규칙」 제1조의3제1항에서는 환자의 권리에 관한 4개항(진료 받을 권리, 알권리 및 자기결정권, 비밀을 보호받을 권리, 상담・조정을 신청할 권리)과 환자의 의무에 관하여 2개항(의료인에 대한 신뢰・존중 의무, 부정한 방법으로 진료를 받지 않을 의무)을 규정하고, 이를 의료기관으로 하여금 환자들이 잘 볼 수 있는 곳에 게시하도록 정하고 있다.

제도적 측면에서 소비자 반응성을 강화하는 중요한 수단이 소비자 역량 강화이다. 소비자 역량 강화를 위하여 사용할 수 있는 메커니즘으로 의견 제시(voice)와 탈퇴(exit) 전략이 있다. 의견 제시로는 소비자의 불만이나 의료사고에 대한 노출과 이를 처리하는 제도적 장치의 마련이다. 그리고 탈퇴 전략은 소비자에게 선택권을 부여하는 방법인데 한 가지는 소비자에게 공급자를 선택하는 권리이며 다른 한 가지는 1990년대 이후 구매자와 공급자의 분리가 이루어지면서 소비자에게 구매자(보험자)를 선택할 수 있는 권리를 부여하는 것이다(Figueras, Robinson and Jakubowski, 2005). 한국은 1987년 7월에 '한국소비자보호원'(현재 한국소비자원)을 설립하여 분쟁조정과 피해구제를 시작하였으며, 1999년부터 전문분야별 피해구제제도가 도입되어 의료분야의 피해구제 및 분쟁조정을 실시하고 있다. 그리고 2012년 4월에는 '한국의료분쟁조정중재원'을 설립하여 의료사고에 대한 분쟁을 중재하고 조정하는 업무를 수행하고 있다. 2012년부터는 건강보험보장성 확대에 시민 의견을 수렴하기 위하여 '건강보험보장성시민위원회'를 구성하여 시민 참여를 활성화하고 있다. 2011년 '환자단체연합회'는 "환자권리선언"을 하여 의료에 대한 반응성을 높이려는 노력을 하고 있다. 그리고 의료서비스 및 건강보험제도의 만족도를 '대한의사협회'나 '국민건강보험공단' 등의 조직에서 가끔 실시하기도 한다. 2020년에는 '국민건강보험공단'에서 국민건강보험공단의 사회적 가치에 대한 '국민인식조사'도 하여 반응성에 대한 보험자의 인식이 등장하는 것 같기도 하다.

반응성 제고를 위하여 매우 중요한 기능을 하는 구매자의 선택권 부여에 관해서는 한국은 2000년 7월 건강보험을 통합하면서 관리조직을 하나로 만들어 구매자를 선택할 수 있는 권리가 원천적으로 봉쇄된 문제가 있다.

반응성에 중요한 기능을 하는 의료서비스 제공과 관련한 환자 및 의료인의 안선을 보장하기 위하여 2010년 10월에 '의료기관평가인증원'을 설립하여 2011년부터 의료와 관련된 안전 문제를 의료기관들이 얼마나 충실히 이행하는지 여부를 조사하여 일정 수준에 도달하면 "인증"을 부여하고 있다. 그러나 인증제를 의료기관의 자율 신청에 의존하면서 인증을 받았을 때 아무런 인센티브가 없는 관계로 중소병원들의 신청이 매우 저조하다. 2020년 1월말 기준으로 상급종합병원은 모두 인증을 받았으나, 종합병원은 59.0%, 중소병원은 불과 6.5%만이 인증을 받은 실정이다(의료기관평가인증원, 2020).

그 외에도 의료정책 의사결정, 특히 의료자원 배분의 우선순위 설정에 시민 참여를 활성화하려는 노력이 시도되고 있다. 그러나 시민단체가 자원배분의 우선순위 설정에 참여를 위하여 노력을 하고 있지만 현재의 의료정책이 필요도를 토대로 이루어지지 않고 있기 때문에 의사결정에 시민단체가 참여한다고 하여도 역할이 제한될 수밖에 없어서 반응성과는 무관할 것이다.

문제는 반응성이 왜 중요한지에 관한 제대로 된 인식 없이 환자권리나 환자안전, 의사결정에 대한 소비자의 참여구조 등에 관한 관심만으로 소비자(환자)들의 반응성에 대처할 수 있다는 생각이 걸림돌이 되고 있다. 반응성이 중요한 것은 환자와 공급자 간의 시장이 의료보장제도 도입으로 없어졌기 때문에 의료서비스 구매자가 시장에 준하는 기능을 하여 수요자(환자)가 의료서비스를 누릴 수 있도록 하는 것이 중요하다. 그런데 한국에서는 구매사의 기능이 제대로 정립되지 않고 있어서 반응성과 관련하여 크게 기대할 것이 없는 것으로 평가된다.

5) 규제와 스튜어드십[12)]

(1) 규제와 스튜어드십

스튜어드십의 역할에서 규제란 의료정책의 집행을 위한 영향력을 행사하기 위한 핵심적인 전략이다. 의료분야의 규제에 대한 관심[13)]은 1990년대 유럽지역에서 일어난 의료개혁에서 기업가적 주도권 내지는 진취성(entrepreneurial initiatives)의 등장에 기인하고 있다(Saltman and Busse, 2002). 한국에서도 2008년 이명박 정부가 집권하면서 기업친화(business friendly) 정책이 강조되면서 의료분야의 규제에 대한 검토가 반짝 등장하기도 하였다. 제2차 세계대전 이후 세계인권선언에 따라 의료가 인간의 박탈할 수 없는 기본권리(inalienable right)의 하나가 되면서 모든 산업화 국가들이 의료보장제도를 실시함에 따라 의료분야의 규제는 당연한 것으로 생각되었다. 그러다, 1989년 영국의 NHS제도에서 내부시장(internal market) 모형과 네덜란드의 건강보험제도에서 관리된 경쟁모형(managed competition)이라는 개혁방안이 제시됨에 따라 1990년대 의료분야는 획기적인 재편성과 함께 기업가적 활동이 강조되는 변화가 이루어졌다.

유럽의 경험은 기업가주의(entrepreneurialism)가 의료분야의 재구조화를 유도하는 지렛대가 되었음을 보여주고 있다. 기업가적 행태가 혁신을 자극하고, 서비스나 새로운 생산물을 찾아내어 개발하고, 산업화하는데 촉매제 역할을 한다는 것이다. 기업가주의의 교훈을 공공이나 비영리민간 분야에 적용하려는 사람들은 비록 사회적 기업의 목표가 영리기업과는 다르지만 혁신을 자극하고 새로운 서비스를 창출하는 등의 역할은 적용 가능할 것이라는 점이다(Saltman and Busse, 2002).

그러나 공공영역의 정책가들은 조금 다르게 생각하고 있다. 즉, 이들은 기업가 정신의 거시적인 장점을 인정하고, 투자된 자원에서 얻게 될 산출물의 극대화를 위하여 'better value for money'를 강조하지만, 정부에 의한 효과적인 규제가 없다면 기업가 정신의 긍정적인 효과가 제한된다는 점을 들고 있다. 또한 정부 규제가 없을 경우, 능력 없는 외과 의사가 수술하거나, 처방전 없는 임의조제가 이루어지고, 시효가 지난 의약품의 유통과 같은 문제가 생기게 된다는 것이다.

---

12) 이 부분은 이규식(2018)을 수정하여 작성하였다.

13) 여기서 규제라 함은 협의적 의미의 정부에 의한 통제만이 아니라 의료분야를 정부 의도대로 유도하기 위한 인센티브나 육성과 같은 개입(intervention)을 모두 포괄하는 개념으로 받아들여야 한다.

이러한 부작용을 제거하기 위하여 규제가 불가피해지고, 규제의 범위는 포괄적이고 복잡해져 다양한 규제 메커니즘이 등장하게 될 수밖에 없다. 의료분야에서 시장에 의존하는 정도가 커질수록 규제가 증대하고, 투입물 중심에서 산출물 중심으로 규제가 이루어지는 경향이 있다는 것이다. 그리고 의료개혁으로 정부의 역할도 '노는 적게 젓고 방향타는 확실히(row less and steer more)'라는 방식으로 바뀌고 있다. 방향타를 잡는 것은 스튜어드십과 같은 의미로 전략적인 정책방향과 비전을 설정하는 것이며 노를 젓는 것은 서비스를 제공하고 비전을 수행하는 운영업무(operational work)와 같다고 하겠다(Osborne and Gaebler, 1993). 또한 정부의 역할에서 운영업무를 적게 하는 대신에 감독 책무(supervisory responsibility) 기능이 중요해진다. 정부의 감독 책무가 스튜어드십이라는 용어로 진화되어 의료분야의 정책이나 관리(management)에서 의무적으로 적용되고 있다(Saltman and Busse, 2002).

스튜어드십의 개념은 정부로 하여금 의료체계가 전반적으로 윤리적인 바탕에서 작동하도록 하고, 재정적인 효율성을 추구하도록 만드는데 있다. 스튜어드십의 중심 도구인 규제는 윤리성과 효율성을 전제하고 있다는 것이다. 한국에서는 의료를 기본권 개념으로 인식하는 것이 아니라 '공공성이 강한 사적인 재화'로 인식하면서, 의료분야는 시장 경쟁이 허용되기 어려운 영역으로 간주하여 규제를 당연시하고 있다. 사적 재화인데 경쟁을 허용할 수 없다는 정부의 입장은 모순된 것으로 결국 규제가 행정적 편의에 따라 이루어짐을 자인하는 꼴이다. 서유럽의 경우, 의료보장제도가 제공하는 의료란 공공재 또는 사회재[14]라는 인식하에 정부의 감독 책무라는 스튜어드십의 내용으로 규제가 일어나고 있다. 무엇보다도 스튜어드십과 규제는 뗄 수 없는 관계라는 인식이 중요하다. 규제에는 법률의 제정이나 시행령과 같은 제도적인 조치가 필요하며, 민간의료기관의 참여에서 영리성을 배제하는 윤리적인 문제도 포함하고 있다.

(2) 의료분야 규제정책

의료분야의 규제는 목적에 따라 다음과 같이 두 가지의 방법으로 접근해야 한다. 첫째는 정책 목표(policy objectives)를 달성하기 위한 규제이며, 둘째는 경영 메커니즘

14) 공공재와 사회재는 같은 개념이다. 유럽지역에서 Saltman and Figueras(1997)는 의료보장 의료를 사회재(social good)로 미국에서 Melhado(1998)는 공공재(public good)로 부르고 있다. 양쪽 모두 의료보장에서 제공하지 않는 의료는 일반적인 상품(commodity)으로 취급하고 있다.

(managerial mechanism)으로써의 규제이다(Saltman and Busse, 2002).

정책 목표는 사회경제적 목표에 관한 것으로 그 성격은 규범적이며 가치 중심적이다. 의료와 같이 기본권 개념으로 제공되는 경우에는 사회적인 방위 영역을 조직화하고 입법 활동을 주도하기 위하여 핵심적인 정책 목적(core policy goals)을 헌법에 명기하고 있다. 이러한 사회적인 결정은 공영의료제도(NHS 또는 RHS)로 반영되거나 강제 가입에 기초하는 사회의료보험제도(SHI)로 반영되고 있다(Saltman and Busse, 2002). 사회경제적인 정책 목표의 특징은 전 인구를 대상으로 하며 영리의료기관까지 포함하여 의료분야의 모든 참여자(actors)들이 강제적으로 따르게 하는 국가적 요구(mandatory national requirements)라는 점이다.

다음으로는 의료분야의 관리 메커니즘에 관한 규제이다. 이것은 앞에서 제시된 사회경제적 정책 목표를 달성하기 위한 구체적이며, 실천적인 메커니즘에 관한 내용이다. 관리 메커니즘은 주로 기술적이며 인적 및 물적 자원을 효율적으로 사용하는데 초점을 두고 있다. 이러한 관리 메커니즘은 민간/공공의 혼합적 성격이 될 수도 있으며, 의료분야의 다양한 공급자들에 대한 수많은 복잡한 배합을 반영하는 미시적 규제로 개별 의료기관의 활동과 관련이 되는 규제들이다(Saltman and Busse, 2002). 관리 메커니즘은 주로 의료서비스 관리 능력에 영향을 미치며, 의료서비스의 효율과 효과를 증진시키도록 하는 조치들이다. 이러한 규제들은 1990년대 유럽의 의료개혁 과제로 등장하였던 것들이다. 이러한 관리기법의 응용은 의료분야의 새로운 거버넌스로써 신공공행정(new public management, NPM) 운동을 촉발하게 되었다. 그리고 관리 메커니즘에 관한 규제는 모든 국가에서 시행되는 것이 아니라 국가가 처한 환경에 따라 선택적으로 채택된다. 또한 규제는 입법, 행정, 사법이라는 민주주의 국가의 세 기둥을 토대로 법률 제정, 실행, 모니터링과 평가, 강제와 사법적 감시(enforcement and judicial supervision)로 이루어진다. 구체적인 관리 메커니즘의 규제로써는 ㉠ 의료의 공급능력(capacity)에 관한 규제, ㉡ 의료수가의 통제, ㉢ 의료의 질 관리를 위한 규제, ㉣ 시장구조와 서비스 수준에 관한 규제, ㉤ 건강보험 수급권 및 급여에 관한 규제, ㉥ 규범적 및 사회적 목적을 달성하기 위한 규제, 등이 있다(Chinitz, 2002).

(3) 규제의 문제점

우리나라는 모든 의료기관을 의료보험 서비스를 제공하도록 요양기관으로 당연 지정하여 규제가 매우 강한 것처럼 보인다. 그러나 요양기관에 대한 규제는 보험수가 통제와 진료비 심사에 머물고, 환자의 안전성이나 의료의 질 관리 같은 측면은 취약한 문제가 있다. 합리적인 규제는 사회의료보험과 관련을 갖는 참여자들의 반응성을 제고하기 위해서도 필요한 조치라 할 수 있다. 규제의 문제점을 정리하면 다음과 같다.

① 사회의료보험 의료에 대한 이념 부재와 규제의 모순

우리나라는 앞에서 언급한 바와 같이 사회보험의료에 대한 이념적인 성격을 정하지 못 한 상황에서 의료분야에는 경쟁이 지배하기 어렵다는 단순한 생각으로 규제를 함에 따라 규제의 가장 큰 대상자인 의료공급자가 승복하지 못하는 문제가 있다. 서유럽의 경우, 사회보험에 적용하는 의료는 기본권 개념에 의하여 공공재로써 규제를 하기 때문에 공급자들이 의료정책에 순응하며, 사회의료보험에 적용하지 않는 의료는 상품으로 간주하여 최소한의 규제(면허제도나 최소 시설 기준)에 그치고 있다.

그런데 우리나라는 모든 의료기관이 사회의료보험 요양기관으로 당연 지정되어 의료보험 환자를 진료하지 않는 곳이 없다. 그렇다면 사회보험의료는 필요도 기준에 의한 공공재로 간주하는 이념을 먼저 정립하고 그에 합당한 지원과 함께 규제라는 개입을 할 때 공급자들이 승복하고 의료이용자들도 환자의뢰체계와 같은 규제에 승복할 것이다. 그런데 사회보험 환자를 진료하는 의료기관이 민간기관이면 공공의료에서 배제하는 등으로 차별을 하면서, 규제는 모든 의료기관에 동일하게 적용하는 등의 모순된 행동이 규제에 대한 순응도를 떨어뜨리고 있다.

② 규제에 대한 이론적 틀의 부재

사회보험의료에 대한 이념의 부재는 규제에 대한 이론적인 토대를 갖추지 못하게 만들었다. 규제를 위해서는 윤리성과 효율성이라는 원칙이 중요한데 우리나라에서는 이러한 원칙이 무시되고 있다. 여기서 규제라는 것은 정부 개입을 포괄적으로 나타내는 것인데 이와 같은 규제의 범위에 대한 인식도 없는 형편이다. 그리고 규제의 필요성에 대한 이론적인 틀을 제시하지 못함에 따라, 어떠한 규제가 국민들에게 편익을 주는지 아니면 공급자와 같은 이해 당사자에게 편익이 가는지 등에 대한 고려도 없다.

예컨대 요양기관 당연지정제의 경우, 규제가 처음 도입된 1979년만 하여도 의료기관이 부족하여 만약 의료기관이 저수가를 핑계로 요양기관 계약을 기피할 경우 국민들의 의료접근성 문제가 우려되어 당연지정의 논리적인 타당성이 있었다. 그러나 의료기관(병원 및 의원을 포함)이 도시만이 아니라 농어촌의 면소재지에도 개업을 할 정도로 많으며, 수가도 초기와는 달리 의료기관이 계약을 기피할 정도로 낮지 않기 때문에, 계약제로 전환하여도 거의 문제가 없는 환경이 되었다.

이러한 환경에서 당연지정제의 유지는 의료공급자를 보호하는 장치로 작용하여 국민들의 편익을 오히려 저해하는 문제가 있다. 그럼에도 불구하고 규제의 효과에 대한 분석을 하지 않아 당연지정제라는 공급자의 보호막이 되는 규제를 지속시키고 있다. 만약 계약제로 한다면 의료기관은 사회의료보험 환자를 진료할 것인지 여부를 선택할 수 있으며, 보험자인 건강보험공단은 의료기관을 선택할 수 있을 것이다.

건강보험공단은 의료기관이 지켜야 할 원칙을 의료기관 단체와 협정을 맺고, 이러한 원칙을 지키지 않는 기관과는 계약을 하지 않을 수 있다. 계약을 위한 원칙 가운데는 의료사고율이나, 진료비 부당 내지는 과잉 청구율, 의료기관 인증 여부 등을 생각할 수 있을 것이다. 그리고 의료기관은 독자적으로 계약 여부를 판단하여 계약을 하지 않을 경우는 영리병원으로 간주하고 높은 수가를 받을 수 있도록 하는 대신에 세금은 일반 기업들과 같은 세율을 적용하면 될 것이다. 이렇게 할 때 의료공급체계의 목표 가운데 하나인 반응성을 높이는데 기여할 수가 있을 것이다. 다만 계약제를 악용하여 의료공급자들이 수가 인상을 목표로 담합하는 행위나 보험자가 원칙에 벗어난 계약 거절 행위는 공정거래법에 의하여 처벌하면 될 것이다.

또 다른 예는 원격의료에 대한 규제를 들 수 있다. ICT가 발전하면 이러한 기술을 국민들의 생활에 응용하는 것이 당연하며, 이때도 국민들의 편익과 공급자의 편익을 따져 규제를 결정하면 되는데 원격의료는 의료민영화라는 이념적 낙인을 찍어 이론적 분석조차 막고 있는 문제가 있다. 의료분야의 규제는 국민의 편익과 공급자의 편익을 이론적으로 따져 국민들의 편익이 더 크다면 실행해야 함에도 불구하고 규제 이론과는 상관없는 이념적 규제를 하는 문제가 있다.

③ 의료정책의 사회적 및 경제적 목표의 미흡

규제는 거시적인 측면에서 정책의 이념이나 목표와 관련되어 설정되어야 하지만, 우리나라에서는 사회의료보험제도를 국민의 기본권 보장이란 이념을 실현한다는 개념이 없어 의료정책의 사회경제적 차원의 목표 부재로 제대로 된 규제도 못하는 문제가 있다.

특히 사회의료보험제도를 도입하면서 의료계획마저 수립하지 않음에 따라 거시적 차원의 명시적인 규제는 거의 도외시되고, 단지 암묵적으로는 전국민을 의료보장에 적용함으로써 사회적 연대와 형평을 강조하고 있는 실정이다. 이와 같은 암묵적 목표를 달성하기 위해서는 수단적 정책이 보험료 부담의 형평성인데, 보험료 부과체계의 2원화로 사회연대와 형평을 이룰 수 있는 수단도 없어진 문제가 있다.

거시적 차원의 또 다른 정책 목표를 보면 경제적 효율성으로써 의료체계의 지속가능성인데 급속한 고령화에 대비하는 정책이 거의 전무한 실정이다. 고령화가 되면 대부분이 완치가 어려운 만성질병을 앓게 되어, 의료이용을 자주하게 되는데 이와 같은 만성질병에 대응하여 의료체계를 병원중심에서 지역사회중심으로 전환시키고 의료이용을 억제하는 규제를 도입하는 것이 무엇보다도 중요하다. 그런데 현실에서는 의료체계를 전환하려는 노력보다는 의료이용을 부추기려는 정책이 더욱 일반화되어 있는 문제가 있다.

의료의 안전성에 대한 규제도 부족한 실정이다. 병원에서 의료사고가 빈번하게 발생하며, 낙상과 같이 간호과정에서 예방 가능한 사고도 간병을 전문 간호인력이 하지 않고 가족이나 간병인에게 맡김에 따라 빈번하게 발생하고 있다. 병원에서 의료사고가 발생하거나 감염문제가 일어나는 것은 그만큼 안전에 대한 규제가 부실함을 의미한다.

시민의 의식개선과 관련하여 국민 스스로가 자신의 건강을 지키기 위한 개인의 책임의식을 강조하기 위한 규제나 개인의 자유로운 의료이용에 대한 규제 등은 거의 생각도 못하고 있다. 환자에게 자유를 허용하는 것을 최선으로 생각하여 의료기관 선택에 거의 무한에 가까운 자율을 허용하여 진료권을 폐지하고, 환자의뢰체계도 무력화시켰다. 그러한 결과 만성질병구조에서 대형 종합병원에 장기 입원하는 등의 행태에 대한 규제도 본인부담의 차등화 정도에 그치는 문제가 있다. 우리나라에서는 규제라 하면 정부의 통제만을 생각하고 있다. 규제는 통제나 벌칙만 있는 것이 아니라 의료의 질을 높이고, 반응성을 높이는 정책 목표 달성을 위한 유인책과 같은 인센티브도 포함되어야 하는데 이러한 측면의 고려도 취약하다.

④ 관리 메커니즘에 대한 규제의 부실

규제에 대한 이론적인 분석 틀이 없다 보니 관리 메커니즘에 대한 규제도 부실한 문제가 있다. 의료의 질을 향상시키기 위한 규제가 지나치게 구조적인 측면에 치중함에 따라 규제를 지키기 위한 비용은 많이 소요되는데 비하여 질 향상은 그렇게 개선되지 못하고 있다. 이러한 현상은 의료의 질에 대한 이론적인 틀이 빈약하다 보니 규제를 하기 쉬운 구조적인 측면에 치중하여 나타나는 현상이다.

질에서 중요한 측면인 감염관리, 환자안전과 같은 문제는 규제에 따른 비용보상이 없으니 현장에서 거의 도외시 되고 있다. 의료계에서는 의료 질에 대한 규제가 과다함을 주장하는데 현재 이루어지는 규제가 행정 편의적이 되어 실질적인 질 향상에는 기여하지 못하는 규제가 대부분이 아닌지 전면적인 검토가 필요하다.

의료의 질과 효과성을 향상시키기 위한 산출물 위주의 규제는 없거나 미약하여 규제의 실질적 효과가 제약되는 문제가 있다. 임상적 치료의 비용-효과성을 분석하기 위한 진료지침서와 같은 제도의 실행에 대한 규제가 뚜렷하지 못하여 학회 수준에서 개발 단계에 놓여있는 실정이다. 의사의 훈련도 전문의 훈련에만 규제가 작동하고 있고 일반의의 경우는 의사면허만 있으면 개업이 허용되어 1차 의사에 대한 훈련도 제대로 안 되고 있다.

의료기관 인증제는 자율적인 인증으로 인증제 활용에 관한 규제가 명확치 못하여 실효성이 제한적이다. 요양기관 계약제로 전환한다면 계약 조건의 하나로 의료기관 인증 여부를 활용하여 환자안전이나 질 향상에 기여를 할 수 있겠지만 요양기관 당연지정제를 유지함에 따라 질 향상이나 환자안전의 실질적 수단을 제한하고 있다.

환자의 접근성에 대해서는 의료이용의 억제 보다는 이용을 부추기는 정책에 집중함에 따라 규제를 하지 않는 문제가 있다. 사회의료보험에서 의료의 구매자를 환자로 착각하다 보니 보험자가 해야 할 역할이 명시되지 못하여 의료이용만 늘어나는 문제가 있다. 의료이용에서 문지기제도나 1차 의사를 통한 규제는 생각할 수도 없다. 접근성에 대한 규제정책이 고안되기 어려운 것은 의료공급자들의 이해와 상충되어 규제에 반대하기 때문인 측면도 있다.

공급자 행위에 대한 규제는 이해단체의 힘이 강하여 실행이 어려운 측면도 있다. 공급자에 대한 규제가 어려운 것은 정부가 민간의료기관이 생산하는 의료는 공공의료에서 배제함에 따라 민간의료기관은 규제의 타당성을 인정하지 못하는 문제가 있다. 즉 규제와 사회보험의료의 정합성에서 문제가 있기 때문에 규제가 어려우며, 규제가 이루어지더라도 기존 공급자의 이해를 높이기 위하여 존재할 가능성이 높다. 사회보험의료를 공공재로 간주하지 않고 '공공성이 강한 사적 재화'로 간주하는 한 공급자 행위의 규제는 거의 불가능한 측면이 있다. 보험자(구매자) 규제로는 계약원리, 규제된 시장, 수가통제, 민간보험회사 규제 등이 있으나 현실적으로 우리나라는 수가규제만 작동하고 있다.

의약품에 대한 규제로는 대체조제, 등재제도, 가격통제 등의 방법이 있다. 우리나라에서는 대체조제가 소비자인 국민들의 입장이 아니라 약사와 의사간의 이해 대립으로 법률적으로는 허용이 되고 있으나 현실에서는 매우 제한적으로 이루어지고 있다. 보험의약품 등재는 선별등재 방식으로 하여 보험에서 상환되는 의약품 수를 통제하고 있으나 매년 등재되는 의약품 수가 증가하여 선별등재의 의미가 퇴색되는 문제가 있다. 의약품에 대한 가격제도는 이론상 성립하기 어려운 실거래가제도를 택하여 의료기관과 도매업자 간의 담합만 이루지게 하였다. 이러한 담합이 사회적 문제가 되어 이에 대한 처벌이 강화되자 이를 피하기 위하여, 급기야 의료기관이 도매상을 직영하는 지경에 이르게 되었다. 그 뿐만 아니라 의약품 가격을 인하할 수 있는 장치인 '약제 상한금액 조정기준'도 문제가 있어 의약품 가격을 인하시킬 메커니즘도 없다.

한편 Chinitz(2002)가 언급한 다섯 가지 규제(앞에 언급한 규제 가운데 ㉠~㉤까지)를 보면 수가에 대한 규제만 제대로 작동할 뿐 그 외 규제는 매우 미약하여 없다고 하여도 과언이 아니다. 이렇게 된 원인은 사회보험의료를 사적 재화로 간주함에 따라 의료를 수요 접근이라는 시장접근 방식으로 관리하게 때문이라 하겠다.

6) 의료 질 관리와 스튜어드십[15)]

(1) 질 관리의 틀(framework)

1990년대 이후 많은 국가에서 의료개혁을 하였는데, 이와 같은 개혁에 깔린 1차적 목적은 관료적인 경직성을 제거하여 효율성을 높이고 인구집단의 건강을 향상시키자는 것이다. 여기에서 잊지 말아야 할 점은 의료의 질은 효율성의 통합적 요소라는 점이다(quality is an integral component of efficiency). 대중들의 건강수준을 향상시키는 목적으로 질 높은 의료서비스를 구매하기 위해서는 새로운 개념적인 틀을 개발해야 한다. 만약 의료체계의 성과를 향상시키는 것이 구매의 목적이라면 의료의 질을 반드시 향

---

15) 이 부분은 Velasco-Garrido et al.(2005)을 요약 정리하였다.

상시켜야 하며 이것이 의료서비스의 최종 산출물로 나타나야만 한다. 의료 질이 투입물과 산출물을 연결시키는 핵심적인 지표가 되기 때문에 건강산출물을 향상시키기 위해서 구매는 의료서비스의 질 향상에 초점을 두어야 한다. 의료의 질을 향상시킬 수 있는 실질적 방법은 계약을 통하여 구매를 할 때이다. 그러기 위해서는 먼저 질을 구체적으로 정의하고 이를 측정하는 것이 중요하다(Velasco-Garrido et al., 2005).

① 구매와 관련된 질

의료의 질은 현재의 전문지식 안에서 개인이나 인구집단에게 제공되는 의료서비스가 원하는 건강산출물을 얻을 수 있는 정도라 할 수 있다(Campbell, 1975). 즉, 의료서비스의 질은 더 좋은 건강산출물을 거둘 수 있게 한다. 이러한 정의는 효과적인 의료서비스 제공에 관한 과학적 지식과 관계하여 의료 질의 중요한 측면을 강조하고 있다. 질 높은 의료란 의료서비스가 필요한 환자(right patients)에게, 필요한 순간(right moment)에, 필요한 곳(right place)에서 제공될 때 달성할 수 있다.

질의 향상이란 '최상의 임상서비스'로 정의하고, 정의된 최상의 서비스를 따르기 위하여 근거기반서비스를 일상적으로 제공하는 것을 의미한다. 최상의 서비스란 근거기반 임상진료지침(clinical practice guidelines)이나 근거기반의 권장(recommendations)을 따르는 것이다. 의료 질은 연구결과가 임상서비스로 제공된 후(from research into practice) 효과적이라는 근거를 가질 때 향상되었다고 할 수 있다. 이와 같은 접근전략이 의료서비스 제공의 변이를 줄이고, 의료서비스의 적정성(과잉사용, 과소사용, 과오사용을 없앰)을 제고시킬 것이다.

그런데 제공되는 의료의 질이란 단순히 과학적 근거가 있는 의료를 일상의 임상서비스로 전환한다고 향상될 수 있는 것은 아니다. 의료체계의 조직이나 시스템의 디자인과 같은 서비스 제공과정(process)의 문제로 인하여 원하는 성과나 결과를 산출하지 못하는 경우도 있다. 예컨대 의료과오는 서비스를 담당한 진료 의사의 잘못보다 의료기관의 구조적 문제나 시스템 디자인의 잘못으로 발생하는 경우도 많다(Cubanski and Kline, 2002). 그래서 TQM(total quality management)이나 CQM(continuous quality improvement)과 같은 방법을 적용하여 마취에서의 사고를 획기적으로 줄이는 성과를 보이기도 하였다(Berwick, 2001).

의료체계가 단절적(discrete)으로 이루어지면 의료 질에 위협요인이 된다. 의료서비스의 연속성 결여는 피할 수 있는 만성질병에서의 합병증 인지를 늦추고, 중복적 검사, 협력적 진료의 결여, 그리고 상충적 진료마저 일으키게 된다. 이와 같이 의료 질은 다면적 개념을 지닌다. 의료의 구매를 위해서는 다면적 성격의 의료 질에 대한 측정이나 지표가 요구된다.

② 계약을 통한 질 향상

구매자는 소비자와 공급자 간의 중간 매개인 기능을 한다. 구매사는 공급자가 더 나은 건강산출물을 생산하도록 유도하여 소비자가 믿을 수 있도록 자원배분을 할 책임[16]을 갖고 있다. 그래서 구매자는 공급자와 함께 의료 질을 향상시킬 책임이 공동으로 주어진다. 공급자의 의료 질에 대한 구매자로서의 책임은 계약을 통하여 실행되며, 계약에는 다음과 같은 내용들이 포함된다.

첫째, 계약을 체결하기 위하여 협상을 진행한다. 여기에는 적절한 수준의 질에 대한 충족 요건(접근성 및 가용성 포함)을 구체화하고, 의료 질에 대한 정보 수집에 있어서 공급자의 책임을 협의하여 정하는 것을 포함한다.

둘째, 계약을 모니터한다. 여기에는 공급자의 의료 질에 대한 보고서를 접수하여 그 타당성을 검토하고, 검토 결과 질이 나쁜 의료 공급자에게는 적절한 조치를 취하는 일도 포함된다. 또한 소비자들로부터 의료의 부작용(complaints)에 대한 불평을 직접 듣고, 서비스 만족도에 대하여 소비자들로부터 피드백 받는 것들이 포함된다.

셋째, 계약 내용을 검토한다. 여기에는 질 성과의 검토, 질 향상을 위한 공급자의 행동 변화를 협의하고, 만약 공급자의 질 향상이 받아들이기 어려운 정도라던가 다른 대안적 서비스가 있다면 계약을 변경하는 일이 포함된다.

한편 계약을 위해서는 의료 질의 구체화가 필요하다. 의료 질은 Donabedian(1966)이 제시한 구조, 과정, 산출물이라는 세 가지 측면에서 [표 7-2]와 같이 구비요건과 구체화가 가능하다.

---

16) 시장경제에서는 가격이 자원배분 기능을 하기 때문에 자원배분 책임이 수요자에게 있다고 볼 수 있으나 의료보장에서는 구매자가 수요자 기능을 하여 자원배분의 책임을 갖는다.

[표 7-2] 계약을 위한 질의 구체화

질의 속성	질의 구비요건과 구체화
구조(structural)	• 내부 질 관리시스템의 작동 • 구체적인 의료기관 구조에 대한 요구 • 자료 수집 시스템의 작동
과정(process)	• 임상기반 표준의 설정(임상진료지침) • 지표의 목표 설정(치료받은 환자 비율 등) • 제공서비스의 최소량 설정
산출물(outcome)	• 건강산출물의 목표 설정(몇 %의 환자에게 라는 목표) • 환자 만족도 목표 설정

출처 : Velasco-Garrido et al.(2005)

③ 계약의 선행조건

계약에 선행하여 계약의 자격을 얻을 수 있는 조건들이 있다. 여기에는 면허(licensing), 자격(certification), 인증(accreditation) 등의 세 가지 제도가 있다. 이것은 공급자가 구매자와 계약의 자격을 얻기 위한 선행적인 조건이다. 계약의 선행조건이 되는 시장 진입의 자격에 대하여 설명하면 [표 7-3]과 같다.

면허(licensing)는 의료 공급자의 시장 접근에 대한 규제정책의 하나이다. 이것은 계약에 참여할 수 있는 최소한의 조건이다. 면허는 의료 질의 구조적 측면에 초점을 둔 조치로 국가의 관리기능(stewardship function)을 반영한 접근방안이다. 면허는 모니터 시스템에 사용되는 것은 아니며 의료 질 지표가 되는 것도 아니다. 의사가 되고자 한다면 면허가 조건이 된다.

자격제도는 법적으로 자율적 조건이며 단지 공급자가 특정 전문분야의 서비스를 제공하기를 원한다면 계약을 위한 선행조건이 된다. 자격은 교육이나 훈련의 표준적인 기준(구조 및 과정)을 토대로 주어진다. 자격은 일정기간 허용되는 것으로 기간이 지나면 자격을 갱신하여야 한다. 자격은 최소 수준의 요건에 초점을 두는 것으로 전문의제도는 자격에 속한다.

인증은 계약을 위한 좀 더 높은 단계의 요구조건이 된다. 이것은 구조적인 기준 외 성과(performance)에 관한 기준이 요구되고 있다. 인증제도는 의료기관의 성과 향상에 목적을 두고 있다. 인증에서는 기존의 자원으로 달성할 수 있는 최적 수준을 반영하는 기준에 따라 과정과 산출물이 평가된다. 인증을 위한 평가에서 강조하는 것은 무엇이 향상되었느냐, 지속적인 향상을 위한 공급자의 접근방법은 어떤 것이냐에 있다. 인증제도가 미국에서 시작될 때에는 독립적인 인증기구에 자율적 신청으로 인증평가가 이루어졌다. 그리하여 인증은 최적의 의료 질의 수준을 달성한데 대한 일종의 명예 또는 의료기관의 우수성에 대한 사회적 공인으로 간주되었다. 그런데 유럽으로 넘어와서 많은 나라들이 인증을 국가에서 담당하면서 강제적 제도로 전환하였고, 공적 구매자와 계약하기 위해서는 반드시 갖추어야 할 조건이 되면서 추가적 면허(extra licensing)가 되었다.

[표 7-3] 계약의 선행적 자격의 비교

구 분	면허 또는 허가(licensing)	자격(certification)	인증(accreditation)
적용 대상	의료기관, 의료인력	의료인력	의료기관
용도	진입 조건	전문적 신분 상환에도 적용 가능	의료기관의 상태 상환에도 적용 가능
목적	진입 제한	진입 제한과 활동 가능 기간 설정	원하는 수준의 질에 대한 소비자의 보증
유효기간	없음	일정 기간	일정 기간
갱신	불필요	자격 갱신 요구	재 인증 조사 요구
표준	구조의 최소 수준	구조 및 과정의 최소 수준	구조, 과정 및 결과의 달성 가능 최적 수준
성과 중심	없음	가끔	성과 중심
높은 질 지표	없음	제한적 범위	필요

출처 : Velasco-Garrido et al.(2005)

(2) 의료 질 관리정책[17)]

우리나라는 의료 질에 대한 관심은 비교적 일찍부터 있었다. 1963년 대한병원협회가 수련병원 지정을 위한 실태조사를 한 것에서 그 출발점을 찾을 수 있다. 그러나 이 조치를 질 관리로 간주하기는 어렵다. 1981년부터 대한병원협회가 수련병원을 평가하는 기준을 마련하기 위하여 '병원표준화심사'를 매년 하게 되었는데, 이 때 심사기준으로써 의료 질 문제가 제기되었다. 병원표준화심사제도는 수련의를 양성하려는 병원이 갖추어야 할

17) 이 부분은 이규식(2018)을 토대로 재작성하였다.

진료 윤리, 건물 및 기능의 안전도, 의사 업무의 조직화, 진료 수준, 시설·장비 및 경영 관리 등에 대하여 일정한 기준을 설정하고, 그 기준에 도달하였는지를 평가하였다. 이와 같은 수련의 훈련병원을 지정하기 위한 병원표준화심사는 수련병원의 수준을 향상·발전시켜 환자에게 최선의 진료를 제공하는 것을 목적으로 하였다.

이 제도는 어디까지나 수련병원 지정을 위한 것으로 의료 질 향상을 위한 본격적인 조치라 보기 어렵다. 의료 질에 대한 본격적인 관심이 대두된 것은 1994년 이후라 할 수 있다. 1994년에 두 가지 중요한 일이 있었다. 먼저 학계에서는 한국의료QA학회가 창립[18] 되었고, 다음으로 정부 차원에서 '의료보장개혁위원회'를 구성하여 개혁과제의 하나로 의료기관 서비스 평가제도의 도입을 결정하게 되었다. 이때의 결정에 따라 2002년 「의료법」을 개정하여 '의료기관평가'에 관한 조항을 삽입하게 되었고 2004년부터 질의 구조적 측면이 강조된 병원 평가에 들어가게 된다.

'의료기관평가'는 300병상 이상의 병원은 의무적으로 받도록 규정함에 따라 병원으로서는 평가기준에 맞추기 위하여 병원구조물을 바꾸는 공사로 과다한 비용이 발생하였다. 그런데 복지부는 '평가전담기구'를 설립하지 않고 산하 연구기관에 업무를 위임하고, 평가를 위한 예산도 제대로 배정하지 않아 평가조사가 원만하게 이루어지기 어려웠다. 그리하여 평가조사는 주로 구조적 측면이 강조되어 반나절이나 하루 만에 끝나게 되었다. 평가에 대비하여 많은 준비를 한 병원 입장에서는 의료의 질 개선에도 크게 기여하지 못하는 평가에 대하여 불만을 쏟아 놓게 되었다. 이에 복지부는 '병원평가제도'의 대안으로 앞에서 설명한 '의료기관 인증제도'를 도입하게 되었다.

우리나라에서 질 관리를 위한 프로그램은 매우 다양하다. 가장 대표적인 것이 의료기관의 환자 안전과 질 향상을 위한 의료기관 인증제도이다. 2011년에 인증제가 시작될 당시에는 의료 질의 과정적 측면을 중시하였으나 점차 산출물 지표를 넣어 의료기관의 성과 향상에 초점을 두고 있다.

인증제도 이외 다양한 질 관리 프로그램들이 운영되고 있다. 수련병원에 대한 병원신임평가가 별도로 운영되고 있고, 정부에 의한 응급의료기관 평가, 검진기관 평가, 공공병원 운영평가, 암 검진기관 평가 등이 따로 운영되고 있다.

정부는 이전부터 서비스별로 나름대로 의료의 질 관리를 시작하였다. 건강보험을 통합

---

18) 2013년 한국의료질향상학회로 명칭이 변경되었다. 그리고 2000년 7월에는 한국QI간호사회가 실무적 차원에서 설립되었고, 2013년에는 환자안전연구회가 설립되었다.

하면서 발족한 '심평원'이 2001년부터 진료비 청구자료를 토대로 한 요양급여의 적정성 평가가 대표적인 질 관리 프로그램이라 하겠다. 요양급여 적성성 평가는 약제급여의 적정성을 비롯하여 혈액투석의 적정성과 같은 서비스의 적정성뿐만 아니라 집중치료실 운영의 적정성 등을 포함하여 다양하게 이루어지고 있다[19].

심평원은 2007년부터 적정성 평가를 P4P로 연계시키는 진료비 가감지급을 실시하였다. 진료비 가감지급사업을 심평원은 'Value Incentive Program'이라 칭하고 있다. 한편 질 향상을 위한 임상진료지침의 개발에 대한 필요성이 지속적으로 제기됨에 따라 근거기반의학에 대한 관심이 높아졌다. 이에 2006년 대한의학회는 임상진료지침 개발 사업을 추진하여 2008년 1월 '임상진료지침정보센터'를 설립하게 되었다. 2020년 11월말 현재 국내에서 개발 등록된 진료지침은 395개에 이르고 있다(대한의학회 임상진료지침정보센터, 2020).

7) 정보 활용과 스튜어드십

(1) 정보 활용과 스튜어드십[20]

의료체계 전반에 대하여 어떠한 일이 발생하였는지를 제대로 이해하지 못한다면, 보건부는 다양한 이익집단들이 정책에 반대하는 것을 막기 어려워진다. 정보와 이해라는 두 가지 측면에서 좋은 정보시스템은 최고 의사결정을 하는데 필요한 요소가 된다. 정보는 의료체계의 가장 밑바탕으로부터 얻게 된다.

의료체계는 막대한 양의 정보를 수집하게 된다. 의료시설이나 환자기록 등을 통하여 회계, 인사, 재고, 활동보고서(일상, 프로그램별, 과별, 병동별, 처방기록, 환자기록)와 같은 정보들을 얻게 된다. 그러다 보니 전혀 활용되지 않는 정보를 수집하고 축적하는데 쓸데없이 많은 인력과 시간이 소요되어 일상 업무를 방해할 정도가 되는 문제가 있다. 스튜어드십을 위해서는 지역 간 차이나 일시적인 변동과 같은 정보들을 기간별로 요약한 것만 필요해진다.

정보와 관련하여 스튜어드십에서 제기되는 또 다른 문제는 필요한 정보가 없는 경우이

---

19) 약제급여 적정성 평가만 하여도 항생제, 성분계열별 항생제, 주사제, 투약일당 약품비, 처방건당 약품목수, 고가약품목수 비중 등 다양하게 이루어지고 있다.

20) 이 부분은 *WHR 2000* 제6장의 내용을 요약 정리한 것으로 이규식(2018)에서 재인용하였다.

다. 대부분 국가에서 의료체계에 대한 국민들의 기대나 복잡한 민간영역의 의료시장 구조에 대한 정보가 거의 없다는 점이다. 이러한 정보가 없으면 반응성, 재정조달의 공정성이나 서비스의 질이나 접근성과 같은 의료체계의 목표를 평가할 수 없게 된다. 정보에 대한 전반적인 그림 없이 좋은 스튜어드십은 기대할 수 없다.

스튜어드십은 국민들의 행동을 변화시키기 위하여 정책 결정과 규제를 지원하는 정보를 필요로 한다. 정보의 기술적 확산은 의료체계의 능력향상(capacity building)을 위한 전략적 프로그램의 일부가 된다. 정보 확산은 스튜어드십을 공개적으로 알리고, 자문하기 위한 가장 어려운 업무 수행에 초점을 두어야 한다. 몇몇 국가에서는 의료분야의 우선순위를 공개적 토론을 통하여 결정하는데 토론을 위한 질병 부담, 질병에 대한 치료의 비용-효과, 문제해결을 위한 기존 정책의 규모와 같은 정보가 뒷받침되어야 하기 때문에 정보의 확산이 중요하다.

많은 국가에서 환자의 권리를 보호하기 위한 조치를 취하기 시작하였다. 비록 환자 권리에 관한 법률이 없어도 활발한 스튜어드십에 의하여 환자 권리나 공급자의 의무와 같은 개념이 중요해지고 있다. 여러 가지 의료행위가 제공됨에 따라 유해한 활동도 많이 포함될 수 있다. 청지기로서 정부는 공적 정보를 갖고 이러한 유해한 활동을 퇴치해야 한다. 무면허 약국에 의한 의약품의 판매, 항생제의 과잉처방, 정해진 용법(recommended dosage)의 무시와 같은 행위는 대상별로 특화된 정보를 토대로 공공 스튜어드십이 해결해야 할 대상이 된다.

(2) 의료분야의 정보 활용[21]

정보통신기술(Information, Communication and Technology, ICT)의 활용은 의료행정의 효율성과 의료서비스 제공 형태의 획기적인 변화를 초래하여 거버넌스의 변혁을 일으키고 있다. 새로운 거버넌스의 등장 배경 중 하나가 21세기는 산업사회에서 지식기반사회로의 전환에 따른 결과라 하였는데, ICT의 발전이 지식사회로의 전환을 촉진하게 되었다.

ICT 발전이 행정에 미친 영향은 건강보험의 진료비 청구 및 심사·지불이 모두 IT기술에 의하여 이루어짐으로써 의료기관은 의료행위와 진료비 상환 간의 시차를 단축할 수 있었고, 보험자는 행정비용을 절감할 수 있었다. 그리고 병원에서는 1990년대 이미 처방

21) 이 부분은 이규식(2019)에서 옮겨 작성하였다.

전달시스템(Order Communication System, OCS)이라든가 의료영상저장전달시스템(Picture Archiving Communication System, PACS)[22] 등을 도입하여 병원정보시스템(Hospital Information System, HIS)을 구축하였으며, 전자의무기록(Electronic Medical Record, EMR)의 도입도 거의 이루어졌다[23]. 이와 같은 행정적인 측면의 ICT 활용은 빅데이터 구축을 가능하게 만들어 정부에 의한 의료관리를 용이하게 하여 거버넌스 구조에 큰 변혁을 이루었다.

한편 임상적인 분야에서는 원격의료(telemedicinc)가 발전하였다[24]. 원격의료의 역사는 오래되었지만 지난 10년간 ICT의 획기적인 발전으로 대중들의 ICT 사용과 ICT의 가용성 증가로 의료공급 분야에서 새로운 형태의 원격의료 발전으로 연결되고 있다. 아날로그 형태에서 디지털로의 통신기술의 발전과 ICT 비용의 급격한 하락으로 인하여 의료공급자 간에 원격의료의 활용에 대한 흥미를 촉발시켰고, 의료기관들은 새롭고 효율적인 방법으로 의료서비스를 제공하는 방안을 구상하게 되었다(WHO, 2010).

인터넷의 도입과 대중화는 ICT의 발전을 가속화시켰으며, 이것이 웹 기반의 응용프로그램(e-mail, 원격상담, 인터넷을 통한 원격진료 회의 등)과 멀티미디어 활용(디지털 영상이나 비디오 등)을 통하여 원격의료의 범위를 넓히도록 하였다. 우리 생활의 모든 부분이 정보통신과 연계되어 있는 현실에서 의료분야만 외딴 섬과 같이 ICT와 떨어져 있을 수는 없다. 특히 인구고령화와 함께 만성질병 구조로 상병구조가 바뀌면서 원격의료가 유용해졌기 때문이다. 만성질병에 이환된 환자는 진료 예약을 하고, 병원에서 진료받기 위하여 대기하는 일을 반복해야 하는 불편이 있다. 이로 인하여 만성질병을 갖게 되면 환자들은 병원에 예속되어 독립적인 생활이나, 독자적으로 생의 여유를 찾기도 어려워지는 문제가 생긴다. 그러나 이러한 환자의 특정한 니즈를 이해하고 정보기술을 치료 계획에 도입하게 된다면 환자는 병원 예약과 진료 대기를 하는 어려움이 감소될 수 있을 것이다.

---

22) 의료영상을 필름이 아니라 디지털로 촬영하여 보관 관리하고 고속통신망을 통하여 전송함으로써 병원내의 각 진료과에서 쉽게 영상을 볼 수 있을 뿐 아니라 병원 밖으로 전송도 가능한 시스템을 말한다.

23) 2020년 기준으로 상급종합병원은 전부 도입하였고, 300병상 이상의 종합병원은 97.5%, 300병상 미만의 종합병원은 94.0%, 병원은 90.5%가 도입이 되었다(전자신문, 2021.4.14.).

24) 이하는 필자가 2015년에 집필한『보건의료정책』, 제14장의 내용 일부를 발췌하여 요약하였다. Telemedicine을 우리나라에서 보편적으로 사용하는 원격의료라는 용어로 통일하였다. Telemedicine에는 PACS와 같은 수단도 모두 포함되기 때문에 원격의료보다는 전신(電信)의료 혹은 통신의료와 같은 용어가 더 의미 전달이 잘 될 수 있다.

24시간 환자의 생체정보(vital signs)가 모니터되고 이상 증상이 발견되면 심각해지기 전에 의사가 원격의료 통신망으로 연결하여 환자를 즉각적으로 치료할 수 있기 때문이다. 그래서 원격의료를 통하여 만성질병을 갖는 환자도 병원에 예속되지 않고도 생을 누릴 수 있는 편의성이 있다[25]. 그리고 일반 대중들은 좀 더 개인화된 의료를 자신이 선택하는 편리한 시간과 편리한 장소에서 제공받기를 원하게 되었고, 대중들의 이와 같은 기대감이 ICT 발전에 힘입어 원격의료로 발전하게 되었다(Barlow and Hendy, 2009).

ICT 발전과 원격의료의 도입은 의료서비스의 공급 행태를 병원 중심에서 지역사회 중심으로 바꾸는 계기도 되었다. 1983년 10월 미국 Medicare에서 DRGs제도를 병원 진료비 지불방식으로 도입하자 병원은 조기 퇴원을 통하여 입원일수를 단축하게 되었다. 그래서 2000년대 유럽의 많은 국가들이 병원에 대한 진료비 지불방식으로 DRGs 제도를 채택함에 따라 유럽 국가들의 병원들도 재원일수를 단축하게 되었다. 조기에 퇴원하여 지역사회로 돌아간 환자들은 필요한 진료는 가정에서 홈 케어로 대처하게 되었다. 이때 환자는 가정에서 정보통신망을 통하여 의사의 지시를 받아 질병을 관리하는 원격의료를 활용할 수 있었다. 이와 같은 변화는 유럽 각국의 급성기 병상 수를 줄이는데 기여하여 국민경상의료비 관리에도 도움을 주고 있다.

우리나라는 정보 활용 면에서는 매우 적극적인 측면이 있다. 직장의료보험조합의 연합체인 '의료보험조합연합회(연합회)'와 '공교공단'은 출발 당시부터 가능한 업무는 전산화가 이루어졌으며, 1982년에는 연합회와 공단의 진료비심사와 전산일원화가 논의될 정도였다. 1987년에는 양 조직의 전산망을 연계하여 일원화하는 방안에 대한 연구가 이루어졌다. 1988년 1월부터 진료비심사가 '의료보험조합연합회'로 일원화됨에 따라 진료비 청구와 심사・지불이 전산으로 연계되어 청구에서 지불에 이르는 기간이 단축되었다. 2000년 7월 건강보험통합은 전산망도 하나가 되었기 때문에 최근에는 진료비 지불이 청구로부터 약 3주일 이내 이루어지는 등의 성과를 거두고 있다[26]. 그리고 모든 진료행위의 결과가 빅데이터로 저장되어 과거의 진료실적뿐만 아니라 최근의 진료실적도 신속하게 통계로 생산되고 있어 이 분야에서는 가히 세계에서 가장 앞선다고 할 수 있다. 최근

25) Burst(MP, Minister of State for Care Services, UK)가 2015년 3월 7일 개최된 The Second International Congress on Telehealth and Telecare 개회식에서 한 연설문 내용의 일부이다.

26) 청구에서 지불까지 통상 3주가 소요되지만 2020년도에는 코로나 19로 의료기관의 어려움을 덜어주기 위하여 청구액의 90%를 청구로부터 9일 이내 가지급하고 추후 정산하는 방식으로 지급 기일을 단축하고 있다.

에는 복지부 산하의 건강보험공단, 심사평가원, 보건산업진흥원 등의 의료정보 생성 기관들의 정보를 결합하여 빅데이터의 내용을 더욱 확장하고, 결합 활용을 기획하고 있다. 그리고 정부는 병원의 중환자실 진료의 질 관리, 병원의 감염관리 등의 분야를 정보체계를 통하여 종합적으로 관리할 수 있는 '스마트병원' 모형도 개발하려는 노력을 보이고 있다.

3. 스튜어드십의 결여와 보험재정 문제

1) 구매원리와 구매전략의 부실

우리나라에서는 건강보험급여를 관리하는데 구매에 대한 개념이 없는 문제가 있다. 지금까지 건강보험의 기본 프레임을 [그림 3-6]과 같은 제3자 지불모형에 의존함에 따라 보험자는 구매자가 아니라 제3의 지불자로 이해하게 되었다. 이 틀에 의존하는 한 보험자는 가입자들이 이용한 의료에 대하여 공급자가 진료비를 청구하면 심사하여 이를 지급하는 단순한 기능만 수행하면 된다. 건강보험을 지금까지 이와 같은 틀로 운영하다 보니 필요도가 아닌 수요 접근을 하게 되었다. 그리고 경제의 지속적 성장으로 국민소득이 높아짐에 따라 2000년대 의료보험의 보장성 요구가 높아지자, 아무런 원칙 없이 비급여를 급여로 전환하는 정책을 사용하였다. 그러다 보니 보장성은 겨우 2~3% 포인트 향상되는데 반하여 보험재정만 대폭 늘어났고, 몇 년이 지나면 비급여가 다시 늘어남에 따라 보장성은 제자리로 되돌아오는 악순환을 낳은 게 지금까지의 실정이다.

이와 같은 문제가 되풀이 되지 않기 위해서는 [그림 3-7]의 틀에 따라 필요도를 토대로 건강보험제도가 운영되어야 한다. 보험자는 진료비 지불자라는 단순한 기능에서 벗어나 필요도와 그 우선순위 설정, 그리고 시장을 대신하여 필요도를 효율적으로 배급하기 위한 역할, 가입자의 반응성을 향상시키기 위한 역할 등의 전략적 구매자의 역할이 필요해진다. 이와 같은 틀을 이해하기 위해서는 구매이론이 매우 중요해진다.

구매 원리를 이해하기 위해서는 의료보장제도가 연대성 원리와 함께 기본권 보장이라는 이념이 지배한다는 점, 의료보장 의료는 상품으로 간주될 수 없다는 점, 그리고 의료보장제도는 가입자로 하여금 가격을 인지할 수 없도록 한다는 점을 인식할 필요가 있다. 어떠한 상품이나 서비스이든 사용자가 가격을 전액 부담하지 않을 경우, 서비스 이용을 자유로운 시장에 맡길 수 없다(Santerre and Neun, 1996). 소비자가 가격에 대한 인식이 없어지면 시장수요를 통하여 서비스 배분(이용)을 할 수 없고 필요도를 토대로 의료를 배급하게 된다. 이 때 구매자인 보험자는 가입자들의 선호를 최대한 반영하여 구매를 하여야 배급이 소비자가 원하는 방향으로 원만하게 이루어질 수 있다는 의미에서 구매이론이 필요하게 된다.

구매이론이 제대로 정립이 되어 보험자가 환자를 대신하여 의료를 구매할 경우, 보험자는 비용-효과가 높은 서비스를 구매하도록 노력하여 구매의 효율성을 높이게 된다. 이렇게 함으로써 제한된 보험재정으로 더 많은 필요도를 충족시킬 수 있도록 보험급여에서 제공할 서비스 패키지를 넓힐 수 있게 된다. 그리고 보험자는 구매와 관련하여 시장을 대신하여 가입자들의 선호도를 존중하는 구매 행위를 하게 된다. 이렇게 하기 위하여 구매자인 보험자는 가입자에게 공급자 선택권을 부여한다거나, 공급자와 계약을 통하여 가입자가 원하는 서비스의 질을 보장한다거나, 구매하는 의료의 안전성을 보증하기 위하여 의료기관 인증제를 실시한다거나, 가입자들의 불만을 반영하기 위하여 옴부즈맨 제도를 도입한다거나 등의 다양한 정책을 통한 전략적 행동을 할 것이다.

구매자의 전략적 행동이란 쉽게 이해하자면, 시장과 유사한 기능을 구매자인 보험자가 수행할 수 있도록 하자는 것이다. 의료보장제도에서 필요도 접근으로 서비스를 배급함에 따라 효율성이나 반응성을 찾을 수 없게 되었다. 그래서 의료보장제도가 도입된 초기에는 구매이론이 정립되지 못하여 정부나 보험자가 공급자에게 명령이나 통제로 효율성과 반응성을 제고하고자 하였다.

그러나 명령과 통제로 효율성이나 반응성을 달성한다는 것은 일회성에 그치고 의료체계에서 반응성은 생각도 할 수 없게 되었고, 효율성 또한 사라지게 되었다. 이와 같은 의료체계의 비효율은 결국 1990년대 이르러 의료개혁으로 표출되어 명령과 통제가 아닌 방법을 찾게 되었다. 이것이 구매이론으로 발전하여 구매자가 환자가 아니라 보험자임을 깨닫게 되었고, 보험자의 구매기능을 통하여 의료체계의 효율성과 반응성을 제고할 수 있다는 판단에서 전략적 구매이론이 등장하게 되었다. 전략적 구매이론이란 결국 보험자로 하여금 시장 기능을 할 수 있도록 개혁을 찾는 것이다. 그래서 보험자가 경쟁원리를 도입하고 소비자의 반응성을 제고하기 위한 노력을 하게 만드는 것이다. 물론 보험자가 아무리 우수하여도 시장과 같은 효율성이나 반응성을 얻을 수 있는 것은 아니지만, 보험자가 공급자에게 명령과 통제를 하는 것보다는 좋은 결과를 얻을 수 있을 것으로 기대하는 것이다. 이와 같은 노력들이 결국 의료체계의 스튜어드십이라고 볼 수도 있다.

구매이론과 전략적 구매의 의미가 스튜어드십이라는 점을 깨닫지 못하고 제3자 지불모형에 빠져 있는 한 의료보장제도의 보장성을 높이려면 재정만 소요되고, 보장률은 제자리에서 벗어나지 못함을 인식해야 한다. 그리고 제한된 재정으로 최대한 많은 사람들에게 포괄적 급여를 위해서는 [그림 3-5]와 같은 계층적 지역주의 공급체계와 필요도의 우선순위를 매치시키는 환자의뢰체계가 요구된다는 점, 이러한 것을 제대로 이행할 수 있도록 의료계획이 이루어져야 한다는 점을 깨달아야 한다.

우리나라는 인구고령화가 세계에서 가장 빠른 속도로 이루어지고 있고, 의료이용도 계속 증가하고 있어 이러한 추세에 대응할 수 있는 보험의료의 배급에 관한 구매전략이 마련되어야 한다. 이와 같은 전략이 없으면 보험급여 관리에 원칙이 없어져 비급여가 늘어나 의료는 영리화되고, 신의료기술이 쉽게 도입되어 보험료를 올려도 보장성은 낮아지고, 계속 보장성 제고라는 신기루만 찾아 보험재정을 파탄 내어 결국 건강보험제도의 지속가능성을 보증할 수 없는 문제에 직면할 것이다.

2) 보험의료비 관리

보험의료비의 관리를 위해서는 의료비 증가 현황과 증가 요인에 대한 분석이 중요하다. 건강보험의료비의 증가 현황은 제4장에서 이미 볼 수 있었다. 여기서는 보험의료비가 왜 제대로 관리되지 않는가를 밝히기 위해서 보험의료비의 증가 요인을 살펴보기로 한다. 보험의료비의 증가 요인을 파악하기 위하여 증가요인별 기여율을 분석할 필요가 있다. 보험의료비 증가의 요인별 기여율은 [식 7.1]의 공식을 사용하여 산정할 수 있다. 보험의료비(expenditure, Exp)는 가격(price, P), 이용량(volume, Q)으로 구성되어 있고(즉 Exp=P×Q), 이용량은 적용 인구수, 1인당 내원일수(이용량), 서비스 강도(intensity)로 구성된다(이규식, 2015).

[식 7.1] 보험의료비 = 이용량 × 가격
= 적용인구 × 1인당 내원일수 × 내원1일당 의료비
= 적용인구 × 1인당 내원일수 × 가격 × 서비스 강도(intensity)

이 식을 통하여 보험의료비 증가의 요인별 기여율을 산정한 것이 [표 7-4]이다. [표 7-4]는 사회의료보험도입 초기인 1981~1985년 기간과 건강보험 통합 이후인 2003~ 2012년 기간을 분석하였다. 2013~2017년 기간에 대한 기여율은 본장 마지막에 [참고 표 4]로 수록한 신현웅 외(2018)의 분석 자료를 인용하였다. 사회의료보험제도를 도입한 초기와 최근의 의료이용도가 다를 것이며, 의료기술의 변화로 인한 서비스의 강도(intensity)

[표 7-4] 건강보험 의료비 증가의 요인별 기여율 (단위: %)

	1981~1985		2003~2012
	직장의보	공교의보	
전체의료비	100.0	100.0	100.0
1인당 내원일수	46.2	47.9	30.2
수가	20.7	19.2	27.4
방문당 서비스 강도	33.1	32.9	39.4

주: 2003~12년의 분석에는 비급여서비스가 포함되어야 하나, 비급여서비스에 관한 자료가 없어 분석에 한계가 있음
출처: 이규식(1986) 및 이규식 외(2013)

가 다를 것이라는 전제하에서 분석한 표를 정리하여 보았다. 그리고 1981~1985년에는 의료보험이 직장과 공교(공무원 및 사립학교 교직원)로 분리되어 있었기 때문에 기여율도 따로 산정하였다.

예상한 바와 같이 1981~85년 기간은 보험이 도입된 초기였기 때문에 보험의료비를 증가시키는데 내원일수(이용도) 요인이 기여한 정도가 46.2~47.9%로 거의 50%를 설명하고 있었다. 반면에 당시는 제도 도입 초기라 정부가 보험수가를 상당히 통제하였기 때문에 보험수가의 기여도는 19.2~20.7%에 그치고 있었다. 특히 1980년대에는 보험수가를 정부가 소비자 물가 차원에서 관리하였기 때문에 수가의 기여도는 크지 않았다[27].

2003~2012년 기간 중에 기여도의 가장 큰 요인 변수는 서비스 강도가 되었다. 이것은 의료기술의 발전에 힘입어 건강보험에서 제공할 수 있는 의료서비스의 종류가 많아졌기 때문이다. 보험급여등재항목의 증가로 제공하는 의료서비스의 강도를 높일 수 있었다. 여기에 더하여 의료비 지불제도가 행위별수가로 되어 있기 때문에 서비스 양을 늘리는데 기여할 수 있는 지불구조가 되어 있다.

한편 신현웅 외(2018)는 2013~2017년 사이의 보험의료비 가운데 행위료에 한정하여 증가요인을 분석하였다. 이 연구보고서는 행위료의 증가요인을 크게 두 가지 각도에서 분석하였다. 첫째는 이용량의 증가이며, 둘째는 수가요인을 들었다. 이용량은 또 다시 수진자수, 1인당 이용일수, 그리고 1일당 진료강도(진료에 투입된 행위의 종류 등)의 세 가

27) 현재는 디플레이션에 가까운 경제 상황이지만, 1980년대는 인플레이션이 심하여 당시 경제정책의 주요 관심은 물가 안정에 주어져 보험수가에 대한 통제도 강력하였다.

지로 분류하였고, 수가요인은 상대가치점수의 증가와 점당가격의 인상으로 분류하여 분석하였다.

분석 결과를 보면 이 기간 중 행위료의 연평균 증가율이 8.7%이고, 이용량 5.5%, 가격 3.2%로 이용량의 증가율이 수가 증가율보다 높았다. 행위료 증가에 대한 요인별 기여율을 분석한 결과를 보면 이용량의 기여율이 63%, 가격 상승의 기여율이 37%로 주로 이용량이 행위료 증가를 주도하여 왔음을 볼 수 있다. 이용량 가운데서도 1일당 서비스 강도의 기여율이 45%로 다른 요인을 압도하고 있다. 그리고 가격에서는 환산지수의 기여율이 26%로 서비스 강도와 환산지수가 절대적인 영향을 미치고 있다. 서비스 강도에는 신의료기술의 무분별한 수용이나 비급여서비스를 급여로 전환하는 보험급여범위 확대가 결정적이라 할 수 있겠다.

이상의 두 자료를 종합한다면, 사회의료보험제도가 실시된 초기에는 보험의료비 증가에 1인당 이용일수의 증가가 가장 큰 작용을 하였고, 서비스 강도는 2003년 이후 현재까지 가장 중요한 결정요인이 되고 있음을 보여주고 있다. 그리고 2003년에서 2012년까지는 내원일수가, 2013년 이후에는 가격요인이 서비스 강도 다음으로 보험의료비 증가에 큰 영향을 미치고 있다.

따라서 의료비 관리를 위해서는 신의료기술의 무분별한 수용이나 비급여의 급여화, 그리고 환산지수의 관리에 신중한 정책이 필요하다고 판단된다. 만약 비급여서비스에 관한 자료가 있어 분석에 포함될 경우, 비급여서비스의 가격이나 서비스 이용량의 증가가 큰 영향을 미쳤을 것으로 유추할 수 있겠다.

3) 사회보험 원칙과 보험급여 정책

(1) 필요도와 포괄성 원칙에 대한 이해부족

사회의료보험에서 보험급여 설정에서 고려되어야 할 점은 필요도를 토대로 의료를 배급하는 의료사회화가 된다는 점이다[28]. 필요도는 가격이나 소득과 같은 경제변수가 아니

---

28) 의료사회화가 된다 하여 의료사회주의가 되는 것은 아니라는 점을 인식하여야 한다. 의료사회화란 의료보장제도에서 의료가격을 무력화시켜 접근성을 높이기 때문에 의료의 배분을 시장에 맡길 수 없어 이를 공공재로 간주한다는 뜻이다. 따라서 의료보장제도에서의 의료는 공공의료가 되지만 의료서비스의 생산에 동원되는 생산요소는 시장에 맡기고 있다. 그러나 의료사회주의란 의료를 생산하는 생산요소인 의료인력, 의료시설, 의약품 및 의료장비의 생산과 같은 모든 것을 국가가 장악하

라 의료의 구매자인 보험자(또는 정부)가 전문가의 의견을 참고하여 결정하게 된다. 시장 수요를 토대로 의료를 배분할 경우, 가격이 생산의 효율성뿐만 아니라 생산품의 질도 결정하게 된다. 그러나 필요도는 효율성이나 서비스 질을 자율적으로 결정하는 아무런 메커니즘이 없다. 필요도를 효율적으로 배급하지 못할 경우, 의료보장 재정이 감당할 수 없어진다. 따라서 필요도를 효율적으로 제공하기 위하여 사회보장국가는 제3장에서 설명된 바와 같이 필요도와 함께 우선순위를 설정한다. 그리고 필요도를 효율적으로 배급하기 위하여 공급자의 위계화와 함께 의료계획의 수립이 요구된다. 의료이용은 환자의뢰체계에 따르도록 하여 남용도 막고, 포괄적 서비스는 3차 의료에서 제공하도록 제한하여 재정도 절감하게 된다. 그리고 필요도를 설정하면 비급여서비스는 건강보험에 포함될 수가 없어 자연스럽게 의료의 영리화는 방지된다.

그러나 한국에서는 여전히 수요 접근을 하고 있어 우선순위 설정은 물론 의료공급자의 위계화도 안 되어 환자의뢰체계도 발붙이지 못하고 있다. 그리고 필요도 접근이 아니다 보니 모든 의료기관이 동일한 급여패키지를 제공하게 되어 의료기관 간의 중복진료가 일상화되고 의료기관 간의 비가격 경쟁이 치열해져, 포괄적 급여를 제공하기 어려운 구조가 되었다. 이와 같은 특성을 이해하지 못하는 정치권이 보장성 강화만 주장하여, 보험재정만 낭비하고 있다.

(2) 본인부담제도와 심사에 의존하는 보험의료비 관리

역대 정부의 보장성 강화 정책은 보장률도 높이지 못하고 보험재정만 악화시키다 보니 재정보호를 위하여 보험료 인상이 불가피해진다. 그리고 보험진료비를 억제하기 위한 장치를 고민하지만 본인부담제도와 진료비 심사방법밖에 없다는데 문제가 있다. 진료비 심사방법이란 공급자의 도덕적 문제로 부당청구나 부정청구를 못하도록 막아 진료비를 보호하는 것으로 매우 소극적인 방법이다. 그리고 의료보험제도를 도입한지 이미 40여 년이 지났기 때문에 공급자들이 진료비를 어떻게 청구하면 삭감되는지 잘 알고 있어 부당청구는 거의 없다고 보아야 하겠다. 일부 공급자가 부정 청구를 하지만 이것도 그다지 크지 않기 때문에 진료비심사를 통하여 진료비를 관리하는데 한계가 있다.

그러다 보니 진료비의 본인부담제도가 유일한 보험진료비 관리를 위한 수단이 되었다. 본인부담제도도 입원의 경우는 1977년에는 본인부담률이 30%이던 것을 1979년부터 20%

여 의료를 생산하는 것을 뜻한다.

로 낮추어 지금까지 유지되어 큰 부담을 느끼지 않는다. 특히 2005년부터 보장성 강화계획이 실시되어 입원진료비 부담을 감소시켜주기 위한 다양한 본인부담 산정특례제도가 시행되고 있다. 먼저 자연분만 조산아, 저체중출생아, 신생아 집중치료실 환자에게는 본인부담을 면제하고 있고, 암, 뇌혈관, 심질환 및 희귀난치성 질환자에게는 진료비의 5%만 본인에게 부담시키고 있으며, 6세 미만의 어린이에게는 본인 부담률을 10%로 낮추었다. 일본이 2003년 이후 입원의료비의 본인부담률을 30%로 하는데 비교하여도 한국은 낮은 수준이라 하겠다. 따라서 입원의 본인부담제도는 보험진료비 관리에 큰 도움이 되지 못하는 한계가 있다.

입원의 본인부담제도가 보험진료비 관리에 큰 도움이 되지 못함에 따라 외래의료비의 본인부담이 의원을 제외한 병원에서 매우 높은 특성이 있다. 특히 외래 가운데 병원 급의 본인부담을 높게 한 이유는 두 가지에서 찾을 수 있을 것이다. 첫째는 응급을 제외한 대부분의 입원은 외래진료를 거쳐 허용이 되기 때문에 의료비 관리의 관문으로 외래를 택하였다고 보인다. 특히 외래진료비는 금액이 적기 때문에 본인부담을 높여도 보장성이 크게 훼손되지 않을 것으로 판단되어 외래본인부담을 높게 책정하였다고 볼 수 있다. 둘째는 외래 본인부담이 높아도 의원은 낮추고 병원급에서 본인부담이 높은 것은 가급적이면 의원을 이용하여 환자의뢰체계가 작동되기를 바라는데서 나온 결정이라 하겠다.

특히 종합병원과 상급종합병원은 진찰료 전액을 본인이 부담하고 진찰료 외 진료비의 50~60%를 부담하도록 되어 있어 보험이라기 보다는 수가할인제도라 할 정도로 본인부담을 높게 하고 있다. 그리고 일본의 외래본인부담률이 의료기관에 무관하게 30%인 것과 비교할 때도 매우 높다.

외래에서 본인부담이 높다고 이 제도가 보험진료비를 관리할 수단이 되느냐 하면 [표 7-5]를 보면 결코 그러한 기능을 하지 못함을 알 수 있다. 즉, 2019년도 기준으로 한국은 OECD 국가 가운데 외래 진료횟수가 가장 높고, 입원은 일본 다음으로 2위를 기록하고 있다. 그런데 일본은 2015년에 비하여 재원일수가 떨어지는데 반하여 한국은 길어지는 문제도 있다. 이와 같이 높은 의료이용도는 [표 7-6]에서 볼 수 있는 바와 같이 경상의료비의 빠른 증가로 나타나고 있다. 경상의료비 비율의 절대 값은 OECD 국가 안에서 아직은 낮지만 2000~19년 사이의 경상의료비 비율의 증가폭이 무려 5.3%포인트가 되었고 증가율은 110.3%로 되어 한국의 경상의료비가 무서운 속도로 증가하고 있음을 보여주고 있다.

[표 7-5] 주요국들의 1인당 평균 외래 진료횟수 및 재원일수(2019) (단위: 일, %)

	외래 진료횟수	재원일수		경상의료비/GDP(%)
		병원 전체	급성기병상	
일본	12.5	27.3	16.0	11.0
한국	17.2	18.0	7.3	8.2
독일	9.8	8.9	7.5	11.7
OECD 평균	6.8	8.0	6.5	8.8
프랑스	5.9	–	5.0	11.1
네덜란드	8.8	5.7	5.1('18)	10.2
미국	–	6.1	5.5	16.8
영국	–	6.9	6.2	10.2
덴마크	4.0	–	5.0	10.0
스웨덴	2.6	5.6	5.4	10.9

주 : * 2013년부터 OECD에서는 경상의료비(자본비용을 뺀 의료비)를 사용하고 있음
출처 : OECD, 『Health Statistics』

[표 7-6] GDP 대비 경상의료비 비율에 대한 국제 비교 (단위: %)

국가	1970	1980	1990	2000	2010	2019	2000-2019	
							증가폭	증가율
일본	4.4	6.2	5.8	7.2	9.2	11.0	3.8	52.8
한국	2.6	3.5	3.7	3.9	5.9	8.2	5.3	110.3
독일	5.7	8.1	8.0	9.8	11.0	11.7	1.8	19.4
프랑스	5.2	6.7	8.0	9.5	11.2	11.1	1.3	16.8
네덜란드	('72)5.7	6.6	7.1	7.1	10.4	10.2	3.1	43.7
덴마크	('71)7.7	8.4	8.0	8.1	10.3	10.0	1.9	23.5
미국	6.2	8.2	11.3	12.5	16.4	16.8	4.3	34.4
영국	4.0	5.1	5.1	7.3	10.0	10.2	2.9	39.7
스웨덴	5.5	7.8	7.3	7.4	8.5	10.9	3.5	47.3

출처 : OECD, 『Health Statistics』

보험진료비가 제대로 관리되지 못함에 따라 보험재정을 안정화하려니 불가피하게 보험료를 인상할 수밖에 없다. [표 7-7]에서 보면 2011~20년 기간 중 연평균 보험료율이 2.30% 인상되었으며, 근로자의 임금도 매년 인상되어 2011~19년 기간 중 연평균 3.45%가 올라 보험가입자들이 납부하는 보험료는 연평균 약 6.10%라는 높은 수준으로 오르는 결과

를 초래하였다[29].

[표 7-7] 건강보험 직장가입자 연도별 건강보험료 및 인상률 현황 (단위: %, 천원)

구분	2011	2012	2013	2014	2015	2016	2017	2018	2019	2020
건강보험료율	5.64	5.80	5.89	5.99	6.07	6.12	6.12	6.24	6.46	6.67
보험료인상률	5.9	2.8	1.6	1.7	1.35	0.9	0	2.04	3.49	3.20
평균임금	2,936	3,090	3,143	3,240	3,312	3,415	3,511	3,701	3,851	-

주: 2020년 보험료는 시행중에 있는 자료를 표기하였음
출처 : 국민건강보험공단, 『2019 건강보험 주요통계』

(3) 보장성과 연계되지 못한 보험급여정책[30]

건강보험정책이 수요를 토대로 이루어지다 보니 보험급여 정책을 제대로 계획하고 실행을 할 수가 없다. 그러다 보니 보장성과 보험급여가 연계되지 못하고 있는 문제가 있다. 필요도 접근을 하게 되면 의료의 공급량 조절이 가능하다. 앞에서 언급한 바와 같이 필요도를 명시적으로 설정하는 국가들은 대체적으로 정부 공영제 의료체계를 유지하는 국가들이다. 이러한 국가는 병원에 대해서는 예산을 할당하는 방식[31]으로 의료를 배급(rationing)하며 1차 의료기관에 대해서는 구비해야 할 의료장비를 제한하여 필요도를 통제하게 된다. 따라서 이런 국가들은 제공하는 서비스(급여정책으로 간주할 수 있음)를 필요도와 묶어 설정하기 때문에 의료보장의 급여정책과 보장성은 자연스럽게 연계되어 정책당국이 희망하는 보장률을 유지할 수 있다.

사회보험 국가들도 일부 국가는 명시적으로 필요도를 설정하여 공영제 의료체계와 유사하게 서비스 공급량을 조절하고 있다. 그러나 건강보험제도를 채택한 많은 국가들은 보험자와 계약을 통하여 서비스를 공급하기 때문에 계약으로 필요도를 관리한다고 보아야 할 것이다. 독일의 경우, 개업의 및 병원의 외래의료(ambulatory care)는 주 의사회와 질병금고 연합회가 총액을 계약하여 서비스를 제공하고 병원은 주 질병금고연합회와 개별적인 계약을 통하여 서비스를 공급하기 때문에 필요도가 관리되어 정책당국이 원하

29) 2016년 직장가입자 1인당 납부하는 월 보험료가 45,874원이던 것이 2020년에는 61,109원이 되어 2016~20년간 연평균 증가율은 7.43%가 되었다.

30) 이 부분은 이규식(2021)을 참고하여 작성하였다.

31) 과거에는 항목별로 예산을 할당(line-item budget rationing)하였는데 1990년대 개혁 이후에는 많은 국가에서 의료공급자의 효율을 제공하기 위하여 DRGs제도를 도입하여 예산을 할당하고 있다.

는 보장률을 유지할 수 있다. 대만의 경우는 중앙건강보험국이 공급자 단체와 총액을 계약하여 재정을 지불함에 따라 필요도를 조절하는 방식을 사용하고 있다. 따라서 이러한 국가들 역시 필요도가 관리되기 때문에 보험급여 정책은 보장성과 직결되고 있다.

4) 비급여 제공과 의료의 영리화

우리나라에서 비급여가 법적으로 제공되기 시작한 과정이나 문제점, 그리고 비급여가 보험급여와 같이 혼합하여 제공할 수 있는 문제점은 이미 제5장에서 상세히 설명하였기 때문에 더 이상 설명을 생략하기로 한다. 또한 비급여 수가는 의료기관이 임의적으로 책정할 수 있어 이것이 영리화의 원인이 되고 있는 문제와 요양기관 당연지정제와 어우러져 공공의료기관도 영리화에서 예외적이 아님도 제5장에서 충분히 설명하였기 때문에 더 이상의 설명은 생략하기로 한다.

일본은 처음부터 의료보험에서 혼합진료를 전혀 허용하지 않았다. 그러다 1984년에 와서야 환자의 필요도(needs)에 대응하여 '특정요양비'란 명목으로 입원실료 및 치과재료에서 환자 본인이 의료비를 전액 부담하는 비급여를 제한적으로 제공하게 되었다. 일본은 2006년 「건강보험법」을 개정하여 특정요양비의 범위를 확대하여 '병용요양비제도'라는 명칭으로 평가요양, 선정요양 그리고 환자신청요양이라는 세 종류의 비급여를 인정하여 혼합진료가 일부 허용되었다(일본 후생노동성 홈페이지, 2020). 평가요양은 보험급여 등재가 예정된 선진의료나 의약품, 의료기기 등으로 등재 전에 효능과 효과를 검증하기 위하여 비급여로 제공하고 있다. 선진의료[32)]란 우리나라의 신의료기술에 해당하는 것으로 시술기관을 시범적으로 몇 곳 지정(1개 기술 당 6개 이내의 병원이 지정받는데 어떤 기술은 25개 병원이 지정받음)하여 임상적 근거를 확보할 때까지 비용을 환자부담으로 제공하는 서비스를 의미한다. 선진의료 외에 의약품이나 의료기기도 효과 검증을 위하여 평가요양에 포함된다. 선정요양은 보험급여 등재가 전제되지 않는 것으로 차액병상, 시간외 진료, 의뢰서 없이 대형병원으로 직행하여 받는 진료, 180일 초과 입원 등으로 한정하고 있다. 그리고 환자가 미승인의약품을 사전에 사용을 원할 때 주치의의 의견을 듣고 사용을 허

32) 선진의료에는 2020년 6월 기준으로 선진의료 A에 22종의 기술, 선진의료 B에 61종의 신의료기술이 있다. 선진의료 A란 정부가 특별히 지정한 병원만 시행할 수 있으며, 선진의료 B는 특정기능병원(2019년 기준으로 86개 병원인데 우리나라의 상급종합병원에 해당)에서만 시행할 수 있다. 선진의료의 경우, 진료에 따른 진찰, 투약, 검사, 입원과 같은 비용은 건강보험의 급여로 적용하고 선진의료기술에 해당하는 부분만 전액본인 부담으로 하고 있음(일본 후생노동성 홈페이지, 2020)

용하는 환자신청요양도 비급여로 제공하고 있다. 이와 같은 세 종류의 병용요양비에 대하여 후생노동성의 허가를 얻기 위해서는 원가 자료를 제출하여 원가 이상의 초과이윤을 누리지 못하도록 하고 있다. 따라서 일본의 의료기관은 비록 민간병원에서 병용요양비라는 비급여서비스를 급여서비스와 혼합진료를 할지라도 우리나라와 같이 영리화는 생각도 못하는 실정이다.

5) 보험재정 절감방안

앞의 [표 7-6]에서 볼 때, 우리나라는 GDP에서 차지하는 경상의료비 비중의 증가 속도가 OECD 국가 가운데 가장 빠르다. 그럴 수밖에 없는 것이 앞에서 누차 설명한 바와 같이 보험급여 서비스 배분을 수요 접근으로 하는 문제, 의료계획이 없는 문제, 비급여가 공인되는 문제, 의약품의 가격 인하 구조가 없는 문제, 보장성 강화라는 정책을 통하여 의료이용만 촉진시키는 의료서비스 배분의 정치화 문제 등을 비롯하여 수없는 문제가 도사리고 있다.

여기서는 의료비 증가를 막아 보험재정을 관리함으로써 건강보험제도가 지속가능해지기 위한 방안을 다음과 같이 정리하였다.

첫째, 건강보험제도는 의료의 소비자 시장을 없앤다는 점에 유의하여 제도 운영을 수요 접근을 버리고 필요도 접근으로 하여야 한다. 당장 필요도 접근은 어려울 것이기 때문에 장기적인 정책 방향으로 필요도 접근으로 정한 후에 의료에 대한 자유접근(free access)만이라도 제한할 수 있는 방안을 찾아야 할 것이다. 손쉬운 방안으로 1차 의료를 거쳐 2, 3차 의료로 갈 수 있는 환자의뢰체계라도 실천하도록 해야 한다.

둘째, 의료계획을 수립하여 병상 수의 증가에 대한 통제가 필요하다. 인구 1,000명당 병상 수가 조만간에 일본을 앞질러 OECD 국가 가운데 1위가 될 전망이다. 유럽 국가들이 병상 수를 줄이기 위하여 만성질환자는 1주일 이상을 입원시키지 않고, 퇴원시켜 지역사회(재가)에서 방문간호사와 요양보호사의 도움으로 대처할 수 있도록 커뮤니티 케어를 발전시키고 있다. 우리나라는 의료가 빠진 커뮤니티 케어라는 이상한 제도를 개발하여 오히려 재정만 축내는 문제가 있다. 1차 의사의 처방에 따라 방문간호와 돌봄서비스가 제공되는 제대로 된 커뮤니티 케어를 개발하여 병원 입원 수요를 줄여 병상 수를 감축시키는 정책이 실시되어야 한다.

셋째, 건강보험의 급여 관리에서 비급여서비스 제공을 배제해야 한다. 만약 건강보험급여서비스의 배분을 필요도를 토대로 할 경우, 비급여는 우선순위에서 멀어지기 때문에 당연히 건강보험에서 배제된다. 이렇게 배제된 비급여는 영리병원에서 이용할 수 있도록 요양기관 당연지정제는 계약제로 바꾸어야 한다.

넷째, 보험수가에서 다양한 차등구조를 폐지하여야 한다. 예를 들어 요양기관 종별가산율 차등제는 요양기관을 차별하는 문제와 함께 보험진료비 증가에도 영향을 미친다. 종별가산율은 의료기관의 자본비용을 지급하기 위한 수단이라고 하지만, 보험수가를 산정할 때 자본비용은 이미 감가상각비로 보상이 이루어지고 있다. 따라서 차등가산율은 자본비용을 2중 지급하는 문제가 있다. 그리고 정책가산율제도와 같은 행정편의적인 제도도 개선이 되어야 한다.

다섯째, 의학의 발전으로 신의료기술이 끊임없이 등장하고 있다. 신의료기술은 유효성과 안전성이 입증되면 보험급여등재를 신청하게 된다. 신의료기술의 급속적인 보험등재를 자제할 필요가 있다. 앞에서 본 의료비 증가 요인에 대한 신현웅 외(2018)의 분석에서 서비스 강도가 의료비 증가에 대한 기여율이 45%로 가장 높았고 다음으로 환산지수가 26%로 높았다는 점에 유의할 필요가 있다. 서비스 강도의 기여율이 높았다는 것은 신기술의 확산이 빠르게 이루어져 보험급여범위가 급속히 확대되어 진료 시에 제공할 서비스가 많았기 때문이라 볼 수 있다. 따라서 신의료기술의 관리에 세심한 주의가 필요하다. 신기술의 유효성과 안전성 판정은 주로 의학 저널에 근거를 두고 하는 경우가 많아 임상적 검증이 요구된다. 일본에서는 신청한 신기술을 보험급여로 등재하기 이전에 몇 개 병원에 제한적으로 시술(환자가 전액 자비부담)을 허용하여 임상적인 유효성 근거를 확보한 이후에 등재를 결정한다. 등재 전에 몇 개 병원이 자비로 서비스를 제공할 때 후생노동성은 수가를 원가기준으로 엄밀히 검토하여 허락하게 된다. 따라서 신의료기술이 보험급여로 등재되어도 높은 가격은 기대하기 어렵다. 그런데 우리나라에서는 유효성과 안전성이 입증된 신의료기술은 보험급여등재 신청과 동시에 등재비급여로 인정하기 때문에 의료기관이 가격을 자유롭게 책정하게 된다. 가격을 자유롭게 책정하여 높은 수가의 비급여서비스에 길들여진 의료기관에 대하여 보험급여로 등재할 때 정부가 수가를 낮추려면 의료기관이 저항하게 된다. 이와 같은 절차상의 문제로 신의료기술의 수가가 상대적으로 다른 서비스에 비하여 가격이 높은 문제가 있다. 또한 신의료기술의 보급이 지나치게 빠른 문제도 있다. 보험급여비 관리를 위해서는 신의료기술의 보험급여화에 보다 신중을 기할 필요가 있다.

여섯째, 건강보험의 상대가치수가의 관리에 상당한 문제가 있다. 먼저 보험급여재정에는 상대가치점수의 증가와 환산지수의 증가 두 가지가 큰 영향을 미친다. 우리나라는 5년에 한 번씩 상대가치점수를 개편하면서 새로운 서비스가 추가됨에 따라 상대가치점수가 증가하게 되는데, 이를 5등분하여 매년 1/5을 수가표에 반영하고 있다. 그러다 보니 매년 건강보험에서 제공하는 서비스 제공 행위량이 증가하는 문제가 있다. 환산지수는 매년 수가협상으로 인상하고 있다. 그러다 보니 실질적으로 매년 행위량과 함께 수가가 증가하여 경상의료비 증가율이 지나치게 빠른 문제가 있다. 특히 앞에서 언급한 신현웅 외(2018)의 분석에서 환산지수가 의료비 증가에 대한 기여율이 26%나 되고 있다는 분석결과에 유의해야 한다. 제5장에서 미국 Medicare의 환산지수를 보면 1992년 도입 이래 큰 변동이 없다. 어떤 해는 환산지수가 올랐다가 또 어떤 해는 환산지수가 내려가고 있어 매년 증가하는 우리나라와 대조를 이루고 있다. 우리나라에서는 환산지수를 협상하는 과정을 보면 환산지수는 매년 인상하는 것을 당연한 것으로 여기고 있다. 상대가치수가에서 점수와 환산지수(실제 수가와 같음)가 매년 증가하는 것을 당연한 것으로 간주할 것이 아니라 미국이나 일본에서는 어떻게 관리되는지를 연구하여 환산지수가 현재와 같이 매년 인상되는 것을 방지하여야 할 것이다.

일곱째, 보험의약품의 가격관리가 제대로 되지 못하여 가격인하 메커니즘이 작동하지 않는 문제가 있다[33]. 일본은 보험재정을 관리하기 위한 수가결정에서 매년 의약품 가격을 인하하여 보험료 인상을 억제하고 정부 재정지원도 줄이고 있다. 일본은 앞에서 설명한 바와 같이 2년에 1회씩 약가조사를 실시(2021년부터는 매년 조사를 실시)하여 고시가격과 시장거래가격이 차이가 나면 보험약가를 인하하고 있다. 우리나라는 다른 의료보장국가에서 사용하지 않는 실거래가격제도를 도입하여 의약품 가격의 인하를 어렵게 하고 있다. 그런데 실거래가제도에서 초래하는 의약품 거래의 상한가격을 낮추기 위한 조치인 「실거래가 상한금액 조정기준 운영지침」도 부실하게 운영하여 실질적으로 약가 인하가 거의 어렵게 되는 문제가 있다. 의약품 가격의 관리 메커니즘을 개선하여 약가가 인하될 수 있는 메케니즘을 작동시킬 필요가 있다.

여덟째, 건정심의 구조 개편과 함께 의사결정기구가 아닌 장관의 자문기구로 전환시켜야 한다. 건강보험에 관한 의사결정에서 가장 중요한 것이 보험급여의 등재여부, 의료수

33) 의약품은 신약이 출시되면서 싼값의 대체적 의약품의 등장, 원료가격의 하락, 저가약의 대량생산, 생산의 효율화 등으로 가격은 통상적으로 인하될 소지가 있다.

가 및 의약품가격의 결정이다. 현재와 같이 소비자단체나 시민단체가 대거 참여하는 건정심 구조에서 보험급여를 결정하고 수가를 결정하는 것은 문제가 있다. 시민단체는 보험급여의 확대에는 호의적 관심이 높은 반면에 수가 인상에는 부정적인 편이다. 앞에서 설명한 외국의 사례를 보면 보험급여는 필요도를 토대로 결정하는데 시민단체나 소비자단체는 필요도 결정과정에서 의견을 개진하는 정도에 한정하여 대중의 의견을 반영시키고 있다. 그리고 가격의 결정은 구매자(보험자)와 공급자 대표 간에 협의하여 최종 결정은 정부가 재정과 관련하여 결정하게 된다. 시민단체가 참여하는 건정심의 역할을 하는 의사결정구조로 할 것이 아니라 장관의 자문기능에 한정하는 것이 합당하다. 따라서 건정심의 구조와 의사결정 방식에 대한 검토도 필요한 시점이다.

참고문헌

건강보험심사평가원 (2015), 건강보험심사평가원의 기능과 역할: Strategic Purchasing의 관점에서.

신현웅 외 (2018). 『제1차 국민건강보험종합계획 수립 및 실천방안 제안』, 보건복지부, 한국보건사회연구원.

의료기관평가인증원 (2020), 의료기관 종별 인증 현황(내부자료).

의료보험연합회 (1997), 『의료보험의 발자취』.

이규식 (1986), 국민의료비 증가와 그 억제책, 『인구보건논집』, 6(2): 78-100.

이규식 (2002), 『의료보장과 의료체계』, 서울: 계축문화사.

이규식 (2015), 『보건의료정책-뉴패러다임』, 서울: 계축문화사.

이규식 (2016), 『의료보장론』, 서울: 계축문화사.

이규식 (2018), 『보건의료정책 (개정판)』, 서울: 계축문화사.

이규식 (2019), 『의료보장론 (개정판)』, 서울: 계축문화사.

이규식 (2021), 『의료보장과 구매이론』, 서울: 계축문화사.

이규식, 김주경 (2005), 의료체계의 반응성과 의료개혁, 『사회보장연구』, 21(4): 199-226.

이규식, 김정덕, 나영균, 정희정 (2013), 『선진형 패러더임을 위한 건강보험 급여구조의 개혁』, 국민건강보험 건강보험정책연구원.

전자신문 (2021), 2020 보건의료정보화 실태조사, 4월 14일자 10면.

일본 재무성 재정제도등심의회 (2021), 『財政健全化に向けた建議』, 5월 21일.

Barlow J and Hendy J (2009), Adopting integrated mainstream telecare services: lesson from the UK, *Eurohealth*, 15(1): 8-10.

Berwick DM (2001), Not again! preventing errors lies in redesign, not exhortation, *British Medical Journal*, 322: 247-48.

Busse R (2012), What is strategic purchasing, *Moving toward Universal Health Coverage in Moldova* (ppt presentation), 12 June.

Busse R, Blümel A, Knieps F and Bärnighausen T (2017), Statutory health insurance in Germany: a health system shaped by 135 years of solidarity, self-governance, and competition, *The Lancet*, 390: 882-897. (http://dx.doi.org/10.1016/s0140-6736(17)31280-1)

Campbell DT (1975), Reforms as experiments, In: Guttentag M and Struening EL eds, *Handbook of Evaluation Research*, Beverly Hills: Sage.

Chinitz D (2002), Good and bad health sector regulation: an overview of the public policy dilemmas, In: Saltman RB, Busse R and Mossialos E eds, *Regulating Entrepreneurial Behavior in European Health Care Systems*: 56-72, European Observatory on Health Care Systems, Copenhagen: WHO Europe.

Cubanski J and Kline J (2002), Improving health care quality: can Federal efforts lead the way?, *Issue Brief*, No. 539, New York: The Commonwealth Fund.

De Silva A and Valentine N (2000), *Measuring Responsiveness: Results of a Key Informant Survey in 35 Countries*, GPE Discussion Paper No. 21, Geneva: WHO.

Donabedian A (1966), Evaluating the quality of medical care, *The Milbank Memorial Fund Quarterly*, 44(3): 166–206.

Duran A, Sheiman I, Schneider M and Øvretveit J (2005), Purchasers, providers and contracts, In: Figueras J, Robinson R and Jakubowski E eds, *Purchasing to Improve Health Systems Performance:* 187–214, European Observatory on Health Systems and Policies Series, Copenhagen: WHO Europe.

Figueras J, Saltman RB and Sakellarrides C (1998), Introduction, In: Saltman RB, Figueras J and Sakellarrides eds, *Critical Challenges for Health Care Reform in Europe*: 1–19, Berkshire, England: Open University Press.

Figueras J, Robinson R and Jakubowski E (2005), Purchasing to improve health system performance: drawing the lessons, In: Figueras J, Robinson R and Jakubowski E eds, *Purchasing to Improve Health Systems Performance:* 53–55, European Observatory on Health Care Systems and Policies Series, Copenhagen: WHO Europe.

Health Consumer Power House (2012), Euro Health Consumer Index 2012, Stockholm.

McKee M and Brand H (2005), Purchasing to promote population health, In: Figueras J, Robinson R and Jakubowski E eds, *Purchasing to Improve Health Systems Performance:* 140–163, European Observatory on Health Care Systems and Policies Series, Copenhagen: WHO Europe.

Melhado EM (1998), Economist, public provision, and the market: changing values in policy debate, *Journal of Health Politics, Policy and Law*, 223(2): 215–263.

Ministry of Health, Welfare and Sport(MHWS), the Netherlands (2005), *Health Insurance in the Netherlands: The New Health Insurance System from 2006*, Hague.

Murray CJL and Frenk J (2000), A framework for assessing the performance of health systems, *Bulletin of the World Health Organization*, 78(6): 717–730.

Osborne D and Gaebler T (1993), *Reinventing Government*, New York, NY: Plume.

Øvretveit J (1995), *Purchasing for Health*, Buckingham: Open Univ. Press.

Preker AS, Haslinger RR, Busse R and Rosenmöller M (2007), Stewardship, governance, and management, In: Preker AS, Liu X Velenyi EV and Baris E eds, *Public Ends, Private Means, Strategic Purchasing of Health Services*: 125–148, Washington DC: The World Bank.

RESYST (2014), What is strategic purchasing for health? *TOPIC OVERVIEW* 4, October.

Robinson R, Jakubowski E and Figueras J (2005), Introduction, In: Figueras J, Robinson R and Jakubowski E eds, *Purchasing to Improve Health Systems Performance*: 3–10, European Observatory on Health Care Systems and Policies Series, Copenhagen: WHO Europe.

Saltman RB and Figueras J (1997), *European Health Care Reform, Analysis of Current Strategies*, Copenhagen: WHO Europe.

Saltman RB and Busse R (2002), Balancing regulation and entrepreneurialism in Europe's health sector: theory and practice, In: Saltman RB, Busse R and Mossialos E eds, *Regulating Entrepreneurial Behaviour in European Health Care System*: 3–52, Buckingham: Open University Press.

Santerre RE and Neun SP (1996), *Health Economics: Theories, Insights, and Industry Studies*, Chicago: Irwin.

Velasco–Garrido M, Borowitz M, Øvretveit J and Busse R (2005), Purchasing for quality of care, In: Figueras J, Robinson R and Jakubowski E eds, *Purchasing to Improve Health Systems Performance*: 215–232, European Observatory on Health Care Systems and Policies Series, Copenhagen: WHO Europe.

WHO Europe (1996), *The Ljubljana Charter on Reforming Health Care in Europe*, 19 June, Ljubljana, Slovenia.

WHO (2000), *The World Health Report 2000–Health Systems: Improving Performance*, Geneva: WHO.

WHO Europe (2008), Stewardship/Governance of Health Systems in the WHO European Region, Regional Committee for Europe Fifty–eighty session, Tbilisi, Georgia, 15~18 September 2008, WHO Europe.

WHO (2010), *TELEMEDICINE in Member States : Opportunities and Developments*, Global Observatory for eHealth Series, Volume 2, Geneva.

일본 후생노동성 (2020)
https://www.mhlw.go.jp/topics/bukyoku/isei/sensiniryo/kikan02.html (2020.6.22. 열람)

대한의학회 임상진료지침정보센터
https://www.guideline.or.kr/guide/index.php?sub_depth=3 (2020.12.1. 열람)

[참고 표 4] 행위료 증가에 대한의 기여율 분석(신현웅 외 연구)

구분		2013년	2014년	2015년	2016년	2017년	'13~'17 평균
행위료	증가율 (기여도)	8.2 (100)	8.0 (100)	8.1 (100)	10.9 (100)	7.8 (100)	8.7 (100)
진료량(Q)	증가율 (기여도)	3.7 (45)	5.4 (68)	2.7 (34)	9.9 (83)	3.2 (40)	5.5 (63)
수진자수	증가율 (기여도)	0.6 (8)	1.5 (19)	0.2 (2)	0.7 (6)	0.5 (6)	0.7 (8)
1인당 입내원일수	증가율 (기여도)	1.3 (15)	0.5 (6)	0.01 (0.1)	2.6 (22)	0.6 (8)	0.9 (11)
1일당 진료강도	증가율 (기여도)	1.8 (22)	3.4 (42)	2.5 (31)	6.6 (56)	2.1 (26)	3.9 (45)
가격(P)	증가율 (기여도)	4.5 (55)	2.6 (32)	5.4 (66)	1.0 (17)	4.7 (60)	3.2 (37)
상대가치 점수	증가율 (기여도)	2.2 (26)	0.2 (3)	3.2 (39)	−1.0 -	2.3 (29)	0.9 (11)
환산지수	증가율 (기여도)	2.4 (29)	2.4 (30)	2.2 (27)	2.0 (17)	2.4 (30)	2.3 (26)

출처: 이규식(2021)에서 재인용

제 3 부

건강보험발전과 성찰

제8장
발전의 성찰과 향후 정책과제

우리나라는 전국민의료보장을 세계에서 가장 단기간에 달성하였다. 의료보장제도가 전국민에게 적용됨에 따라 의료의 접근성이 좋아졌으며, 특히 소득수준이나 거주지역에 관계없이 의료이용이 매우 형평적으로 이루어지고 있다. 의료보장제도의 발전과 의료이용의 증가는 의료수준의 향상으로 연결되어 많은 외국인들이 질병치료를 위하여 우리나라를 찾기도 한다. 그 뿐만 아니라 의약품 분야에서는 혁신적 신약을 생산할 수 있는 단계로 발전하였고, 이제는 바이오산업이 우리나라의 새로운 성장 동력으로 등장하고 있다. 이와 같은 성과의 이면에는 국민 경상의료비 증가 속도가 OECD 국가 가운데 가장 빠른 문제를 위시하여 높은 고령화 속도에 대비한 의료공급체계의 부적절한 대응과 같은 많은 과제가 있다. 이러한 과제 가운데 시급히 해결되어야 할 과제를 정리해보기로 한다.

1. 의료보장제도의 이념 정립

우리나라는 1977년 의료보험을 도입할 당시는 저개발국가 수준에서 겨우 벗어날 단계였다. 이 때 의료보험제도를 도입하는 것 자체가 무리였기 때문에 의료보험제도의 이념을 '어려운 경제 여건이지만 국민들에게 복지를 제공한다는 개념'으로 정립하게 되었다. 복지차원에서 의료보장제도를 운영하여 일반 국민으로부터 환영을 받았지만, 정책 당국은 의료보장제도의 이념을 제대로 정립했어야 했는데 오늘에 이르기까지 이념을 정립하지 못하고 있는 문제가 있다.

의료보험제도를 비스마르크 시대의 사회연대(social solidarity)를 이념으로 하였다면, 제도도 이러한 이념에 부합하도록 운영 원칙을 분명히 정립했어야 했다. 즉, 사회연대가 원칙이었다면 보험료 부담의 상한선을 평균보험료의 3~4배를 넘지 않도록 설정하여야 했다. 그런데 제도의 이념을 제대로 정립하지 못함에 따라 엉뚱하게 재분배가 주된 이념으로 등장하여 보험료의 상한이 평균보험료의 30배나 되는 등의 정책이 실시되는 난맥상이 일어나고 있다.

1988년 농촌지역주민들을 대상으로 의료보험을 확대하면서 정부 재정지원이 이루어지기 시작하였는데, 이 당시로는 '어려운 가운데 정부가 국민들의 복지향상을 위하여 재정지원'을 하는 것이 명분이 될 수 있었다. 그러나 그 이후에도 지속적으로 정부가 건강보험에 재정을 지원하고 있지만, 그 명분을 사회연대를 통한 복지향상에 둠에 따라 정부의 재정지원에 많은 한계를 두고 있다. 예컨대, 건강보험 통합 후 재정적자가 심해지자 정부가 재정지원(일반예산 및 건강부담금)을 뒷받침하는 법안을 한시법으로 하는 등의 문제를 지적할 수 있다. 정부 재정지원을 제대로 하려면 사회연대보다는 기본권 보장을 제도의 이념으로 하여 한시법이 아니라 「국민건강보험법」에 정부 지원을 명기하는 확고한 정책이 필요하다. 건강보험의 이념을 기본권 보장으로 한다면 재분배를 목표로 하고 보험료 부과의 상한선을 낮추고 조세의 역할을 높여야 할 것이다[1].

1989년 7월 전국민의료보장을 달성할 때, 의료를 인간의 기본권으로 인정한 세계인권선언에 바탕을 두고, 의료보장을 국가의 책무로 간주하였다면 재정지원을 단순한 보험재정 적자의 보전책이 아니라 국가의 책무 이행을 위한 방안으로 간주되어 정부 재정지원이 타당하다는 근거가 되었을 것이다. 또한 의료급여를 건강보험제도와 분리 운영하지도 않았을 것이다. 유럽의 건강보험국가로써 의료급여제도를 건강보험제도와 분리하여 운영하는 국가가 없으며(정형선 외, 2019) 우리나라보다 전국민의료보장에 늦어진 대만도 분리 운영하지 않음을 볼 때 이념의 정립이 매우 중요하다.

앞의 제2장 및 제4장에서 본 바와 같이 프랑스는 1998년 이후 근로자들의 보험료를 사회보장기여금(CSG)이라는 세금으로 대체하여 근로자가 부담하는 보험료는 불과 6%에 불과하다. 프랑스는 건강보험 재정을 다양한 종류의 세금으로 조달하는 비율이 거의 50%에 이르게 된 것은 제2차 세계대전 이후 개혁과정에서 베버리지 보고서가 토대가 되었다고 명시하여 의료를 기본권 개념으로 접근함에 따른 결과라 하겠다. 벨기에도 2010년 기준으로 보험재정을 부가가치세에서 13.7%, 정부보조금에서 10.4%, 특별기여금에서 5.8%

1) Saltman and Figueras(1997)는 정부 조세(general taxation)로 의료보장 재원을 지원하는 것도 사회연대(social solidarity)로 간주하기 때문에 사회연대를 이념으로 하더라도 정부 지원을 한시법이 아니라 「국민건강보험법」에 명기할 수 있을 것이다. 제2장에서 Wagstaff et al.(1992)도 조세로 재정조달을 하는 것이 누진적이기 때문에 의료보장재정을 특별세로 혼합하여 조달할 때 누진성이 높아져 재분배 기능이 제고되며, 사회연대에 기여할 수 있다고 주장한다.

로 모두 30.1%를 세금에서 조달하고 있는 것(이규식, 2019)도 기본권 이념을 토대로 제도를 운영하기 때문이라 하겠다.

그런데 우리나라는 건강보험 통합 후에 보험재정이 파탄나자 재정적자를 메꾸기 위하여 제4장에서 본 바와 같이 2002년에는 「국민건강보험재정건전화법」을 제정하여 임시변통으로 재정위기를 극복하였고, 이법의 효력이 만료되자 2007년에는 국고지원 규모를 「국민건강보험법」 제108조에 보험료 예상수입의 14%를 일반회계에서, 「국민건강증진법」 부칙을 통하여 6%를 건강증진기금에서 한시적으로 조달할 수 있도록 규정하고, 시효가 만료되면 다시 시효만 연장하는 구차한 방법을 채택하고 있다. 의료보장제도를 택하면서 이념을 기본권 구현으로 하였더라면 이와 같은 구차스런 조치로 보험재정을 유지할 필요가 없었을 것이다. 그리고 사회연대를 이념으로 분명히 명기하더라도 정부 재정지원을 법적으로 뒷받침하였다면 보험재정의 운영에 큰 어려움이 없었을 것이다.

2. 필요도 접근으로 전환

의료보장제도에서 의료가격은 환자에게는 거의 무의미하지만 의료공급자에게는 다음기의 의료서비스 생산을 위해서 매우 중요하다. Feldstein (1979)은 사회적 권리로 의료에 접근하는 사회에서는 의료가격이 환자에게 무의미하기 때문에 서비스 배분을 시장에 맡길 수 없다고 하였다.

그러나 우리나라는 지금까지 의료의 배분을 시장에 맡김에 따라 수요가 토대로 되어 이용이 결정되었고, 의료의 남용을 막기 위하여 높은 본인부담제도를 택하여 보장성이 유럽 국가들에 비하여 낮을 수밖에 없는 제도가 되었다. 그래서 2000년대 이후 정권이 바뀔 때마다 보장성 제고라는 정책을 추진하여 보험급여 범위의 확대에 주력하였다. 보험료를 인상하여 보험급여 범위가 확대되면 일시적으로 보장성이 높아지지만, 곧 수요 증가를 야기하여 국민 경상의료비만 증가시키게 되었다. 그리고 일시적으로 높아진 보장성은 의료기관의 새로운 비급여 창출로 인하여 다시 제자리로 돌아오게 되어 결국 유럽 국가들의 보장률을 따라가지도 못하고 있다.

환자와 의료기간 간에 시장이 존재할 수 없는데 수요 접근을 한다는 것은 허구적 시장에서 의료서비스가 제공되는 것과 같다. 따라서 수요 접근을 버리고 모든 의료보장 국가들이 채택하고 있는 필요도 접근으로 전환하고, 환자가 서비스 구매자가 아님을 인식하는 것이 중요하다. 필요도 접근을 하게 되면 자연스럽게 비급여서비스는 필요도에서 배제된다. 그리고 필요도 접근에 의한 의료배급제는 의료이용의 억제를 가능하게 만든다. 특히 의료기술이 날로 발전하여 이용 가능한 서비스가 많아질수록 높아지는 의료이용도에 기인하여 국민 경상의료비의 증가속도가 빨라져 의료체계의 지속가능성을 위협할 것이다. 인구고령화와 의료기술의 발전으로 급속적으로 증가하는 의료비 관리를 위해서는 하루라도 빨리 모든 의료보장국가들이 채택하고 있는 필요도 접근법으로 전환을 서둘러야 할 것이다. 필요도 접근을 위해서는 필요도를 명시적으로 설정할 것인가 묵시적으로 할 것인가를 결정하고, 우선순위는 어떻게 설정할 것인지 등의 일을 건강보험공단과 심평원에 분담시키는 근본적인 개혁이 이루어져야 할 것이다.

그러나 1977년 이래 현재까지 수요 접근으로 건강보험의료를 배분하였는데, 이것을 필요도 접근으로 전환하는 것은 쉽지 않은 일이다. 그러나 제7장의 [표 7-5]에서 본 바와 같이 국민 1인당 연간 외래방문횟수가 스웨덴의 6.6배, 덴마크의 4.4배나 되며, 의료이용도가 높은 일본에 비교할 때도 연간 4.7회가 높다는 점은 그냥 지나칠 문제가 아니다. 이와 같은 높은 의료이용은 결국 [표 7-6]에서 볼 수 있었던 바와 같이 경상의료비 증가속도를 OECD 국가 가운데 가장 빠른 국가로 만들고 있다. 당장 필요도 접근으로 나아가지 못하더라도 현재 일본이 추진하고자 하는 의료이용의 진입지점을 단골의사를 통한 단일 창구로 하는 방안(이규식, 이영숙, 2021)이나, 중국이 도시근로자기본의료보험(UEBMI)에서 외래에 한정하여 의료저축계좌제도(MSAs)를 도입(이규식, 2019)한 것과 같은 방안의 도입을 검토할 필요가 있다.

3. 의료계획 수립 및 환자의뢰체계 확립

한 나라의 의료체계는 재정조달(financing)과 의료공급(delivery)이라는 두 바퀴가 짝을 이루어 작동되어야 제대로 굴러갈 수 있다. 의료재정을 사회적 제도로 조달할 경우, 반드시 이와 같은 재정조달에 상응하는 공급체계(delivery system)가 갖추어져야 한다. 이와 같은 공급체계를 갖추기 위하여 수반되어야 할 정책은 의료계획의 수립과 환자의뢰체계(referral pathway)의 확립이다. 그리고 환자의뢰체계가 실효성을 가지려면 의료공급자의 위계화와 진료권 설정이 이루어져야 한다. 또한 필요도 접근에서는 국민에게 제공할 의료서비스의 양이나 질은 구매자(보험자)가 결정해야 한다. 그리고 구매된 서비스를 배급하기 위한 방안도 구매자가 결정할 수밖에 없다. 제공할 서비스 양이나 질이 결정되면 이것을 차질 없이 생산하기 위한 의료계획의 수립은 필연적이다. 계획에는 의료인력, 의료시설, 의료장비의 장기적인 공급계획이 모두 포함되어야 한다.

앞에서 본 바와 같이 Melhado(1998)는 의료공급자를 위계화하는 방법으로 계층적 지역주의(hierarchical regionalism) 모형을 예시하고 있다. 계층적 지역주의 모형은 의료재정은 공적재정으로 조달하고 이 재정으로 포괄적 서비스(comprehensive benefits) 제공이 가능하다는 것이다. 그리고 이와 같은 위계적인 서비스 제공을 위하여 의료계획(planning)이 필요하며, 계획이 의료기관의 질서 정연한 발전을 이루게 한다는 것이다. 공급자 조직을 위계화하고, 필요한 서비스의 우선순위를 정하여 계층적 지역주의 모형에 따라 서비스를 제공하기 위한 구체적인 방안이 진료권의 설정과 환자의뢰체계의 확립이다. 이와 같이 의료계획을 토대로 서비스를 생산하고, 설정한 진료권에서 환자의뢰체계에 따라 의료를 이용하도록 체계화하는 것이 가장 적은 비용으로 최대한 많은 사람에게 의료를 배급할 수 있는 방안이 된다. 우리나라도 필요도 접근으로 의료서비스를 제공할 수 있도록 공급자 조직의 위계화와 필요도의 우선순위를 설정하고 환자의뢰체계를 통하여 의료가 배급될 수 있도록 패러다임을 바꾸어야 한다.

현재 우리나라는 병상 수에서 OECD 국가 가운데 일본 다음으로 많은 국가이다. 일본은 1985년부터 매 5년 단위로 도・도・부・현 단위에서 지역의료계획을 수립하여 병상 수를 꾸준히 감소시켜 조만간 우리나라보다 적을 전망이다[2]. 그리고 우리나라는 병상 수는 늘리면서 의사 수는 통제하는 모순된 정책을 사용하여 병상 수에 비하여 의사 수가 적어 의사 인건비가 문제가 되고 있다. 이와 같은 일은 모두 의료계획이 없기 때문에 발생하고 있는 문제라 할 수 있다.

4. 구매자의 역할 정립

환자와 공급자인 의료기관 간의 시장이 없으니, 필요도를 누가, 어떻게 배급할 것인가의 문제가 제기된다. 시장이 없으니 환자가 구매가가 될 수 없음은 자명하고, 결국 보험자인 건강보험공단이 구매자가 된다. 공급자로부터 어떻게 의료서비스를 구매하고, 이를 가입자에게 합리적으로 배급하느냐가 구매자의 주 역할이 되며, 이러한 역할을 하도록

2) 일본은 1993년 인구 1,000명당 급성기 병상 수가 12.3개이던 것을 2018년에 7.8개로 줄이게 되었다.

전략적 구매이론이 등장하였다. 구매자의 구체적인 역할은 제7장에서 본 바와 같이 누구를 위하여, 무엇을, 누구로부터, 어떻게, 얼마를 지불하느냐라는 과제를 해결하는 것이다. 만약 의료보장제도가 도입되지 않았다면 이 모든 문제는 시장을 통하여 해결하였을 것이다.

의료보장제도에서는 보험자(구매자)가 이러한 문제들을 시장을 대신하여 해결해야 한다는 점을 인식하고 의료보장제도를 관리해야만 보다 적은 재정으로 더 많은 사람들에게 더 많은 의료혜택을 제공할 수 있게 효율성을 제고할 것이다. 관리방법으로 단기적으로는 계약제를 통한 성과관리 등의 방법이 있다. 장기적으로는 뒤에서 언급하게 될 관리체계의 개혁을 통한 보험급여관리에 경쟁시스템의 도입을 고려해야 한다. 의료보장제도를 수요 접근으로 계속 관리할 경우 보험자의 역할정립은 고사하고 보험재정 파탄을 초래할 위험성도 있다.

5. 반응성 제고

의료보장제도에서 반응성을 중요한 과제로 다루어야 하는 이유는 환자가 직면할 의료시장이 없기 때문이다. 제7장에서 이미 설명한 바와 같이 의료보장제도가 없었다면 시장이 하는 기능(효율성과 반응성)을 의료보장제도에서는 불가피하게 구매자가 할 수밖에 없다. 따라서 구매자가 시장이 하는 기능을 할 수 있도록 노력하는 것이 전략적 구매기능이라 할 수 있다. 구매자인 보험자는 의료체계의 효율성 제고는 물론 반응성 제고를 위한 노력도 기울여야 한다.

1990년대 의료개혁 이전에는 정부나 보험자가 명령과 통제(command and control)라는 관료적 방식으로 의료체계의 효율성 제고의 책임을 공급자에게 떠 넘겼다. 그러다 보니 반응성은 생각도 할 수 없었다. 의료개혁 이후 의료체계의 효율성 제고를 명령과 통제가 아니라 전략적 구매를 통한 간접적 관리(steer and channel) 방식으로 하여 구매자 책임으로 하고 있다. 이와 함께 시장에서 다룰 수 있는 소비자의 반응성이라는 과제도 구매자의 책무로 간주하게 되었다. 그러나 구매자가 아무리 노력을 하더라도 의료체계의 효율성이나 소비자의 반응성에서 시장만큼의 성과를 낼 수 없다는 점을 명심할 필요가 있다.

그렇다고 구매자가 이러한 노력을 포기할 경우에는 효율성이나 반응성은 찾아보기도 어려워 질 것이다. 따라서 소비자의 반응성을 제고시키는 과제는 구매자인 보험자의 중요한 역할임을 명심하는 것이 무엇보다도 중요하다. 우리나라에서는 반응성 제고를 위하여 건강보험공단이 기껏 건강보험에 대한 만족도 조사나 건강보험공단의 사회적 가치에 대한 국민인식조사 정도에서 머물고 있는 문제가 있다. 건강보험공단은 반응성의 중요성을 깨닫고 반응성에 대한 개념 정립과 반응성 제고를 위한 체계적인 조사에서부터 반응성을 높이기 위한 정책의 수립에 이르기까지 다양한 노력이 있어야 할 것이다.

6. 의료의 영리화 배제

우리나라 의료에서 가장 큰 문제는 의료기관의 영리적 운영이다. 사회의료보험제도는 보험급여에 속하는 의료서비스 제공을 통하여 영리를 취할 수 없도록 운영하는 것이 원칙이다. 이와 같은 원칙에 따라 우리나라는 다른 의료보장국가와 마찬가지로 보험급여서비스의 가격을 책정할 때, 원가를 토대로 하여 초과이윤을 남길 수 없도록 하고 있다.

그리고 유럽의 의료보장국가들은 필요도와 우선순위를 설정하는 과정에서 비급여는 철저히 배제하고 있다. 따라서 유럽 국가들에서 보험의료를 제공하는 의료기관들이 영리화되었다는 이야기는 들을 수 없다. 영리화는 보험의료를 취급하지 않는 의료기관, 즉 영리병원에서만 가능하게 되어 있다.

그런데 우리나라는 수요 접근을 하면서 건강보험통합 이후 건강보험 요양기관에서 비급여서비스 제공이 가능하도록 허용한 문제가 있다[3]. 우리나라도 의료보험제도 도입 초기에는 비급여서비스의 제공을 철저히 통제하여 영리화를 막을 수 있었다. 그러던 것이 건강보험통합을 위하여 1999년 2월에 제정된 「국민건강보험법」과 2000년 6월에 제정(2001년 1월 발효)된 「건강보험요양급여규칙」에 비급여서비스를 제공할 수 있는 법적 기반을 갖추게 됨에 따라 비급여서비스의 제공이 일반화되기 시작하였다. 더욱이 비급여서비스에 대한 수가는 「의료법」 제45조를 개정하여 의료기관이 자율적으로 책정하여 고지만하면 임의대로 받을 수 있게 됨에 따라 비급여 제공이 점차 확산하게 되었다.

「의료법」의 개정으로 비급여서비스는 의료기관이 가격을 원가 보다 높게 책정할 수 있었기 때문에 초과 이윤을 누리게 되어 의료 영리화의 길을 열게 되었다. 보험급여서비스

3) 수요 접근을 하더라도 일본은 특별한 경우가 아니면 비급여서비스 제공을 금지하기 때문에 영리화가 불가능하다.

는 가격이 통제되기 때문에 영리를 추구하는 것이 불가능하지만 가격통제를 받지 않는 비급여서비스로 의료기관은 영리행위가 가능하였으며, 공공의료기관도 비급여서비스 제공이 가능하여 의료의 영리화가 일어나게 되었다. 특히 의료기관이 영리적 행위를 하더라도 보험환자를 볼 수 있도록 모든 의료기관을 건강보험요양기관으로 당연히 지정하는 정책은 큰 문제가 있다. 즉, 비급여서비스 제공이 가능한 현실에서 모든 의료기관을 건강보험요양기관으로 당연 지정하는 정책은 의료기관의 환자 확보에 안전판으로 작용하여 비급여서비스 제공을 더욱 보증하게 된 문제가 있다.

건강보험 통합 이전에는 이와 같은 제도적 장치가 없었기 때문에 민간의료기관이라도 비급여서비스를 제공하려면 행정 처분을 당할 위험을 안고 있었다. 건강보험통합 후에는 「국민건강보험법」과 「건강보험요양급여규칙」으로 비급여가 법적으로 공인되는 양상이 되어 공공의료기관도 거리낌 없이 비급여서비스를 제공하여 의료의 영리화에 동참하게 되었다. 공공의료기관이 급여서비스만 제공하다가는 민간병원과 수입경쟁에서 뒤처져 실력 있는 의사라도 인건비를 높게 줄 수가 없어 민간기관으로 유출되기 때문에 실력 있는 의사 확보를 위해서는 공공의료기관도 비급여서비스 제공을 통한 영리화의 길로 나설 수밖에 없는 것이다.

그리고 언제부터 인지는 몰라도 비급여서비스 제공이 일반화된 이후 상급종합병원과 종합병원들 사이에 우수한 의사를 확보하기 위한 수단으로 의사에게 성과급을 지급하게 되었고, 보다 좋은 의료장비의 확보가 중요하였다. 그러다 보니 대형병원들은 높아진 비용 충당을 위하여 영리적인 의료서비스 공급행태는 더욱 가속화되고 있다. 그러다 보니 전문병원과 같은 병원들도 환자 확보를 위하여 대형병원과 같은 경영행태를 보일 수밖에 없었다. 문제는 환자가 많아야 의료기관이 영리적 수입을 늘릴 수 있기 때문에 의사들에 대한 성과급은 재진이나 검사의 남발을 통한 의료이용의 증가로 경상의료비를 높이는 문제도 초래하고 있다. 그리고 건강검진은 과잉진단(overdiagnosis)과 과잉진료(over-treatment)를 유도하는 도우미 역할마저 하고 있다. 따라서 의료의 영리화와 과다한 의료이용을 막기 위하여 수요 접근을 버리고 필요도 접근을 통하여 유럽의 건강보험제도와 같이 비급여서비스를 건강보험요양기관에서 원천적으로 제공할 수 없도록 해야 한다. 그 방법으로 요양기관 계약제를 도입하여 비급여서비스를 통하여 의료에서 이유 추구를 원하는 의료기관은 요양기관에서 배제하는 조치가 필요하다.

7. 공공의료의 올바른 개념 정립

의료보장정책의 수행에 있어서 공공의료의 개념 정립이 매우 중요하다. 공공의료의 개념을 한국형으로 공공병원이 제공하는 의료로 제한하는 것은 논리적으로 맞지 않고, 현실적으로는 매우 우둔한 정책이다. 그러한 우둔함이 바로 우리나라 의료의 영리화로 나타나고 있다. 공공의료를 공공병원이 생산하는 의료로 한정한 한국형 정의가 2000년 「공공보건의료에 관한 법률」 제정 이후 현재까지 지속됨에 따라 의료가 얼마나 영리적 행태를 보였고, 그 영리적 행태가 공공병원도 예외가 되지 못하였음을 인지한다면 공공의료에 대한 한국형 정의의 잘못을 인정하고 버려야 할 것이다.

필자는 이미 건강보험이라는 공공재정으로 제공하는 의료가 공공의료가 되어야 함을 건강복지정책연구원이 발간하는 이슈 페이퍼를 통하여 2012년부터 꾸준하게 주장하였으며[4]. 이러한 주장의 이론적 토대는 공공보건의료학회지 창간호(2017)에 발표하였고, 이미 제2장에서 상세히 기술하였다.

공공의료의 정의에 앞서 의료의 규범적 성격을 명확히 할 필요가 있다. 의료의 성격을 의료보장의료와 일반 상품으로써의 의료로 구분하는 것이 유럽이나 미국에서 일반화 되었다. 즉 공적재정으로 생산되는 의료는 생산자가 누구인지 불문하고 공공재로 간주하여 공공의료로 취급하고, 공적재정으로 생산되지 않는 의료는 상품과 같이 취급하여 사적재화로 간주하고 있다(Saltman and Figueras, 1997; Melhado, 1998).

세계적인 정의를 따르면 우리나라의 건강보험의료는 공공의료가 된다. 공공의료가 될 경우, 비급여서비스 제공은 엄격히 관리되어야 한다. 특히 우리나라는 요양기관 당연지정제를 실시하고 있는데 처음부터 건강보험의료를 공공의료를 정의하였으면, 일본과 같이 민간병원이라도 비급여서비스를 제공할 수 없게 되었을 것이다. 그리고 비급여서비스를 제공하더라도 그 범위를 엄격히 통제하고 가격도 원가에 준하여 제공하도록 관리하여야 한다. 공공의료의 정의를 제대로 해석하지 못하여[5] 민간의료기관을 배제하였으니, 비급여서비스의 수가를 통제하는 것이 논리적으로 불가능하였다.

---

4) 이슈 페이퍼 제2호(2012), 제7호(2013), 제14호(2015), 제19호(2016), 제38호(2018a), 제47호(2020)에서 공공의료를 건강보험의료로 해야만 한다는 주장을 하였다.

5) 2000년 제정된 법은 정의를 공공의료기관으로 한정하였으나, 2012년 개정 법률은 공적재정으로 생산되는 의료기관으로 정의를 하였다. 그러나 운영을 정의와 다르게 하여 법 개정의 의미가 없어졌다.

건강보험제도를 필요도 접근을 하여 비급여를 원천적으로 배제하여 건강보험요양기관은 비급여서비스를 제공하지 못하도록 하였거나 비급여서비스를 일본과 같이 엄격히 관리하였다면, 의료의 영리화는 불가능하였으며, 건강보험의 보장성 제고도 쉬워졌을 것이다. 이와 같은 당연한 논리를 두고, 우리나라는 다른 의료보장국가에서 사용하지 않는 한국형 공공의료를 창안하여 의료의 영리화를 자초하였고, 보장성 제고도 어렵게 하고 있다. 세계 모든 의료보장국가들이 필요도 접근을 통하여 비급여서비스 제공을 배제하였고, 공공의료를 공적재정으로 생산되는 서비스로 정의하였기 때문에 의료의 영리화는 생각도 할 수 없는데, 우리는 「공공보건의료에 관한 법률」을 만들어 민간병원은 관리대상에서 정부가 제외시킴에 따라 의료가 영리화의 길로 들어서게 하였다. 그러다 보니 어느 새 공공병원도 민간병원의 경영행태를 따라감으로써 모든 의료기관이 영리적 운영에 익숙해져 버렸다.

우리나라도 이와 같은 세계적인 동향에 맞추어서 의료보장의료가 공공재가 되며, 따라서 공공의료가 된다는 점을 인식하여 「공공보건의료에 관한 법률」부터 폐기하여야 한다. 현재처럼 공공병원 의료만 공공의료가 된다고 믿고 정책을 아무리 펼쳐도 공공병원이 민간병원의 경영형태를 따라가지 않을 수 없기 때문에 의료의 영리화를 피할 길이 없다는 점을 명심하여야 한다.

8. 요양기관 계약제의 도입

『Beveridge 보고서』는 이미 제2장에서 언급한 바와 같이 para 9에서 의료보장제도에서는 최소수준의 서비스만 제공하기 때문에 본인이 전액 의료비를 부담하여 보다 나은 서비스를 받을 수 있는 기회는 허용하여야 함을 주장하였다. 즉, 『Beveridge 보고서』에서 이야기하는 최소수준 이상의 것을 사회보장제도에서는 제공할 수 없으니, 이러한 서비스 제공을 막지 말고 민영의료로 해결하라는 것이다. 법으로 정하는 급여서비스는 의료보장제도에서 이용하고, 의료보장서비스 이외의 서비스를 원하는 경우에 민영의료로 해결할 것을 주장한 것이다. 즉, 비급여서비스는 의료보장제도 밖에서 이용하라는 것이다.

우리나라가 1977년 의료보험을 처음 시작할 때는 영국의 베버리지 시대와 달라 최소수준 이상을 제공할 여력이 없었고, 의료자원이 여유가 없어 요양기관 당연지정제가 불가피하였다. 그러나 세계 10위권의 경제대국이 된 오늘날에 이르러서도 당연지정제를 유지하는 것은 문제가 있기 때문에 계약제로 바꾸어야 한다. 요양기관 당연지정제를 유지하려면 그 전제 조건으로 건강보험의료를 제공하는 의료기관은 비급여서비스를 제공하지 말고 급여서비스만 제공해야 하는 것이다. 우리나라는 당연지정제를 실시하면서 비급여서비스의 제공을 허용하고 있다. 이와 같은 조치는 결국 공공의료기관을 비롯하여 모든 의료기관이 비급여서비스의 제공을 통하여 영리적 의료를 제공할 수 있도록 하였다. 그 뿐만 아니라 당연지정제는 윤리적인 문제가 있는 의료기관 마저도 퇴출시킬 수도 없는 구조적 문제가 있다.

이와 같은 문제가 많은 당연지정제를 고수하는 것은 이 제도를 폐기하였을 때 유명한 대형병원들이 영리병원으로 전환하여 건강보험 환자를 받지 않고 돈이 많은 일반 환자만 받게 될 가상된 우려 때문이라 하겠다. 대학병원이나 대형 종합병원은 거의 법인병원이기 때문에 영리병원으로 전환할 수 없기 때문에 요양기관 당연지정제를 폐지하고 계약제로 전환하더라도 가상된 우려가 현실화될 이유가 전혀 없다. 비급여서비스는 요양기관으로 계약한 의료기관에서는 제공할 수 없도록 하는 원칙을 마련한다면 건강보험 요양기관의 영리화를 막고 보험재정도 보호를 할 수 있을 것이다.

9. 관리체계 개혁과 스튜어드십의 정립

의료보장제도의 스튜어드십은 다소 생소하지만 매우 중요한 과제이다. 스튜어드십은 다양한 측면에서 다루고 있음을 제7장에서 살펴보았다. 관리체계와 관련하여 중요한 이슈는 건강보험에서 경쟁요소를 도입하는 방안이다. 1990년대 이후 유럽 국가들은 의료개혁을 함에 있어서 재정은 단일화하고, 재정 사용은 분권화하여 경쟁원리를 도입하는 것을 핵심내용으로 하였다.

재정의 단일화는 인구고령화를 맞이하여 불가피한 조치가 된다. 그리고 건강보험의 이념이 사회연대에서 한 단계 나아가 기본권 보장으로 발전함에 따라 정부 재정의 역할이 확대되었고 또한 재정의 단일화가 요구되었다[6]. 그리하여 네덜란드나 독일은 의료개혁을 통하여 중앙기금(central fund) 설립이라는 재정의 단일화를 이루었다.

6) 의료보장 이념을 보험료를 토대로 하는 사회연대에 둘 때 질병금고(혹은 보험조합) 단위로 재정을 분리하는 것이 보다 쉽게 이념을 달성할 수 있다. 그런데 질병금고 단위로 재정을 관리하여서는 기본권 보장이라는 이념을 제대로 달성하기 어려워지기 때문에 재정의 단일화가 요구된다.

재정을 단일화하면서 우리나라는 유럽 국가들과는 달리 보험자 조직도 하나로 통합을 하여 조직의 비대화와 관료화 등의 부작용을 초래하고 있다. 이와 같은 문제를 방지하기 위하여 유럽의 건강보험국가는 구매이론에 따라 구매자(보험자)는 과거와 같이 다원화시켜 가입자로 하여금 구매자를 선택할 수 있게 함으로써 구매자의 전략적 기능을 촉진시키는 경쟁원리를 도입하였다.

우리나라도 이미 재정을 하나로 만들었으니 관리체계를 개혁하여 구매자가 전략적 구매활동을 통하여 경쟁원리가 살아나는 방법을 강구할 필요가 있다. 건강보험에서 전략적 구매가 가능하기 위해서는 다음과 같은 2단계 전략이 필요하다(이규식, 2019).

1) 제1단계 : 현행 관리체계를 유지

현재와 같은 관료적 계층제에 의한 건강보험의 관리방식으로는 관료화를 심화시키고, 조직 간의 업무의 명확성이 결여되어 관리비용만 많이 소요되는 문제가 있다. 현재의 문제점을 보면 건강보험공단은 공단지사, 지역본부, 공단본부로 3단계로 계층화되어 있고 심평원도 본부, 지원의 2단계로 계층화되어 있다. 먼저 공단본부의 기능은 복지부의 정책기능과 겹치는 문제가 있다. 그리하여 보험자로서의 위상이 모호하다. 공단지역본부 또한 그 위상이 불명확하다. 지역본부는 지사의 보고를 단순 취합하여 본부로 보고하는 기능에 한정하고 있으며, 업무의 자율성이라고는 거의 없다. 공단지사는 보험료 부과 징수 업무와 민원처리 업무에 거의 대부분의 시간을 보내고 가입자에 대한 적극적인 서비스나 보험급여 관리 업무는 엄두도 내지 못하고 있다. 심평원 역시 지역단위로 지원이 있으나 종합병원 급 이하 의료기관의 진료비 심사를 할 뿐 보험급여 관리는 엄두도 내지 못하는 실정이다. 보험자의 중요한 역할은 보험급여의 관리를 통한 전략적 구매기능인데, 이러한 기능을 제대로 수행하기 위해서는 관리체계의 근본적인 개혁이 필요하다.

먼저 건강보험공단 본부는 중앙기금 역할을 수행해야 한다. 동시에 건강보험제도 내에서 경쟁원리가 작동할 수 있는 메커니즘을 만들어야 한다. 공단지역본부는 필수적 조직은 아니지만 지사의 기능에 따라 지역본부의 위상을 정립해야 한다. 중요한 것은 공단지사의 기능이다. 공단지사가 구매자 기능을 할 수 있도록 기능을 전환시킨 후 가입자에게 공단지사를 선택할 수 있는 권리를 부여하고 지사를 경쟁시켜야 한다. 단, 지사 선택권은 연 1회로 한정하여야 한다. 공단 지사는 책임경영이 가능하도록 재정관리에 대한 책임을 부여한다. 이 때 지역본부는 지사간의 경쟁에서 서로 충돌할 수 있는 부분에 대하여 조정하는 업무를 맡도록 해야 할 것이다.

중앙기금인 공단본부는 보험재정을 지사(구매자)에 가입자의 수에 비례하여 배분하되, 독일이나 네덜란드에서 택하고 있는 방식으로 가입자의 성, 연령 등을 고려하여 위험에 비례해야 한다. 지사는 배정받은 재정으로 가입자들이 이용한 진료비를 의료기관에 지불한다. 공단지사(구매자)는 중앙기금(공단본부)으로부터 배정받은 재정을 모두 지출하고 부족할 경우에는 가입자들에게 1인당 정액보험료를 추가로 부과 징수하도록 하고, 남을 경우에는 가입자들에게 보험료를 감액해주던가 특수한 건강진단과 같은 특별 서비스를 제공하도록 한다.

가입자들은 추가적인 특별서비스를 제공하는 지사를 선택할지, 정액의 보험료를 감액해주는 지사를 선택할지 아니면 정액의 추가보험료를 부담시키는 지사를 선택할지를 매 1년 단위로 결정하여 지사를 바꿀 수 있도록 해야 한다. 이렇게 할 경우 공단지사(구매자)는 가입자들을 확보하기 위해서 보험급여 관리에 많은 노력을 할 것이며, 가입자들에게 친절은 물론 민원 발생을 근원적으로 해결하여 반응성을 높이기 위한 여러 가지 서비스 프로그램을 개발할 것이다. 지사의 급여 관리를 위해서는 공급자들을 경쟁시키고, 가입자의 과다 의료이용을 예방하기 위한 건강증진이나 질병관리 프로그램의 작동과 같은 다양한 노력을 할 것이다. 이와 같은 전략적 구매기능을 자극하기 위해서는 요양기관계약제는 필수적이다. 요양기관은 계약을 중앙기금과 하는 것이 아니라 지사(구매자) 및 공단지역본부와 하도록 한다. 의원급은 지사와 하고 병원급은 공단지역본부와 하는 것이 현실적이다. 다만 수가는 현재와 같이 공단본부와 의료기관 단체와 단체 계약으로 해야 할 것이다.

구매자들에 의한 경쟁모형을 도식화하면 [그림 8-1]과 같다. 국세청이 보험료를 징수하여 공단본부로 이관하고, 공단본부는 이를 구매자인 공단지사에 가입자 수에 비례하여 배분한다. 그리고 가입자는 선택한 지사의 재정운영 결과에 따라 추가 보험료를 정액으로 부담하거나, 정액 보험료의 감면이나 특별서비스를 받도록 한다.

이렇게 구매자의 분리를 통한 경쟁을 도입할 경우, 공단본부인 중앙기금의 역할도 정부와 다르게 명확해질 수 있다. 중앙기금이 갖는 재정의 배분을 위한 산식의 개발, 가입자에게 구매자인 지사 선택을 돕기 위한 정보의 제공, 특히 가입자에게 각 지사와 계약한 의료기관에 관한 정보의 제공, 공단 지사의 성과 평가에 따른 인사고과 등의 많은 새로운 업무가 생기게 될 것이다.

보험료 부과체계만 개혁하고 관리체계를 고치지 않으면 공단 인력은 과잉이 되어 인력 감축 압력이 들어올 것이다. 부과체계 개혁으로 인한 공단의 유휴인력은 구매자인 지사를 경쟁시키게 될 경우 대부분 지사에서 흡수가 가능하다. 이럴 경우 사용되는 관리비보다 절감되는 보험급여비가 더 크고 감소되는 민원으로 인하여 국민에게 돌아가는 편익도 더욱 클 것이다.

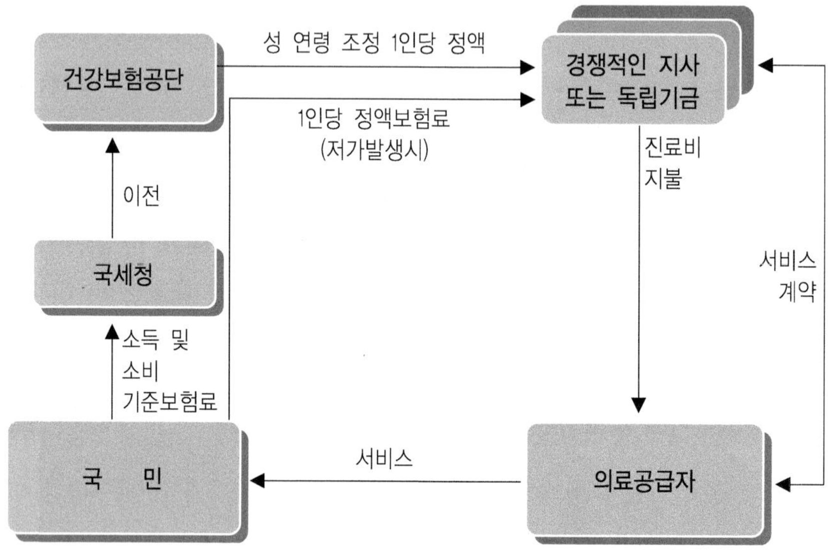

출처: 이규식(2019)

[그림 8-1] 건강보험의 경쟁모형(제안)

2) 제2단계 : 지사를 독립기금으로 분립

비록 지사에 대하여 재정관리 권한을 부여하여도 현재의 관리체계로 경쟁의 효과를 얻기에는 한계가 있다. 그리고 지사에 대한 선택권 부여가 현행 체계에서 어려워질 수도 있다. 현재의 관리체계는 재정관리 책임이 건강보험공단 이사장 1인에게 집중되기 때문에 지사에 따라서 급여관리 등에 소홀하여 경쟁의 효과가 제한될 수 있다.

제2단계에서는 지사를 독립기금으로 분리시켜 완전한 구매자로서 기능이 가능하도록 한다. 그리고 경쟁을 보다 강화시키기 위하여 중앙기금이 조달하는 재정 규모는 전체 보험재정의 70%만 하고 나머지는 구매자인 독립기금이 가입자들에게 정액으로 보험료를 부과 징수케 한다. 가입자들은 정액보험료의 크기를 토대로 구매자(기금)를 선택할 수 있을 것이다.

제1단계는 소극적으로 공단지사가 배정받은 재정을 절감하도록 경쟁시켰지만, 제2단계는 적극적으로 구매자를 독립기금으로 분권화시키고 구매자간의 경쟁을 통하여 의료비 관리를 보다 효율적으로 하는데 있다. 제2단계의 이점은 공단은 중앙기금으로 역할을 하도록 두고 지사를 구매자로 독립시켜 전략적 구매가 가능하도록 구매자로서의 역할을 제대로 수행할 수 있게 하는데 있다. 제2단계에서는 건강보험심사평가원을 중앙기금인 건강보험공단과 통합하여 중앙기금이 구매자에게 재정을 합리적으로 배분할 수 있도록 하는 것과 동시에 의료의 질 관리 등의 기능을 강화할 수 있도록 유의한다. 이때 심평원 지원은 공단지역본부와 통합하여 심사나 질 관리 등을 담당하도록 한다.

10. 보험료 부과체계의 개편

보험료 부과체계는 건강보험 통합에 대한 찬·반의 최대 쟁점이었다. 반대하는 가장 큰 이유는 단일 부과체계가 당시로는 불가능하다는 점이었다. 건강보험 재정을 통합하여 단일재정으로 하려면 전제조건은 가입자에게 공통으로 적용할 수 있는 보험료 부과체계를 만들 수 있느냐의 여부였다. 그래서 1999년 2월에 통과된 「국민건강보험통합법」도 보험료 부과를 단일체계로 규정하였다. 그러나 현실적으로 단일 부과체계의 개발은 불가능하다는 연구결과가 나옴에 따라 통합도 6개월 늦어졌고, 부과체계는 2원화되는 모순이 발생하였다. 즉, 재정을 통합하여 가입자 모두가 공동으로 사용하면서 가입자에 따라 보험료를 부담하는 방법이 다르다는 것은 다음과 같은 문제점이 있다.

첫째, 통합의 이점은 사회연대를 지역단위에서 전국단위로 확대하여 전국민연대를 달성하는 것이다. 그런데 부과체계가 직장근로자와 지역주민을 다르게 함에 따라 전국민연대는 허망한 물거품이 되고 말았다.

둘째, 단일 부과체계가 어렵게 됨에 따라 지역가입자에게 통합 전에 사용하던 지역사회부과방법을 약간 손질하여 그대로 사용함에 따라 보험료 부과의 원칙이 붕괴된 문제가 있다.

셋째, 지역사회부과방식을 무리하게 전국 단위로 적용하기 위하여 재산이나 상대적 소득을 절대소득을 환산하다 보니 지역가입자의 보험료는 소득역진이라는 기막힌 결과를 초래하여 지역가입자 간에도 사회연대를 파괴하고 있다.

넷째, 소득기준의 단일부과체계가 안됨에 따라 통합의 주요 이유의 하나였던 세대 간 재분배가 무너지고, 은퇴자들의 보험료 부담이 현역으로 일할 때 보다 더 많아진 경우도 허다하여 고령화에 대한 대비가 되지 못한 문제가 있다.

이러한 모순을 해결하기 위해서는 보험료 부과체계를 하루라도 빨리 바꾸는 개혁이 중요하다. 부과체계를 단일 기준으로 개편하기 위해서는 모든 국민에게 공통적으로 적용할 수 있는 기준이 필요한데 이 기준으로는 소득밖에 없다. 이럴 때 소득신고가 제대로 되는 지역주민은 근로자와 같이 소득을 기준으로 보험료를 부과하면 된다. 그리고 소득신고가 제대로 되지 않는 지역주민에 대해서는 대만이 채택하고 있는 방법인 가입자 전체의 평균 보험료를 기준으로 정액보험료를 부과하여 1차적으로 사회연대를 훼손하는 길을 피하여야 한다. 2차적으로는 지역가입자의 상대적인 경제수준을 감안하여 지역가입자의 정액보험료 일부를 정부가 지원해주는 방법을 택하여야 할 것이다. 예컨대 의료급여 대상자는 정액으로 보험료를 부과하고 100% 정부가 지원하는 방법이다. 소득신고가 잘 안되어도 재산은 파악이 가능함으로 이를 토대로 생활수준을 상대적으로 평가하여 정부 지원액을 정하는 방법을 택하는 등의 방법으로 부과체계의 단일화를 시도해 볼 수 있다[7].

가입자의 평균보험료를 기준으로 정액을 부과하는 것보다 쉬운 방법은 소득신고가 되는 가입자의 최저보험료를 소득신고가 제대로 되지 않는 지역주민에 대해 정액으로 부과하고, 정액마저도 감당하기 어려운 저소득 가입자는 별도 파악하여 정부가 보험료 일부를 지원하는 방법을 택할 수도 있다. 2000년 건강보험통합 당시와 비교하여 지역주민의 소득신고는 훨씬 개선되었다. 현 단계에서는 정부의 재정지원을 잘 활용한다면 보험료 부과체계의 단일화는 가능할 것이라 여겨진다.

11. 의료의 질 향상

우리나라에서 의료 질과 관련한 평가는 다양한 기관이 참여하고 있다. 질 관리는 건강보험 수가와 연계되지 못하여 많은 한계가 있다. 이렇게 된 원인의 하나가 아직도 의료의 질 향상을 비용 증가로 생각을 하는 사람이 많기 때문이다. 이와 같은 사고를 하는 것은

7) 이 방법은 재산을 기준으로 정부가 지원액을 결정하는 것이기 때문에 재산을 소득으로 환산하여 보험료를 부과하는 것, 즉, 돈을 거두어 갹출(醵出)해가는 것과는 근본적으로 다르다. 즉, 정부가 지원액을 정할 때는 재산을 고려할 수 있으나, 보험료 부과를 재산을 기준으로 할 수는 없다.

의료의 질이 효율의 중요한 구성요소라는 점에 대한 인식이 없기 때문이다. 이러한 인식의 결과가 의료기관의 자발적 신청을 토대로 하는 인증제도에 대한 중소병원의 낮은 참여율로 나타나고 있다. 중소병원의 경영 상태나 간호사 확보의 어려움으로 인증을 기피하고 있기 때문에 중소병원의 경우 인증 받는 의료기관에 대하여 인증비용의 일부를 지원하는 방안도 검토되어야 한다.

정부에 의료 질을 전담하는 부서가 없는 문제도 있다. 현재 '의료기관정책과'에서 의료기관인증제에 대한 업무를 위시하여 분쟁조정, 상급종합병원지정, 소비자 권익, 의료법인 관리, 임상진료지침 등 의료의 질 관리 등의 업무를 담당하고 있다. 한 개 과에 너무 많은 업무가 부여되고 있어 질 관리만 전념할 수 없는 한계가 있다. 전반적인 의료의 질에 대한 국가전략을 수립하고 실행하는 일을 전담하는 부서가 필요하다. 의료의 질과 관련하여 병원에서의 감염이나 환자의 안전과 관련된 정보를 수집하여 데이터베이스를 구축하는 업무나 의료과오가 발생하면 즉각적으로 보고하는 시스템이 갖추어져야 하는데 의료과오가 발생하면 보고하기 보다는 숨겨도 이를 밝혀낼 수 있는 시스템도 없는 실정이다.

그리고 질과 관련하여 평가기관들의 기능 중복도 문제이다. 의료기관 인증평가와 그 외 각종 지정평가(상급종합병원, 전문병원, 연구병원, 한방전문병원)가 유사하며 다양한 평가(노동부가 주관하는 평가를 제외하고 보건복지부가 주관하는 평가만 10여종이 있음)가 있어 서로의 기능이 중복되고 있다. 이렇게 다양한 평가가 있으나 평가지표의 타당성 논란, 평가방식의 타당성과 객관성 논란, 중증도나 위험도의 보정미흡, 충분히 검증되지 않은 평가결과의 공개와 정책 활용 등의 문제가 지적되고 있다. 의료 질 향상을 위한 수단(tools)도 다양하지 못하다. 복지부 안에 의료 질 전문가와 평가 관련 팀을 아우르는 '의료 질 평가협의체'를 구성하여 제2차관 산하에 두고 단기적으로는 동일 내용의 평가에서는 정보를 공유하도록 하고 장기적으로는 유사한 평가를 통합 조정하는 일을 하여야 할 것이다. 의료 질 관리에 대한 국가의 장기계획을 수립하여 실천해야 하는데, 계획은 의료기관정책과에서 수립하고 '의료 질 평가협의체'에서 논의하여 계획을 확정하여 실천하도록 할 필요가 있다. 장기계획의 수립은 의료 질 관리 정책의 예측성을 높여 의료기관들이 사전에 질 관리를 위한 인프라 준비에 도움을 줄 것이다.

질 관리를 할 수 있는 수단을 제대로 구비하여야 하며, 의료 질 및 환자안전과 관련된 자료를 수집하여 D/B로 관리하는 시스템의 구비도 추진하여야 한다. D/B 구축은 심평원이 중심이 되고 인증원이 지원하는 형태로 하여 의료과오나 병원의 감염 사례 등에 관련된 보고도 취합하여 운영할 필요가 있다. 2015년의 메르스 사태나 2017년 12월의 이대목동병원의 신생아 사망사건에서 드러난 것이 우리나라 의료기관들이 감염관리에 취약하다는 것이었다. 감염에 대한 정보를 취합하여 D/B를 구축하는 일도 중요하다. 질 향상을 실행할 수 있는 가장 효율적인 방법은 구매자와 공급자간의 계약을 통하여 질을 향상시키는 전략을 추진하는 방법이다. 현재 보험자와 공급자간의 계약은 수가계약(환산지수계약) 밖에 없다. 이제는 계약의 범위를 확대하여 보험자와 공급자간의 구매가 수동적인 계약으로 진료비를 지불하는 선에서 나아가 전략적 구매의 개념을 도입하여 의료의 질 관리로 확대되어야 할 것이다(이규식, 2018b).

12. 의약품 관리의 개선

의약품 관리와 관련이 있는 개선책이 요구되는 영역은 약가제도와 대체조제 분야이다.

1) 약가제도 개선

우리나라에서는 의료보험제도 도입 후 두 가지의 약가제도(고시가제도 및 실거래가제도)를 실시하였으나, 모두 정책당국, 이해관계자(의약품 생산・유통자, 의료기관), 그리고 소비자인 국민을 만족시키지 못하였다. 처음 실시된 고시가제도는 정부나 보험자로서는 관리하기 용이한 제도였다. 개별 의약품에 대하여 생산자로부터 원가와 회계자료를 제출받아 적정 가격을 고시하고, 의료기관은 환자에게 투약을 하고 보험자에게 청구를 하면 고시된 가격대로 지불하면 되었기 때문이다. 문제는 정부가 제약회사로부터 받은 자료를 아무리 검토한다고 해도 정확하게 원가를 산출하기 어렵다는데 있다. 그리하여 의료기관은 필요한 의약품 구매를 입찰을 통하여 공급을 받는데 이 가격이 정부가 고시한 가격과 차이가 있어, 의료기관이 의약품에서 유통마진을 챙길 수 있었다는 점이다. 정부는 의료기관이 의약품 유통마진을 챙기기 위해서 약을 많이 사용하고 있으며, 또한 유통마진 때문에 의약분업을 반대할 것으로 판단하여 의약분업을 실시하기 직전에 약가제도를 실거래가제도로 변경하였다.

실거래가제도를 도입하게 되자 이제는 의료기관이 입찰을 통하여 의약품을 싸게 구입할 인센티브가 없어졌다. 그러다 보니 의약품 거래에서 의료기관과 의약품 생산・유통자가 담합하여 실거래가제에서 책정한 상한가격에 접근하는 가격으로 구매하고 대신에 소위 뒷돈을 의료기관에 제공하는 리베이트가 성행하는 문제가 발생하였다. 거기에 더하여 의약품 도매상의 설립 요건이 완화되자 많은 의료기관들이 도매상을 설립하여 유통마진을 도매상을 통하여 직접 취하는 문제도 발생하였다.

의약품 가격제도가 이와 같이 될 수밖에 없는 이유는 의약품의 거래에 이용자인 환자가 개입할 틈이 없기 때문에 실거래가라는 정책 자체가 문제가 있다. 즉, 의약품이 실제 거래되는 가격을 일본에서처럼 정부가 조사는 할 수 있으나, 실거래가를 의료기관으로부터 신고 받아 이것으로 의약품의 상환가격으로 하는 것은 이론적으로 문제가 있다. 의약품의 소비는 의사의 처방에 의하여 이루어지기 때문에 의약품 시장은 의료기관(의사)과 의약품 생산・유통자 간에 형성되어 거래의 감시자(환자 또는 환자의 대리인)가 없는데 무슨 수로 실거래가를 보험의 상환가격으로 삼을 수 있는지 알 수 없다. 그러다 보니 실거래가가 의약품 거래의 상한가로 신고되어 의약품에 대한 가격인하의 기전이 없어지게 된 것이다.

의약품 가격정책을 개혁하기 위해서는 환자가 의약품 거래의 감시자 역할을 할 수 있도록 제도를 도입하는 것이 중요하다. 여기에는 두 가지 방법이 있다. 첫째는 유럽의 건강보험국가에서 많이 사용하고 있는 참조가격제를 도입하는 방법이다[8]. 이 제도는 1989년 독일에서 처음 도입한 이후 많은 유럽 국가들이 채택하고 있다. 참조가격제를 채택하기 위해서는 약 효능이 유사한 의약품 군이 있어야 한다. 약 효능이 유사한 의약품 가운데 보험자가 어느 한 가지 의약품을 참조(reference pharmaceutical)하여 그 의약품의 가격을 지불의 기준으로 할 때, 효능군이 유사한 의약품으로 그 가격보다 비싼 약을 처방을 하게 되면 보험자는 참조가격만을 지불하고 그 이상은 환자가 전액 부담하게 된다. 유럽 국가 가운데서 오스트리아, 룩셈부르크, 스위스, 영국은 참조가격제를 실시하지 않고 있으며, 스웨덴은 1993~2002년까지 실시하다 현재는 중단되어 있다.

참조가격제를 채택하기 위해서는 의약품의 그룹을 만드는 것이 중요한다. 의약품의 그룹화는 주로 ATC[9] 5를 사용하고 있고, 독일과 그리스는 ATC 4를 병용하고 있다. 효능이 유사한 의약품 군에 대하여 보험자는 보험에서 상환하게 될 상환액을 참조가격으로

8) 참조가격제도는 졸저(2021), 『의료보장과 구매이론』 제2부 제3장에서 상세하게 설명되어 있다.

9) ATC란 Anatomic Therapeutic Chemical을 뜻하며, interchangeable medicines의 cluster중의 하나이다.

고시하고, 의사는 환자에게 처방 가능한 의약품과 가격을 제시하여 환자가 원하는 의약품을 처방한다면 환자가 의약품 거래에 참여하는 것이 되기 때문에 좋은 대안이 될 수 있을 것이다.

약가 관리를 위한 또 다른 방법은 일본에서 사용하고 있는 실제거래가격을 조사하여 약가를 조정하는 방법이다. 일본은 고시가제도를 유지하면서 정부가 환자의 대리인 기능을 하여 의약품의 실제 거래가격을 1년에 한 번씩 조사하여 의약품 가격을 조정하는 방법을 택하고 있다. 이 방법을 택하고 있는 일본은 비록 고시가제도를 택하고 있으나, 과거 우리나라가 고시가제도를 할 때와 같이 의료기관이 많은 유통마진을 취하는 것은 어렵게 되어 있다. 따라서 우리나라도 보험자인 건강보험공단이 일본에서와 같이 의약품의 실제 거래가격을 조사하여 의약품 가격에 반영하는 방법도 고려할 수 있어야 한다.

2) 의약품 가격 인하의 한계

우리나라는 실거래가격을 의료기관을 대상으로 조사하여 거래의 상한가격으로 하는 것은 문제가 있음에도 불구하고, 상한가격을 매 2년 단위로 조사하여 상한가격을 조정하여 의약품 가격을 인하하고자 '실거래가 조사에 따른 약제 상한금액 조정기준 세부 운영지침'을 운영하고 있다. 그런데 이 운영지침에 많은 문제가 있어 의약품 가격 인하에 한계가 있다.

의약품의 거래가 이미 담합으로 이루어질 가능성[10]이 높아 실거래가 조사의 한계가 있음에도 불구하고 상한금액 조사를 할 때 조사대상에 국공립병원을 배제하고, 상한가격 조정 의약품에 저가의약품을 위시한 여섯 가지 의약품 군을 배제하고 있다. 그리고 조사결과를 집행할 때 인하율을 10% 이하로 제한하고, 여기에 더하여 혁신적 의약품은 인하율의 30%를 감면하여 특별 혜택을 주고 있다. 이렇게 하다 보니 실질적인 약가 인하는 매우 미미해지는 문제가 있다.

따라서 제한적인 효과밖에 없는 실거래가 조사라도 의약품에 대한 지출을 줄이기 위해서는 '실거래가 조사에 따른 약제 상한금액 조정기준 세부 운영지침'을 전면 개정하고 위에서 지적한 사항을 개선할 필요가 있다.

---

10) 의약품의 거래는 의약품 공급자인 도매상과 소비자인 환자 간에 이루어지는 것이 아니라 환자를 대리한 의료기관이 도매상과 하기 때문에 투명성을 감시할 소비자가 없어 담합이 가능한 문제가 있다.

3) 대체조제의 개선

많은 국가들이 약제비를 줄이기 위하여 노력하고 있다. 그러한 노력의 하나가 복제약(generic drug) 사용을 장려하는 일이다. 유럽의 많은 의료보장 국가들이 대체조제[11)]를 허용하고 있다. 대체조제를 허용하지 않는 국가는 오스트리아, 룩셈부르크, 영국이다. 그러나 룩셈부르크와 영국은 INN prescription은 허용하고 있다.

벨기에에서는 제네릭 대체는 명시적 허용이지만, 항생제나 항진균제는 대체조제를 의무화하고 있다. 스위스에서는 약사가 제네릭 대체에 대한 수수료(fee)를 받고 있다. 반면에 프랑스는 제네릭 대체와 처방에 대하여 의사에게는 자발적인 P4P 보상을, 약사에게는 제네릭 조제에 대한 동일한 보상이라는 인센티브가 주어진다. 네덜란드에서는 만약 의약품이 우대가격정책의 범주 안에 있으면 제네릭 대체는 의무적이다(그런데 의사가 다른 의약품을 처방할 필요성이 있다고 표시하면 예외가 됨).

제네릭 대체가 의무적이더라도 처방의사가 정상적으로 대체의약품에서 제외시킬 선택권은 주어진다(예: 의사가 처방전에 brand name을 적을 경우). 그리고 환자가 대체조제를 원하지 않고 비싼 의약품을 원하면 제네릭과의 차액을 지불하고 이용할 수 있다.

우리나라에서도 「약사법」 제27조제2항에 의하면 생물학적 동등성이 있다고 인정한 의약품의 경우는 약사가 환자의 동의를 얻어 대체조제한 후에 처방한 의사에게 1일 이내 전화나 팩스로 통보하면 된다. 현재는 생물학적 동등성이 있다고 인정한 품목이 많기 때문에 대체조제를 거의 허용하고 있다고 볼 수 있다. 그러나 문제는 의사가 대부분의 처방을 일반명이 아니라 상품명으로 하기 때문에 대체조제의 실효성이 없다는 점이다. 따라서 제네릭 의약품의 사용을 장려하기 위하여 의사들이 일반명으로 처방할 수 있는 인센티브를 개발할 필요가 있다.

13. 의료공급체계의 개혁

1) 의료공급체계 개혁 방향

WHO(2003)는 인구고령화와 복합만성질병에 이환된 환자 수의 증가로 인한 의료비 압박과 같은 과제에 대응하기 위해서 여러 영역을 가로지르는 서비스의 통합(integrated

11) 제네릭 의약품의 대체조제는 졸저(2021), 『의료보장과 구매이론』 제2부 제3장에서 상세하게 설명되어 있다.

services)이라는 새로운 의료체계가 필요하다고 주장하고 있다.

1900년대 이후부터 현대 의학의 발전으로 마취술이 개발되어 외과수술이 급속히 발전하고, 소독 및 멸균기술의 발전, 안전한 출산이 가능해짐에 따라 병원에서 제공할 수 있는 의료서비스의 종류가 다양해져 의료는 가정 중심[12)]에서 병원 중심으로 전환하기 시작하였다. 그러나 1950년대 이전까지는 병원의 역할은 여전히 환자들이 안식을 취하는 장소로 주로 활용되었으며, 1950년대 이후부터 병원은 돌봄(care)보다는 치료(cure)가 중심이 되었다(Healy and McKee, 2002).

급성질병이 상병의 중심 구조였을 때는 완치가 가능하였기 때문에 병원이 효율적인 공급자가 되었으나, 만성질환은 발병 원인과 발병 시기도 모르고 현재의 의료지식으로는 완치가 불가능하기 때문에 치료보다는 관리개념이 오히려 적합하여 병원은 효율적 공급자가 되는데 한계가 있다(Strauss and Corbin, 1988). 급성질병은 의료서비스가 분절적(discrete services)으로 제공되더라도 전혀 문제가 없었지만 만성질환은 연계된 연속적 서비스(continuum services)가 필요하기 때문에 병원은 이와 같은 측면에서 만성질환에 적합한 공급자가 되기 어려운 측면이 있다.

그런데 산업화 국가들은 이미 질병구조가 만성질환 중심으로 바뀌게 되었음에도 불구하고 의료체계는 급성질병에 부합하도록 1900년대에 체계화되어 오늘에 이르기까지 지속되는 문제가 있었다. 1980년대 이후 대부분 국가들이 상병구조와 의료체계가 서로 조화를 기하지 못함에 따라 국민의료비가 증가하는 문제로 고심하게 되었다(Torrens, 2002). 완치가 불가능한 복합만성질환(multi-morbidity)을 갖는 환자를 병원에서 치료한다는 것은 비용만 증가시킬 뿐 환자에게 적합한 서비스 제공은 어려운 문제가 있다.

만성질환 중심으로 구조가 바뀐 미국이나 유럽 지역에서는 1980년대부터 두 가지 방향으로 의료체계를 전환시키려고 노력하였다(Nolte and McKee, 2008; 이규식, 2018b).

첫째는 주로 미국에서 볼 수 있는 방법으로 재정조달과 서비스 제공이라는 별개 기능의 통합(integration of financing and delivery)[13)]과 의료기관의 수직적 통합이라는

12) 이 당시에는 환자가 자기 집에서 의사의 왕진으로 의료서비스를 이용하였기 때문에 가정 중심이란 표현을 사용하였다.

13) 미국에서 재정조달과 공급체계를 통합한다는 것은 유럽형의 NHS나 RHS와 같이 국가단위 또는 지방단위로 통합을 하는 것이 아니라 소규모로 보험자 단위로 통합하는 HMO와 같은 모형이다. 여하튼 유럽지역에서 재정과 공급의 분리는 내부시장을 만들어 경쟁기전을 마련하기 위한 것이었고, 미

두 가지가 있다. 재정조달과 서비스 제공의 통합은 HMOs와 같은 형태로 나타나고 있다. 그리고 의료기관의 수직적 통합이란 1, 2, 3차 의료의 통합으로 여기서 중요한 역할을 하는 것은 1차 의료이다. 1차 의료는 서비스 제공의 조정자(care coordinator) 역할을 통하여 환자에게 적합한 서비스를 제공하고 동시에 환자가 자기 질병을 스스로 관리(self-care)할 수 있는 훈련도 하고 있다. 수직적 통합의 대표적 모형이 ACOs(Accountable Care Organizations) 모형이라 할 수 있다.

다른 한 가지는 북유럽 국가들에서 볼 수 있는 방법으로 다른 영역, 즉 치료와 돌봄(cure and care)의 통합이다. 병원에서는 고밀도의 의료가 제공되고, 지역사회를 토대로 1차 의료와 요양서비스를 통합 제공하도록 서비스 제공 틀(care pathway)을 바꾸어 환자들이 가정이라는 지역사회에서 필요한 서비스를 받을 수 있게 하는 방법이다.

우리나라의 병원은 의사가 병원에 봉직하는 폐쇄형(closed system) 구조로써 중소병원은 1차 및 2차 의료 제공이 가능하고, 종합병원은 1, 2, 3차 의료 모두 제공가능하기 때문에 개방형 병원 시스템을 갖는 미국과는 사정이 전혀 다르다. 따라서 한국은 미국형의 ACOs와 같은 통합모형을 따르기 보다는 북유럽 모형을 따르는 것이 보다 현실적이다.

2) 지역사회중심 의료체계의 정립

지역사회 중심의 의료체계는 이미 1980년대부터 덴마크나 스웨덴 같은 북유럽국가들이 고안하였다. 덴마크는 노인인구는 증가하고 노동인구가 감소함에 따라 병원 중심의 의료체계로써는 국민 부담의 한계가 있음을 직면하고 1980년대부터 지역사회중심의 서비스 제공체계를 강구하기 시작하였다(RCN, updated 2014). 1970년대의 두 차례 오일쇼크 이후 세계적인 경기침체가 시작되었고, 1980년대 들어서면서 덴마크도 경기침체로 복지비가 국민 부담이 되었다. 고령자들의 복지에 따른 국민 부담을 줄이기 위하여 고령화위원회(The Commission on Elderly)가 발족되었다. 이 위원회에서는 고령자들에게 가급적 병원 입원을 줄이고 가정에서 필요한 의료 및 사회서비스를 받을 수 있도록 권장하였다(이규식, 2018b).

스웨덴은 덴마크에 비하여 지역사회중심의 통합서비스 제공체계로 전환이 늦었다. 덴

국은 경쟁을 위하여 보험자 단위로 재정과 공급을 통합하는 것이 타당하다는 판단에서 등장한 이론이다.

마크와 유사한 이유로 스웨덴도 인구고령화에 따라 새로운 패러다임이 필요하여 병원중심 의료체계를 지역사회중심의 의료와 사회서비스의 통합체계로 전환하게 된다. 스웨덴도 1980년대부터 경제가 침체되기 시작하여 1990년대에는 경제상황이 더욱 나빠져 병원도 구조조정(restructuring)을 하여 전문화와 집중화를 기할 수밖에 없었다(RCN, 2013). 그리하여 응급의료는 대형병원에서 전담하고, 중소병원은 외래와 지역요양서비스를 전문적으로 제공하도록 하였다. 노인들에 대한 서비스는 지역사회로 넘기면서 1차 의료와 예방의료를 중시하도록 하였으며, 병원서비스와 협력과 연계를 강조하였다(이규식 외, 2019).

북유럽 국가들의 고민은 다음의 세 가지 문제로 압축될 수 있었다(Andersson and Karlberg, 2000).

첫째, 노인들의 병상 장기 점유 문제에 대한 해결책이 필요하였다. 이들은 의료적 처치가 필요한 것이 아니라 돌봄(care)서비스가 필요하여 장기 입원하고 있으며, 이러한 노인 환자가 많아짐에 따라 전문적인 의료(고관절 수술, 심장수술 등)가 필요한 사람들이 장기 대기해야 하는 문제가 심각해지고 있었다.

둘째, 개혁에 대한 사회적인 압력이었다. 고령으로 인한 장애를 가진 사람들이 고가의 장비나 집중적인 생의학적 처치로 완치할 수 있는 것도 아닌데 병원 입원을 하여 비용만 많이 지불하고 환자 개인의 요구에는 부합하지 못하는 문제가 제기되었다. 따라서 이와 같은 환자에게는 생의학적 패러다임이 아니라 자율적이고 생의 가치를 지향하는 관점의 지원 패러다임으로 전환시켜야 한다는 사회적 분위기가 있었다.

셋째, 경제적 측면이었는데 이 문제가 가장 절박한 배경이었다. 고령자들을 전문화된 병동에 입원시키는 것은 요양시설에 비하여 훨씬 비싸고, 병상 장기점유자(bed blocker)들에게는 병원이 단지 호텔 기능만 하는데도 불구하고 비싼 비용을 치러야 하는 문제가 제기되었다.

이와 같은 문제를 해결하기 위하여 고령 환자들을 병원이 아니라 가정에서 1차 의료(cure)와 돌봄서비스(care)를 통합적으로 제공하는 시스템을 마련하는 방안이었다. 이와 같은 서비스를 커뮤니티 케어라고 부르기도 한다. 1차 의료는 개업의사(덴마크)나 1차 진료소(스웨덴) 의사가 담당하고 돌봄은 방문간호사가 중심이 되어 요양보호사(home helper) 등과 함께 재가노인에게 제공하여 병원 입원을 대체하는 시스템을 만들었다. 덴마크는 Visitation이란 기구를 지역(Municipality)마다 설치하여 방문간호사(visiting nurse), 물리치료사, 작업치료사들이 주로 근무하고 구역간호사(district nurse 또는 home care nurse) 및 요양보호사는 방문간호사와 협력하여 서비스를 제공하고 있다. 스웨덴은 1차 진료소(Primary Healthcare Center)에 방문간호사 등이 근무하거나 방문간호사와 협력하여 서비스를 제공하고 있다. 대상이 되는 재가노인이 의료적 필요가 생기면 방문간호사 또는 구역간호사가 간단한 의료적 처치를 하고, 간호사가 하기 어려운 경우는 주치의 사인 1차 의사와 원격으로 협의(주로 스마트 폰 활용)하여 의사의 처방에 따라 간호사가 처치하거나 의원이나 진료소를 찾아가 서비스를 받도록 하고 있다(이규식 외, 2019).

일본도 2012년부터 지역사회중심의 서비스 공급체계인 지역포괄케어를 구축하기 시작하였다. '지역포괄케어시스템'은 베이비붐 세대가 75세 이상이 되는 2025년까지 구축을 완료하는 것을 목표로 하여 지금까지의 '병원완결형' 의료체계를 '지역완결형' 의료체계로 전환하기로 하였다(일본 사회보장제도개혁국민회의보고, 2013). 이 제도는 만성질병이 중증이 되어 요양이나 간호가 필요한 상태가 되어도 병원에 입원시키지 않고 생활이 익숙한 지역에서 인생의 최후까지 지낼 수 있도록, 거주・의료・개호・예방・생활 지원을 포괄적으로 제공하는 시스템을 말한다(이규식 외, 2019).

여기서 중요한 점은 지역사회중심의 의료체계를 위하여 병원이 구조조정을 하는 일이다. 병원은 지금보다 전문화와 집중화에 노력하고, 병원에 장기 입원하여도 완치할 수 없는 환자는 퇴원시켜 지역사회에서 돌봄과 의료적인 처치를 통합적으로 받을 수 있게 하였다. 의료와 돌봄을 통합적으로 제공하는 것이 중요한 것은 고령이나 장애를 가진 경우 언제 의료가 필요하고 언제 생활상의 도움이 필요한지 명확하게 구분하기 어려운 경우가 대부분이기 때문이다.

지역사회 중심의 의료체계가 되기 위해서는 1차 의료와 함께 방문간호가 발전하여 함께 서비스가 제공될 수 있어야 하며 원격의료가 1차 의사와 환자 가정 간에 이루어져야 한다. 방문간호사는 1차 의사의 지시(처방)에 따라 간단한 의료적 처치를 하고, 또한 요양보호사의 도움으로 돌봄서비스를 제공해야 한다. 돌봄서비스 제공을 위하여 방문간호사는 요양보호사와 함께 1차 의사의 자문을 토대로 care plan을 작성하는 것도 중요하다. 우리나라는 국민건강보험공단이 건강보험제도와 노인장기요양보험제도를 같이 운영하기 때문에 건강보험공단의 지사에 별도의 관리기구를 만들어 통합서비스를 제공하는 것이 가장 효율적인 방법이 될 것이다(이규식 외, 2019).

현재 정부가 추진하고 있는 커뮤니티 케어는 의료적인 서비스가 빠진 돌봄 문제에만 집중하고 있어 새로운 복지서비스 형태가 되고 있다. 돌봄서비스는 장기요양보험을 통하여 제공될 수 있음에도 불구하고 별도의 커뮤니티 케어를 실시하여 중복적인 사업이 된 문제가 있다. 그러나 정부가 추진하는 커뮤니티 케어는 의료적 문제가 있는 고령층은 가정에서도 장기요양시설에서도 받을 수 있는 의료서비스가 없는 문제가 있다. 따라서 커뮤니티 케어를 실시하여도 의료적 필요가 있는 노인들은 요양병원에 몰릴 수밖에 없는 구조가 되고 있다. 이와 같은 모순된 구조를 빨리 해결하여 고령층 환자가 병원에 입원하지 않고도 의료와 돌봄을 제공받을 수 있는 시스템을 구축하여야 고령화 사회에 대비가 가능할 것이다.

참고문헌

이규식 (2012), 공공보건의료에 관한 논쟁의 본질, 『이슈 페이퍼』, 제2호, 건강복지정책연구원.

이규식 (2013), 공공병원의 새로운 역할과 정책의료, 『이슈 페이퍼』, 제7호, 건강복지정책연구원.

이규식 (2015), 메르스 대책과 보건의료정책 패러다임 전환, 『이슈 페이퍼』, 제14호, 건강복지정책연구원.

이규식 (2016), 의료개혁을 위한 제안, 의료개혁 시리즈 ①, 『이슈 페이퍼』, 제19호, 건강복지정책연구원.

이규식 (2017), 공공의료의 올바른 정의와 발전방향, 『대한공공의학회지』, 창간호: 79-97.

이규식 (2018a), 공공의료대학원 설립 어떻게 볼 것인가?, 『이슈 페이퍼』, 제38호, 건강복지정책연구원.

이규식 (2018b), 『보건의료정책 (개정판)』, 서울: 계축문화사.

이규식 (2019), 『의료보장론 (개정판)』, 서울: 계축문화사.

이규식 (2020), 공공의과대학 설립 타당한가?, 『이슈 페이퍼』, 제47호, 건강복지정책연구원.

이규식 (2021), 『의료보장과 구매이론』, 서울: 계축문화사.

이규식, 사공진, 한민경, 박유미 (2019), 『커뮤니티 케어, 이론과 정책』, 건강복지정책연구원.

이규식, 이영숙 (2021), 일본 주치의제도 도입에 관한 논점, 『이슈 페이퍼』, 제51호, 건강복지정책연구원.

정형선, 신현웅, 이규식 (2019), 『지속가능한 기초의료보장제도 구축방안 연구』, 연세대 원주산학협력단.

일본 사회보장제도개혁국민회의보고, 2013. 8. 6.

Andersson G and Karlberg I (2000), Integrated care for the elderly, the background and effects of the reform of Swedish care of the elderly, *International Journal of Integrated Care*, 41(1): 1-10.

Beveridge WH (1942), *Social Insurance and Allied Services*, Macmillan Company, reproduced in 1969, New York: Agathon Press, Inc.

Feldstein PJ (1979), *Health Care Economics*, New York: John Wiley and Sons, Inc..

Healy J and McKee M (2002), The evolution of hospital systems, In: McKee M and Healy J eds, *Hospitals in a Changing Europe*: 14-35, European Observatory on Health Care Systems Series, Buckingham: Open University Press.

Melhado EM (1998), Economist, public provision, and the market: changing values in policy debate, *Journal of Health Politics, Policy and Law*, 223(2): 215-263.

Nolte E and McKee M (2008), Integration and chronic care: a review, In: Nolte E and McKee M eds, *Caring for People with Chronic Conditions, A Health System Perspective*: 64-91, European Observatory on Health Systems and Policies Series, Berkshire, England: Open University Press.

Royal College of Nursing (2013), Sweden's experience with shifting care out of hospitals, *RCN Policy and International Department Policy Briefing* 26/13, September.

Royal College of Nursing (updated 2014), Moving care to the community: an international perspective, *RCN Policy and International Department Policy Briefing* 12/13, March (updated December 2014).

Saltman RB and Figueras J (1997), *European Health Care Reform, Analysis of Current Strategies*, Copenhagen: WHO Europe.

Strauss A and Corbin JM (1988), *Shapping A New Health Care System*, The Jossey-Bass Public Administration Series, San Francisco: Jossy-Bass Inc.

Torrens PR (2002), Historical evolution and overview of health services in the United States, In: Williams SJ and Torrens PR eds, *Introduction of Health Services (6th)*: 2-17, Albany, New York: Delmar Thomson Learning.

Wagstaff A et al. (1992), Equity in the finance of health care: some international comparison, *Journal of Health Economics*, 11(4): 361-387

WHO (2003), *The World Health Report 2003: Shaping the Future*, Geneva.

| 찾아보기 |

저자 이규식은

경북대학교 화학과를 졸업하고, 연세대학교 경제학과에서 경제학석사를
미국 University of Hawaii에서 경제학으로 Ph.D.를 받았다.

1987년 2월까지 한국인구보건연구원(현재 한국보건사회연구원)에서
의료보험연구실장을 역임했으며,
1987년 3월부터 2013년 2월까지 연세대학교 보건행정학과 교수로 재직하였다.
1992~95년간에는 한국의료관리연구원 부원장을 겸직하기도 하였다.
대학에서는 보건과학대학장과 보건환경대학원장의 보직을 역임하였다.
2009년 9월 의료기관평가인증추진위원회 위원장을 거친 후
2010년 11월부터 2012년 6월까지 의료기관평가인증원장을 역임하였다.
현재는 연세대학교 보건행정학과의 명예교수이며 (사) 건강복지정책원구원의
원장으로 일하고 있다.

학계에서는
한국보건경제학회장, 한국보건정보교육학회장, 한국보건행정학회장,
한국사회보장학회장을 역임하였다.

주요 연구보고서로는
전국민의료보험 실시를 위한 제도연구
지역의료보험 시범사업 종합평가 및 재정안정화방안 연구
건강보험급여와 수가제도의 변천과정과 문제점
Strategic Study for Social Health Insurance in the Sultanate of Oman 등
이 있다.

주요논문으로는
의료에 대한 이념과 정책(보건행정학회지)
의료체계의 반응성과 의료개혁(사회보장연구)
의료보장정책의 형성과 문제점(보건행정학회지)
공공의료의 올바른 정의와 발전방향(대한공공의학회지)
보건의료체계의 발전과 성찰(보건행정학회지) 등이 있다.

주요저서로는
건강보험통합 평가와 개혁방향
의약분업의 역사와 평가
의료보장과 의료체계(초판, 개정판, 3판)
보건의료정책(초판 및 개정판)
의료보장론(초판 및 개정판)
의료보장과 구매이론 등이 있다.

국민건강보험의 발전과 과제

값 38,000원

2022년 4월 20일 제1판1쇄 발행
2022년 10월 15일 제1판2쇄 발행

저 자 : 이 규 식
발 행 인 : 주 영 일
발 행 처 : **계 축 문 화 사**

서울특별시 종로구 통일로12길 16-17
우편번호 03029
TEL : 735-2257·738-9746
FAX : 723-9025
E-mail : gyechuk@hanmail.net
홈페이지 : http://gyechuk.co.kr
1973. 10. 31 등록번호 제300-1973-8호
ISBN 978-89-5629-677-7 93510